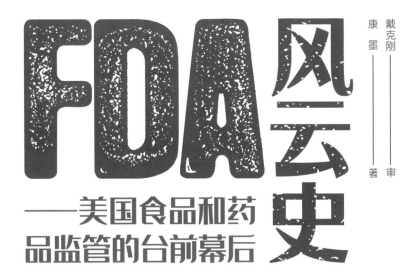

FDA风云史

——美国食品和药品监管的台前幕后

戴克刚 著

康墨 审

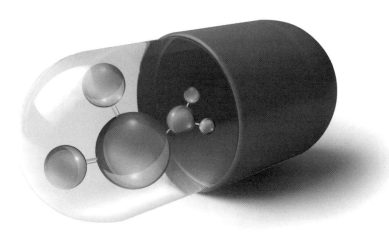

THE HISTORY OF

FOOD AND

DRUG

ADMINISTRATION

CTS K 湖南科学技术出版社

图书在版编目（ＣＩＰ）数据

FDA 风云史：美国食品和药品监管的台前幕后 / 康墨著. -- 长沙：湖南科学技术出版社，2020.10

ISBN 978-7-5710-0515-3

Ⅰ. ①F… Ⅱ. ①康… Ⅲ. ①食品卫生－监管制度－历史－美国②药品管理－监管制度－研究－美国 Ⅳ.①R155.5②R954

中国版本图书馆 CIP 数据核字(2020)第 029707 号

FDA FENGYUNSHI——MEIGUO SHIPIN HE YAOPIN JIANGUAN DE TAIQIANMUHOU
FDA 风云史　——美国食品和药品监管的台前幕后

著　　者：康　墨
责任编辑：邹　莉　刘羽洁
出版发行：湖南科学技术出版社
社　　址：长沙市湘雅路 276 号
　　　　　http://www.hnstp.com
湖南科学技术出版社天猫旗舰店网址：
　　　　　http://hnkjcbs.tmall.com
印　　刷：湖南省众鑫印务有限公司
　　　　　（印装质量问题请直接与本厂联系）
厂　　址：长沙县榔梨镇保家工业园
邮　　编：410000
版　　次：2020 年 10 月第 1 版
印　　次：2020 年 10 月第 1 次印刷
开　　本：710mm×1000mm　1/16
印　　张：33.5
字　　数：474 千字
书　　号：ISBN 978-7-5710-0515-3
定　　价：98.00 元

从文明的开始，人类就关注食品和药品的品质和安全。

From the beginnings of civilization people have been concerned about the quality and safety of foods and medicines.

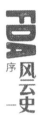

1985 年 3 月，中国药理学会正式成立。1986 年，我作为中国药理学会首任秘书长，接待了由美国来华访问的汪成康博士，他是一位国际知名的药理毒理学家，从此开始了我们两人之间近二十年的莫逆之交。

那时我国尚处于改革开放的早期，医药科技和医药产业发展刚刚起步，对外学术交流也刚开始不久，因此我们对世界医药发展状况的了解还很少。成康博士怀着振兴祖国医药科学的满腔热忱来访，正是国内同仁所期盼和欢迎的。1985 年 7 月 1 日，我国药品管理法开始施行，1998 年 4 月成立了国家药品监督管理局，我国药品监督管理法规体系不断完善，进入了一个新的发展时期。为促进我国药学科技发展，我给成康博士引荐了许多国内从事药物研究的专家和学者，广泛进行学术交流。在十数年的时间里，我与成康博士的足迹几乎踏遍国内主要医药科研院所和制药企业，致力于提升我国药物研究和制药工业的现代化水平，传道解惑，乐此不疲。

1997 年在北京举行了首届世界中西医结合大会，我和成康博士积极参加学术交流。此后又多次共同筹备和参与在国外召开的天然药物学术会议，推动我国药物研究尤其是中药研究的国际学术交流与合作。我们曾共同关注中国出口的中药材及中药提取物的质量控制问题，一起在国内筹建过中药及天然药物提取物化学成分分析及质量控制的实验室。

2003 年冬，我带着北京同仁赠送的药物和慰问品专程去美国圣地亚哥探望成康博士。重病卧榻的他仍念念不忘推进中国食品药品的法制建设，他谈起想要编写一本中文的书，介绍美国食品药品立法的历史，供国内同仁参阅，希望对中国食品药品的法制建设能有所帮助。成康博士的夫人康墨女士长期以来作为他的助手，协助他开展工作，一直把成康博士写书的愿望放在心上。如今康墨女士经过不懈的努力，完成了《FDA 风云史——美国食品和药品监管的台前幕后》（以下简称《FDA 风云史》）的撰写，为此付出了大量心血。不仅替成康博士了却了心愿，更为国内同仁提供了一本非常有价值的参考书，很有意义。

众所周知，美国拥有世界公认的严谨、严格的食品药品法规体系和监管制度，但很多人可能对其知之不多。《FDA 风云史》从历史的根源探究美国食品药品监管体制形成的过程，通过一百多年来发生的诸多事件，讲述了这些法律法规的产生与修正、监管执法的成功与失败，不仅能够帮助读者认识这一监管体制形成和存在的社会意义，也有助于我国药品监管制度的建设与发展，更好地开展国际协作。

本书重点介绍了美国食品药品监管法律法规体系的建设和监管机构 FDA 的发展历史。作者注重历史事实的考证，采用了很多当事人的自传、自述、回忆录以及专业记者采访报道等第一手资料；引述了法庭文件、国会听证记录和政府机构公布的文件公告等资料，力图据实反映历史，以平实、生动的笔墨叙说历史故事。本书的内容涉及美国医疗医药、食品的法律法规，立法、执法和行政管理，医药科学研究以及医药企业经营等多个领域，可读性强，具有广泛、现实的参考价值。

刘干中

中日友好医院临床医学研究所药理学研究员

中国药理学会前秘书长、副理事长

20世纪80年代末，美国东北部，多位华裔中年学者聚会，讨论的主题是：大洋彼岸的祖国正在蓄势腾飞，作为炎黄子孙，我们该做些什么？他们大多是工作在美国各大学、研究机构或医院的医生及医药学家，不约而同地关注着祖国的医药事业，于是注册成立了中美科技文化交流基金会，旨在为中美之间搭起沟通的桥梁。他们的工作主要是资助和接待来美访问的国内学者或访问团，帮助其成员发表文章和出版著作，向国内介绍医药方面的国际最新动态。基金会主席是汪成康博士，康墨女士是司库兼秘书，我忝为理事之一。汪成康博士曾任美国免疫毒理学会理事长，也是美国药物毒理学会早期会员之一，是药物安全领域的国际著名权威。

20世纪80年代初期，汪成康和康墨这两位素未谋面的澄衷中学校友邂逅于美国纽约，共同的理念让他们结为连理。当时，汪成康为新泽西州一家制药公司的药物安全部主任，康墨为华盛顿大学（圣路易斯）比较文学专业在读硕士。自此，两位联袂穿梭于大洋两岸，几乎走遍了中国的主要医药研究单位，作专题报告或讲学，并致力于帮助提高某些产品的质量，使其成为国际称誉的五星级产品并走向世界。汪成康博士受聘为多个研究机构的客座教授或顾问，康墨女士是他的得力助手和学生。汪成康博士曾向我吐露心声，在他的内心深处很矛盾：一方面，他的志向和职业是济世救人；另一方面，在职场，却又目睹医药公司为商业利益而牺牲良知。这让他饱受煎熬。他负责和参与了二百多项新药开发研究，始终将药物的安全性作为重要考量。FDA将他制订的某些安全实验方法定为规范，将他对某些药物的安全性检测列为标准。他熟谙国际药监法以及FDA的管理体制，多次中国之行，他看到了中国医药管理事业正在迅速发展和完善，因此，他打算写一部中文书，系统地介绍美国医药和食品监管的法规及其形成的历史过程，以期为国内同行提供参考。这一想法，获得了基金会同仁的热烈响应。

汪成康博士辞世后，康墨女士秉承先夫遗志，持笔承续这一浩繁的编纂工程。本书的研究跨越3个世纪，开篇揭露了美国在建国之后的一百多年间，食品和医药毫无法度，冒牌医生、假药和掺假食物泛滥成灾，并且从世界各地如潮涌入。政府从不对医生管理考核，行医不需执照，换言之，任何人均可以宣称自己是医生从而行医，并不违法。据1900年前后的记载，那时的医生队伍是个"大杂烩"，其中"杂家"横行。直至1930年前后，美国各州才开始实施具有法律效力的医生资格管理，并逐步建立起完善严格的监管制度。需要说明的是，美国医生执照的考核和颁发是由各州实施，不是由联邦政府发放，也就是说，没有全国统一的医生执照。国人熟知的美国医学会（American Medical Association，AMA）是跨州的社团组织，不是联邦政府机构。但是食品药品监督管理局（Food and Drug Administration，FDA）是联邦政府机构，统一管理全美国的食品药品安全。

本书选择了一个著名案例，一个英国穷男孩漂洋过海来到美国，在宾夕法尼亚州以擦鞋为生，有时也调制鞋油出售。某日他突发奇想，自称是医学博士、三代祖传名医，用他调制鞋油的技术来调配药物。他在报纸上大登广告，并雇用了大批"托儿"（销售代表），四处吹嘘叫卖，生意兴隆，大发横财，成为一方首富，整日鲜衣怒马，招摇过市。终其一生，虽然不断有人揭露实情，但却因无法可依而奈何不得，只能眼睁睁地看着这个骗子逍遥自在。

这的确让外人难以想象。中国政府对医生的管理早在《周礼》中就有记载，先秦时期，朝廷将职能部门分设为六卿，衙门名称的首起字分别为天、地、春、夏、秋、冬，医药归"天官冢宰"管辖，内设医生专业的分类、考核，以及病历记载、死亡报告等一系列制度，延续了两千余年未曾中断。那时即已将巫、祝、占卜划为另册，由"春官宗伯"下辖。政府的管理以及儒家思想和士绅文化对医界的影响，使得在农耕社会时代的中国，以敛财为目的的假医假药很难泛滥成灾，亦不易酿成大规模事件（但巫、祝、蛊、咒不是医药，须另当别论）。然而，当社会形态发生大的改变后，情形就会大不同。类似于那个"擦鞋匠"的事件可能会不断发生。不同的是，虚假广告不只是刊登于报纸，还会大量地出现在电视和互联网上。"托儿"也不只是销售代表，还会有名人代言，包括某些社会名流、某些所谓"专家学者"、某些著名的演艺人员。如果管理不严或执法不力，可能发生大型的群体事件。在本书最后一部分，介绍了一个美国新近发生的案例，被称为21世纪惊天大案"滴血成金"，这个案件涉及的金额高达90亿美元，司法部的档案多达1700万页，成为众所瞩目的世纪大案。

1906年，罗斯福总统颁布了《纯净食品和药品法》，宣布正式成立了美国历史上第一个食品药品监管机构（FDA），尽管当时人单力薄，但却结束了美洲大陆食品药品无人管理，放任自流的混乱局面。至今114年来，监管部门以及社会正义人士、广大消费者，与唯利是图的药商、浑水摸鱼的骗子以及厚颜无耻的政客长期斗争，历经19位总统28

届政府，不断地完善和修定法律法规。本书追踪着历史的脚步，记录了一百多年来四十余项重要法律法规的制定和修订，记录了历史上发生的重大有关医药事件七十余次，其中多次事件曾造成严重后果。

本书搜集了大量原始资料，涉及数十年前甚至一百多年前的报纸新闻、法律文件、国会听证资料、总统文告等第一手资料，尽量还原当时的情景。康墨女士十年时间孤灯长夜，孜孜不倦，以惊人的毅力，在浩瀚的文海里发掘历史真相，期望为中文读者提供可资借鉴的经验与教训。支撑着她的精神支柱，既有先夫的遗愿，但更重要的是为祖国尽心尽力的愿望。

2016年，康墨女士已整理出四十余万字的资料，然十年时间夙夜不息，以致心力交瘁。此时距基金会成立将近三十载，当年的理事会成员已三去其二。斗转星移，堪叹志士凋零，深感时不我待，遂与康墨女士戮力同心，又三年，初稿草成，试将这部尚不成熟的书稿遥寄湖南科学技术出版社。

湖南科学技术出版社在出版界享有盛名，是国内百佳出版单位。我作为一名科研人员，对此深有体会。早在1985年，该社曾筹划出版了一套我国的大型重点书籍《生物工程文库》。当时，生物医学工程在国际学术界尚属新兴边缘学科，中国学术界接触这门学科为时甚短，还在开拓阶段，大多数国人甚至还只是初次听说。在这样的历史背景下，湖南科学技术出版社毅然担纲出版这样一套大型文库，其敏锐的眼光和敢为天下先的胆识，都令我印象深刻。如今，生物医学工程在全世界蓬勃发展，蔚为大观，中国科学家贡献卓著，成为其中重要的力量。感今怀昔，湖南科学技术出版社实乃功不可没。如今，湖南科学技术出版社的领导和编辑们对这部《FDA风云史》精打细磨，使得这部书能以现在的面貌呈现给读者，作者和读者都应该向他们致以感谢。

大学时期读《鲁迅全集》，其中有几句话令我数十年不曾忘记："先前一定经过许多苦楚的经验，见过许多可怜的牺牲。本草家提起笔来，写道：砒霜，大毒。字不过四个，但他却确切知道了这东西曾经毒死过若干性命的了。"（《伪自由书·推背图》）是啊！"砒霜大毒"，字不过四个，却是以多少生命为代价。我们这部书中记述的FDA法条法规的诞生，每一条背后何尝不是鲜血和生命的付出。FDA的百年史，正是一部血迹斑斑的历史。希望我国的法律工作者、医药工作者、管理人员以及大中专院校的教职人员和在校学生，都能了解这一百多年来，在大洋彼岸的美国所发生的一系列真实事件，以及这些事件的起因和后果。在中华民族为实现"中国梦"而励精图治之际，希望这本书中的内容，能起到"以史为鉴"的作用。

是为序。

戴克刚

于美国洛杉矶

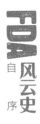

自序

　　1986年3月，美国毒理学会年会在美国南方海港城市新奥尔良举行，我随先生汪成康一起出席了这次盛会。

　　会议期间，成康先生与他的导师哈罗德·霍奇（Harold Carpenter Hodge）教授相逢。霍奇教授是毒理学说的创始人，美国毒理学会的首届主席，曾受命出任美国原子能委员会AEC（曼哈顿计划）药理毒理部领导人。20世纪60年代，成康先生在霍奇教授指导下获得博士学位。那时美国毒理学会初创（1961年），会员不足百人，到80年代，参会的人已达三千余人。师生两代见证了毒理学科的蓬勃发展，科学家济济一堂，会场上洋溢着勃勃生气，欣悦的心情溢于言表，亦令我深受感动。

　　毒理学是一门综合生物学、化学和医学的学科，其基本研究范畴是确定化学、生物和物理物质对生物体和生态环境的有害影响。第二次世界大战以后，新发现的化学物质井喷似地被使用到食品和药品中，堪称一场化学革命。为了顺应食品和药品工业新产品开发的需要，当时美国食品和药品监督管理局（FDA）试图设立新的法规，管控食品中的新化学物质添加物对人体的安全水平。1949年，由主管FDA药理学部门的阿诺德·雷曼（Arnold J. Lehman）博士主笔编撰的《食品中化学物质毒性的评估程序》颁布，随即被监管机构视作毒理学的"圣经"。进入20世纪50年代以后，制药工业对化学新药的研究开发突飞猛进，毒理学在新药开发中用来评估药物的安全性，显示出越来越重要的作用。意识到这样的趋势，雷曼向毒理学术领域的领军科学家倡议成立毒理学会（Society of Toxicology）。1961年，美国毒理学会成立，学会的官方期刊《毒理学和应用药理学》由美国国家科学院出版社发行，成为权威的学科指导性刊物。由此，药理学和毒理学已然成为现代医药、食品研究和发展的两个不可或缺的支柱。

在美国科学技术的历史中，应用药理学和毒理学的发展是与药物开发紧密相关的，相当大的程度上是制药工业在新药的研究开发中扶植了这门学科的成长，而且一直与政府监管机构——FDA 有着密切的联系。尤其是 1962 年《药品修正法案》明文规定药品必须是"有效的"和"安全的"。新法生效以来，经过 FDA 和制药企业之间不断地互动磨合，形成了严格的实证科学的审查制度。20 世纪 60 年代以后，凭借丰富的科学人才资源和雄厚的金融资本力量的支持，美国医药业发展进入黄金时代，应用药理学和毒理学的发展也进入了黄金时代，推动美国的食品、药品法律和法规的建设走在世界的前沿。美国的医药审查监管制度被世界公认为"黄金标准"。

当科学的发展进入两个世纪交替的时代，对抗人类的疾病越来越成为一场世界性的战争，一家一国的界限已然被打破。"相互交流是战胜疾病——这个人类共同敌人的成功基石。"这成为全世界从事生物医学研究和医药开发的科学家、企业领导人的共识。作为常年参与国际合作的新药开发项目、主持药物安全研究的药理毒理学家，成康先生有着更迫切的心，想把他的学识和经验传授给祖国的同行们。中国改革开放以后，国内的医药工业跃跃欲试与世界接轨。他们面临的许多问题，在其他先行的国家也曾经发生。因此，成康先生筹划撰写一本中文书，系统地介绍美国医药和食品监管的历史，当作前车之鉴。他曾与我约定共同完成这本书的写作，不料他的愿望竟成了遗愿。

感念这位澄衷校友前辈的赤子之心，完成著书成为我的承诺。

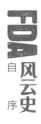

写作计划启动于 2009 年，两年定出大纲，四年收集素材，三年编写成稿，又一年编撰修缮，十年来一路前行不敢惰息。

马拉松式的成书过程，我并非孤军作战。导师戴克刚博士相辅而行，自始至终给予支持与鼓励，每有迷惑不解之处，向他求教，总能得到他的真知灼见，指点迷津。进入最后阶段，由于长期超负荷的脑力消耗，我已感力不从心，克刚先生揽下审阅书稿的工作，并为定稿提出许多至关重要的意见。而其时他因眼睛受伤，经历手术与治疗的过程，视力严重受损，却坚持完成四十余万字的阅稿。

克刚先生是我们十分尊崇的医学家，其科研成果收录在美国大学研究院的教科书中。他行医数十年，治病救人，名扬海内外。仅我们家庭成员，危急病情之中受他救治，得于脱险的就有两例。成康先生生前曾说他：一代名医出身于理工科，而又有深厚的国学基础，这种人才很少。

青年学者汪礼昂（Leonard L. Wong）一路相随，协助原始史料的研究和复核，他博学多闻，治学严谨，为确保本书内容准确无误，发挥了不可或缺的作用。

伯克利加利福尼亚大学图书馆的傅莉敏老师提供了借阅资料的方便。戴静研究员参加了文稿整理最艰巨阶段的工作。Donald A. English 和 Christy I. Yee 两位法学专家给予了专业指导。对所有为本书付出辛劳和慷慨支持的良师益友，在此一并致以衷心感谢。

本书在出版过程中得到了中国药理学会的大力支持和帮助，在此致以衷心的感谢。并由衷感谢两位国际知名药理学家刘干中教授、林志彬教授对本书的高度认可。

我衷心地感谢湖南科学技术出版社的编辑团队，由于他们的卓绝努力，使本书得以与读者见面。

　　一直以来，我被科学家们对社会责任的担当、对科学真理的追求和无私奉献精神深深地感动。无数科学家付出了毕生的艰辛努力，成就了今天医学科学和人类健康的历史。本书谨献给为了人类健康事业而不屈不挠地奋斗终生的英雄们。

　　本书涉及的学科领域广泛，文中所含的专业词汇虽经再三斟酌，不足或失误之处仍属难免，切望读者批评指正，谨表衷心感谢！

康　墨

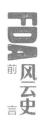

前　言

　　谈论美国食品药品的监管历史，实际上就是谈论美国食品药品监督管理局（Food and Drug Administration，FDA）的历史。这个美国联邦政府卫生和公共服务部的下属机构，以其缩写名"FDA"而被人们所了解。FDA，一个如雷贯耳的名字，它以严格的监管食品和药品标准而著称于世。

　　在美国联邦政府庞大的机构中，FDA是一个很特殊的机构——一个兼备科学研究和监管执法职能的公共卫生机构。它的管辖范围涵盖食品（肉类和家禽等归农业部管理除外）、药品、生物医药制剂、医疗设备仪器、放射性设备和产品、化妆品以及兽药和饲料等，进入21世纪，烟草产品也纳入其管辖范围。FDA配备了化学家、药理学家、毒理学家、微生物学家、医生、兽医、药学家等各门学科强大的科学家团队，分别在其7个中心的分支机构，对管辖范畴内的新产品进行上市前的安全性和有效性的评估审查；同时也配备了拥有律师团队的法务部门和稽查、调查的监管事务部。在美国华盛顿总部之外有约200个区域办公室、实验室和办事处执行对产品的生产、运输、储存、进口和销售等各个环节的合规监控。FDA的职责是保障这些与人民生活息息相关的产品的安全，说它的权力之大会影响到美国人民的生活和生死存亡，一点也不夸张。

　　FDA公权力的影响还有另一层含义，它掌握着所管辖的产品（以药品和医疗产品为主）能否上市的审判权。如果一个花费数亿美元开发的药物被FDA拒绝放行或者被推延，这可能意味着一次金融市场的地震，或者一个企业的破产。

　　这样一个可以对国民经济和国民生息产生巨大影响的机构，在美国联邦政府中是绝无仅有的。它的历史起始于 1883 年哈维·威利博士受聘为联邦农业部总化学师，担任研究糖源农作物的专家。当时美国的食品药品市场充斥着劣质、有害的产品，而联邦政府在没有法律授权的情况下，对此毫无控制的权力。威利领导发起了一场争取对联邦食品和药品立法的"十字军"运动。这场维护消费者利益的运动在这位先驱的领导下，进行了 20 多年坚持不懈的努力。为了向美国国会提供食品中所采用化学防腐剂的安全问题的相关证据，威利率领由一群年轻志愿者组成的"试毒小队"不惜以身试毒，用自己的身体进行各种防腐剂对人体的有毒性试验。由于"试毒小队"的研究引起了美国广泛的关注，社会各界普遍意识到联邦政府对食品和药品立法的必要性。在妇女组织、新闻界、社会工作者的支持及西奥多·罗斯福总统出手相助下，这场运动获得了胜利：不仅促成美国的第一个食品药品法横空出世，而且创建了美国联邦政府的第一个食品药品的执法机构——农业部化学局（FDA 的前身）。威利作为该局的首任局长，他的影响是深远的。在往后 100 多年 FDA 的历史长卷里，新的法律和修正法案继续不断地授予它新的职责，强化它的公权力，一代接一代的 FDA 人秉承先辈建树的理念，恪守使命，始终如一。值得称道的是，FDA 得到民众信任的程度，超乎所有的联邦政府机构。即使在政治干扰带来严重压力的时候，如 20 世纪末，共和党新右派势力发动了有史以来最凶猛的"去 FDA 监管"的立法攻势，而站在 FDA 阵营里的，不但有维护消费者健康的组织联盟，还有世界最大的跨国制药企业，这佐证了 FDA 不容置疑的公信力。

　　FDA 是世界上第一个尝试对食品和药品作广泛的科学审查的政府执

法机构。它从最初简单的监管食品和药品掺假的职能，经过百余年的发展，已成为具有强大科学功能并能够为工业界制定科学标准、指导工业界建立信用价值的执法机构。FDA 的成功使它成为美国政体的一种典范，以后相继设立的行使专门领域监管职责的机构，均采用了 FDA 的模式，如美国国家环境保护局（EPA）、美国联邦贸易委员会（FTC）、美国证券交易委员会（SEC）等机构。FDA 依据法律创建的一系列法规制度，成为当今世界许多国家对食品药品进行监督管理效法的样本。

从根本上说，作为一个执法机构，FDA 的发展一直与法律分不开。在 20 世纪的一百年里，国会相继通过了四十多项重要法案，不断地授予 FDA 新的权力和职责。但是立法和执法的过程从来没有和风细雨，那里一直是硝烟弥漫的战场，短兵相接，一路厮杀，战斗从未停息。国会是如何通过法案，FDA 是如何执行这些法律，法院又是如何解释法律，美国政体的三权分立、相制相长的关系，在美国食品药品监管的发展历史中演绎得淋漓尽致。本书对整个 20 世纪中那些具有里程碑意义的重要法律的立法过程、历史原因和社会影响，重要法规产生的原因和作用，FDA 执法中的代表性的案件和事件，以及法庭仲裁的影响等进行了阐述和探讨，试图从更深的层面解读美国食品药品的监督管理体制。

他山之石，可以攻玉。本书旨在为希望了解国际食品药品法律法规历史的医学、法学、工商管理学等学科的学生提供辅助阅读材料，也期待能给管理医药、食品工业的政府职能部门、企业管理者和法务工作者及相关行业人员提供一些参考。

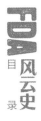

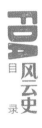

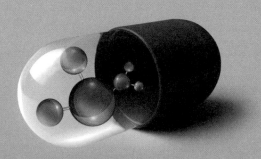

THE HISTORY OF
FOOD AND
DRUG
ADMINISTRATION

PART 1

第一部分

美国建国
至
1906年

1 19世纪，没有法度的时代

庸医伪药、劣质食品泛滥成灾

1776年7月4日，北美洲英国殖民地的13个州宣布脱离英国独立，一个新的国家——美利坚合众国，在北美洲诞生。这个新生的主权国家花费了10余年的时间，于1787年制定了它的第一部宪法；而它又花费了多于10倍的时间，于1906年制定了第一部国家食品和药品法。

摆脱了英国殖民统治的美国，从独立起走过整个19世纪，在120多年的时间里，历史记载了这个新生的国家建立了它的联邦体制；经过与英国、法国和墨西哥等国的多次战争，完成了国家版图的扩张；经过国内的南北战争，巩固了总统统帅下的国家政体；经过与西班牙战争，迅速扩张海外领地，把古巴、波多黎各、关岛、菲律宾、夏威夷、阿拉斯加等纳为美国的殖民地，加入了世界帝国列强的行列。

历史也记载了19世纪中叶，美国工业技术革命带动工厂企业的兴起、铁路和通信的建设、钢铁和石油工业的兴盛，催生出整合巨大金融资本的现代企业集团，为经济的迅猛发展铺平了道路，使美国从农业国蜕变演进为工业大国。

然而，与这些让所有美国人引以为傲的历史相左的是，直至19世纪末，美国的科学建设是匮缺的，至于与人民生存休戚相关的公共卫生医学科学，无论是教育专业，还是制度、法律方面更是远远落后于欧洲国家，几近蛮荒。

随着工业革命带来的大工业的逐渐形成，美国从农业社会转化为工业社会，大量的人口从乡村移向城市，人们的生活形式迅速发生变化，这促使商业的热潮处于持续发烧状态，食品加工业应运而生。为了防止食品在运输和储存期间变质，或者掩盖变质的食材，生产厂家毫无节制地在食品中加入各种各样的防腐剂，如甲醛、亚硫酸盐、硼砂、水杨酸、苯甲酸等。这些防腐剂都有不同程度的毒性，当代科学已对其有清楚的认识，因此在食品中对防腐剂的使用进行了严格限制，甚至完全禁用。而在 19 世纪，防腐剂的需求量相当巨大，以致于产生了一个专门制造和销售防腐剂的新产业。食品工厂购买和使用这些化学品，却从来不问防腐剂是用什么化学品合成的。

食品的问题不仅仅只是对于防腐剂的滥用，食品商品的掺假现象也很普遍。不法商人为了降低成本，牟取更高的利润，在食品中掺入廉价的材料以及色素和调味料，制造掺入葡萄糖的蜂蜜、混入烂苹果的草莓酱、兑水的葡萄酒、添加粉笔粉末的面包、脱脂稀释的牛奶等劣质食品。

同样不受国家律法管制的，还有医疗和药品。新生的国家给予公民自由和平等竞争的社会环境，吸引着欧洲移民不断涌入，美国人口从 1790 年的近 393 万激增至 1900 年的 7 600 万。居民的常见病和城市化生活带来的流行性疾病，使得国家对医疗和药品的需求大为增加。19 世纪，美国的药品供应在很大程度上依赖于进口。在欧洲的药品商人看来，美国没有检查制度，药品进口几乎畅通无阻，即便是过时的、过期的药品，对于美国人来说"都是足够好的"。因此，在很长的时间里，美国成为劣质药品的倾销地。

19 世纪 20 年代，出于对药品质量的关切，美国建立了第一个药学院，第一次出版了美国药典。但是，这并不能替代对药品质量的管控。在 1846 年至 1848 年间发生的美国对墨西哥的战争中，死于疾病的士兵人数远多于战死沙场的人数（只有 9% 的人死于战场，87% 的人死于疾病），新闻报道揭露提供给军队的药品很多是受污染的和掺假的，以致造成这些士兵的死亡。国会议员归咎于对进口的药品管理不力，因而支持制定一项法律以禁止劣质的药品进入美国。1848 年，詹姆斯·波尔克总统签署了《进口药品法》，规定驻扎在主要进口港的海关检查员对进口药品实行检验，禁止掺假的和有安全隐患的药品入关。这或可看作是美国第一项与药物有关的法律，但是这项法律并没有得到实际有效的贯彻执行。当内战开始，《进口药品法》已成废纸一张。

当时美国对行医和卖药放任自流的状况，令欧洲来的移民们困惑。"地球上所有伟大文明的国家中，美国是唯一一个没有对这个问题有严格法律的国家。""甚至俄罗斯都有了。"雷米尔·沙特克写于 1850 年的马萨诸塞州第一篇关于公共卫生状况报告中评述当时的乱象："任何人，无论男女，博学或无知，诚实或无赖，都可以安上医生的头衔，并对任何人'执业'，治愈或治死，无论出现什么情况，都没有责任。这是一个自由的国家！"

食品和医药放任自流的现象，正反映了美国的联邦制度早期的不成熟和缺陷。美国宪法规定，国家在联邦的框架下，各州保留独立自治的主权，可以制定地方的法规、法律和法令，州政府行使警察权管理本州的商业活动。在新生的国家中，每个州的政府都在积极地支持和协助本州私有经济力量，依赖这种力量来发展地方经济。重商的政策占统治地位，阻止了对商业活动约束和管制的立法意图。在当时的首都华盛顿，联邦干扰商业被看作是可恶的观念，干涉企业是不被纵容的。因此，直至20世纪开始之前的长达120多年的时间里，尽管先后有100多项管制食品和药品生产销售的提案推荐给国会，却没有通过一项。法律是空白的，无论食品还是药品的制造和贸易都呈自由放任状态。

一个没有法度的时代，正是庸医伪药大行其道的时代，有走村串乡兜售"大力丸"的马戏团，有挨家挨户敲门推销蛇油的卖药郎，也有发明"包治百病"秘方的神医郎中……林林总总，现实生活中发生的狂野故事与好莱坞的西部大片相比毫不逊色。不同的是，西部大片尚有惩恶扬善的美好愿望，庸医伪药却只有骗钱害人一个结果。本章所述的人和事，正是这一特殊时代具有代表性的历史产物。

一个擦鞋童和他的万能药王国

费城是美国早期主要的港口和商业城市，以进口商品，特别是欧洲来的药品交易而繁荣。到19世纪初，美国萌生了本土化的经济发展，力求摆脱完全依赖进口的状况。当时医药贸易最集中的费城，也是最早出现美国本土的药品和"专利药"制造经营的地方。

托马斯·戴特就是第一代独立的专利药商中的一个。戴特出生在英格兰（或苏格兰），在18世纪末，戴特是怀着梦想，漂洋过海来到美洲新大陆的贫穷的英国男孩之一。这位年轻的移民落脚在费城，开始以擦鞋为生。和一般的擦鞋童不一样的是，戴特在英国当过药剂师的学徒工，学会了怎样调制皮鞋油。白天戴特坐在小铺子的窗前擦染皮鞋，晚上调制皮鞋油。不久后，他开始把自己制造出的多余的皮鞋油出售给顾客。

费城的药品贸易业正在兴旺发展，具有商业头脑的戴特看到另一个更大的商机。他开始调制据称能治病的混合制剂卖给顾客。到1806年，费城的报纸上有了这样的广告：戴特有一个"专利药品仓库"，在费城经营一位名叫罗伯逊的医生的产品，这是"对人类易患的大多数疾病有效的"万能药。很快，它从一个复合剂成药，发展为一系列的产品，诸如驱虫含片、健胃苦酒、抗胆汁丸、自主神经兴奋剂、通风滴剂、妊娠健康酊剂、专利止痒膏，等等。

戴特的大多数产品冠以"罗伯逊博士"的名字。戴特在广告中宣称，这些制剂是爱丁堡一位著名医生罗伯逊博士创造的制剂，罗伯逊是他的祖父。戴特说，他从伦敦到西印度群岛一路行医到美国，在1805年到达费城之后不久，开设医疗诊所并开始出售他自己发明的药品。费城的一位医学期刊的编辑查究戴特的来历后发现，在爱丁堡没有一个叫罗伯逊的医生行医的任何记载，也没有找到任何证据证明戴特是罗伯逊医生的孙子，唯一的一点消息来源于他的一个亲近的朋友，称戴特曾在一个英格兰药剂师那里做过学徒，那个药剂师教给他的，是怎样制作皮鞋油。可见，戴特除了编造了一个医生世家的故事，同时也隐瞒了他来到美国时口袋空空，靠卖鞋油、擦皮鞋为生的经历。

这些对他来历的质疑并没有吓退戴特，他继续经营着他的万能药。在那个时代，很多人从医生和药剂师的学徒变成医生。戴特为自己的名字添加上医学博士的头衔，没有人认为是非法的或不道德的行为。既然有了头衔，医学博士戴特索性开设了诊所。他不仅卖药，而且开始接收病人为他们治病。伪造的学历证书并未妨碍病人纷至沓来，反而使生意风生水起。戴特医生的广告在美国东部城市的日报和腹地的乡村周刊上占据了醒目的位置，广告上画着大篷马车从他宽大的仓库满载秘方药，驶向美国南部和西部。

1809年，戴特采用自己的模具在美国专门制作玻璃药瓶。他的药瓶上浮雕着"罗伯逊医生的家庭药物由T. W. Dyott唯一制作"的字样。那一年，他搬迁到一个更大的场所，费城北二街 226 号，他的业务扩大到 7 个州的 12 个城镇，拥有 14 个代理商。1814 年，仅纽约一个州便在 14 个城镇有代理商。到 1820 年，业务已扩展到 12 个州 36 个城镇的 41 个代理商。

就这样，在 1812 年美英战争期间，由于政府禁运和禁止进口英国商品，这给了戴特一个短期的垄断机会，使他的生意得以迅速扩展繁荣。战争结束后，他和他的兄弟向南方开拓市场，在南卡罗来纳州又建造了一个新的仓库。他的批发和零售业务扩大到专利药以外的生活用品，如烟草、松节油、白兰地、朗姆酒、蜡烛、蓖麻油、肥皂、蜂蜡，等等。

在 19 世纪的前几十年，戴特走出了一条广告推销商品的路径，成为大型生产专利药品的巨人。他是美国第一个寻求全国性市场、第一个帮助商家零售他的商品、直接向消费者提供有关产品信息的制造商，也是通过推动测试公众消费心理的方式来诱导人们购买产品、开拓专利药市场的先驱者。这些成就为他创造了丰厚的收入。1830 年，戴特每年有 25 000 美元的收入，个人资产据说达到 25 万美元，他的业务从专利药扩展到玻璃瓶制造业，后又涉足银行业。商业的成功让这位万能药大王过上富裕奢侈的生活，他穿着奇异，乘坐优雅的英伦风格的四驾马车，并有几个骑马侍从跟随，招摇过市。

万能药大王的命运到晚年却没有那么的顺风顺水。在 1837 年的金融危机风暴袭来时，戴特为了挽救他和家族的各种控股权，而申请破产保护。由于债权人的举证，宾夕法尼亚州政府判定戴特的劳工银行破产是欺诈性破产，而年近 70 岁的戴特因此被法庭判处监禁 3 年。

最荒诞的专利——汤姆森疗法

直到 1765 年费城医学院成立之前，美国本土没有一所医学教育机构。在 18 世纪，美国的医疗从业者每 9 位医生中只有 1 人去欧洲接受过正规学习，其余大部分作为学徒接受医疗培训，标准十分宽松。即使在比较发达的新英格兰地区，当时曾有人描述医疗人员状况："从业者可以免费获得医生的从业资格。药剂师、外科医生及助产士依靠自己的成功而得到尊严。"这种英国殖民时期遗留的医学教育不发达造成的状况一直影响了相当长的时间。对医疗从业者来说，重要的是实践而不是理论，因此，许多鞋匠、织工和历书制作人……放下他们谋生的正当业务，改当郎中。没有受过正规医学院训练的江湖医生大行其道，且没有受到任何限制。

塞缪尔·汤姆森，一个几乎没有上过学的农民，不但给人治病，竟然还自创了一套医疗方法，并获得了专利，给社会造成不小的影响。

根据汤姆森的自述，他出生在罕布什尔州边远地区一个非常贫穷的家庭，父亲对孩子十分严厉和苛刻，先天瘸腿、经常生病的他5岁时就开始在田地里劳动，仅在10岁时上过一个月的学。他童年的乐趣是漫游在森林和田野里，品尝大自然里的各种植物。他发现一种草，"我……诱使其他男孩咀嚼它，看他们呕吐"。这给他带来异常的快乐，他回忆说。

汤姆森对植物的兴趣随着年龄增长而增长，他曾经打算放弃务农而去找附近的乡村医生学习，但是没有成功。直到他21岁，父亲弃家而去，留下母亲和妹妹让他照顾。不久，母亲患病，由麻疹并发感染"急性肺结核"。经过几个医生治疗都无效，最后母亲死了。汤姆森不幸也染上了同样的病，他用植物混合物使自己恢复了健康。一年后，他成了家，他的妻子在分娩后患了重病。先后有7个正规医生提供了相互矛盾的无效治疗。在绝望中，痛苦的丈夫叫来两位土医生。一天后，他的妻子被治愈了。这个事件使汤姆森加强了对植物药的信念。在后来的数年里，他用草药治愈过自己的子女，以及几个邻居的病。随着时间的推移，他的名声传播开了。他在新英格兰东部的小镇上，一边务农，一边行医。

汤姆森声称发明了一种关于致病原因和治愈疾病的理论，他认为所有动物的身体由四个要素（土、气、火和水）形成。这些要素不平衡，就减少了"热量的威力"，带来了疾病。因此，正确的治疗是"恢复其自然状态的热量"。汤姆森积极地宣传他的发明，后来他的疗法被称为"汤姆森疗法"。

什么是"汤姆森疗法"？据一个接受过治疗并侥幸活下来的马里兰

州男子描述：治疗开始于蒸汽浴，持续 30 分钟，当汗水不断滚落时，用冷水冲洗身体，然后病人被立刻放在床上用热砖袋回热。接下来实施一种强烈的催吐措施，由月桂浆果、辣椒和半边莲组成的草药与 40 度的白兰地混合，病人和着温水喝下，然后是一阵不可抑制的呕吐。经过第二次蒸汽浴，第二次冷水澡，第二次用热砖回热，病人又被灌注两种"灌肠剂"，再经受月桂浆果、辣椒和半边莲的"攻击"，然后一天的治疗结束。一个未受过教育的江湖医生创造的近乎恐怖的"汤姆森疗法"，和在费城的美国最著名的正统医学博士本杰明·拉什推崇的放血疗法，在那个崇尚英雄主义的时代被人们广为接受。

训练有素的专业人士被这个无知的乡巴佬的理论和他的蒸汽浴及草药疗法激怒了，对这位向正统医生叫板的"蒸汽医生"的哗众取宠而感到愤愤不平。1809 年，有个叫弗伦奇的医生指控汤姆森用了过度剂量的半边莲谋杀了一个叫埃兹拉·洛维特的病人。汤姆森被扭送进纽伯里波特的监狱等候审判。

经过一个月地狱般的牢狱生活之后，汤姆森在特别法庭上否认犯有谋杀罪。他说，他被请去处理一个垂死的病人，他看似患有严重的感冒，也可能是斑疹伤寒，因为不久前病人的母亲死于这种很厉害的病。汤姆森给病人实施了治疗，病人病情有了缓解，已经能够起床。但是愚蠢的病人在寒冷的 12 月天气里，没有待在温暖的屋子里，而是走到室外，导致了旧病复发而神志昏迷。汤姆森再一次被召到病人床边，他告诉病人的家人，这个人没法治了。他让病人的父亲找其他医生。汤姆森的预测是正确的，第二天一早，这个年轻人就死了。

控方的一长列的证人们告诉法庭的却是完全不同的故事。他们说，草药医生被叫来后，他给这位年轻的病人采用的治疗是在半小时内使用 3 次半边莲粉，使其发生了猛烈的呕吐。接着是每两天治疗一次，汤姆森使用了两倍剂量且威力极大的草药。然后他走了，留下虚弱的病人俯卧在床。几天后，汤姆森回来，又给了几倍剂量的草药，年轻人随即失去知觉，不断抽搐，以致要两个男人抱住他才能压住。汤姆森坚持要再给两次半边莲粉，这是最后一击，年轻人病情更加恶化随之死亡。原告断言汤姆森给予病人过量的半边莲，造成其过度呕吐，要对病人的死亡负责。

然而，接下来发生的事情却出乎原告的意料。汤姆森的律师拿过控方医疗证人提供给法庭他认为有毒的植物草药——半边莲，从容不迫地放入嘴里咀嚼，并吞咽下去。被告方请来的证人，是全国权威的植物学家马纳西·卡特勒，他说控方举证的植物不是半边莲，实际上是沼泽迷迭香。陪审团一致认定被告无罪。

这场官司的了结，并没有结束蒸汽郎中和正统医生之间的战争。相反，医生们更坚定地寻求新的武器，努力争取用国家法律来禁止"汤姆森"之流的做法，以杜绝医疗骗术的泛滥。汤姆森也被激怒了，他认定"只有一个做法能使我立于不败之地：去华盛顿，让我的发明获得专利。把我自己和药放在国家的法律保护之下，这不仅是保护我的医药系统的专有权，也会把我置于所到达的任何州的法律庇护下"。

1813 年，汤姆森前往华盛顿，此时专利申请的要求仍然很宽松，对发明物既不要求新颖，也不要求功效，即使是没有上过学的人提交的东西，也不难得到书记员的批准。汤姆森在前任佛蒙特州州长的帮助下重新写了申请文件后，成功地拿到了一份有联邦总统、国务卿以及总检察长签署的专利书，他拥有"配制、使用和贩卖这个药的权力"。

有了专利在手，汤姆森把他的治疗系统包装成一套家庭使用的产品出售。不需要医生，每个人可以自己治疗，只需花 20 美元从他那里购买家庭使用权和一本用药指南的说明书，以及从他的中心仓库配发的草药和配方。汤姆森保留了草药主要成分销售的垄断地位，并分地区成立了自己的草药协会，购买使用权的会员相互分享经验，得到专业咨询，但会员不能赠送机密给非会员。只有那些被他认为可信赖的医生和医疗学生支付 500 美元之后才能作为专业医疗师，并在司法机构面前宣誓，保证不会泄露疗法的秘密。

汤姆森在他的小册子里建议家庭应该储备：28.3 g（1 盎司）催吐草药，56.7 g 辣椒，680.4 g 浆果根皮粉末，453.6 g 杨树皮，473.2 mL 风湿病滴剂。这样的储备够一个家庭用一年。这些东西很容易找到，当需要用的时候，能够用它们治愈任何疾病。这样的费用比起雇用一个医生花费的金钱要少得多。

汤姆森花费巨大的精力保护他的治疗专利，用法律武器去阻止那些生产和销售半边莲药片的商人。但是他的垄断被阿尔瓦·柯蒂斯打破了，后者创立了"独立的汤姆森主义医疗协会"，培训执业者，然后把这样的疗法提升成一场"折中主义医学"的运动。

在接下来的几年里，汤姆森在报纸上刊登广告，散发他的小册子，走遍全国传播他的学说。汤姆森推动他的学说，正好迎合社会上正在兴起的民主主义思潮。汤姆森学派的从业者和他们的病人，把汤姆森学派草药医术看作是当时把放血和有毒的汞制剂作为主要施治手段的正统医学的替代品，成为对抗正统医疗的福音。仇视正统医学的情绪，在普通百姓中被煽动起来。在这种情绪严重的地方，甚至有暴徒袭击伊利诺斯医学院，导致一名学生死亡，一名教师身受重伤。

到1840年，差不多1/5的美国人把汤姆森式的草药医术作为他们基本的医疗手段。汤姆森在1839年声称售出了10万份家庭使用权。在密西西比州，州长说他的一半州民接受汤姆森的理论和治疗；在俄亥俄州，正统医生们承认1/3以上的人口靠草药恢复健康。

在19世纪30年代末期，汤姆森疗法越过了大西洋，在英格兰的劳工阶层中传播开来，产生了职业的"草药医生"。

在汤姆森疗法最高潮的时候，他的学说仍然受到法律的挑战。1837年，纽约市起诉弗罗斯特医生谋杀了他的病人弗伦奇。弗罗斯特给病人实施了"蒸汽浴"，并被给予"有毒的半边莲煎熬的药汁……"，经过10天的审理，弗罗斯特被判决为四级过失杀人罪，并判处3个月监禁。

汤姆森疗法在1860年前已经在美国和英格兰的民众中衰退。汤姆森的系统本身并不是健全的治疗系统，汤姆森求助于专利法保护他的药和治疗方法，他的专利在1852年到期，结束了被认为是"最荒谬和自由放任的"专利政策的产物。"蒸汽医生"的时代结束了。

汤姆森于1843年去世。在最后，他服用了自己创造的、号称具有专利的药品，但并未救得了自己。他不治而死，享年74岁。

没有专利的"专利药"大行其道

专利药是美国在19世纪兴起的一种商品，在其鼎盛时期曾经占据美国药品市场的半壁江山。

起源于英国的专利药，在18世纪才出口到美洲。原本是政府拨款制造的专卖药品，或者可说是"国王喜爱的专利"，专门提供给皇室的药物，随着移民被携带到北美洲，放在邮政所、杂货铺、裁缝铺等场所出售。

到了英美战争时期，英国药品无法进口，美国商人在沿海城镇用英国原装药品的空瓶子充填自己调制的药剂，以冒充英国货。直到英国原装的空瓶已经无法满足需求的时候，美国商人找本地的玻璃工厂制造出形状相似的瓶子。在货架上，正牌货和冒牌货搅和在一起，大多不识字的消费者会疏忽瓶子所标的内容。

欧洲一些发达国家，通过医生和立法者的努力，早于17世纪就着手编辑出版药典和处方集，公布药品名册和成分。美国的专利药制造商往往就从医生使用的标准药品中抄袭配方，用相同的草药和矿物质制成作用相似的药品，当作自己的所谓专利药。

美国19世纪盛行的"专利药"并非现代定义的获得过专利的药物。美国专利药的产生和繁荣是借助了联邦政府的一项法律。1793年美国国会颁布了专利法，依照宪法的规定对符合"以推进科学和有用的技术"精神的产品，授予专利权。最初的专利和版权法，其定义是含糊的。这正好使售卖专利药的商人有了可乘之机。他们不申请药品本身的专利，以避免披露药品成分，而是通过商标、标签图样或包装瓶子的造型设计获取专利，让他们的药品戴上"专利"的美冠。

于是，英格兰的"专利药"在大西洋的另一端被美国人开发，创造出一种新型的商业产品。药品的外包装受到了专利权的保护，但其内含的成分是什么，无需透露，也不受管制，这给专利药制造商提供了无限的自由发挥的空间。就如第一代美国专利药制造商人中一个来自康涅狄格州温德姆的小塞缪尔·李。1796年，他获得了政府保护的第一项药丸的专利，名称为胆汁丸。起初，小塞缪尔·李声称他的胆汁丸不含汞，专治胆液病。随着时间推移，胆汁丸的广告上列出的有疗效的疾病名单却不断增加，不仅仅对胆液病，而且对黄热病、黄疸、痢疾、水肿、蛲虫和妇女病一律有效。这形成专利药的基本特征——成分不明的专利药，个个都包治百病。

19世纪中叶，制造专利药产品成为美国的主要工业之一，出产了数千种专利药。通常这些药品是用吗啡、鸦片，或可卡因和高含量酒精为主体的混合物，制造者声称这些药品几乎对任何疾病有用，可以预防或治愈差不多人类知道的所有疾病，包括性病、结核病、消化不良、关节炎，甚至癌症；而婴儿疝痛及肠绞痛、"妇女病"更是这类药物"治疗"的目标。含有吗啡、鸦片或可卡因的制剂对疼痛类病症似有"疗效"，因而不少专利药在市场上大受欢迎。不幸的是，受到广告蛊惑的家长拿这类药剂用来给孩子们缓解疝痛、肠绞痛或者咳嗽，儿童经常服用这类药物，极有可能带来致命的后果。

专利药在19世纪的繁荣，在很大程度上是当时医疗的不发达所导致的后果。当时美国正统医学流行的治疗，受到拉什学派的影响。本杰明·拉什医生是美国启蒙运动的领导者，他对新兴医学专业产生了重大影响，他的理论主导了美国医学一个时代。拉什认为所有的发热，甚至所有疾病的原因都是由于血管兴奋过度而造成的高血压，唯一治愈的方法是减压。他提出并且使用放血和净化的疗法。全国各地的拉什门徒采用放血法治疗病人，并且使用大剂量的汞制剂，试图净化血液，导致病人失去牙齿和颌骨，甚至在治疗进行中当场失去知觉，而后死亡。这类案例时有发生。

一些胆小的病人惧怕这种血腥的治疗，便避开正统医生，接受非正统的秘方药品推销商的药物治疗。社会分出了两个阵营，牧师、医生、律师谴责庸医用专利药"欺骗人民"有罪；而另一边，即如当时新罕布什州医学委员会的报告所说，医生与公众之间"对立感如此强烈"，很多人认为依赖于秘方比依赖于任何一个有学问的专业医生更有价值。

推动专利药繁荣的另一个原因，是专利药制造商首创了借助报纸广告推销和邮递营销的方式。19世纪40年代，为促进新闻自由，美国国会通过了新的邮政法，规定凡是在郡范围内邮寄的报纸，用户不必付邮资。新邮政法无意中帮助开创了新的营销模式——通过邮递把专利药直接推销给用户，从而成功地成为最早的邮购，并实现了第一个全国性的市场。

1860 年，新英格兰和纽约各州对其北部和西部的穷人及儿童提供免费教育和大众扫盲，能够读报的民众大大增加。专利药商人利用报纸和读物推销产品，专利药品成了报业广告收入的主要来源，在报业总收入中占很大比例。在 19 世纪中期，新英格兰地区的报纸有一半版面充斥着各种专利药广告。得益于专利药广告丰厚的利润，报业也很快地繁荣起来，几乎每个郡都吹嘘拥有自己的宪报，乡村周刊快速兴起，成为向西部进发的前沿，1800 年前后的杰斐逊时代，美国约有 20 种日报，各类报刊总共有大约 200 种，到 1860 年的林肯时代，日报有 400 多种，各类周刊共计有 4000 种之多。专利药品和报业相辅相成、共同创造的繁荣，是 19 世纪美国经济中的特有景象。

广告代理人的大部分业务来自专利药品，他们为专利药品设计制作广告，眼红卖药的利润，甚至"创造"自己的产品，加入售卖专利药的行列。譬如，有个叫乔治·罗威尔的广告代理商，决定自己创造一种秘方生产销售。他找到一个治消化不良的配方——一个在市场上已经很多年的老药方，做成可以方便邮寄的轻型药片。秘方需要起个新名称，他把配方中的主要成分——大黄、吐根、薄荷、芦荟、马钱子和苏打的缩写排列成"Ripans"。新的秘方出售价格是 5 美分一片，广告说："不管什么问题，一片就让你感觉好……它们祛除疼痛，促进睡眠，延长寿命。"那个时期专利药品叫卖者之间利用广告的竞争，几乎到了歇斯底里的地步。

在经济利益驱使之下，除了个体经营者，大型的正规制药公司也介入争夺专利药的市场。通过全国范围广告的使用，专利药商品的涓流很快形成洪水之势，在美国药品市场上占据了主导地位。在 19 世纪后期，1880 年专利药生产占所有药物的 28%，到了 1900 年占有率已经增长到 72%。

正统的医学社团和医生一直在抵制专利药。他们试图证明这些药物不能治疗疾病，反而阻碍病人寻找合情合理的治疗，并导致酒精和毒药成瘾。19 世纪后期的禁酒运动，又从另一个角度发出了批评的声音，抗议在专利药品中使用酒精。到 19 世纪末，要求立法强制制造商标明药品的成分，并在广告中不得使用虚假宣传的呼声越来越高，进而形成了一场争取对食品和药品监管立法的"十字军"运动。最终，在西奥多·罗斯福总统强有力的支持下，1906 年国会通过了《纯净食品和药品法》。该法旨在保护公共健康，禁止掺假和标签错误的药品和食品，限令药品凡有危险性的和上瘾性的成分必须标明；并确定了将《美国药典》和《国家处方集》作为药品的官方标准。

2 卡姆登疫苗事件和1902年 《生物制剂控制法》

19世纪后期，科学催生本土制药业

19世纪60年代，欧洲的科学家路易斯·巴斯德的实验表明，虽然细菌可能导致疾病，但是通过接种灭活的杆菌，也可以提高免疫力。80年代后期，科学家在巴斯德奠定的细菌学理论基础上，对治疗学和诊断学的研究有了重大突破。罗伯特·科赫的合成技术使细菌可以被分类和筛选、分别培育，并系统地测试它们的病理效果。他提供了纯菌株生产，并指导如何根据结构来鉴定细菌的类型，指导对特定细菌的配对杀菌剂的试验。科赫的这项工作立即显示了其实用价值。

1883—1884年，科赫和弗吕格分别在慕尼黑与哥廷根开设了细菌学课程，这也是医学院首次开设的细菌学课程。当时欧洲医学科学发展的成就，吸引了美国有抱负的年轻学生和医生漂洋过海去德国，向引领医学科学研究的科学家和临床医生学习。19世纪80年代，在德国的美国留学生约有3000人。他们回国后，建立了学术、公共卫生和商业实验室，成为声誉卓越的科学家。威廉·韦尔奇就是其中之一。韦尔奇是位科学传道者，他曾经师从弗吕格，回国后成为美国医学科研建设的核心人物。他对创办约翰斯·霍普金斯医学院起了重要作用，这个学院后来成为美国医学科学的领军者。创立纽约市卫生局细菌实验室的科学家是赫尔曼·比格斯，而他曾在柏林大学的牙医学院上过约翰尼斯·穆勒教授的课。

经过战后重建，美国的工业界正被具有活力的经济气候、公共政策、资本市场和具有创业精神的人才所改变。制药工业受到全国市场需求增长的激励，促使自身结构迅速发生变化。许多经营批发、加工药物原料和专利药的生产商，开始发展扩大成为生产标准药物产品系列的制药企业，如纽约的斯特恩斯、席费林、施贵宝和默克。在中西部，帕克戴维斯公司、礼来和普强扩展他们的市场；在费城，史克超越它的竞争对手惠氏兄弟、鲍威斯和韦特曼、罗森尔藤，成为药都一家独大的药品经销商。在19世纪的最后10年，美国的制药工业迅速崛起并形成规模。另一个关键的改变是，一些公司（大都是一些小的批发商）开始聘用经过科学和医学训练的人进行系统管理和改造。

医学科学，特别是细菌学的专门研究人员开始在医学院开课。1892年，宾夕法尼亚大学建造了新的卫生学实验室大楼，它成为细菌学教师、科研人员与公共卫生工作人员之间重要的纽带，也成为医药工业发展初期的科研中心。

医学科学的发展，宣告进入了激动人心的医学研究新时代，同时也为制药工业带来了重大变化。

白喉抗毒素是欧洲出现的第一个科学生物药。白喉棒状杆菌的培养必须保持精确度，在生产过程中密切监测酸度等变量。德国首先克服了生产技术上的难关，掌握了从马身上抽取免疫血清的操作程序和大规模从血细胞分离血清的技巧。

在美国海军医院服务的约瑟夫·金勇看到了白喉抗毒素的商业价值，认识到大规模接种是公共卫生工作的重要任务。他数次访问欧洲，1894年11月在柏林拜访了德国细菌学家科赫、埃尔利希和沃瑟曼，观摩了贝林的一系列实验，将贝林生产血清的知识带回美国。他回来后着手用德国的设备来装备自己的实验室，开始进行如何生产白喉抗毒素的教学。那年冬天，华盛顿实验室生产出第一支可用的白喉抗毒素。但是，他比纽约市卫生实验室晚了一步。纽约市卫生局的赫尔曼·比格斯从欧洲寄回白喉抗毒素制剂的制作指南，直接给了致力于白喉诊断的首席细菌学家威廉·帕克博士。帕克马不停蹄地投入实验，当比格斯返回的时候，帕克就已经生产出血清了。这成为在欧洲之外的第一支白喉抗毒素。这种新尝试的成功，使比格斯说服了纽约州参议员修改现行法律，在纽约州不允许私营企业生产白喉抗毒素。州卫生局实验室的业务收入用来添置实验室的设备，除此以外，还在纽约市免费分发白喉抗毒素。纽约市卫生局的决策，显然是有远见的。在此后的很长时期，全国其他地区和城市的公共卫生部门由于缺乏资金，没有能力建立自己的疫苗生产实验室，被迫从纽约市实验室购买，从而使这个公营机构不断地扩大生产。

白喉抗毒素的使用数量从1895年起快速增长，药品市场不断扩大，越来越多的科学家和医生了解了生产技术和使用方法，对治疗的兴趣达到新的高度。白喉抗毒素实现了大量供应，生产厂家数量递增。美国卫生和公共服务部门既提供了主要市场，也为白喉抗毒素使用提供了培训。在生物制品生产上异军突起的白喉抗毒素商业生产商——宾夕法尼亚州费城的马尔福德公司和密歇根州底特律的帕克戴维斯公司，都是依靠从纽约公共卫生实验室获得的开创性工作经验，并试图在这些州夺回私营企业对生物制品的生产控制权。

马尔福德公司在1891年注册成立时是个小药房式的制药厂，但几年时间里就已经获得高品质的声誉。马尔福德公司生产止咳糖浆、酏剂、防腐剂、含酒精饮料、糖浆和液体提取物等常用药品，与他们在费城的竞争对手的产品非常类同。

1893年，马尔福德和共同发明人对一种制片机申请了专利，它能够高效率地大批量制造标准的配制剂。这种机器生产的可溶性片剂能够在水中破裂，相比其他大多数厂家出售的"穿越整个肠道被排泄却几乎不变形"的不溶药片以及不合口味的粉剂，马尔福德的产品获得声誉是理所当然的。一年里，公司的产品增加到500多种。在总裁米尔顿·坎贝尔的运筹下，马尔福德从一个零售药店迅速成长为颇具规模的制药厂。在早期的发展中，它的营销点西到芝加哥，北到多伦多，南到墨西哥城以及其他15个美国城市。

坎贝尔的目光似乎更远，他的另一个计划是建立生物实验室，聘请领军的科学家开发生物产品。1894年初，他聘用了约瑟夫·麦克法兰。麦克法兰来自费城卫生局，他在宾夕法尼亚大学获得医学学位，师从威廉·奥西耶研究病理。他曾去德国，在海德堡的朱利叶斯·阿诺德和保罗·恩斯特实验室，以及哈雷的卡尔·弗兰克尔实验室学习细菌学。回到美国后，他被任命为胡安·吉特拉斯的助理，并很快成为病理组织学教授和细菌学讲师。凭借着他的欧洲背景，麦克法兰制订了雄心勃勃的计划，目标是生产足够整个费城使用的白喉抗毒素，但很快，他便感到失望。市政府拥有的消防队和警察署的马厩、养马场资源有限，卫生局和宾夕法尼亚大学共用的实验室设施，远不能满足他计划的需要。市长办公室虽然希望政府下辖的卫生部门生产自己的白喉抗毒素，但是又拒绝投入足够的资金。这时私营的马尔福德公司向麦克法兰打开了大门，他没有任何犹豫就接受了坎贝尔的邀请。

麦克法兰来到马尔福德新置的实验室，仅用了一个星期，白喉抗毒素就生产出来了。公司给了他良好的实验设施，并允许他雇用马厩助手。然后，曾在德国科赫的实验室学习细菌学的宾夕法尼亚大学兽医学院伦纳德·皮尔森教授，成了他的科研伙伴。皮尔森除了是一名兽医，早先还参与了马尔福德公司和宾夕法尼亚大学的一系列合作，也是医学科学精英会的成员之一。随后几个月的时间里，麦克法兰从大学带进了其他建制工作人员，包括麦克法兰在医师外科学学院的同事约翰·亚当斯，他是兽医学院的外科学教授和病理组织学的助理实验员。这些专业人才充实了实验室，为马尔福德公司开拓高技术含量的生物制品铺下良好的基石。

1895年春季，马尔福德的生物实验室生产出第一批次白喉抗毒素，但是尚无必备的设备测试它们。麦克法兰利用他早先的关系在宾夕法尼亚大学的卫生实验室测试了他们的第一批白喉抗毒素。因此，一开始他们的抗毒素测试标准就超过一般商业要求的水平。在一年多时间里，马尔福德已经售出40 000份白喉抗毒素。初步的成功鼓励公司扩大实验室的规模，创造出全新的制药企业的管理模式。新建的疫苗实验室，遵照兽医外科手术的卫生标准，以及调配制剂和包装药物的卫生标准。建筑物体现了卫生工程的最新功能，水源被小心保护，不易污染并且容易消毒。1896年，宾夕法尼亚州卫生局访问了它，对3个主要标准做了评估：动物的健康和整体卫生状况，动物注射的程序、血液提取、分离和血清包装，训练有素的员工。马尔福德受到高度评价。

一方面是新的生物制品的开发。1898年，马尔福德的生物实验室采用类似的技术制造出包括破伤风抗毒素、抗脑膜炎、抗链球菌、抗痢疾、抗肺炎链球菌血清，狂犬病疫苗和炭疽疫苗等在内的11种生物制品。

另一方面，是寻求生物制品的标准化技术的提高。生物制剂的标准化在早期一直是一个难题。德国的细菌学家以及商业和政府的实验室都在努力提高技术。贝林制定了一种测定"半数致死剂量"的标准，但是程序非常烦琐。1897年埃尔利希的研究成果侧链理论实际达成了适当的解决方法，立刻被麦克法兰采用，而后，美国各地的卫生实验室把它作为工业范围的标准。

马尔福德公司最强调的是塑造自己的科学形象。坎贝尔受到费城药学院教育的影响，特别希望强调药剂学这个专业行为是医学科学的分支。他甚至认为药剂师也应该以希波克拉底的誓言要求自己——"无私地服务于公众和专业"。马尔福德的广告明确强调（公司）具有公认的最完备的、科学的资质，体现了科学的最新发展。当时的《费城医疗时报》评论说："有此特点的制造商应得到公共赞助人的大力表彰。就科研设备而言，马尔福德的实验室，是现存的最完备的并由科学家个人直接严格控制的实验室。"在当时生物制品受到医生普遍抵制的情况下，他们通过科学报告会、广告等形式的教育运动，组织系列的"工作简报"印发关于细菌疫苗的专题论文、免疫理论和细菌治疗方案，从全科医生的职业角度开展讨论，塑造了开明的、科学先进的公司形象，在医生中树立了马尔福德公司的信誉，从而使该公司迅速成为行业的领军者。

卡姆登疫苗事件

1901年，马尔福德遇到了挑战。

1901年10月，密苏里州圣路易斯市一个叫维多妮卡的5岁女孩，在市医院接受了两次白喉抗毒素注射。几天后，维多妮卡死于破伤风。她的医生通告圣路易斯市卫生部门长官，认为这个女孩的死亡，是因为接种了由卫生部门提供的被破伤风梭菌污染的抗毒素制剂。抗毒素制剂被立刻停止分发使用。调查制剂的来源时发现，破伤风梭菌来自一匹叫吉姆的马，该马提供抗毒素血清已经3年，实验室发现它染上了破伤风后处死了它。受到污染的血清本来应该立即销毁，却因疏忽被装瓶送给了医生，然后给白喉病人使用。13个接受过注射的儿童因此意外死亡。

不久，另一场破伤风疫情发生在新泽西州的卡姆登市。接种的77个儿童发生破伤风梭菌感染，其中9人死亡。麦克法兰被派去调查事件的原因，并探究事件和天花疫苗的关系。此时，麦克法兰已经离开马尔福德公司，在 Medico-Chirurgical 学院当教授，并接受血清疫苗制造业务上与马尔福德旗鼓相当、竞争激烈的对手——帕克戴维斯公司的兼职。麦克法兰研究了 11 个病例的资料，发现每个破伤风病例暴发都是在接种天花疫苗后的 3~4 个星期，其中 10 个病例使用的是甘油制病毒疫苗，1 例使用的是干燥病毒疫苗。在全部 77 例破伤风病例中，有 44 例与马尔福德的疫苗有关。

马尔福德在销售广告中宣传其公司产品被广泛使用，在宾夕法尼亚州东部和新泽西有很大的销售额，而现在这些地区成为关注其疫苗是否受到污染的聚焦点。

卡姆登卫生局的调查认为疫苗显然没有受污染，如果有污染，破伤风的疫情会在接种后 5~9 天显露，这次每个病例都发生在接种疫苗后的 3~5 个星期。他们检查了从当地的药剂师那里取得的马尔福德提供的疫苗批次样品，没有发现污染的证据。该卫生局在其官方媒体上发表对此案件的意见，为疫苗提供厂商和自己开脱责任。为了解释卡姆登破伤风发病原因，他们解释道："根据过去几个星期在卡姆登流行的大气和大地的环境来看，曾有一个长期的干旱和大风的天气，使破伤风梭菌（平常栖息在地表灰尘中、马厩污垢中等）不断散发在大气里。经过仔细检查，那些结痂剥落而使伤口暴露的，或是手臂受伤的，导致了感染；以及一些儿童用自己的脏手指经常抓挠接种疫苗的区域而感染了伤口。这在所有的案例里显而易见。"

接着，新泽西州卫生局和卡姆登的库珀医院进一步做了检查后，证实了上述说法，于是卡姆登卫生局撤下了案子。费城卫生局支持说，在前 3 个月，他们使用商业的配制剂免疫接种了 100 000 人次，都未发生问题。这样的担保，来自包括国家卫生总署等许多机构，以消除公众的恐惧。

卡姆登卫生局的报告已经确定了被感染的原因，接种医生和病人便成了承担责任的人。公共卫生局需要保护他们的疫苗接种政策，在这个事件中，生产厂家免于责任。

马尔福德在这个事件中与商业竞争对手 H. M. 亚历山大围绕制剂

的技术问题，发生了公开的争论，并互相指责对方的疫苗有问题。但是很快他们发现，争论只会给外行的公众带来负面影响，最好不要对不同的接种方法说三道四。

1901年连续发生的破伤风疫情，促使国会做出快速反应，对政府管制生物药品立法的考量迅速变成行动。对议案探讨数个月后，于1902年7月1日，美国第一个有关医药管制的法律《生物制剂控制法》无异议地获得通过。

1902年的这个法律又称《病毒-毒素法》，该法授权政府的公共卫生实验室和海洋医院服务处发布法规，对疫苗、血清、毒素和抗毒素等类似生物制品的商业生产进行全面监控，以确保它们安全、纯净和有效。同时也规定制造上必须经公共卫生实验室监督通过，由财政部长颁发生产许可证，要求每个疫苗必须有适当标签，注明有效日期。法令也允许在任何时间对公司物业的合理检查，并规定针对不合格机构的执法指导。

1902年的这个法律很少被评论和宣传，远没有4年以后通过的法律那么广为人知，但是它对制药工业生产产品管理走向规范化和现代化影响深远，贯穿了整个20世纪。法规加强了政府实验室和学术药理学家、病理学家及细菌学家的联系。生物制品制造商不得不面对现代体制下的药品法规监管。他们的相互关系和他们与政府的关系发生了变化，企业对自己的产品产生出一种新的态度。因为通过公共卫生实验室，企业很容易了解到其他公司正在生产的类似产品，以及竞争对手的产品质量，由此出现了一个比较稳定的竞争格局。

1908年发生的一个事件极好地阐明了公共卫生实验室如何行使1902年的《生物制剂控制法》的权利，企业如何配合这样的监管。帕克戴维斯公司的疫苗牛群和抗毒素马厩中暴发了口蹄疫疫情，这个来自于有被感染的高风险动物产品，被立即从市场上撤走，公司的许可证被暂停。这个疾病在继续蔓延，几个星期后到达马尔福德的农场。可能是某个检查员传播了疾病，也可能是由于曾经和对方公司交换过动物，马尔福德的许可证也被暂停。两家公司迅速按照卫生实验室的要求采取措施，消除了疾病。在此期间，他们不断进行检测，以确保双方的清理工作进展良好，防止任何被污染的产品流入市场。5个月后，他们被允许恢复生产。

　　《生物制剂控制法》的出现，使政府首次对生物制品的生产过程实行监管，定期的检测工作刺激了公共卫生实验室的扩张，其工作人员人数，从1904年的13人增加到1921年的127人，这成为美国国家卫生研究院的前身。因此，该法律不但提高了生物产品的市场质量，帮助人们恢复对这些产品的信心，而且也刺激了对生物制品的研究，促进了联邦政府和制药业的相互尊重和合作。这使得这一法律具有深远的影响。

3 第一次立法运动和1906年 《纯净食品和药品法》

威利和立法运动

FDA 总部会议厅里悬挂着历任局长的肖像，第一幅是哈维·华盛顿·威利。美国第一部食品药品法——1906 年《纯净食品和药品法》也常被人冠以他的名字，称为"威利法"。

哈维·华盛顿·威利，1844 年 10 月出生在美国印第安纳州肯特镇外一个小村庄的木屋里，在家里 7 个孩子中排行第六。家里有 125 亩地的农场，少年的威利从小帮助家里干农活。父亲普雷斯顿·威利是一位勤奋好学的乡村牧师，为了学习原版的新约，他自学希腊语。他自己教育每一个子女，在一种虔诚的宗教环境中抚育他们成长。威利母亲露辛达的祖父出于对贩卖奴隶的愤怒，在美国革命战争后不久离开肯塔基州，带着奴隶们举家北迁到印第安纳州，抵达后就给予他们自由。在威利的青少年时代，美国核心的公共问题是奴隶制度，即使在像印第安纳州这样的自由土地上，亲奴隶制的情绪仍很强烈。威利家族坚决反对奴隶制度和支持废奴运动的态度，被大多数美国人认为是极端主义分子的边缘群体。威利在自传中讲述过当年他父亲去一个投票站支持鼓吹废除奴隶制的候选人马丁·范布伦的事情。1840 年，表决是采用口头方式。"那个选举日，正当我的父亲和他的邻居列队前往投票站，由于他们对于奴隶制的态度，列队的两旁有人嘲弄地叫喊'黑鬼！黑鬼！'，我的父亲顶住人群的起哄，骄傲地给范布伦投了赞成票。"此后，老威利又冒着风险，把奴隶带去北方参加一个自由的地下铁路组织。威利深刻地记得："我们全家一起在对抗奴隶制度的痛苦情绪中成长。"他的父亲面对嘲笑和恐吓固执地坚持正义事业，这种人格精神和宗教情怀根植在威利的内心，成为一种巨大的力量。在以后的职业生涯中，他把保护千百万普通美国人的健康和安全视为自己的职责，为此奋斗，终身不渝。

威利在汉诺威大学学习了一年。到 1864 年的夏天，美国南北战争开始了。他响应联邦号召，毅然放弃了汉诺威大学的学业，加入联邦军队，成为印第安纳州第 137 团注册志愿者。在他从军之后，由于患上钩虫病而未能上前线作战，但在美国军队为崇高事业服务成为他一生中最自豪的记忆。负责给他治疗的军医所罗门·汉普顿中士，后来成了他的好朋友。战争结束后，威利在汉诺威大学继续学业，于 1867 年毕业。毕业后威利的第一份工作是去肯塔基州的汉普顿医生诊所做学徒。从此，他走上从医的道路。

从 1868 年到 1870 年，威利在印第安纳波利斯的西北基督教大学（现巴特勒大学）教希腊语和拉丁语，同时在印第安纳医学院学医并获得医学博士学位。1872 年他去哈佛大学继续深造，他非常努力且表现优异，仅用几个月时间拿下理学士学位。1874 年，他回到印第安纳接受了新建的普渡大学化学教师的职位，同时他被任命为印第安纳州政府的化学家。

在那个时代，科学家对化学领域的研究和发现是令人兴奋的。地球上所有已知物质的性质已经在元素周期表中确定了，犹如对自然世界绘制的地图。从最活跃、最危险到最稳定、最安静的基本物质都被归纳在化学家族中。通过实验已经可以探测人类食物中的关键元素，并有可能很快发现它们的一些基本特征，哪些滋养身体，哪些毒害身体。那时，法国的路易斯·巴斯德和德国的罗伯特·科赫，都从他们的研究中发现并了解了人类疾病是如何生成、如何被治愈的。当时他们都在大学工作，研究工作的一部分直接解决了工业的问题，如巴斯德、科赫分别在葡萄酒领域和印染布料的方法上有突出的贡献。

1878 年，威利前往德国学习，师从当时最杰出的化学家之一奥古斯特·赫夫曼，并花大量时间在俾斯麦的帝国食物实验室和尤金·塞尔一起工作，工作的重点是掌握使用偏光镜和研究糖的化学成分。

当时在美国，纯结晶糖还没有达到工业化生产的程度，天然蜂蜜是美国人主要的食用糖分来源。威利结束在德国的学业后，回到普渡大学，使用从德国学的新方法来确定食品的含糖量。当应用这一新方法检查印第安纳州市场的糖浆和蜂蜜样品时，他惊讶地发现，样品中很少是没有掺假的。他发表了关于在天然蜂蜜中掺入葡萄糖的研究论文，这是他第一篇揭露掺假食品的论文，也是威利一生论战的开始。起初养蜂人指责威利促进了人造蜂蜜，他们担心这会削弱市场对天然蜂蜜的信任。威利把他的报告转给印第安纳州卫生委员会，在报告中说明了掺入葡萄糖对蜂蜜的危害，并且制订了一个预防掺假的方法。报告收到非常积极的回应，正如威利后来所说："乡村的养蜂人成了我最热情的支持者。"

这次蜂蜜葡萄糖的风波引发了威利对食品掺假问题的终身兴趣。1880年，他向州卫生委员会申请并得到许可，在伊利诺伊州皮奥里亚市葡萄糖厂做第一手的研究。威利以他掌握的情况，提出反对把葡萄糖作为添加剂在食品中过度使用。他所写的关于蜂蜜和糖浆制造的报告中首次披露了美国这一普遍的掺假现象，从而引起了华盛顿农业部的重视。两年半后，印第安纳州州长委派威利作为高粱种植者代表参加在圣路易斯举行的全国代表大会。大会期间威利遇见了时任美国农业部部长的乔治·洛灵博士。威利对糖的研究和学术水平给洛灵留下了深刻印象。洛灵正在物色一个能够运用新的科学方法研究糖源，并为农业部开发新的糖源农作物提供实际指导的人担任首席化学家。1883年，洛灵部长正式提名威利担任农业部的总化学家职务。那时在共和党的切斯特·亚瑟总统领导下的白宫，掌控了行政部门及其联邦所有任命。威利属于共和党人员，这对他获得这一任命至关重要。

农业部部长的这一提名对威利而言来得正是时候。为州政府工作时，威利的名声大振，已经超出了一些保守的印第安纳人的容忍程度。当时的普渡大学校长，早就对威利在学生中传播新思想，和学生们一起打球等行为十分不满。终于，因为他新近购置了一辆自行车后骑车去学校，在校长授意下从而爆发了校董会和他的正面冲突。威利收到大学董事会的出庭传票，校董会指控他打扮得像一只骑着车的猴子，给教授们的尊严抹黑。因为这次荒谬的冲突，威利欣然接受农业部部长的任命，离开了普渡大学。

位于首府华盛顿的联邦政府在19世纪后期面临的国内问题，已经远远不是百年前美国建国时期那么简单。在工业革命推动下，资本主义市场改变着国家整体的经济结构。一种新形式的经济体——跨州公司，正在出现并快速成长，这些全国性的跨州企业能够集合多方面的资源，利用巨大的资本来投资和营运，最具代表性的像洛克菲勒公司投资的标准石油（美孚石油公司），摩根公司投资的通用电气等。大型商业的自由活动突破州的地界，地方政府管辖不起作用了，需要能够超越各州界限的联邦权力来制衡。社会经济体制的变革来得迅速，联邦政府没有经验，而国会也没有制约的律法，国家缺乏监督机制和问责机制。

这时候，威利来到华盛顿，成为美国农业部化学科的首席化学家。本来，洛灵部长给威利的任务是研究开发一种新的制糖资源，用高粱糖替代蔗糖，解决国内对糖的需求。但是，作为科学家的威利更关注的是，糖这种化学物质，对于身体和健康的作用。威利想做更多的事。上任以后，鉴于从 19 世纪 80 年代以来高粱糖的生产能力不断增加，威利要求在华盛顿特区首先确立糖的一系列标准参数，以使得有关部门在自行进行检测时有标准可依。接着在全国各地设立区域站，分析得出在当地气候和温度环境下农作物含糖量的真实数据，进而对糖类产品的掺假进行测试。在威利的指导下，化学科通过它的实验站还促进了另一种糖源——甜菜制糖行业的发展。

1884 年的总统大选，民主党的格罗弗·克利夫兰胜出，这差点使威利在化学科的任期迅速结束。幸好威利在农业部的民主党朋友为他的能力担保，整个克利夫兰政府时期他被留任。在克利夫兰总统的支持下，威利发动了对食品掺假和标签误导的全面调查，并拨出资金分析研究食品掺假的方法。1884—1885 年，他进行了牛奶、黄油和蜂蜜的研究。在接下来的几年中，针对乳制品、香料和酒精饮料等产品的掺假问题，化学部门开始发表公告，公布了存在掺假产品的调查结果，以提高公众对这一问题的认识。

以科学的观点看，所谓食物，是天然生成的，其中自然地含有营养元素，能提供营养，维持健康，且易于被身体吸收。威利和一些改革者开始设想订立一项以科学为基础的，关于食品和药品的国家政策。他认为科学家能够找出什么是最好的食品配料，从而避免使用糟糕的配料。他认为无论是食品还是药品，都应该进行测试，并制定政策，以期有益于健康。

威利很早就认识到，美国经济体制的变化已经改变了食物供应的性质。放任商业自由的环境下，商家不惜使用做假欺骗的手段来追求利润，使用化学品改变食品的色香味，使之看似色泽光鲜的好食材。用硫酸铜使褪色的蔬菜再次变绿，用苯甲酸钠防止西红柿腐烂，用硬脂固化猪油，用硼砂掩盖火腿肉的变质气味。掺假技术已经到了以假乱真的地步，巧克力中掺杂廉价的碎肥皂或豆类，再用汞的红色氧化物调出接近纯巧克力的颜色；面粉中加入粉笔末、黏土或石膏粉；制作面包时加入硫酸铜，用以提高面粉吸收水分和保持水分的比例。这些没有质量标准控制的食品，不仅对人的健康造成隐患，有的甚至直接威胁到生命。根据医学调查报告显示，用酿酒的泔水充当饲料喂奶牛，产出营养价值低下的牛奶，某些地区购买泔水牛奶的家庭中婴儿死亡率特别高。

至于药品的贸易，假药和虚假的广告借助铺天盖地的报纸，早就在全国泛滥。被威利称之为"最恶劣的、最可耻的罪恶"，是那些所谓的"专利药品和各种秘方、药膏，电器用品，毒药、魔术和恶魔样的纯粹的伪劣品，都强加给那个时期受（病痛）折磨的可怜人类"。

农业部化学科进行的掺假调查案例每年都在累积，但威利无权阻止这些危害公众健康的商品进入市场，当时美国联邦政府机构中没有卫生部，没有科学部，没有为研究筹措资金的方法，也没有对商业做任何的监管。

威利大力鼓励各州政府运用自己的管辖权制定管理法规。一些州政府也确实承担起自己的责任，比如在牛奶供应上对牛奶质量和纯度制定规则。但是，这些努力非常有限，而且缺乏整治的力度。联邦立法呼声越来越高，威利很清楚，如果没有华盛顿联邦政府的坚强领导，为食品掺假立法就注定要面临一场艰苦的战斗。

1889 年内布拉斯加利福尼亚州参议员阿尔杰农·帕多克推出了第一个包罗万象的食品和药品立法提案，虽然参议院内的意见严重相左，不过还是以微弱的优势勉强通过，但提案在众议院被封杀。改革者的对手又一次战胜了提案的支持者，这样的情况不断地在参议院、众议院两院之间上演。提案在参议院获得通过，但在众议院被否决。有时情况又相反，提案在众议院获得通过却夭折在参议院。像威利指出的"那似乎是在两院之间的一种默契，当一个（院）通过了对食品掺假约束的提案，但在另一个（院）就肯定要遭遇挥之不去的死亡"。

1890 年发布的农业部化学科 25 号公告发表了《食品掺杂的范围和性质的大众化论述》一文，威利提出了国家立法的主张。1895 年，他主持官方农业化学家协会的一个委员会，拟出国家反掺假法提案。最初组织 AOAC 的目的是为了解决肥料的掺假问题，但在威利的指导下扩大到对食品和药品掺假的关注。1897 年该委员会提出一项确保标签主要成分诚实，同时严禁使用任何有害掺杂物的议案。

威利在政府和行业中发展了越来越多的支持者，包括国会议员，国家政府部门的官员，妇女俱乐部总联合会和全国卫生专业组织——如美国医药协会、美国医学会等。在一些团体支持下，1898 年召开了全国纯净食品和药品会员代表大会。威利在此次会议上提出了重要的声明，并主持了立法委员会审议议案。在 1899 年总化学家年度报告中，威利警告说，食品和药品的标签误导已在全国泛滥，对数百万美国人的健康构成了直接威胁。他强调，不实的标签误导那些不知情的老人、青年和病人吞下危险的化学品，给体弱的人造成生命威胁。这促使国会在 1899 年首次对纯净食品法议案举行听证会。威利作为参议院科学委员会顾问以及参议院议案的主要起草人，成为第一个证人做证。然而，这项议案的修订稿和以前的那些提案一样在当年遭到被搁置的命运，改革者的努力又一次被挫败。

威利从一开始就明白他从事的是一场公共关系的战争，威利和食品药品法律改革者面临着强大的利益集团的一致反对。被威利点名的劣质食品制造者，诸如糖、糖蜜及糖精的生产厂家，威士忌、罐头食品制造商和把"蛇油"卖给消费者而发了大财的专利药制造商共同组成了强烈反对立法的阵营。国会的很多议员本身就是来自利益集团或是利益集团的受益人。他们利用宪法的商业条款中"不允许联邦去规范商品的制造"为挡箭牌，阻挡着威利他们在美国食品和药品方面立法而做的所有努力。

西奥多·罗斯福执政支持立法

威利已然成为全国民间反对食品和药品掺假运动的权威和领袖，但令人沮丧的是，尽管威利在华盛顿进行了长达 20 年的努力，监管食品和药品的联邦法律的立法，仍然像是行驶在黑暗隧道里的火车，见不到亮光。然而，1901 年 9 月，一起突发事件改变了局面，推动了食品和药品的相关法律在美国的立法进程。

1901 年 9 月 6 日，威廉·麦金利总统出席了在纽约州巴法罗市举办的泛美博览会。在麦金利与群众握手时，一个年轻的失业磨坊工人利昂·乔尔戈什，在没有任何警告和预兆的情况下拔出一把左轮手枪向麦金利开了两枪。麦金利中弹，8 天后不治而亡，副总统——纽约的西奥多·罗斯福接替他成为总统。

1895 年 5 月，罗斯福被任命为纽约市警察局局长，由此而成为一个知名度很高的公众人物。当时警察部门的腐败问题很普遍。在纽约，行贿更是赤裸裸公开的，每个职级都明码标价：普通警察可以花 300 美元被晋升为巡警，巡警队长一职为 10 000 美元。虽然要价甚高，但他们可以通过在街上巡逻迅速收回成本。在罗斯福任职之前，纽约市警察署约 2/3 的总预算来自贿赂。罗斯福决心整治腐败，采用公开透明的策略——调查和宣传不公正的事件，然后给予打击。上任一个星期后，罗斯福迫使两个最腐败的警察官员辞职，并颁发奖章给非常敬业的警员。他甚至开始亲自在午夜巡逻纽约市，看他的部下在做什么。罗斯福的这些行动被记者报道，成为纽约市民津津乐道的警察局长的"午夜漫步"。从来没有公职人员有过这样异乎寻常的行为。清理警察队伍使罗斯福瞬间成为新闻人物，有关他英勇行为的报道，甚至登载到了伦敦的报纸。一个叫布雷恩·斯托克的作家追踪了罗斯福一段时间的工作，他写道："罗斯福是一个你不能哄骗、不能吓唬、不能收买的人。他有一天必定成为总统。"

罗斯福曾在联邦政府任助理海军部长，当美国与西班牙为争夺古巴岛开战时，他毅然辞去海军助理部长的职务，率领称为"狂野骑士"的小兵团去古巴参战。他在古巴战争中成为英雄，于 1898 年竞选成为纽约州长，两年后被连任总统的威廉·麦金利选为副总统竞选伙伴。

罗斯福出生在一个传统的共和党背景的家庭，是作为一个坚定的保守派开始他的政治生涯，他的立场是反对联邦政府规管私营企业。但是在古巴作战中经历的食物中毒事件，让他痛心疾首。他开始重新思考，对联邦政府究竟应该在普通美国人的日常生活中发挥什么样的作用才算恰当。1898年夏天，罗斯福和他的战友从西班牙人手里夺取了古巴岛。为了满足部队供应，军队从美国的肉类生产商那里订购了数千磅的肉类罐头。

罗斯福发现，他的一些战士拒绝吃牛肉罐头，他眼看着战士们将配给的罐头扔掉。起初他以为是新兵的问题，于是挑出其中一个年轻的红发肯塔基人予以惩罚。

"我不能吃肉罐头。"这名士兵告诉罗斯福。

"如果你是一个婴儿，"罗斯福回答说，"你最好不要来打仗。你要像一个男人，吃了它。"

肯塔基人被迫服从命令吃掉了一些罐头，但很快开始呕吐。

后来，罗斯福自己也吃了些。他说："当我饿的时候，我试着吃了一些肉罐头，发现罐头是变质的，肉质黏糊，粗糙多筋，像一捆纤维，极其难吃，确实不能下咽。"后来大批士兵因吃这些肉而生病，部队决定丢弃这批配给的口粮。

在问题被发现以前，数千名美国士兵因为食用了腐败的食物而生病，其中数百人死亡。在这场美国与西班牙的战争中，事实上死于食物中毒的士兵多于死于战场上的。这一事件使罗斯福震惊和愤怒。在他接替麦金利成为总统的时候，他已经认识到共和党的联邦政府过分强调自由放任的政策，却没有足够重视对美国人民提供基本的保护。他曾私下解释，共和党面临的最重要挑战是说服公众，他主张公正地为全体人民谋利益。他的信念表现在围绕食品和药品立法的立场上，并成为威利的同盟军。

威利一直在推动建立食品最低标准的运动，经过十几年的不懈努力，他的阵营不断壮大。1902年，威利在向国会争取研究食品和药品安全的经费时，公布了系列报告，这些报告是他们从1887年至1902年这16年间调查的关于在食品中添加的防腐剂和着色化学品的情况，详细描述了几乎每一种放到美国家庭餐桌上的食品和饮料可能被人工化学品掺假的情形。这些报告震惊了公众和国会议员们，在罗斯福总统的鼎力帮助下，国会批准了威利继续增加研究经费的建议，为他提供了5 000

美元的拨款。

在医学科学发展进程中,早在 19 世纪就有人提出采用"数值计算方法"来替代经验判断从而研究疾病和治疗,但是被搁置未加实施。直到 19 世纪和 20 世纪交替之际,科学家才开始了解什么是科学测试中必不可少的方法。把经验转换成数字,进而统计,被认为是一个公正有效的方法。威利就在这时创建了一种人体试验,以证实食品中常用的防腐剂对人体健康的影响。

为了研究这个课题,威利专门向柏林的帝国卫生委员会讨教。在德国,国家的法律已经开始实行,尽管还缺乏详细的研究,但是他们曾经采用过人体试验,譬如对两个人分别给予不同剂量的硼砂,以了解防腐剂是否有害。威利决定采用相同的人体试验方式,在可控制的状况下,逐渐增加防腐剂的数量,然后记录试验过程中受试者消化系统的所有反应和任何一点重大变化。这是第一个有关常用化学防腐剂对人体影响的研究。

威利在报纸上公开招募年轻人作为志愿受试者,成立了被新闻界称为"试毒小队"的试验小组。从志愿者中挑选了 12 个"年轻健壮的家伙",他们被认为对掺假食品是具有"最强的抵抗力"的一批人。威利在农业部大楼地下室里临时安置了一个餐厅,请了一位很好的厨师烹饪专门设计的饭菜。试验开始后,试验者只能食用那里提供的饭菜和饮料(水除外)。他们必须在预定时间进餐,并按照规定进行一系列的医疗检测。他们还必须随身携带装有罐子和采样器具的挎包,收集排出的所有尿液和粪便,送去农业部的实验室分析。

起初,试验者吃了 10 天不含防腐剂的饭菜。在随后的几个星期中,逐渐加入小剂量的防腐剂,其剂量低于或等于美国人日常饮食中已知的防腐剂剂量。硼砂是第一个被研究的防腐剂,因为农业部发现,出售给食品制造商的 67 种"防腐剂"商品中,33 种含有这种化学品。硼砂似乎是防腐剂中造成严重不良症状最少的,但威利认为在高剂量时它可能会导致常见的消化不良。

第一轮试验剂量是每天 0.5 g 硼砂,"威利的男孩们"耐受得很好。为了保持士气,威利和他们一起进食,自己也同时吞下整个程序的化学品。然后通过逐渐增加剂量，探索人的容忍极限。在增加到每天 2~3 g 的时候，男孩们的胃口骤减。试验者拒绝食物，不断报告腹胀感，在两餐之间也出现了消化不良和胃痛的情况，有些人出现了排便困难。在达到每天 4 g 后，试验者出现了严重的头痛以及腹部不适，他们变得昏昏欲睡，身体非常的疼痛，他们倒下了。即如威利记录的"该剂量产生了无法执行任何工作的后果"。在结束定量给药阶段后，他们又回到健康的食品以使试验者尽快恢复健康。

在第一轮试验中，另外 4 种防腐剂——水杨酸、含硫酸和亚硫酸盐、苯甲酸和苯甲酸钠、甲醛被一一测试。即使已经按比例减少了剂量，至少有 3 种防腐剂产生了类似或更坏的症状。这一轮试验虽然没有人死亡，但威利后来说，他相信有些人的肠胃已经在试验中受到了永久性的损伤。

当时有人评论说：这是美国医学史上第一次进行的两个人以上的临床试验，尽管与现代临床试验相比还不够完善，但是，它开了美国政府依靠科学实证决策的先河，这个传统经过不断改良，一直延续到今天。

这项全国瞩目的试毒小队的试验结果震惊了威利，使他改变了长期以来持有的观点。他原来认为任何物质都可以添加到食物中，只要清楚地标识其含量。当时的美国，化学品可以任意加入食品中，无论任何种类、剂量高低、有无毒性，实际上没有任何限制。威利现在开始怀疑政府放任厂商，然后观望是否有广泛的问题发生的做法是否合理。

威利说，常规食品不应再被允许添加防腐剂，除非有足够理由证明其必要性。在实验前，他一直依靠科学家和工业界代表的所谓"专家证词"，但现在，他从试毒小队的被试者看添加剂是如何引起疾病的。他在国会做证说："我是被我自己的调查所改变。"

威利在他的演说中谈到，随着新的认知，每种食品和药品的定义受到了挑战。他说，嗅觉、味觉和敏感的消化器官是人类先天具备的检测变质食品的仪器，但是商人却利用新的科技产品来混淆和欺骗人的感官。

威利认为，每年至少有成千上万的人死于专利药品和掺假食品。给婴儿服用含有鸦片的专利药的情形，可能是所有这些情形中最坏的一种，在 19 世纪最后 20 年中，仅这一类专利药可能夺去成千上万儿童的生命。威利的主要工作放在欺诈性的食品上，这几乎占满了他的研究时间和演讲。但是，作为首席化学家，他收集到的成捆的欺诈广告，以及为邮政部收集到的专利药的资料，使他愈来愈多地在演讲中揭露专利药的问题。他明确指出，新的法律应该特别包括对专利药的严格控制。

"威利像一个传道士，在全国上下巡回演说。他以极大的道德热情从事纯净食品的改革运动。他试验的结果引起了公众的广泛关注，社会对食品和药品立法改革的呼声越来越高，一个强大的同盟阵线已经初步建立，威利已经成为全国的'化学家、医生、药剂师、妇女俱乐部成员、记者、制造商和国会议员联盟的统帅'，以确保这样的法律产生。"著名的社会历史学家詹姆斯·杨这样写道。

在国会，关于国家食品和药品议案的辩论由于试毒小队的研究报告愈演愈烈。作为回应社会中正在上升的反对食品掺假的压力，参议院和众议院分别举行听证会。但是来自利益集团和他们在国会的代表的强烈反对，使议案在争议中胶着相持。

纯净食品的创导者们意识到需要争取罗斯福总统的支持，虽然他是共和党总统——持反对政府干涉企业的传统立场，但是他具有改革的热情，并且还没有对美国食品和药品法表态。威利安排农业化学家委员会6 个委员中最会说服人的纯净食品倡导者前去白宫与总统交谈沟通。罗斯福表示同情，但是他还是没有公开表态。记者塞缪尔·亚当斯认为，总统不表态，或许因为纯净食品的议题的政治影响没有足够大到使他关心。罗斯福的公开表态是在《美国大欺诈》发表，且引起了社会轰动之后。

《美国大欺诈》揭露专利药黑幕

1905 年，战斗变得越来越激烈。华盛顿首府之外，揭露假药的报道正在变成有力的运动，有人将其比作十字军东征。

当时大多数报刊的生存依赖于广告，因此对刊登广告的专利药的所有问题都保持沉默。然而，一些正义的杂志人义愤填膺，呼吁民众抵制专利药。

《女士之家》是一份有影响的杂志，发行量达上百万册。它的编辑爱德华·博克曾在一篇社论中谴责专利药品，他引证了马萨诸塞州卫生局发布的文件，文件中公布的多种秘方都含有酒精、鸦片和洋地黄等危险成分。其中有一个被点名的秘方叫作"皮尔斯医生最喜欢的处方"，该药品的生产商提出 20 万美元的诽谤诉讼，声称他的药中没有这些成分。在应对诉讼中，博克发现他引用的马萨诸塞州卫生局的资料是依据 20 多年前的数据。他希望能找到一瓶"皮尔斯"的老产品，以证实该产品含有酒精、鸦片和洋地黄。为了追查证据，他聘用了他十分信任的年轻人马克·沙利文，一个毕业于哈佛大学的训练有素的记者兼律师。这位"侦探"努力地搜索，却找不到一瓶老的"皮尔斯"。《女士之家》杂志输了这起诉讼。陪审团判决博克赔偿"皮尔斯"16 000 美元。但博克并没有就此服输，反而刺激他更加努力地揭露专利药品的黑幕，他给沙利文其他秘密任务，调查专利药品业务的运作。

沙利文的暗中探访大有收获。他接触了一些为专利药工作的化学家、直销人员和广告设计专家，发现那些公司将病人问病的来信成捆出售给其他专利药经营商。他还发现了最流行的专利药之一"莉迪亚·平卡姆的植物复方"，那个有着一副慈母脸庞的莉迪亚·平卡姆头像登载在广告上，其实她早就不在人世，而广告一直声称平卡姆夫人在解答患病妇女的询问。沙利文专门寻找到墓地，拍下平卡姆夫人的墓碑，刻在墓碑上的日期显示她在 20 多年前已经去世。沙利文拍下的这张照片很快出现在杂志上。

沙利文还发现报纸对专利药品缄口沉默的原因——"红条款"。专利药协会的负责人弗兰克·切尼在与报社的广告合同中特别嵌入一个条款，该项条款说如果一项限制专利药的新法律被通过，或者报纸登载关于这个问题的负面报道，则该合同将自动取消，所有已经企划的广告将会自动撤回。这个特殊加入的条款由他和登载广告的报社双方商定，用红色文字标明。自从切尼在合同中加入这条形同勒索的"红条款"，他不但省下过去必须贿赂的 75 000 美元，他的广告开支还下降到 6 000 美元。"红条款"迅速被全国的专利药商人照搬。沙利文设法获得了专利药协会的会议备忘录，其中记录有切尼宣传他的"红条款"讲话。从这个线索追查下去，沙利文又查到几家医药广告商的合同附有类似的条款。他还获得当危险逼近时专利药商人写给报社的信件照片；获取了皮尔斯的儿子直接写给报纸出版商赞扬他帮助打赢官司的信。沙利文的文章《专利医药商反对新闻自由的阴谋》和有关照片被登载在1905年11月的《矿工》杂志上，使得这些黑幕被揭露。

《矿工》杂志的编辑诺曼·哈普古德是一个学问精深、头脑开明的人。当他开始了解并进行深入调查后，对专利药品的欺诈行为十分愤慨。他下令从他的杂志撤去不实的广告，并物色一个能够挖掘事实、全面揭露医疗骗术的记者，他找到的这个人就是塞缪尔·亚当斯。

亚当斯不是第一个揭露假药的人，但他的揭露引起了全社会的轰动。

亚当斯是一个自由职业记者。他在汉密尔顿大学上本科时，选修过有关医学的科目，对医疗方面的知识并不陌生，也从没有放弃对疾病和健康的兴趣。毕业后作为全国最杰出的报纸之一《纽约太阳报》的记者，他成为犯罪报道专家，报道了许多涉及重大抢劫和谋杀的轰动案件。1900年，亚当斯离开《纽约太阳报》，加入了《麦克卢尔》杂志社做编辑，而后做了该杂志社的广告经理，就在亚当斯与这些企业客户交往的时候，《麦克卢尔》成为美国最引人注目的月刊。它的职员都是一流的记者，像林肯·斯蒂芬斯、艾达·贝克等，他们写文章抨击大企业不合理的兼并行为、阻挠言论自由的恶行，以及这些大企业企图渗透和操纵政府的几乎所有部门的阴谋。他们的揭露文章指名道姓，有时间、地点等详细资料，从来没有一个杂志以这样的道德激情和确切的描述揭露社会问题。1904年，《麦克卢尔》的记者们带来了不断发酵"黑幕"的新闻。一年后，为了有更多的时间写作，亚当斯辞去广告经理的职务。亚当斯继续专注于他一直感兴趣的医疗科学主题写作，他瞄准了专利药。他的想法和正直的哈普古德不谋而合，亚当斯与《矿工》签了约，即刻投入工作。

亚当斯一开始就从联邦农业部的首席化学家威利那里获得法律指导，威利给他提供了许多资料。亚当斯收集和研究专利药广告的案例，购买那些药品送到汉密尔顿大学化学教授、美国医学会所属的药剂学和化学委员以及农业部三方共同设立的药剂实验室，要求专家们分析出药品的成分。根据专利药品广告所声称的医疗适应证和成分标识，要求医学研究专家对药效和剂量作对照评价。

亚当斯的调查工作深入到广告上的产品推荐人——那些声称获得治愈的病人。他设法找到这些推荐人，并获得他们第一手的故事。他也走访专利药商人，从另一面了解这个企业的情况。他在过去的记者生涯中历练出来的探究事实、挖掘真相的本领，充分发挥在揭露专利药黑幕的战斗中。

亚当斯有着和蔼可亲的外貌，看上去轻松愉快，不像个好斗之士。而骨子里，他却有"从造反神学家的战斗精神中继承的特质"，熟悉他的同事说，"这给了他坚定的信念"。亚当斯是个"以战斗为荣"的人。在他进行调查的过程中，他的对手错误地轻视了这个年轻人。

1905 年 10 月 7 日，《矿工》刊登了亚当斯的系列文章《美国大欺诈》的第一篇。文章如石破天惊，给了专利药沉重的一击。文章这样开头：

"轻信的美国人，将在这一年里花费差不多 75 000 000 美元购买专利药品，殊不知花费这笔巨款却吞噬了大量的酒精、数量惊人的鸦片和麻醉毒品。从强力的和危险的心脏镇静剂，到有潜在危害的肝脏兴奋剂，以及远远超量的所有其他成分，涉及的药物范围广泛、种类多样，形成了不折不扣的欺诈。利用骗人的广告欺诈是这个行业的基础。如果报纸、杂志、医学期刊拒绝这类广告，专利药生意在未来 5 年时间里就会成为令人反感的南海泡沫（South Sea Bubble，指英国南海公司造成的经济泡沫），国家将会更加富裕，不仅在于生活和财富，还能够救助酒鬼和毒瘾者。"

专利药商人显然开始意识到这个貌似温和的年轻人可能对他们产生的危害，有人付钱雇用侦探监视他的行动。不久，亚当斯发现自己被人跟踪。一个周末，亚当斯应邀去康涅狄格州赴一个家庭聚会，他在纽约火车站遇到了好友的妻子，她也是被邀请去参加这个聚会的，他们便一起坐火车前往。很快便有人来威胁他，如果他继续调查，他与朋友妻子结伴同行的事可能会被公布。这样的勒索使亚当斯怒火中烧。他查证到威胁来自那个最大的专利药制造商，正好他与那个人所住城市的市长很熟悉。亚当斯迅速赶往那里，访问了市长。幸运的是，他从市长那里得到了可以反击勒索人的信息：市长前不久接到报告，这个专利药制造商和一个有夫之妇在当地的一家客栈约会，警察前去敲门时他在惊慌中跳窗逃跑，摔断了腿。这件事还没有公开，亚当斯就把他知道的这个丑闻传递给这位专利药制造商。不久威胁解除了，跟踪亚当斯的侦探也撤走了。

这个意外危机安全地过去了，亚当斯带着更大的激情继续他的调查。他的系列文章以《美国大欺诈》为标题一篇接一篇地发表，连载数月。

他揭露了"红条款"的内幕，亮出一份专利药品公司与《恩伯利亚公报》的合同照片；他用照片和追踪采访记录，证实许多广告登载的产品见证人是弄虚作假；他用科学的分析数据说明，一个声称治疗感冒和各种黏膜炎的专利药 Peruna，实际上主要成分是高度酒精和水，成为禁酒运动中那些承诺戒酒的妇女的替代饮品；他也揭露一个声称治疗一切疾病的饮料 Liquozone，实际是 99% 的水和 1% 的硫酸。受到药品标签误导的病人，可能因此耽误了治疗。

亚当斯指出所有的专利药品中最危险的是作为舒缓剂的含有可卡因和鸦片的糖浆，这类可能致命的糖浆被普遍地用来给婴儿服用。在美国医学会保存的 1906 年的药品信息里，来自医生的报告中有十几个婴儿的死亡与此有关。另一种化学成分乙酰苯胺经常被用在"头痛粉"和止痛药里，也会使服用者成瘾，过量服用会造成严重心律失常和心脏病发作。文章列举了 22 个因此死亡的病人的姓名和地址。在随后的 10 篇系列文章里被点名批评的医生和专利药公司，总计达 264 个之多。亚当斯指出，减少专利药品对大众的危害唯一有效的方法，是制定一项国家法律。

《美国大欺诈》从开始登载，就引起了社会的巨大震撼，每期《矿工》杂志一发行就被抢购一空。美国医学会专门将每期加印 50 万份，呼吁为食品和药品立法的活动家们，借助于新闻界打假带来的契机，又重新掀起了一波推动立法的强劲高潮。全国乳制品和州食品部门协会的领导人罗伯特·艾伦是来自肯塔基的化学家和律师，他曾在肯塔基施行该州的食品法，一直以来支持和追随威利，积极地参与联邦食品和药品的立法运动。艾伦组织了一个包括美国医学会成员、全国医生代表、妇女俱乐部全国性组织发言人的团体，去见罗斯福总统，敦促他采取行动。1905年11月，农业部化学家委员会再次向白宫提出要求。这一次，总统承诺将为纯净食品的立法背书，并且采取了在当时来说极不寻常的举动，亲自游说国会议员。当年12月，罗斯福在国情咨文中专门提到这个问题："我建议制定一项法律来规范州际贸易的标签错误和食品、饮料及药品的掺假。这样的法律将会保护合法生产和商业，将会保护公共的健康和福利。损害健康或欺骗购买者的假冒伪劣食品，应被禁止交易。"罗斯福把推动国会通过纯净食品法案作为他第二任期的优先任务，这是一个重大的进步。在他之前，还没有一个总统把为美国的食品和药品立法当作主要目标来做。

罗斯福的国情咨文发表的第二天，得到总统支持的爱荷华州参议员韦尔登·黑本再次在参议院提出他的纯净食品和药品的议案。这次的议案，在威利的指导下增加了对专利药品的管制条款。

在1904年早些时候，众议院曾通过了一个议案，此议案虽然没有涉及药典之外的药品，但经由北达科他州参议员麦坎伯向参议院提交该议案时，增加了一条内容，规定了任何上市的药品，无论它是否被收录于药典之中，如果其用料低于它声称的标准，将被视为掺假。在国会听证会上，这是第一次对涉及专利药品的议案进行广泛讨论和辩论，它遭到了专利药制造商和一些批发商代表的竭力反对，同时反专利药阵线的发言人却不满于议案对有效监管措辞模糊。参议员P. J. 麦坎伯认为对这一条款的争议可能危及整个法案，要求撤下，但他的同事参议员黑本反对撤下。该议案被送到参议院议会时，保留着扩大了的药品的定义。但来自专利药品制造商的游说，加强了药品交易批发商的力量。由于压力过于强大，麦坎伯和黑本无法获得参议院采取措施的承诺，议案被否决。黑本等人的努力由于对措辞用字的争论而被搁置，该议案因此夭折。

形势随着《美国大欺诈》系列文章的发表在逐渐变化，反专利药品的舆论也在日益升温。威利改变了先前附和豁免专利药品以换取议案通过的态度，直率地要求新的法律对专利药品进行严格控制。专利药品经销商感受到更大的压力，他们的不妥协态度随之动摇。1905 年 12 月，专利药品协会召开了秘密会议，决定放弃坚决反对以国家法案监管专利药品的立场，同时放弃对威利等改革派倡议议案的反对立场，并呼吁停止制造含有麻醉品和过量酒精的专利药品。专利药品协会成立立法委员会，开始为立法工作。

参议院的反对派没有轻易地对黑本议案退让，印第安纳州的参议员詹姆斯·海明威是参议院专利药品行业权益捍卫者的首领，专利药品协会的领军人 A. R. 比尔兹利的朋友。他提出一个修正案，删去黑本议案中关于证实说明药品的成分和治疗效果等条款。麦坎伯和黑本反对海明威的修正，但是经过多年无效努力后，他们为了保证这次议案能够顺利到达议会表决，最终还是对海明威的这个除了专利药项目以外并没有严重削弱其他条款的修正案做了妥协。

国会激烈的辩论从 1906 年 1 月延续到 2 月。在针对议案的委员会听证会上，全国各地的州政府官员做证代表，包括罗伯特·艾伦——一个由于肯塔基州的食品法而受到广泛关注的行政官员。最后一个在委员会出庭的证人不是别人，正是哈维·威利本人。威利出庭的几小时里，面对持久而无情的交叉提问，他的立场没有丝毫动摇。威利后来解释说："我接过这个议案的反对者提出的问题，并将它们一个个地钉在委员会的桌子上。"反对派召来的有关行业的做证代表，由行业付费来做证反对黑本议案；另一些被招聘的人虽然并不拿钱，但被告知如果这些条款变成法律，他们的生意将会难以为继。但有一个人的证词却产生了意想不到的反效果，这个证人是来自底特律的一家罐头制造商威廉姆斯兄弟公司的沃尔特·威廉姆斯。

威廉姆斯显然没有搞清楚请他来做证的人的意图，从一开始他就直白地表达自己想说的话。当被问及联邦法规是否可能是一个好主意时，他讲述了他在冲突的州法律中的困境，如果联邦法律能扭转他现在一团糟的局面，绝对是一件好事。

然后深入一层的诘问，他被问及他生产和销售的一些产品。在追问有关他的"14 盎司的高地草莓果酱"里是什么，他说他开始用 45% 的糖，后来又增加了 30% 的葡萄糖以减少糖的成本，然后他加入 15% 的苹果汁，最后 10% 是草莓。

"你为什么做出这样的配方？"一个国会议员问。

"这是一种廉价的果酱，"他说，"尽可能便宜的果酱……"

"是什么想法让你将苹果汁放入其中？"

"为了使它便宜。如果单是草莓和糖一起……我们将不得不把零售价定为 35 美分，而这瓶零售价才大约 10 美分。"威廉说。

当被问及苹果的来源时，他说："丢弃的苹果皮和芯子，包括有虫洞的苹果。"

在某种意义上，威廉姆斯似乎有点羞愧他的产品被解剖，尽管他的公司还算是属于商业中有信誉的公司之一。他没有使用着色剂作假，也没有使用防腐剂，他实际上还用了一些真正的草莓，而不像他的一些竞争对手。最后，他说："我相信他们应该被标示'法律建议而产业界反对'，显示出其成分及展示其商品质量……如果我们能卖纯的不掺假的食品，我们将不仅仅为此高兴，我们还可以获得利润……"

威廉姆斯的证词无意中揭示了一个事实，击中了这场辩论的要害，即如果没有国家法规的监控，商业的竞争会迫使商家不惜采用任何手段来降低成本，制造伪劣的产品，这种状况已经达到肆无忌惮的程度。威廉姆斯这个反对派的证人造成的结果是这场战斗中的两方阵营都始料未及的。

果酱商的证词，在国会以外掀起公众高涨的愤怒情绪，连平时低调的美国医学会，也向参议院共和党领袖尼尔森·奥尔德里奇喊话，如果参议院没有通过纯净食品议案，毫无疑问，该协会在全国 2000 个县的 135 000 个会员医生，将敦促病人游说参议员。奥尔德里奇也接到罗斯福总统以私人呼吁的方式要求他改变对提案的对立态度。参议院最后一道屏障正值崩溃之际。

1906 年 2 月 6 日，参议院里的这场战斗发生了戏剧性的变化。奥尔德里奇表态同意放行议案，他没有解释原因。俄亥俄州参议员阿尔伯特·贝弗里奇回忆当时的情况："参议院处于窘境，公众的情绪变得强烈。一天下午奥尔德里奇来找我说：'告诉黑本，如果他现在要求考虑纯净食品议案，将不会有异议。'"贝弗里奇传递了口信，但黑本不相信。奥尔德里奇曾年复一年地顽固对抗，黑本说不会被再次愚弄了。贝弗里奇坚持要他递交议案，并表示他会负责。最后，当天下午最后一刻，黑本再次向共和党领导递上这一议案，希望能到议会席进行表决。

1906年2月12日，威利博士和其他等待已久的人们坐在参议院议会厅楼上的座位上，见证了这个历史时刻。经过25年的努力，"在参议院，纯净食品提案一直定期地提交到制造委员会，"威利写道，"就像一个婴儿被留在贫瘠的房间里。"他差不多丧失了信心。终于，一个对最初的提案版本进行过删减，对专利药品较温和的"纯净食品和药品法案"在参议院以压倒性的票数通过。海明威加入投黑本提案的赞成票的阵列，只有四个参议员投了反对票。

"虽然脱臭鸡蛋和人造奶油是降价出售……但还是使农民市场的新鲜鸡蛋和真奶油受到损害，"历史学家詹姆斯·杨写道，"在一个无法无天的世界里，激烈的竞争使得商业行为毫无忌惮。"正如一份参议院的报告说"对商业诚信的信仰"和童叟无欺的商场道德的"贸易基础"正在被破坏，现状已经难以为继。

在对食品和药品的讨论中，没有一个人否认掺假的事实。但民众这些年从市场贸易中遭受的经历，使他们相信不能指望任何政府的援助。有两次在众议院通过了国家的纯净食品和药品法案，但每次在参议院中共和党的领导人——特别是罗得岛州的尼尔森·奥尔德里奇，他自己是超市批发商，一个与发酵粉和化学工业绑在一起的人；另外两个是企业律师，来自康涅狄格州的奥维·普拉特和威斯康星州的约翰·斯普纳——拒绝把它列入议会表决而封杀了议案。他们被指为最腐败的参议员。

《纯净食品和药品法》横空出世

就在1906年2月12日参议院通过《纯净食品和药品法》不到两个星期，正当众议院开始考虑这项议案的时候，一本小说《丛林》（*The Jungle*，又译为《屠宰场》）开始发行，这成了继《美国大欺诈》之后，又一颗震撼美国整个社会的重磅炸弹。

《丛林》是一部描写移民工人家庭生活困境的小说，作者厄普顿·辛克莱是时年28岁的年轻人。辛克莱出生在马里兰州的巴尔的摩，父亲是个穷困潦倒的烈酒销售员，又是酗酒者，这造成他从小对酗酒者的恐惧。但是他经常和富裕的祖父母住在一起。这些经历使他对贫穷和富裕都有深刻体验，生活在两个不同的社会环境，对他的思想和写作都有极大的影响。辛克莱在哥伦比亚大学读研究生时，接受了社会主义思想，为社会主义报纸撰写文章。他接受了来自左翼杂志的编辑任务，调查发生在芝加哥牲畜屠宰场的工人动乱，写了一篇关于"工资的奴隶"（当时左派对工人的时髦称呼）报道。辛克莱去芝加哥，花了7个星期的时间，身着便衣混在工人中，深入肉类加工厂的各个部门。厂里恶劣的环境和工人可怕的工作条件，使辛克莱深为震撼。他决定写一本小说记叙这些工人的生活困境，唤起社会对生活在贫困和绝望境地的工人及他们家庭的关注。

辛克莱在书中用了些许笔墨描写屠宰场里触目惊心的情景：供应儿童食用的牛奶被甲醛污染；储藏仓库的肉块腐烂，覆盖着老鼠粪便，这些腐肉经常通过化学品的加工随即被做成香肠；地面布满患肺结核的工人吐的痰，分割的肉片从这样肮脏的地面拖过；有工人掉进强酸性的加工大桶，他们的骨头被捞出后，余下的化成"达勒姆的纯板油"的一部分。

5家出版商拒绝出版这本书，大都是因为这些描写太暴露。但是辛克莱拒绝删去图片和内容以取悦出版商，他筹款自己印书。最后，一家名为达包德和佩奇的出版公司同意不删减地发行。在发行之前，佩奇把样稿送给《芝加哥论坛》的主编詹姆斯·克雷征求意见。克雷回复了长达32页的评论报告，报告否认了《丛林》书中描述的事实，克雷说这份评论报告是由一个记者写的。但在一个偶然的机会，佩奇发现了这篇评论报告是由一个为肉类包装商做公关的人编写的，克雷向他们撒了谎。骗局被揭穿，佩奇决定继续原来的发行计划。《丛林》刚上书架，就被一抢而光。

辛克莱没有意料到的是，公众传阅《丛林》的焦点，集中在他对肉类加工厂里的耸人听闻的那些描述。正是他所揭露的危害公众健康的情况，使得整个社会产生了近乎歇斯底里的轰动。

辛克莱和佩奇给罗斯福总统送了这本书。罗斯福阅读了《丛林》，书中对肉类加工厂的恐怖揭露使他惊骇。罗斯福给辛克莱写信，保证将考虑对肉类加工业采取行动："但是，这一切与你所指的具体罪恶的事实无关，如果它们的存在被证实，如果我有权力，这些将被根除。"

罗斯福是个敏锐的民意观察员，他清楚地知道食品安全和卫生问题已成为公众关心的焦点，但他担心黑幕的揭露会引起社会的动荡。

罗斯福有充分理由担心社会动乱，因为他继承白宫的最高职位，就是一宗刺杀事件导致的结果，这一事实加剧了他对公共动乱和社会混乱的担心。他担心如果公众对资本主义体制——支撑美国社会的企业、银行甚至联邦政府本身失去信心，那么美国将经历类似 20 世纪早期欧洲卷入的那种社会动乱。

然而，罗斯福知道对于曝光弊端，诸如辛克莱"揭丑"，需要政府的反应。他邀请辛克莱到白宫来策划一个挖掘真相的计划。他任命了两个高级别的调查员为政府对肉类加工行业进行调查：一位是劳工局局长查尔斯·尼尔，另一位是备受尊重的社会工作者詹姆斯·雷诺兹。辛克莱向他们介绍了基本情况，根据辛克莱的意见，两人准备微服私访，给肉类加工厂一个意外。但是计划被泄露，屠宰场停止三班倒，连夜大扫除，使用白色涂料粉刷厂房和场地。当尼尔和雷诺兹抵达芝加哥，记者正等候着迎接他们，公司派出的接待人员列队带他们参观和讲解他们的现代化生产。

即使有提前三个星期的警告和努力，尼尔和雷诺兹仍然在工厂看到了令人作呕的污秽状况。他们甚至亲眼看见一块猪肉脱离生产线滑入公共厕所，它被拖起后未经清理便和其他猪肉一起存储。而工厂经理对于如此不卫生的状况熟视无睹。

经过详尽的调查，尼尔-雷诺兹的报告完全证实了辛克莱的指控。当罗斯福收到并阅读了尼尔-雷诺兹报告的全文，意识到了问题的严重性，他比以往任何时候更感到震惊。罗斯福知道，当公众得知一个错误行为的全部真相，任何的政治家站在错误问题的一边很快就会失业了。罗斯福还了解到，辛克莱的揭露已经摧毁了行业的公信力，整个国家的报纸社论要求采取行动，进一步的揭露将很快占据全国报纸的头版。

罗斯福被报告搞得极其愤怒，他起初考虑派出公共关系团体打击肉类加工业。"我如此愤慨，我决定把整个报告送给国会。"但是同时，罗斯福担心，如果报告公之于众，它会产生破坏性的经济后果，公众的恐慌也会对乡村的家畜养殖者造成损害，事态发展将对本已举步维艰的养牛业造成严重的打击。并且毫无疑问的，破坏性影响将会延续到政府补救措施以后。一些欧洲国家已经宣布禁止进口美国牛肉，对美国的肉类出口贸易无疑是毁灭性的打击。

总统并没有立即把尼尔-雷诺兹在芝加哥的调查报告公之于众。不到万不得已，他不会亮出这个武器。

有罗斯福的大力支持，参议院以压倒性票数通过了贝弗里奇议案。印第安纳州参议员贝弗里奇撰写了关于对农业拨款提案的一个附加条款，该议案规定了肉类加工行业的全面改革。它要求农业部对肉类加工行业进行不间断的监视和调查，其费用须由行业本身承担。它还要求该行业在每个肉类罐头上打印日期，为保证民众可以食用到新鲜肉制品。然而，真正的战斗是在众议院，从 1906 年春天直到 6 月底，众议院围绕两个议案——一个是肉类检验议案，一个是纯净食品和药品议案——在国会掀起了狂风暴雨般的争吵。

有关肉类立法的斗争首先出现，肉类加工游说团在众议院有其强大而有力的支持基础。众议院农业委员会的主席詹姆斯·沃兹沃斯，是一个牧场主人，也是肉类加工业的强硬支持者。罗斯福知道沃兹沃斯正在委员会里阻止议案提出，企图将它闷死胎中。罗斯福决定在幕后实施压力，更确切地说，他以公开发表这份调查报告来威胁和迫使国会中的肉类加工业支持者，转而投票支持贝弗里奇议案。罗斯福亲自游说众议院议长约瑟夫·坎农，必须首先考虑《纯净食品和药品法》议案，他也告诉沃兹沃斯，如果肉类加工业抵制联邦法规，对他们会很不利。

罗斯福已经旗帜鲜明地站到民众的一边，而他面对着许多昔日支持者的坚决反对，全国制药厂商协会和芝加哥贸易委员会用攻击性语言对他粗暴地抗议。

然而，即使在这样激烈的反对下，罗斯福却发现来自最不可能的地方的大力支持，恰是那些食品和药品监管议案建议监管的公司。许多涉及食品和药品生产经营的公司认为，联邦监管是一个有利的、亲商的措施。事实上，就是这场改革运动的发起人哈维·威利本人也从几个主要的公司，如亨氏番茄酱公司和老泰勒威士忌公司等得到大力支持。这些公司已经建设了良好的卫生设施，产品的纯度比竞争对手有更高的标准。获得政府监管的食品和药品的生产企业，将迫使那些低价出售伪劣产品的竞争对手不得不改善其卫生标准和产品质量。许多行业领军的公司看到了立法监管的好处，他们开始在幕后活动，以促进食品和药品法的通过。

罗斯福试图影响众议员沃兹沃斯的努力以失败而告终。在众议院，沃兹沃斯和伊利诺伊州众议员威廉·洛里默，这两个与肉类加工行业都有很深关联的人，领导了反对贝弗里奇议案和黑本议案的斗争。他们组织开展了一场关于州的权利争辩，以反对贝弗里奇议案和黑本议案。他们建议删除贝弗里奇议案中关于改革的内容，用罗斯福的话说，"每个更改是消极的，而总的来说他们的建议是破坏性的，他们建议从贝弗里奇议案中删去每一条好的内容"。由于他们顽固的反对立场，众议院的辩论一直延续了几个月。罗斯福走得更远，通知沃兹沃斯，称他已决定把整个尼尔-雷诺兹报告提供给新闻界。

正如罗斯福预期的，尼尔-雷诺兹报告的公开发表引起了公众的极大愤怒，造成了社会舆论的风暴，就如在3个月前对《丛林》做出的反应一样。这也导致了美国牛肉出口量急剧下降，各国政府均禁止进口。

罗斯福警告沃兹沃斯，每过一天，政府的决心就越发坚定。调查提供了足够的证据，"以我的判断，呼吁立即从根本上彻底地扩大政府的权力，对进入州际和对外贸易的所有肉类情况进行检查"。罗斯福坚持认为，改革将有利于企业，而不是伤害。他说："不幸的是，我们意欲纠正的这些违法行为，不仅将给那些恶劣商家带来名誉损失和打击，而且会殃及无辜的家畜养殖者，全国牧民和农民也要承担其后果。唯一途径是通过充分检验的法律，深入、永久地保护这些无辜的家畜养殖人和牧民、农民，这是我的追求。"

共和党内形成的两派对立意见，已经使共和党人担心保守派和改革派之间的矛盾会演变成党内无法挽回的分裂。党内决议要求众议院议长坎农和罗斯福在白宫召开个别会议。双方同意要有专人为全党大局进行妥协的谈判。他们选择了众议员亨利·亚当斯，他迅速集合各方利益集团敲定了一项议案送回国会。

在公众和政治支持下，这个法律已成为不可抗拒的潮流。反对立法的阵线在垮塌，国会里那些支持商业利益集团的人似乎已经没有一个有足够的勇气站出来说话。众议院和参议院在会议中协调他们不同的版本和专利药品条款。1906年6月23日，议案在众议院通过了，只有极端的保守派投反对票。1906年6月30日，经罗斯福签署成为正式法律的，有《纯净食品和药品法》和《联邦肉类检验法》。虽然两个法律是彼此独立的，但食品和药品法涉及包括这两个法律的主旨，因为根据该法条款，农业部化学局将进一步规范肉类质量标准。

经过进一步的修改和最后一分钟的说服，最终的《联邦肉类检验法》包含肉类检查条款，创建一支联邦政府常设的肉类稽查员队伍，国会每年拨款300万美元，在当时这是个可观的数字。牛、羊、猪在屠宰前后将被仔细检验，生病或不合格的动物，以及动物身上不能为人接受的部分，将在联邦稽查员在场监督下销毁。工厂在任何时间，不论白天还是晚上，都须对稽查员开放，稽查员授权检查肉类和加工过的产品有无"危险的染料、化学品和防腐剂"。此后，农业部将确定肉类工厂的卫生设施是否达到标准。未经检验的肉类、动物部件或产品将被禁止跨州运输。有意思的是，对不遵守联邦法规的处罚不是罚款或监禁，而是所有检查人员从工厂撤离。这意味着，如果肉制品没有"政府检验"的戳记，就不能上市，也不能被运出本州。

《联邦肉类检验法》是美国法律的一个重大突破，成为肉类食品上市前检验和批准流程中不可或缺的法规，从而为公众的肉类食品安全提供保障。

《纯净食品和药品法》实际上的覆盖面要大得多，面对的问题也复杂得多。在许多问题上，科学尚未发达到有足够的手段去做明确的判断，安全是很难界定的。此外，它还不只针对安全的问题，还针对了隐瞒和欺诈的问题。法律对食品和药品的标签有了限制，对于法定的标签究竟标示到什么程度，曾经是议案争议的焦点，最后的法律对标签的规定仍是一个较为模糊的概念。

新法确定了"药品"的定义，不论专利药还是处方药，凡由医生使用"意在减轻或预防疾病的任何物质或物质的混合物"都应该算作药品。对药品标签，法律要求必须注明具有危险性的药物成分及其含量，如酒精、鸦片、可卡因、吗啡等。法律要求标签的真实性，标签陈述产品的成分或物质必须属实，否则将被视为"掺假"。对产品成分和功能的任何形式的说明，禁止虚假的或误导性的宣传。

法律对食品的有关规定与对药品的规定相同，强调不能"掺假"或"贴假标签"，即在标签上提供误导性信息。食品标签如果缺少某一个关键成分（如面包标签未标出其中的面粉），被计为掺假；任何使用粉化、包衣、混合或染色等手段掩盖低劣质量的食品，被计为掺假；或者任何食品是污秽的、腐烂的或有毒的，被计为掺假；如果含有任何有毒有害或其他的添加成分，这样的食品可能会对健康有害，都被计为掺假。

同样，《纯净食品和药品法》最大的突破是创立联邦的监管机构，授权其担负对全国的食品和药品的安全监管。

《纯净食品和药品法》也有明显的缺陷，它创建了第一个监管机构，但是给机构设置的任务却是模糊的，同时也没有给予专门的拨款条款，这给执法留下了困难。该法也没有授权给监管机构对违反法律的人行使裁决权，它要求政府把每个罪犯送去法庭，并证明每一个特定的食品或药品是掺假或贴错标签，以及它是用什么标准作出判断的。该法允许在证实当事人违反法律的前提下，监管机构暂时扣押货运商品。但如果政府在法庭上赢得了案子，不论数月或数年，最后对违法者只是轻罪罚款，而且对初犯者罚款可能不会超过200美元。另外，该法仅对标签做了规定，这样就留下一个巨大的漏洞被人利用。为传单、小册子、报纸广告、海报以及后来的电台广告等没有被归纳在标签范畴的宣传方式打开了方便之门。

尽管1906年《纯净食品和药品法》有很多缺陷，但是它仍不失为一个具有划时代的里程碑意义的法律。它结束了一个多世纪以来美国的食品和药品产销无法无天的时代，改变了食品和药品在美国生产管理的状态，监管的概念被牢固地嵌入国家政策，确保安全和有益健康的食品药品的供应，成为联邦政府永久的职责，为未来一个世纪的食品和药品监管打下了基础。即使在当时，同时代人也都能认识到，至少在食品的检验、监督和立法方面已经取得了历史性成就。

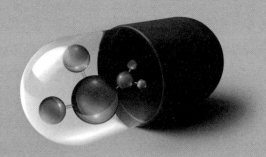

THE HISTORY OF
FOOD AND
DRUG
ADMINISTRATION

PART2
第二部分
1907
—
1938年

第一个监管机构

社会舆论对《纯净食品和药品法》的通过持以热情和乐观的看法。《纽约论坛报》的社论写道："可能有异议，认为这个法律做得还远远不够，某些细节或许并不理想。但重要的是，他们走了很长的路，而且他们开拓出未来国会要遵循的道路。"《纽约时报》的社论相信"人民需要的纯净和诚实的食品药品有了保证"，这种乐观也许过早了。在记者塞缪尔·亚当斯看来，揭露危险的专利药的问题更多从政治的角度考量，他认为法案的通过对专利药品协会是"一个彻底的、压倒性的打击"。而对多数医药制造商，高兴的是"骗子"将被清理出行业，而"声誉好的制造商"将受益。

虽然比起欧洲的一些早已行使法律来控制商业欺诈和掺假的国家，美国的《纯净食品和药品法》姗姗来迟，但是，这一法律授权联邦政府的农业部化学局抽样检查食品和药品，以判断商品是否掺假或标签是否误导。根据这一条款，确立了政府机构运用科学手段行使监管权，管制食品和药品商业中的非法行为，维护公众的健康，这是一个创举。美国的食品和药品监管机构从它创建之日起，就赋有科研和执法的双重职能。这为该机构在日后的发展中注重自身科学研究能力的建设，应对20世纪科学发展对监管带来的许多挑战，奠定了坚实的基础，这走在了欧洲国家的前面。

依照新法，农业部的化学科提升为化学局，成为联邦政府执行食品和药品监督管理的行政机构。哈维·威利——原化学部门的首席化学家，一直是这项法律背后的推动人，现在担负起领导化学局在最初几年的执法重任。威利说："我们一直被工作完全淹没。"面临的艰巨任务，首先是完善法规。对于食品和药品的监管执行者来说，1906年《纯净食品和药品法》的条款过于简短、过于模糊，它需要对含义有更具体的解释，使之更加可行。按照1906年《纯净食品和药品法》，授权农业部、商务部和财政部共同制定有关法规，这些内阁官员委派责任给3个下属，威利担任主席。由于《纯净食品和药品法》措辞太模糊，他们在法规上做了更具体的规定。譬如，法律没有给"标签"明确的定义，委员会规定"标签"须包括包装在纸箱里的小册子。法律禁止虚假陈述，但尊重厂商不暴露生产地点；委员会坚持认为，必须给予真实的生产地点。如此类推，甚至对标签字形的大小也有要求。这套暂行法规公布以后，三人委员会在纽约举行听证会，聆听食品和药品行业代表的提问和意见。显然，行业对推荐的暂行法规反应强烈，用一个药剂师的话，那是"如火山爆发般的震动"，打击到了药商。听证会表面上气氛友好，提问人也十分礼貌，但是可以感觉到与会的专利药商人的紧张情绪。他们忧虑的是这个委员会推荐的暂行法规"如此广泛地增补了法令"，而且要命的是其中关键的部分已经被三位部长接受。

威利没有对行业的那些诘问让步，在他开始为农业部长草拟的即将颁布的文件中，对法规的诠释走得更远。为了更有力地保护消费者，威利有时会撇开他的同事，增加一些具前瞻性的建议，有些甚至并不为现行法律支持。行政长官回答："我们必须让它出现在法律里！"

同时，威利愿意开宗明义地告知行业法律的有关规定，希望他们自愿遵守。通告的途径多样，譬如与团体进行磋商、演讲传达、书信阅读和回答等。大量信件流入红砖建筑的化学局，有些来自大医药企业的律师，有些来自国会议员，为其选民修书询问，甚至有些来自寻求参考信息的小业主。有个制造皮肤软膏的药商写道："我无法从任何人那里找到新法律生效后是什么样的……也许我永远都不会知道……我不是在故意找你的事，如果你的部门能够帮助我，会使我避免很多的麻烦。法律是太复杂的东西，让可怜虫去了解它吧。"

作为执行新法的行政单位，联邦农业部化学局的局长，威利面对的不仅是如何解释新的法律，更困难的是如何执法。在国会没有给予拨款的情况下，没有新的员工和资金，农业部化学局这个小小的部门，即使对全国的可能掺假或欺诈的商品做抽样这一项工作，几乎就是一项不可能完成的任务。

化学局需要招聘检验商品的科学家和外出检查的稽查员。第一批28个稽查员是从2000名应试者中通过公民服务考试严格选拔出来的。在威利的领导下，这群年轻人很快发展成一个有效的执法组织。威利任命华尔特·坎贝尔为稽查处的总稽查员，他设计了查处违法产品的执行程序，制定了第一部稽查员的工作手册。

在威利领导下，化学局监管的重点集中在食品。他认为在工作人员有限的当下，应该把食品放在首位重视。食品比专利药品造成的公共健康问题更大，对公众构成了更大的威胁。这样的观点主导了他的执法方向，因而影响到他的改革步伐。直到1911年中期，根据法律规定呈递的第一批1 000个结案的案件中，只有135个案例关系到专利药。

打击食品欺诈，头一个战役就碰上了纽约发生的"死马肉"案。那个年代，马还是主要的交通工具，马倒毙街头的事常有发生。在纽约，有个公司派货车在城市里专门收集死马，然后运到哈德逊河对岸新泽西州的哈肯萨克加工厂。分解后的马尸残余物溶化成肥料，大部分马肉辗转回到纽约的市场充当牛肉出售。为了调查案情，稽查处派了两个稽查员，化装成蓬头垢面的样子，混入在哈肯萨克加工厂附近捡垃圾的一群流浪汉里，从那里设一个观察点。其他的稽查员则扮作被聘用的工人进入加工厂，其中一个很快晋升为拉死马的货车司机。他们很快掌握了证据。就在采取抓捕行动前的晚上，该公司老板从当地官员那里得到风声逃走了。这个案子虽然没有被起诉，但是这个团伙被打掉了。

起诉违法的食品加工当事人，并不是一件容易的事情。不允许稽查人员突袭检查，也不能强迫员工做证或做笔录。收集不到足够的证据和证人，给处理案件带来很多困难。有个在印第安纳州的案子，在关键时刻稽查员找到一个公司员工的家，这个人被说服了，给出几名在厂的一线工人的名字。到法庭上，稽查员向法庭出示法医的化验证据之后，为加强控方的证据，要求传唤一个在传送带上工作的老妇人出庭。她做证说，传送带速度过快，使她来不及挑出所有的烂水果。她又补充说，事实上传送带的速度快到老鼠不得不跳跃着逃脱，有时候它们没来得及逃走，就成了这个批次果酱的香料。她的话引得一片笑声，打破了法庭的肃穆气氛。化学局则赢得了判决。

新法裁决首例掺假案——哈珀的补脑丸

1908年，在《纯净食品和药品法》生效的1年1个月以后，化学局着手打击伪劣专利药品的第一个专案，是针对一个叫作 Cuforhedake Brane-Fude 的药品。

Cuforhedake Brane-Fude 被声称是治疗头痛的专利药，制造商罗伯特·哈珀，早年是费城药学院的学生，同时在约翰惠氏兄弟公司打工。当时美国正开始流行化学合成的止痛剂和发热剂，原料是从德国进口的焦煤油中提取的化学合成物。1886 年，两名德国医生，因为一个年轻的药剂师配错了药，纯粹偶然地发现一个衍生物——乙酰苯胺，可以降低发热和缓解疼痛。这个信息很快越过大西洋传到美国。哈珀曾在药厂实习，学到制药的经验。当哈珀偶尔得知这个信息，他试着用乙酰苯胺作为主要成分炮制了一个复合剂，起了个名字 Cephalgine。1888 年，哈珀开始制造他的头痛药，并投放市场。从药学院毕业后，哈珀把经营基地搬迁到首都华盛顿。1905 年，当他发现他的产品可能涉及商标侵权，便把产品的名称更改成 Cuforhedake Brane-Fude。直到 1908 年，在 20 多年的时间里售出了约 200 万瓶。

《纯净食品和药品法》生效后，哈珀修改 Cuforhedake Brane-Fude 的商标，标出产品含有 30% 的酒精和 1 g 的乙酰苯胺。

哈珀声称他的产品是"脑补品"，可以治疗头痛，是"最美妙的无害的药物"。而在化学局的化学家眼里，Cuforhedake Brane-Fude 是由酒精、咖啡因、安替比林、乙酰苯胺以及钠和钾铵等成分组成的混合物，含有可能致命的高剂量乙酰苯胺。塞缪尔·亚当斯的调查报告列出的 22 名死亡者，就是死于服用过量的退热冰（即乙酰苯胺）药物。事实上，化学局通过对文献和医生的调查，他们相信服用退热冰致死的人数远远高于亚当斯在短期搜查中获得的数字，这些调查结果尚未包括数量更大的慢性中毒和成瘾的受害人。

化学局决定把 Cuforhedake Brane-Fude 作为打击专利药的第一要案，考虑到该药品是在华盛顿特区制造，这有两个好处：对忙碌的化学局官员们，可以更好地参与协助地方检察官，而且法律规定对发生在首府特区的案子可以比州际的惩罚更重。该案的涉案对象不是一个普通人，哈珀是受过专业训练的药剂师，也是社会上的知名人士，他是零售药品协会主席和本地的商会会长，兼任银行行长，并担任地区药房专员多年，打击他有敲

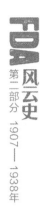
山震虎的作用。

地方检察官办公室根据新法的规定，派出代表前往华盛顿地区的一家药店查封正在出售的 Cuforhedake Brane-Fude 药品，开始了没收的程序。在对该店药剂师聆讯时，哈珀也到场了。局长威利和药物实验室主任莱曼·基布勒与当事人进行面对面的辩论。

1908 年 1 月，化学局正式向律政司提交证据，不仅对掺假的药品提出民事诉讼，而且要求对它的制造商提起犯罪起诉。1 个月后，案子进入审理。

诉讼中提出一个为期 16 天的对条款定义上的辩论。焦点集中在几个问题：Cuforhedake Brane-Fude 的主要成分是否是"毒药"？它们是否能够被当作有益于大脑的食物？把一种可以缓解头痛的药物用"治愈"这样的名字是否合适？（该药品名称的谐音读成"治疗头痛，脑的补品"可能误导消费者）

控方仅安排了几个证人，例如里德·亨特博士，是在海军医院卫生实验室服务的药理学家，他阐述了乙酰苯胺和安替比林的危险性，在一定的时间里服用过多的乙酰苯胺，可以摧毁多达 4/5 的红细胞。亨特和其他政府的证人断言，乙酰苯胺只是起麻木神经的作用，并没有治疗疾病的作用，而头痛只是某些疾病的症状。因此，把乙酰苯胺称为治疗头痛的药物，是不正确的。

威利亲自出场做证。他说，酒精可能为人体提供"少量的食物"，但酒精不对大脑提供特殊营养，事实上，这样做反而会造成严重伤害。

"以何种方式，博士？"威利被问。

"酒精易于硬化它接触到的细胞，凝结细胞的内质。"威利回答。

让控方吃惊的是，哈珀的防卫准备得如此充足，证人队伍如此庞大。乔治敦大学化学教授为哈珀做证，表示控方指控标签标注的酒精含量不实，应该是 24%，标签标注 30%。这是控方搞错了吧？制造商按照专利药规定使用的商用级酒精纯度 94.9%，而不是 100%。标签上的标示并无错误。至于乙酰苯胺，做证的是从纽约来的研究煤焦油产品的全国权威，哥伦比亚大学药学教授维吉尔·科布伦茨，他曾师从那个发现乙酰苯胺药用功能的德国教授。他说乙酰苯胺不是毒药。

"教授，"控方问道，"多少才是乙酰苯胺致命或致死的剂量？"

"没有这回事。"他回答。曾有人服用的剂量大到 28.3 g 也没有发生有害的结果。一整瓶的 Cuforhedake Brane-Fude 只含有 1.6 g 乙酰苯胺。此外，科布伦茨说，乙酰苯胺的镇静作用可能被混合剂中的咖啡因在一定程度上抵消，哈珀的配方也是无害的。"该剂量是非常非常温和的……"

教授认为，假设有乙酰苯胺的中毒情况，往往是由从煤开始制造焦油过程中没有去除的杂质造成。此外，有些人表现出嗜好乙酰苯胺的特质，似乎成瘾，但让标签注明该药物有毒却是毫无道理的，有些人吃草莓也会发生皮疹。

华盛顿地区来的几个医生响应科布伦茨的证词，那些人坚决否认哈珀的配方存有任何毒性。他们做证说，他们自己经常为病人开处方成分类似的药剂。一些药剂师带来过去一年他们配的处方，其中 9%～10% 的配方是类似哈珀在行销的药物。药剂师说，在他们的经验里，他们从来没有听到 Cuforhedake Brane-Fude 为任何人带来伤害。药剂师甚至判断，病人越来越多地服用这类药品后，减少了依赖鸦片的危险。

为了证实该药品"治愈"的成果，辩方搬来许多特区的杰出公民。一个是《华盛顿时报》的编辑，另一个是国家棒球联盟的官员，虽然没有国会参议员来做证，但有两个证人是为联邦专门机构——美国人口普查局和国际刑事法院工作的。他们叙说如何因痛苦与烦恼而引发头痛，但在服用 Cuforhedake Brane-Fude 以后，头痛便消失了。他们给予药物褒奖。尽管检控的律师抗议这方面的证据：外行可能不会清楚地认识药物对他们身体所造成的后果。然而，法官允许他们做证。

哈珀本人作为为自己辩护的最后证人，镇定自信地讲述了他的自传，并坚持认为经过 20 多年销售了约 200 万瓶，他没有收到过任何用户对药物有害影响的反映。这场法庭对阵，对决双方的阵势似乎差距过大，有些法庭的观察员预测，检察机关没有胜算。陪审团进入讨论之前，法官对他们直截了当地指示，控方无须证明其所有的论点，只要有一项可应对上法律的条款就行："在任何具体细节上的虚假和具有误导性。"除非哈珀的 Brane-Fude 是这样的食物，即这种食物只对脑子有营养，而不是提供身体所需的一般营养，否则他必须被认定有罪。对标签的评价，陪审团必须考虑怎样的陈述可能影响普通公民。"这项法律的通过，"法官说，"不是为了保护专家，也不是为了保护懂得药物意义和价值的科学家，而是为了保护普通公民，比如像陪审员、像法律顾问……"由12个普通市民组成的陪审团不必深入其他问题，他们立刻就能发现被告在标示"大脑食品"上犯有误导的罪。

联邦政府起诉哈珀案的裁决似乎峰回路转。根据一份报纸叙述，起诉律师得知消息，赶往白宫与西奥多·罗斯福见面。"这是你的职责，"总统告诉律师，"以这个人作为一个例子，向全国人民表明，纯净食品法的颁布是为了保护他们。在公平和公正的审判之后，他被定罪，你应该使用你的权力及所有可能的理由，说服法官判处监禁他。对他给予罚款作为惩罚……这将会略少一些荒谬。"律师把总统的意见传达给法官，敦促法官送哈珀入监狱。"这是一项新的法律，"他说，"在一定程度上法庭是在开辟道路。现在还有许多人在观察这项法律是否真要执行，不仅在华盛顿特区，而且是在全国土地上，让每一个制造商，每一个药剂师，知道他们必须遵守这一法律，这是为了美国人民的利益。"

对于依据新法量刑，法官则更希望独立判断，不受外界舆论的左右。法官在陪审团的裁决产生后，立即做了决定，以表明他的判决是在"任何报纸上的争议出现之前"，没有受到舆论的影响。

法官在宣读判决的时候指出，哈珀在他的药被扣押后修改了他的标签，他不会再次犯错。然而，生产商并不是"无意违反法律的无辜者，而是应该知道他在做什么"。因此，法官给予哈珀的罚款是法律约定的单次最高罚款——500美元，并附加违反州际贸易的另一项罚款200美元，共700美元。法官指出，考虑到哈珀在社会上的地位，对他从轻发落，没有判哈珀入狱服刑。法官注意到，为向全国报道这宗诉讼，药品贸易协会的代表出席了审判。他希望最高罚款的新闻，将对潜在的违反法律的人起到威慑作用。他申明说，对于药品制造商的改革，但愿监狱是不必要的。

社会舆论对该案子的结果抱着肯定的态度。一份药物杂志的社论说："哈珀的金钱、地位和影响力，无法拯救他被定罪的耻辱。这个诉讼和判决是令人欣慰的。"许多改革者欢欣鼓舞，运用该法的第一次庭审取得了胜利。但是威利并不满意。"我认为，法官要送他去监狱，"他告诉记者，"哈珀已经从产品中赚了 200 万美元，他只被罚款 700 美元……还有 1 999 300 美元被他收入囊中。"

哈珀辞去了银行行长一职。

哈珀案是根据《纯净食品和药品法》被联邦定罪的第一个案例，量刑上的从轻处罚一直承袭至今。不论法律上用什么理由，不论造成的死亡和受伤的人数，对违反联邦的食品和药品法的处罚一直是从轻，因为这类犯罪基本上算作商业越轨，对个人和公众的健康不构成直接威胁。

执行新法受挫

1906 年以后许多著名的美国专利药品的标签看起来和以前的不一样了，制造商自觉地做了更改，以免惹上官司。变更最明显的是减少了麻醉药的含量，如果标示出含有高剂量麻醉药成分，会吓退大多数消费者。药品中的酒精含量也在下降，这主要是为了避免被征税。

在法律生效的最初几年里，涉及专利药的刑事案件，大部分是小规模经营者的严重违法构成的。"治愈"头痛的药除了哈珀公司有，还有许多其他品牌。查处的药品还有所谓的补品类（如汉巴格油），壮阳类（如天补药），"治愈"癌症类（如 Radol），以及所谓的杀菌剂和能够治愈麻醉药上瘾的药剂等。对邮购药品的查处工作是与邮政署合作进行的。被起诉的企业主很少能够在法庭上提供有效的无罪辩护。一些药品被停售，或改变成分。除了针对企业主犯罪行为，法律赋予联邦地区检察官另一种法律权限，能够使用化学局提供的证据作为依据，对掺假或贴假标签的专利药品采取扣押行动。尽管如此，在初期的执法行动中，针对专利药品的扣押行动只占案件的一小部分。

化学局对最危险类型的专利药所做的这些有限行动的成功，在 1910 年威利的报告中反映出乐观的断言。报告说，在化学局和邮政署的合作下，本国"邮购的'治愈癌症'类药物的业务"已经"在相当大程度上被抑制"。"治愈药物成瘾"的鼓吹者也在压力下让步。

接下来，当执法者整治另一类违法的药品时，他们遇到了挫折。这类药品本身并没有高危险，问题是商人用虚假的疗效声明来包装它们，从消费者那里赚取钱财。典型的案例是堪萨斯市约翰逊医生宣扬的折中疗法，他出售各种各样的片剂和液剂，宣传他的"约翰逊博士的温和组合治疗癌症"的方法，声称可以用无痛法治疗几乎任何癌症，无需医生的帮助。他的一个广告这么说："在家里治愈癌症。我有非常完善的温和组合治疗方法，病人可以在他们的家里使用它，得到与在我的诊所使用几乎一样好的结果。我乐意给每一个病人提供积极和无可争辩的证明，来证明我的治疗能够治愈癌症。我会为我的正直、诚实、财务和专业能力提供充分的证据。无论你的情况有多严重，无论你遭受过多少次手术，无论你曾经尝试过什么样的治疗，都不要放弃希望，你可以在家治愈。"

约翰逊为满足法律的要求，在标签上准确地标示了成分。威利和化学药物实验室主任基布勒认为该产品这样的断言显然是在承诺虚假的疗效，会耽误病人得到适当的治疗。政府决定对他提起诉讼。

在正确地使用标签方面，新法律对疗效承诺部分没有明确规定。威利和基布勒在最初制定法规时，对这个条款的解释是：只针对那些所谓解除或治愈病症的无根据的妄言。但是对治疗效果标准如何标示，争议依然很大。

约翰逊案的被告人律师辩护称，国会并无意用法律来禁止这种做法，于是向法院提出驳回起诉的请求。当时审理此案的一名联邦法官，虽然不同意约翰逊的申辩，然而他宣布，美国食品和药品法的规定，标签不能有"任何的虚假或具误导性"不适用于疗效的声明。因此，如果在标签上的成分被错报，检察机关可以干涉。但是，如果成分是正确的，只有它声称的疗效是虚假的情况不能被起诉。检方认为，在《纯净食品和药品法》通过之前的国会辩论过程中，国会把虚假的、离谱的疗效声明认定是非法的意向很明显。但法官没有理解国会的意图。

政府向美国最高法院上诉。最高法院大法官查尔斯·休斯对此写了一个有力的异议。他对法律的语法研究揭示了别的法官所没有看到的一面。他举例说，该法案的立法历史表明，国会确实有意要惩治对于在专利药标签上胡说疗效的案例。休斯指出，已经有许多案例迅速进入有罪答辩环节。他补充说："以虚假的疗效吸引人是彻头彻尾的谎言。这方面，我相信本法规已经涉及。"而被约翰逊放在他的癌症治愈的标签上的，就是这种彻头彻尾的谎言。

由奥利弗·霍姆斯大法官为首的多数法官持反对意见。一致认为医疗的标签语不应该在法律或法庭解决。霍姆斯说，国会不应该试图把自己卷入到争执不休的医学辩论中：关于什么可以治愈和什么不能治愈。这样的冲突在医学院校之间确实是存在的，在这样一个不确定的领域立法有难度。持异议的休斯法官同意，无论是国会还是法院都不应该干预不确定的领域。但是他说，并非所有的领域都是不确定的。最终，霍姆斯的意见成为最高法院的决定，对约翰逊的案子，裁定法律不禁止虚假疗效在标签上的使用。

总统威廉·塔夫脱说，这意味着有超过 150 个等候法庭审理的同类案子将要被撤除。"这些案子涉及一些……未意识到的欺骗"，他迅速起草了一份通报，敦促国会尽快通过一项修正法案，以堵住漏洞，推翻最高法院的裁决。

在 1912 年夏末，美国国会通过一项修正法案，意在纠正最高法院的错误。该修正案由肯塔基州的众议员斯沃加·谢利提议。修正案指出，任何药物的标签有"虚假和欺诈"的治愈声明，即是非法的。不过，修正法案这条文字又成为一个新的漏洞，在现实世界中，若要证实药品制造商"意图"欺诈，几乎是不可能的任务，政府将难以给犯罪的人定罪。因此势必给不良商人留下一条躲避法律制裁的路径。法律在这方面出现的漏洞，只有等待下一个时代来解决。

举步维艰的十年执法

自从《纯净食品和药品法》生效之日起，在执法的实践中，威利开始意识到，这个法律依赖于监管机构发现问题，然后说服厂商纠正他们的错误。而如果他们拒绝这样做，监管者被迫把元凶告上法庭，效率不是很高。如果立法之初是效仿针对疫苗生产的 1902 年《生物制剂控制法》的模式，简单而直接地设置界限，使有毒害的和欺诈的产品在到达市场之前就予以扼制，预防措施在先，比损害已经造成再去试图收拾残

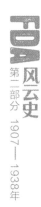

局产生的效果会更好。

执法监管在一开始就遭到利益集团的反对。这些利益集团，有别于那种在贫困中滋生的罪犯群体，他们掌握的资源往往包括高薪的律师和游说者。事实上，这些特定的被告团伙正是最富有的，有最好的人脉关系，并在社会活动中活跃的人。威利认识到，若要遏止这个团体的最坏行为，没有一个真正强有力的联邦执法机构是做不到的。

在法律颁布后，威利的技术决策几乎都是正确的，他对法律背后的逻辑把握得相当不错。但他现在不得不做出重要的政策选择，需要一个政治家的技能，这正是他缺乏的。就如罗斯福对他的评论：威利往往在技术上和道义上是正确的，在政治圈里则是笨拙的。然而，来自政治的压力，时常干扰威利领导的执法行动。

1908 年发生了一件法国醋事件。那年的 5 月，一家法国公司 Cessat of Bordeaux 运一些醋到美国，瓶身的商标图上画有锚、绳索和一些葡萄串，还有其他东西。它的法语陈述，瓶中不是从葡萄发酵成酒以后制成的葡萄酒醋，而是用化学方式从其他不是葡萄的东西蒸馏的醋。威利认为这是明显的欺骗，拦住了产品进入美国。法国人同意印上"蒸馏的，用焦糖着色"的英文标签，并删去标签上的葡萄串。威利要求把葡萄藤也删除，并拒绝让这批货进入美国。

为了这批进口醋，法国大使和国务院出面说情，连总统也介入这件小小的公案。罗斯福很生气，在电话中训斥威利和所有其他相关官员。他要求他们"必须作出适当的解释，否则被认为是对友好国家来的食品货物进行的无理处罚和非法干涉……"随后法国醋被清关进入美国港口。

法国醋事件之后，一向与威利意见相左的农业部部长詹姆斯·威尔逊在罗斯福的默许下，在威利旁边设了一个"影子局长"，部长在信中说，新的"同事"将有助于威利减少在一系列关系上的冲突。这是来自政府内部的阻力介入了化学局的工作。

反对在食品中添加防腐剂，是威利在公职中最长久的工作目标。尤其是他组织的著名的毒物试验小队，他亲身参加试验，科学的结论使他倾向于阻止在食品中使用防腐剂，直至科学数据证明它们的安全。他在

1907 年曾发布一个规定，允许暂时使用苯甲酸钠，但不能大于 0.1%的浓度，然后逐步淘汰，直到完全停用。

20 世纪初，食品制造业在工艺上已经有所发展，食品中不添加化学防腐剂不是一件容易的事，但有些企业做到了。制造不加防腐剂的番茄酱，要求严格控制每个生产步骤——新鲜的番茄，非常清洁的机械，消毒瓶，排出空气等几个步骤。技术创新上，能够做到无防腐剂的企业屈指可数，如亨氏公司，他们发现如果番茄酱用非常新鲜的水果制造，在无菌条件下操作和安全地装瓶，就不需要使用苯甲酸钠。

这些制造商站到威利一边，他们已经证明，番茄酱并不一定要保留苯甲酸钠。这些生产商知道消费者不喜欢有化学剂添加到他们的食品里，为避免使用防腐剂，他们制定了一套方法和标准。但其他厂家不想被这套更严格的标准约束。他们认为，既然几乎没有证据证明苯甲酸钠有任何问题，那么为什么迫使制造商停止使用？

部分制造商想要保持他们在防腐剂上的使用权。纽约众议员詹姆斯·谢尔曼表示，自己是一个罐头制造商，也即将是副总统，他把这情况直接告诉总统，声称对防腐剂的规定会破坏"共和国的商务"。虽然这在当时不很明确，想要使用防腐剂的罐头和装瓶厂商在该行业可能已经是少数人，他们意图制造最便宜的低成本商品推向大众市场。谢尔曼的行业发言人在白宫内阁会议室会见总统并寻求支持。

谢尔曼认为，消除防腐剂会使许多厂商失去生意，并导致许多人失去数十万美元的财产。

罗斯福接着问威尔逊，"威尔逊先生，你认为增加苯甲酸钠在食品中是有害的？"

"是的。"威尔逊回答。

罗斯福便问威利同样的问题。

"我尝试过它，它使健康的年轻男子生病。"威利回答。

同样，农业部的首席律师麦凯布和化学家邓拉普同意威利的意见。

"那么，"罗斯福用拳头重击桌子，说，"先生们，如果这种防腐剂是有害的，你不应把它放进食品中吧！"

一时间，威利似乎已经赢了。但正如他自己后来不无遗憾地指出，

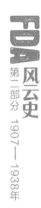

他没有谨言慎行。

谢尔曼提出了另一个主题。"总统先生，还有一个问题，我们和你谈了半天，没有涉及你刚才说的对苯甲酸钠的使用。我指的是在食品中使用糖精。我公司去年的罐头甜玉米用糖精代替蔗糖节省了4 000美元。我们希望得到你在这个问题上的观点和决定。"

威利还没等总统回答，就脱口而出，"每个吃甜玉米的人都被欺骗了，"威利说，"他以为他是吃白糖，其实他是吃了一种完全没有食用价值和极其有害健康的煤焦油产品。"

事后，威利回忆当时罗斯福的反应："总统突然生气地转向我，并提到他的朋友和私人医生，'李克西医生让我每天吃……如果谁认为糖精是有害的就是白痴'。这句话中断了会议。他伸出他的王者之剑，我则成了白痴爵士。直到今天这项'荣誉'仍没有离开我。其中最受伤的事情是……恐怕我罪有应得。"

罗斯福坚持认为威利对于玉米糖浆、糖精的使用，以及法国进口醋做出了荒谬的裁定，这些事使他认为威利的判断有误。从这一刻起，罗斯福对威利的倚重变成了不信任。这次关于苯甲酸钠和糖精的会议不欢而散，一天后，总统同意谢尔曼的要求，任命由一个科学家组成的"专家"小组，力求能有效地抵消威利的影响。在1906年通过法律时，国会曾经考虑过组织一个独立的科学家委员会，但最后放弃了这个想法。现在总统的举措使行业从中获得了暗示，他们在报纸和杂志上发表异议文章并在同一时间在全国范围内掀起反对威利的活动，威利被激怒。他宣称，设立"专家小组"明显是违法的，这是简单的向商业利益妥协的行为。

新的委员会的第一个行动是对苯甲酸钠重做毒性试验。这一次，这项工作是秘密的，把威利隔绝在外。委员会成员中最著名的约翰斯·霍普金斯大学的杰出化学家艾拉·雷姆森，以及工业界的科学家们被邀请来当顾问。委员会成员后来做证，当时他们的任务很明确，是试图给行业一个听证会和继续使用新的化学防腐剂的机会。换言之，该小组的观点先入为主并失之偏颇。该小组用新组成的"试毒小队"，所做的实验与威利的毒性试验小队曾做过的实验几乎一样，而且新的试验结果也类似。尽管威利很快找到防腐剂引起的症状，但是雷姆森的委员会是"带着要求"进行试验的，则是把风向大幅度地转向另一个方向，他们试图寻找一些极端的症状，从而把结果归因于其他因素。因此，虽然结果实际上在很多方面相似，但雷姆森的报告却和威利的完全不同：它重新诠释，研究出这些症状与防腐剂无关；并宣布，即便是大量服用，苯甲酸钠也不是特别有害。

委员会一反威利已经颁布的规定，允许防腐剂如苯甲酸钠不受限制地使用，不需要淘汰什么物质。在政治争斗中制造商赢了。在威利第一次的毒性实验中测试的 6 种防腐剂，发现其中 4 种比苯甲酸钠更危险。所有 6 种，我们现在已知都有一定程度的毒性，它们中的 3 种已被禁止放入食品中。利益集团选择了苯甲酸钠作为翻案的一张牌，是避重就轻的策略。

当威利读了雷姆森的报告，他首先的冲动是要辞职。他很清楚，此时特殊利益集团已经介入，农业部化学局依法执行的工作被取消了。法律赋予威利作为局长有做判断的权力，然后再提交法庭接受考验，法庭再最终裁定。但是，现在这个程序已经被破坏殆尽，威利的主张从来没有到达法院或公开。经过反思，威利重拾信心，决定打一场持久战。他组织了许多他的支持者，很快在国会提出议案，宣布雷姆森委员会是非法的。

威利的这场执法权力保卫战，已经不是科学的问题，而是政治的问题。执法的监管机构是应该以消费者利益为重，把食品和药品的安全放在首位，还是以工商业的自由为重，直到危害发生再干预？这个有争议的问题，一直在影响监管部门的工作。

多年以后，两个在国会和法庭上数次与威利抗争的中坚人物——底特律公司的负责人沃尔特·威廉姆斯和反对防腐剂限制游说团的领导者埃利奥特·格罗夫纳，放弃了防腐剂的宣传。威廉姆斯甚至写信给威利道歉，承认化学防腐剂被证明完全不必要添加在番茄酱、甜酱菜、蜜饯等食品中。"当时大家都认为我们的论点是绝对诚实的，但现在我们大多数人发现我们错了，我们愿意服从国家食品和药品法的所有规定，结果是得到了更好的产品……当我回顾在过去的 25 年出现的食品工业的改变，看到我们的方法和我们的产品变得更好。我不知道为什么我们当时都如此盲目，为什么不早些按照你的教导这样做……"

威利在超长任期里的最后行动是查处变质粮食。局里的稽查人员已经开始发现有人用硫黄处理一些发霉、损坏和腐烂的粮食。威利宣布，他将很快运用《纯净食品和药品法》起诉粮食经销商销售这类变质的产品。而威尔逊部长却唱起了反调，1912年3月，他在华盛顿举行的全国粮食交易商协会会议上借机宣布，他不会允许在这个议题上的任何没收和起诉的行为。这是新的领域，不管威利曾说过什么，农业部都没有准备好介入它。在这次会议上，接任罗斯福的第27任美国总统塔夫脱为了巩固农场和企业对他的支持，表态说虽然他希望误导标签和掺假被制止，但是他想向美国的农民保证，他不会让政府行为破坏合法企业，不会在选举之前采取行动。

因此，在塔夫脱总统和农业部长威尔逊对粮食问题的意见发表后不到10天，威利提出辞职。《纽约论坛报》在评论中说："在教训那些违反《纯净食品和药品法》的利益集团时，威利有时似乎有点严厉。而伟大的人民大众称赞他在食品安全问题上不屈不挠地坚持，永远将其作为道德高尚的官员，怀念他杰出的表现。"

那年正是竞选年，塔夫脱试图拉拢他。但最后，威利决心脱离共和党，就像罗斯福出于同样的原因，下决心这样做的一样。虽然，威利从国会和白宫赢得了原则上的澄清，但是，威利看明白了，即使得到平反，保护消费者并非是共和党关注的议题，他将无法以政府的名义领导一场消费者运动。政治斗争已经使他疲惫不堪。

离开公职的威利并没有解甲归田，许多企业主动提供给他优渥的薪金，聘请他工作，但他不予考虑。他决心永不从商业中谋利益，以表示他对纯净食品和药品的支持。他进行全国的巡回演讲，并成为《好管家》杂志的顾问，为了让读者继续及时地获得关于食品和药品改革运动的消息，他为"营养和卫生"专栏撰写文章。他最感兴趣的还是食品，专栏文章和书信中经常以充足的证据材料来支持他的论断——这些工作虽然没有让他得到很多金钱，但这似乎是他自己最后的目标，通过服务公众继续推动食品和药品的改革。

医疗执业者、媒体工作者和行政官员们对《纯净食品和药品法》的乐观情绪已经有所转变。事实上，《纯净食品和药品法》并没有对邪恶的专利药起到实质的遏制作用。相反地，一个总统的顾问委员会曾经在1909年的调查报告中指出："即使有严正的抗议和排斥，有害的、可怕的（秘方和专利药）名册每年增加的比率约是百分之二百。"

威利的辞职成为重新点燃反专利药运动的导火线。《纯净食品和药品法》的主要缔造者们的情绪重新高涨，这一次，他们的炮火集中在包括专利药品在内的有关公共利益的法律的各个方面。在专利药黑幕再次被揭开的行动中，著名作家、编辑塞缪尔·亚当斯和诺曼·哈普古德团队又一马当先，发挥了重要作用。哈普古德加入《哈珀周刊》，该周刊有乔治·克雷尔发表的《公共健康的下毒者们》的系列文章。亚当斯则继续在《矿工》和《纽约论坛报》发表揭露专利药的文章。

对专利药的新的抨击来自医生社团，越来越多的案例被揭露。美国医学会带头，不仅把施用骗术的危害通告本协会的成员，而且也把识别骗术的知识传达给公众。1915年的会议上，美国医学会的代表向伍德罗·威尔逊总统和国会呈交了一份请愿书。请愿书上说，尽管有了法律，专利药"欺诈和欺骗性的做法"仍然大量存在，恳求总统建议国会成立一个委员会来调查这些罪恶，并公之于众。

清理违法的专利药，这项工作太大了。有太多的专利药品，而监管人员太少。克雷尔写道，监管机构的处境像是"有一个人试图拖干地板上的水，而一旁的水龙头仍然开着，水不停往地上流"，这似乎是徒劳的。政府处理案子的投入是昂贵的，每个案子的花费少则 30 000 美元，多则 50 000 美元。而对于违法人员的处罚过轻，像是隔靴搔痒。常常由于案子太小，罚款太少，以至于免除罚款。虽然法律规定凡是在州际贸易中一年发生两次以上犯法者可判刑，但事实上没有人进监狱。一名男子因为冒用商标被判处 4 个月劳动改造，得知这个消息，《美国医学会杂志》发表社论说："总有一天，法庭会发现，制造药物使青少年成瘾，用鸦片制剂毒害婴儿或用头痛粉杀死妇女，这些是比'专利药'的伪造标签更为严重的罪行，更应该予以处罚，但显然，那是在遥远的将来。"

5　后威利时代，建设 FDA

整治伪劣专利药

威利的继任者是卡尔·阿尔斯伯格。阿尔斯伯格在哥伦比亚大学获得医学博士学位后，去德国的大学花 8 年时间接受了大量研究培训，成为生物化学专家，并成为哈佛大学的年轻教员。他早期的研究兴趣不拘一格，包括了化学和新陈代谢。1908 年，他进入政府部门，担任农业部种植工业局的生物化学家，1912 年被农业部长任命为化学局局长威利的接替人。

可能是威利的强势形象深入人心，阿尔斯伯格斯文的外表和低调作风与前局长的高大和好斗形成了鲜明对比。"威利是大脸，大身架，光头，声音低沉，易怒好斗，"一个记者写道，"新的行政长官，身着裁剪合体的服装，有着浓密的、迷人的头发和黑胡子，神情悠闲，遇事沉着，似乎可以承受巨大压力。甚至当他走路时，都没有地板的吱吱声。"这两个人在外观和气质上差异巨大。

阿尔斯伯格相信他的目标必然与威利的任务不同。"我希望把我的个性沉入到工作中，"在被任命数个月后，他说，"我的前任是一个有着巨大力量的人，在和劣质食品制造者的战斗中引人注目。但我没有期望被看作一个伟大的人物，也没有好斗的个性。我想做的事仅仅就是能打击所有的食品造假者，并同时可以使机构获得建设性成长。"

1912 年，《谢利修正法案》已经通过，阿尔斯伯格决定把化学局的工作重心移到药品方面，使修正法真正发挥作用。他把局里的科学家调集在一起，放下其他工作，专门排查专利药品。在几个月的时间里他们分析了数百个专利药，并对违法的专利药展开扣押行动。

行动中首个被查获的商品是一个久享盛名的叫作"微生物杀手"的专利药。

19 世纪 80 年代，得克萨斯州的威廉·拉达姆创造了一种粉红色液体，称其为"微生物杀手"。但凡制造出奇特药物的人，多有奇特的人生故事，拉达姆也一样。据说，他原本是个种植水果和鲜花的园艺工人，20 多年勤奋好学，耕耘土地，改善土壤，经营苗圃和种子商店，然而他患了久治不愈的疟疾，又患上坐骨神经痛和风湿病，病情越来越复杂。他的两个孩子也因病相继死去。这个不甘坐以待毙的园丁开始寻找拯救自己的治疗方法，从他原来爱好的杂志转而阅读医疗杂志。

他在一本医疗杂志上看到巴斯德和科赫对细菌研究的报告，这给了他启发，他开始相信自己的身体充满邪恶的细菌。以他的园艺经验，他相信人体内的细菌与植物上的虫子一样，如果发现什么微生物，可以杀死造成植物枯萎的真菌，并且不伤害植物的生长，那样的东西一定有什么功效，同样能杀死他体内的细菌。

拉达姆在园艺书和一台小显微镜的帮助下，开始寻找能够杀死细菌、挽救他生命的东西。他把农业部建议治疗植物病的农药，和他的医生给他开的药，一一做了实验。使他吃惊的是，医生处方给人治病的化学药品，也同样对植物真菌是致命的。除了化学物质，他相信还需要一种模仿大自然的净化过程。类似闪电的作用，因为每当雷电暴雨之后，他总会感觉呼吸通畅，闪电把空气净化了，没有细菌在空中。经过一年的努力，拉达姆找到了方法，制造出神奇的药水，他命名为"微生物杀手"。

拉达姆在自己身上试验。他喝了药水，能够感觉到体内的细菌在极其痛苦地反抗，这个过程使他感到虚弱和无力，但是他挺过来了。3 个月后，他感觉自己焕然一新。服用药水过了 6 个月，他相信体内的腐败细菌完全被歼灭。拉达姆用他的"微生物杀手"治愈了自己。

根据拉达姆的理论，微生物杀手既然可以治疗他的病，当然也能够治疗所有人的病，他想进一步证明。但是在别人身上做试验，多少有些风险。一天，他从给他干活的一个黑人工人那里得知有两个等死的病人，一个是患有肺病的男人，另一个是受到乳房肿大折磨的女人。他告诉病人，如果想要拿 3.785 L 药水试试，在隔壁的房间有。"那瓶药水很快不见了，"拉达姆在他的回忆录中写道，"我安慰自己，如果那个女人死了，我可以凭良心发誓，那个水不是我给她的。"

那个女人和患肺病的男人都没有死，两个人都恢复了健康。听到这个消息的人都很困惑，一个偏僻乡村的园艺工如何做出如此革命性的发明？于是，上门求药的人络绎不绝。拉达姆忙于制造药水，以致无暇照

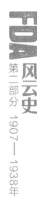

顾他的花果园，他决定放下操持半生的园丁生涯，专注于制药，让世界都从他的发明中获益。

1886 年，拉达姆为他的发明申请了专利："为保护和净化的目的而改进的新熏蒸化合物"。该专利陈述的制造工艺是：在一个封闭的大罐内装有一个烤箱，在大罐的底部灌入水，烤箱里放入混合好的化学物质：113 g 硫粉、56 g 硝酸盐苏打、28 g 氧化锰、28 g 檀香和 14 g 氯化钾。加热以后，这些化学物燃烧的产物与水蒸气混合，并被水箱中剩余的水吸收。燃烧结束后，抽取出冷却的水。这些略带淡粉红色的水加入葡萄酒后，即可装瓶。

伴随着园艺工的传奇自传，"微生物杀手"的销售量一路飙升。拉达姆发展到 17 个加工厂，分散在各地，生产 1 加仑①罐装的产品。贫穷的园丁发了大财，不久就告别得克萨斯州奥斯汀农场，搬迁到高楼林立的纽约，成了第五大道上一个俯瞰中央公园的大宅子的主人。

拉达姆在纽约遇上了挑战。有个长岛学院附属医院的医生兼药剂师埃克尔斯，在药品贸易杂志上发表了一篇分析"微生物杀手"的文章，直言不讳地称拉达姆是"这个时代或任何其他时代名声最坏的江湖骗子"，在从事着"普及中毒的营生"，而赚取 6 000% 的利润。埃克尔斯在实验室检查了这种药水，他指责拉达姆把硫酸和盐酸放入"微生物杀手"中，硫黄会毁坏牙齿，削弱消化功能，并使肾脏受损伤。埃克尔斯说，"微生物杀手"无法治愈任何疾病，拉达姆的夸张疗效非常可笑，他一定会对大众生命造成伤害。

拉达姆用报纸广告和宣传册答复埃克尔斯医生的指责，并发起诽谤诉讼。埃克尔斯医生被拉达姆叫作骗子和庸医，所以反诉他诽谤。纽约的布鲁克林法院开庭审理此案，医生要求 20 000 美元的赔偿。在法庭辩论中，在埃克尔斯的律师的提问下，拉达姆吹嘘自己是"现今的美国博物学家中最有学问的和见解深刻的一位"，然而，他却回答不了一些有关植物基本知识的问题。拉达姆无法定义什么是"花药"，也不能分类土豆、海芋或罂粟在植物学中归属的科目。当要求解释他的无知时，他

①　美制 1 加仑 = 3.785 L。

轻松地说，自从发现了他的"微生物杀手"，他已经忘记了这些无关紧要的知识。现在，他知道的是所有疾病的致病原因和如何治疗它们。布鲁克林法庭的陪审团不相信拉达姆的说法，判罚给埃克尔斯医生总计6 000美元的赔偿金。

拉达姆对判决提出上诉，在曼哈顿法院，他重新聘用的律师显然比先前的高明，帮他赢回一局，陪审团反而判给拉达姆500美元赔偿金。虽然拿不回另外的5 500美元，但他不在乎，反正已经平反了不公正的判决。拉达姆威胁埃克尔斯停止对他的产品进行任何进一步的攻击，否则将"挑战致命的格斗"。但是这位医生不在乎拉达姆的恐吓，他详细地报道了案子审判的结果，并继续指责拉达姆是绝对的骗子。

没有发生什么决斗。不过，拉达姆也通过报纸广告和小册子大肆宣传他在曼哈顿法庭的胜利，引用他带到法庭的众多证人的证词，这些备受各种病痛折磨的人如何被"微生物杀手"治愈。一般的民众不可能像埃克尔斯医生那样阅读《药剂师通报》或《化学公报》这类专业报纸，他们看到的只有拉达姆广告中那些关于"微生物杀手"神奇疗效和戏剧性的故事。他们分辨不了细菌学家巴斯德与园艺工拉达姆有什么区别。所以"微生物杀手"依旧卖得红火，治愈疾病需要15~30加仑（56.8~113.6 L）的烈性药水，卖价是每加仑3美元。拉达姆轻而易举地补回了法庭的经济损失，他的财富在稳定增长。

过了二十年，威廉·拉达姆已经于1902年去世，但他的"微生物杀手"商标还活着，产品不但在美国销售，而且远销英国、澳大利亚等地。即使在亚当斯的《美国大欺诈》中点了"微生物杀手"的名，这个声名狼藉的专利药仍然自吹自擂。标签上说，当强有力的液体被吸入，被炙热的胃释放有治疗功能的气体，它们从那里出发给整个人体系统消毒，在这个过程中治愈头痛和蠕虫、麻疹、疟疾、结核、黄热病、水痘和麻风病。"微生物杀手"也有预防疾病的功能：添加到饮用水中经常饮用，可以预防疾病。拉达姆的继承人仍然赚着丰厚的利润。

1913年，阿尔斯伯格局长下令采取行动，安排联邦稽查员截下一辆从纽约开往明尼阿波利斯的货运车，货车装载了539个木箱和322个纸板箱的这种商品，全部售出收入约5 166美元，而政府化学家估计它的制造成本可能只有 25.82 美元。对阿尔斯伯格来说，这是关键的一个案子。他说："我们有几百个这样的案子，如果我们在这里输了，我不知道我们还能做什么……它牵涉到我们的《纯净食品和药品法》。"他带领着一干助手亲自赶往事发地，处理案件。

该案在明尼阿波利斯的法院审理。化学局起诉"微生物杀手"基本上是由 99% 的自来水和 1% 的硫酸组成，阿尔斯伯格告诉陪审团，药水中微量硫酸是唯一有一点作用的成分，充其量也只是一种温和的泻药。对许多人来说，这种药会刺激胃和小肠上部而使其感到不适。"微生物杀手"的律师问阿尔斯伯格，难道起诉的原因就是这种药通过消化道时能引起炎症？

局长回答："我们起诉的不止于此，这是一个事实，当一个人可能病得很重的时候去使用这种药，直到想要再用其他的东西时为时已晚。"

律师问："那时候他失去的是时间吗？"

"不仅仅是失去时间，对于病人可能是生死攸关。"局长回答。

哥伦比亚特区来了两位证人，一位是医生，在明尼阿波利斯当地行医多年的老前辈；另一位是明尼苏达大学医学教授、细菌学家，他们做证支持政府的起诉。

开庭之前，在华盛顿听证期间，制造商的律师曾告诉监管机构的官员，该公司持有约 47 捆装订成册的信，是用户对治愈的感谢信。在明尼阿波利斯法庭，他们也搬来大队的拥护者出庭做证：一个妇女曾用 5 瓶"微生物杀手"战胜了癌症；一个男人在 3 个月内治好了自己的肺结核，一个妇女用半个晚上把她儿子的白喉治好了。明尼阿波利斯代理人证明自己是一个忠诚的用户，他做证说，曾有 20 多个医生告诉他，他们无法治好他的喉咙，但他在 7 个月时间里持续服用 75.7~113.6 L "微生物杀手"，他痊愈了。最多的时候，他曾在一天里灌下整整两大瓶药水。

在审判时，法官嘱咐陪审员们："如果你相信这个药品毫无价值，例如，对麻风病、结核病或白喉，那么制造商也一定是知晓（治不了）的，因此，你将有理由裁决标签上刊载的关于对这些疾病的效用是虚假的。"陪审团裁决"微生物杀手"违反了《谢利修正法案》，建议销毁所有没收的商品。地方检察官表示："我赞成用'斧头'。"1913年12月，在美国执行官和食品药品稽查员的监视下执行销毁。在圣保罗市，装有"微生物杀手"的539个木箱和322个纸板箱的"微生物杀手"被砸破，而后被焚烧，玻璃瓶和罐子被砸碎。这个事件最终打垮了这个在专利药品市场活跃了20多年的伪劣药品。"微生物杀手"和拉达姆公司从此成为历史。

"微生物杀手"一案的判决，成为诠释《谢利修正法案》对药品标签欺诈罪名能否成立的范例。阿尔斯伯格带领化学局的工作人员加强了对最可恶的庸医假药标签的专项打击。发布新闻通告，对公共教育产生了更大的影响。阿尔斯伯格的部下格洛弗博士试图建立一种渠道，从而使得国家和各州的官员能够联合筛查错误标签的专利药。化学局开始有组织地运用法律的没收条款从市场上驱除危险的专利药。例如查封跨州贸易的婴儿舒缓糖浆，迫使制造商停止生产。许多专利药被驱逐出市场，或修改其标识。

格洛弗的工作大部分是针对那些声称能与无法控制的疾病搏斗的专利药。"经验告诉我们，"他写道，"将一种疾病的名称标在标签上，误传给用户的信息是，他需要购买这种让自己从病痛中永久解脱的药剂。"因此，他们更多关注于标签，以及牵扯到的疾病名称。那些几乎所有的医生都认为无法治愈的疾病，本不存在什么医疗意见分歧，就是当局最关注的地方。格洛弗解释说："我们认为，一种药的制造商，当他告诉人们它治疗什么疾病，当他承诺某药剂会收到某些效果，而实际上不会，这就是欺诈行为。"

化学局驱除假药伪药，反对埃克曼的治疗喉咙和肺部的蚀变剂类型的专利药，反对治疗肾脏和肝脏的专利药，反对矿泉水标签写上带有治愈疗效的所有的宣传文字，反对堕胎药和男性返老还童药。许多由美国医务总监办公室提供给军队的药用产品，经过测试，同样没有疗效，特别是承诺治愈性病的制剂，被推出后直接出售给部队。美国医学会理事会对化学局喊话"这似乎令人难以置信，这么多假货品种竟然被毫无忌惮地提供给政府"。化学局立即着手进行对药品制造商的追究。

当局对专利药的整治行动从对"微生物杀手"的判决一直延续到第

一次世界大战后，整个进行过程无异于一场革命。这次整治行动的成就是在标签上公然声称可以治愈重大疾病的专利药品显著地减少，对违法罚款也普遍比威利的年代要高些，但仅此而已。对保护公众防止骗术的措施，《谢利修正法案》是有用的，但成效有限，它不是打击骗术的决定性武器。

联邦机构联手制裁减肥药 "Marmola"

美国经济发展得益于第一次世界大战。钢铁、粮食、金融业……在军火出口和巨额战争贷款等的刺激下，得到长足发展。1920年后，由于电能的使用和汽车制造技术的开发，美国侥幸地避开了战后经济收缩期的萧条，出现了大发展的黄金十年。工业的结构有巨大的变化，产业寡头取代了个体经营的业主。美国工业财富的2/3从单个人拥有移向巨型集团公司。1929年，仅仅200家公司就控制了美国所有行业的半壁江山。

第一次世界大战也给美国制药公司提供了极好的发展机会，可以有计划、有步骤地建设自己的实验室，制造一些曾经被德国垄断的专利药，一些正统的制药企业的规模迅速壮大。如史克法兰西公司从一个小药房转变为批发商，再转向多元化，以积极的态势建立实验室，使产品更为完善。惠氏兄弟采用先进的压片机，生产最受消费者欢迎的配制剂和方便的剂型，显现出惠氏兄弟大规模生产的竞争优势。莱德利实验室是由一群化学家共同建立的，制造细菌学的尖端产品，是纽约政府最大的抗毒素供应企业。马尔福德公司和帕克戴维斯公司是生产抗毒素和疫苗的制药公司。制药企业里受过科学培训的人员负责产品开发，1902年的《生物制剂控制法》稳固了科学家的新地位，因为许可证只颁发给聘有科研人员和设立实验室的公司。早先，这些科学家大多集中在常规的质量控制和推广部门，直到第一次世界大战时，由于战争造成的海上封锁，一个至关重要的新药物——德国公司专利的洒尔佛散（Salvarsan，含砷化合物）的供应被切断，这些公司忽然发现产品开发变得越来越重要。在费城的皮肤研究实验室自行开发了洒尔佛散后，标志着美国医药制造有了新方向。

战后，美国工业界出现了合并潮流。与已经强势发展的重工业比较，制药企业的规模还是相当弱小，许多制造商缺乏大企业的组织能力，小的公司也希望借此与正统制药企业合并，集聚更大的规模和能力去应付政府法规和科学的复杂性。当时已经合成出重要药物洒尔佛散的皮肤研究实验室与雅培公司的合并，是费城第一个主要的由小型企业合并而成为在科研方面技术领先的制药公司。实际上，皮肤研究实验室的经验已经表明，以科学为基础的药物开发是可行的，也是有利可图的，同时美国公司也可以借此打破德国对现有产品的垄断。皮肤研究实验室建立了系统的研究和开发模式，从而为其他制药企业所效仿。

马尔福德和夏普多姆的合并案是以科学研究为基础的制药公司与营销为主的公司的结合。夏普多姆以生产常规杀菌剂为主，虽然开发了自己的杀菌含片和急救溶液，但是技术含量不高。和马尔福德整合之后，壮大了科研人员的队伍，既保持了马尔福德在生物制品领域的领军地位，又结合批发销售的高效率结构，企业的竞争能力得到加强。这种经营模式在制药业界受到推崇。

借助"一战"后制药业的整合，这个时期的另一个变化是大厂家大幅削减产品项目。像史克法兰西原来生产供应的产品有 6 000 多项，他们摒弃了大多数利润较少的专利药产品线，缩减到 200 来项。加强自己的特有产品线，如婴儿食品埃斯卡伊系列产品，他们的实验室开发以牛奶为主的婴儿早期配方食品。这种婴儿配方食品，要求由医生介入给予处方指导，消费者才能购买，公司还需追踪调查婴儿的饮食。埃斯卡伊系列成功地催生一种新的面对医生的营销方式，重新塑造企业的形象，制造商从专卖专利药过渡到正统药品的制造，美国现代制药工业的雏形正在出现。

在"一战"之前，政府打击商业欺诈犯罪，农业部化学局的工作局限于保护消费者利益的执法行动与落实食品和药品有关的举措，其中许多牵涉邮件诈骗的案件，则由邮政总署和化学局联合执行。1914 年，在伍德罗·威尔逊总统领导下制定的法律，为保障更有效地反对商业垄断，设立了一个 5 人的独立机构——联邦贸易委员会，授以充分的调查权力，宣传和阻止所有"不公平竞争的手段"。

在出版和广告业界，美国联合广告社团在民间呼吁业界自律，清除出版行业和报业的污染及行贿，重视公众的信任。波士顿业者提出"十大广告诫律"，第一诫就是"你的广告应该有的，除了真相，没有别的"。这个运动扩大到全国，为了遵守新十诫，成立了全国警戒委员会。1915年，来自世界联合广告社团的代表恳求刚成立的联邦贸易委员会，把虚假广告作为一种"不公平"的竞争来取缔。

而后，许多城市相继成立了商业信誉促进局。1925年，全国警戒委员会转变成一个更强有力的机构——全美商业信誉促进总局。几个月后，经过与联邦贸易委员会和出版行业领导人的磋商，全美商业信誉促进总局宣布了它的计划和程序。

一场打击声名狼藉的广告的联合战役在邮政总署、全美商业信誉促进总局、联邦贸易委员会、食品药品管理局等机构的合作下展开。针对的是一个名为Marmola的减肥药。专利药供应商爱德华·海耶斯曾经因为出售一种声称治疗神经衰弱、精神萎靡、记忆故障的男性壮阳药被捕，并被罚款5000美元，为毁灭罪证，他销毁了500 000名被骗的消费者的名单。然而在同一时间，他又成立了另一家公司，销售用动物甲状腺干粉制作的减肥药。

早在19世纪末，医生已经发现甲状腺素可以加快人体的新陈代谢，通过给予适当剂量的动物甲状腺干粉可减轻体重。到1907年，一些医生发现这种疗法的危险性，使用得十分谨慎。有些医生完全放弃这种疗法，转用更安全的药物。作为专利药商人的海耶斯，却宣称这是医学的伟大发现。减肥药是市场受欢迎的商品，且肥胖不算作疾病，因此不受1906年《纯净食品和药品法》的"治疗"的这一条款的管制，这使得这类商品的推销广告免受监督。

Marmola是个复方药，除了脱水的甲状腺干粉，还含有化学物泻药酚酞和植物缓泻剂鼠李。尽管其中的成分比率在上市以后有过数次的改变，但它的广告主题是不变的。广告说Marmola是用"愉快的方式去除多余的脂肪"，当时的年轻人追求骨瘦如柴，Marmola用电影明星康斯坦斯·塔尔梅奇作代言人，广告语为"苗条的身材如此时尚，明星必须有它们。追求美丽和良好的健康活力，反对过分的肥胖"。Marmola的广告显然很成功，它的销售额在一年内攀升到 60 万美元。

Marmola 的邮购业务生意太红火，引起了邮政署的注意，邮政署传唤了 Marmola 公司，对他们的商业欺诈行为进行诘问。海耶斯派他的律师与邮政署交涉，结果是 1927 年初海耶斯签署了一份宣誓书，发誓该公司"完全放弃"它的业务，并"不会再在将来任何时候恢复"这个业务。但是海耶斯转身就重开了一家叫 Raladam 的公司，这次不做邮购业务，他设立一个办公室，只处理 Marmola 的订单和零售药品，运送货物只用快递，避开邮政局的邮件检查。

第 2 年，海耶斯面临联邦贸易委员会的指控，这项指控针对 Raladam 公司的广告。它的广告错误地说"肥胖的人，一般是患有一种活化不足的甲状腺疾病"。Marmola 的广告还建议消费者仅需"简单地摄取 Marmola，每天 4 粒（每粒含 32.4 mg 的甲状腺干粉），直到体重正常为止"。这显然误导了消费者，这并不是一种科学的减肥方法。

根据联邦贸易委员会的法定程序，先由主审官召开听证会。食品药品管理局的莱曼·基布勒博士做证说，最多只有占 5% 的超重肥胖与他们的甲状腺激活不足有关，而对其余占 95% 的肥胖者，即使悉心管理，使用甲状腺干粉也不会有益处。对于很多人来说，如果有各种疾病，汲取额外的甲状腺干粉是高度危险的。对于任何人，即使是最健康的，过多的甲状腺干粉都会构成威胁。基布勒博士说，Marmola 的这个剂量是"非常不明智的"。另一名证人是乔治敦医学院的威廉·克拉克博士，他描绘了 Marmola 的这个剂量对许多人来说可能产生的严重后果，如果在一段时间内持续服用，可能发生心动过速，以及头痛、紧张、震颤，伴有腹泻、体重下降、出汗，这就是中毒状态。西北大学的一个医学教授认为，对每一个病人使用同样的处方、同样的剂量，是在犯罪。除了甲状腺危象，Marmola 含有的酚酞成分还有造成泻药成瘾的隐患。

Marmola 的危害性，足以令受过正规教育的医学界执业者警觉。而海耶斯居然找来 6 个医生为他站队。他们声称 Marmola 既有效又安全，药典的甲状腺干粉剂量就是 64.8 mg。医生说，甲状腺干粉对他们的病人有效，给他们开处方就是为了减肥。其中一人做证说，一天的给予量为 388.8~2592 mg。海耶斯的证人坚持认为，一般人为了达到预期的效果，可以安全服用 Marmola 60~90 天而不需医生的指导，再说，Marmola 标签警告自我调整剂量的病人要咨询他们的医生，以应对可能遇到的"不寻常的状况"。

美国医学会的调查处主管亚瑟·克莱普博士，就是反对 Marmola 的证人。他吃惊地发现这些支持甲状腺干粉药品的医生，有一些是医学教授，并且所有人都是地方医疗社团的成员。克莱普为同行们的"这一种愚蠢的观点"感到愤怒，他在《美国医学会杂志》社论中写道："美国医学会试图保护公众反对庸医，而个别成员为了谋利却给伪劣药品做证！"克莱普把这些人的名字公布给所有的专业同事，专利药行业的发言人反驳这篇社论是"企图影响证词的反常言论"。

在听证会的主审官看来，基布勒和克莱普等科学家的论点更有说服力。结果是，联邦贸易委员会在 1932 年 4 月发出一道命令，要求 Raladam 公司停止在广告上宣传 Marmola 是一种科学的、有效且无害的减肥药。命令说，如果 Marmola 是作为减肥药而推销，该公司必须同时发布一个声明，说明在该药服用之前，为了安全需要经过有资格的医生做身体检查后给予医疗建议。

海耶斯不服，他向巡回法庭上诉要求取消这项命令。联邦贸易委员立刻反击，向同一法院提出上诉，申请强制令，试图禁止 Raladam 公司继续从事虚假宣传。

巡回法庭的 3 名法官权衡这个案子后，得出了自己的判断。他们撤销了联邦贸易委员会对 Marmola 的命令。尽管本案涉及医疗，但是，撤销的真正原因却无关乎医疗。最根本的，是一个"关乎委员会的裁判权的问题"。法官认为设立联邦贸易委员会的目的，是政府给予商业和贸易以援助与保护。法律禁止的是不公平竞争，如果委员会未能证明其竞争对手因不公平竞争而受到的伤害，案子就不存在。

这是对 Marmola 行动中明显的缺憾。联邦贸易委员会展示了公众受到的伤害，但没有明确地提到任何竞争对手。这一判决助长了海耶斯的胆量，Marmola 的广告甚至带上向政府挑战的口吻。它的标题更加醒目——"肥胖的欺诈？"，在大声抗议对他们"肥胖欺诈"的指责的时候，许多人被误导，从而惧怕正确的和科学的方法。已经销售了 24 年的 Marmola 处方药片在这场愚蠢的风波期间，卖出了数百万箱。

联邦贸易委员会决定上诉。最高法院的萨瑟兰法官认为，"如果保护公众是必要的，使公众不受州际贸易中的药品广告的误导，那么很有必要给联邦贸易委员会以裁判权。"但是他同意巡回法庭的观点，因为在这个案子，联邦贸易委员会的命令并不能成功地击败对手。但这不是全部。必须证明案子是一种不公平竞争，而委员会却未能证明这一点。因此最高法院把胜利交给了 Marmola。

Raladam 一案的判决对政府机构打击专利药欺诈是"一个惊人的挫折"。尽管联邦贸易委员会在很多打击假药的行动上能够证明欺诈已经伤害到诚实的竞争者，但是最高法院僵化地解释法律，极大地限制了联邦贸易委员会对控制广告滥用所发挥的作用。

这个决定也发生在最不恰当的时间，在大萧条的环境下，对不诚实广告的防御体系日渐削弱。受到挫折的执法机构，只有等待新的立法和司法的改革。

坎贝尔对 FDA 的建树

华尔特·坎贝尔出生在肯塔基州的诺克斯郡，他在肯塔基大学获得文学士学位，1906 年在路易斯维尔大学获得法学学位，开始从事法律工作。他在肯塔基州的检验站协助对食品和药品进行执法。1907 年，参加公务员考试，应试农业部化学局稽查员一职。威利欣赏坎贝尔所具有的领导才能，把他放在考分比他高的人之上，亲自提拔坎贝尔为稽查处的稽查长。在新法执行的最初过程中，坎贝尔决定对涉嫌掺假的精馏威士忌采取行动，而此时地区检察官还不知道如何着手。坎贝尔准备了新法令生效之后的第一份没收起诉书，他还起草了稽查员手册。在担任稽查长期间，威利局长被其他食品问题纠缠，坎贝尔独立地建立起在法理基础上的稽查网络。在 1906 年之后的 15 年里，60 多种食品被批准进行调查，包括牛奶、鸡蛋、醋、牡蛎、橄榄油、番茄制品等。市面上许多不道德的专利药被驱除。被肉毒杆菌污染的鲑鱼罐头和橄榄果实的危机得到解决。

当威利在 1912 年辞职时，他最中意的继任者是坎贝尔。但是坎贝尔推辞了任命，他认为化学局局长的职务应该由化学家担任。1914 年，阿尔斯伯格局长在全国划分区域体系时，任命坎贝尔为东区首席长官。他设计出一套处理监管工作的计划系统，使该局在资源缺乏的状况下能够对超负荷的任务区分优先次序。3 年后，阿尔斯伯格要求坎贝尔做首席局长助理。阿尔斯伯格和布朗的主要兴趣是在科学研究上，他给予坎贝尔最大的权力去直接领导执法行动。1921 年，坎贝尔继阿尔斯伯格之后成为农业部化学局局长。

在接替离职的阿尔斯伯格 3 年之后，坎贝尔执意把局长职务交给化学家查尔斯·布朗，他自己坚持认为，执法和化学研究不属于同一个领域，他全副精力放于一个真正执法机构的建设工作上。1927 年，他多年的努力终于有了结果，农业部化学局被分拆成两个局，一部分成为化学和土壤局，仍由布朗担任局长。另一部分新设置为食品药品农药管理局（FDIA），坎贝尔顺理成章地成为行政长官，1930 年，更名为食品和药品监督管理局（FDA），这个机构以执法为主旨，它的职能一直沿用至今。1940 年，FDA 从农业部转移到联邦安全局，坎贝尔成为食品和药品监督管理局局长。他担任这个职务直到 1944 年退休。

1927 年，新的食品药品农药管理局所面临的情况，远比 20 世纪初复杂。许多产品在 1906 年立法时还没有出现。化妆品是一个部分。当时的妇女只是使用简单的粉末、面霜和香料，而唇膏、睫毛膏等并不流行，但是现在已经成为一个巨大的市场。化妆品都是以化学品为原料，其中有一些化学物质对人体组织有害。杀虫剂是另一个部分，一大批新的杀虫剂投入使用到农作物中，农药残留物出现在加工食品中。法律没有规定政府要不断地关注食品中纳入了新的物质，更不用说去控制它们。1906 年的法律没有覆盖这类产品，即使已经被该法律涉及的那部分产品，现在管理权力也很有限。

经过 20 年的实践，事实证明，由于 1906 年的《纯净食品和药品法》存在的缺陷，产生的漏洞越来越大。任何人都可以销售他在自家厨房炮制的药品，只要市场有需求，只要它不含有麻醉药品或少数几项规定在册的毒药，就不需要做测试。如果这种厨房制造的药物是有害的，甚至使一些消费者丧命，制造商也不用把它撤出市场。如果死亡和受害人数上升到足以对社会造成影响，制造商不必承担责任，只要他说，他的目的是治愈顽疾。在大多数情况下，FDA可能会采取法律行动，但如果有争议，就会持续数年，最后的结果仅仅是一个极小的罚款。此时，制造商可以给他的药物取一个新名称，另起炉灶，再收获利益。钻法律漏洞的药品成倍增加，在20世纪30年代初仅专利药买卖的贸易额已达3.5亿美元，远远超过1906年《纯净食品和药品法》通过时的数额。制造商不断地开拓新的产品，而法律没有给予执法者足够的司法权，管制那些招摇过市的危害公众健康的食品和药品。

具有法学背景的坎贝尔比机构里的任何人更习惯于从法律的角度思考FDA面临的问题。他看到的不是简单的个体企业和产品，而是巨大的社会结构中的诸多因素，阻碍着他的机构执法。从担任第一任稽查长开始，20年来，他参加过一次次总统召开的会议，每一次都是带着希望去，然后是绝望地归来。坎贝尔经历过罗斯福进步时代的后期，直到现在共和党政府所谓的"回归正常"。

第一次世界大战之后，美国曾出现历史上最严重的通货膨胀，发生了种族骚乱和广泛的罢工。在社会的动荡中，激进派的人被驱逐出立法机构。20世纪20年代共和党重新入主白宫，保守势力执掌政府，总统从沃伦·哈丁、卡尔文·柯立芝到赫伯特·胡佛，都是清一色的商业党，他们的总体立场是支持和扶植私人企业，他们的社会政策是把法令从原来用惩罚性方式保护公共利益，改变成指导和教育，并与厂家进行和谐沟通，而把联邦机构的监管作用予以减弱和束缚。

机构从建立以来一直经费不足，以致无法增加人手以应付日益增加的工业产品。65个稽查员需要监管110 000种不同的产品。在1930年，机构只有295名员工，却要覆盖全国1亿人口的食品和药品问题，年度预算甚至少于农业部制作快讯的数额。

FDA手握《纯净食品和药品法》的尚方宝剑，但是，这是一把残缺和迟钝的剑。

局长坎贝尔感到不堪重负，并希望尽他的能力所及，使用策略和必要的诉讼，试图堵住"泄露的堤坝"。因此他做的大部分工作是警示企业的违法行为，再与公司领导进行谈判，以阻止化学物质最严重的滥用。坎贝尔和他的同事们在迂回作战中等待时机。

揭露假药新黑幕

尽管政府机构的监管执法举步维艰，在政府之外，美国医学会这样的社团组织，也从没有间断过打击医疗骗术的努力。作为主要的全国性组织，它拥有很多技术专家。该协会的制药和化学理事会于 1905 年成立，此后建立了一个化学实验室，运用分析检测，从似是而非的药物中辨认有效药物，以确定哪些是有价值的专利药产品，这些产品就会被批准在《美国医学会杂志》上刊登广告。调查分析的结果无论好坏，都会刊登在杂志印发的小册子上。从 1906 年化学实验室开始运转以来，累积的资料已经很多，以致协会认为有必要设立一个宣传部扩大宣传，向会员和公众揭露假药骗子。宣传部的主管是亚瑟·克莱普博士。

亚瑟·克莱普作为一个编辑助理加入美国医学会时，正是国会通过《纯净食品和药品法》的那一年。一个 34 岁的年轻人，前不久刚从威斯康星医师和外科医师学院获得了医学博士学位。克莱普原来是高中教师，他学医是出于一个特殊的事件，一种个人使命感。他的女儿生病了，克莱普找来一个医生治疗，殊不知那个人原来是江湖庸医，幼小的女孩死去了。因此，克莱普对江湖庸医产生了不共戴天的仇恨，他发誓学医，丰富自己的医疗知识。学成以后，他选择美国医学会提供的期刊工作，致力于以自己的毕生精力去打击医疗骗术。

克莱普首先重印塞缪尔·亚当斯的《美国大欺诈》，直至 1913 年前后印刷了 5 版。1911 年，他自己编写的 500 页《专利药品和骗术》发行，把大量秘方的历史案例公之于众，这本集子第一年就被购买一空，第 2 版比第 1 版增加了 200 多页。1921 年，克莱普编集第 2 集，超过800 页。按照克莱普的说法，这是"一本名副其实的骗子界的名人录"。克莱普的工作卓有成效，他收到大量来信，医生们来信询问有关他们病人使用的专利药，协会是否掌握什么信息。

1929 年，美国发生了历史上最严重的经济萧条，经济灾难使无数商家倒闭，然而也使许多小规模经营者加入激烈的竞争中，医药生意在这种时候总是更有利可图。许多古老的和绝迹的秘方，曾经红火的医生专利药的过时版本，多被翻拣出来放入贸易渠道，利用新兴的无线电台大肆广播。

20世纪30年代的经济萧条放大了《纯净食品和药品法》的许多缺陷，带来消费者需要的新观念。一本由经济学家斯图亚特·蔡斯和弗雷德里克·施林克合写的《你的钱的价值》，第一次用消费者的眼光看商业、广告和销售经营的"爱丽丝奇境镜中世界"。这本书成为一个新的消费者运动信号。它呼吁成立消费者组织，让消费者能够通过以科学为基础的检测获得准确的产品质量信息。施克林和亚瑟·凯勒特进一步组织了一批消费者进行研究，通过对产品的检测介绍和比较产品，给付费的会员发布公告。一直到1934年，有48 000多个有文化的消费者加入了团体。施林克和凯勒特把他们的技术分析和讨伐的短文编辑成一本书——《一亿只天竺鼠》，以及随后的一批书籍。这些书籍用生动的事实揭露市场上泛滥的食品、药品和化妆品等对健康的危害，也抨击在当时的"柯立芝繁荣"掩盖之下，由混乱浪费和无计划的经济体系维护和纵容的结果。批评直接指向当时执行食品和药品监管的FDA，及该机构的行政长官坎贝尔局长，指责该机构对无良医生和卖假药的骗子过于仁慈。

对来自社会舆论的犀利谴责，FDA的大多数行政人员感到不公平，且难以忍受。坎贝尔虽然身处困境，却欢迎这种来自社会的压力。他多年来一直努力寻求修正法案，弥补法律的缺陷，如果《一亿只天竺鼠》等书籍造成的社会舆论，能够为他们推动法律修正案的通过助一把力，他和FDA宁愿承受这样的压力。在1932年大选后，民主党的富兰克林·罗斯福获胜，坎贝尔等待的契机终于来临了。

1929年经济崩溃后，国家不得不考虑建立新法律和法规以振兴日渐萧条的经济，因为萧条不仅是经济的问题，也会在政治上带来动荡。1933年3月4日，富兰克林·罗斯福就任总统，他说："这个国家要求采取行动，立即行动。"他还说，他可能不得不采取和使用战时总统的权力。这个表态赢得了热烈的欢呼声。

6　载入史册的 1938 年《食品、药品和化妆品法》

富兰克林·罗斯福新政

美国在经历了共和党总统执政的"柯立芝繁荣"的 10 年之后，陷入历史上最严重的经济萧条期。在 1932 年大选期间，国民生产总值 580 亿美元，比 1929 年下降了 44%，工人的时薪比 3 年前低 40%；大萧条时期的破产银行达 5096 家，道琼指数降到 31.22，比 3 年前下降 90%。1933 年 3 月 4 日，即富兰克林·罗斯福从胡佛接手总统大权之日，始于密歇根州的银行倒闭所引起的恐慌，已经蔓延到全国，挤兑的储户疯狂地堵住银行，32 个州的银行全部关闭。美国的经济濒临瘫痪。新总统即刻动用战时授予总统的权力，关闭全国银行，冻结国家黄金供应。第 4 天，完成第一项紧急状态法令，一个重建和完善规范银行、接管倒闭银行的法令迅速生效。罗斯福的百日新政以及一系列紧急法令的出台，为变革拉开序幕。

原哥伦比亚大学法学院的教授雷克斯福德·塔格韦尔，是罗斯福带到华盛顿的新人之一。貌似温文尔雅的小个子塔格韦尔，1932 年被邀请加入罗斯福竞选的智囊团，成为智囊团的中坚人物，在罗斯福入主白宫以后，是协助总统百日新政的主要顾问之一，并在新总统组建的内阁中出任农业部助理部长。

面临百废待兴的局面，罗斯福在新政实施的百日中，虽然没有把食品和药品问题列在迫切要解决的问题里，但在塔格韦尔上任之前，他曾会见过全国消费团体的领导人。他们向塔格韦尔承诺会提供证据，证明现任的食品和药品管理机构的官员是腐败的。他也阅读了一些市场上伪劣产品和欺骗性的宣传造成的危害健康甚至危害人命的报道。塔格韦尔在就职前就公开地说，食品和药品的管理已经被保护商业利益的图谋导入歧途，这是他要解决的第一批问题之一。他毫不掩饰他的立场，他说，没有任何地方比这个行业更直接地暴露贪婪和无情，没有比销售食品和药品的自由市场更为典型的例子，这个领域的"纯"自由市场可能允许杀害公民在先而调查在后，然后开展徒劳的行动，人民根本没有保障。"为消费者，我会尽力去改变这种状况，不会屈服于任何政治。"塔格韦尔着手介入 FDA 的事务，局势的发展比该机构官员们期望的要快得多。

就在 3 月上旬，局长坎贝尔收到塔格韦尔转来的一封群众来信。来信询问有关一种用来喷洒果树的农药砷酸铅。塔格韦尔用铅笔附了一张便条给坎贝尔说："如果砷酸铅是一种毒药，为什么我们要支持这样的喷雾剂呢？"

局长坎贝尔在办公室正与几个人谈话时收到这张便条。坎贝尔和他的同事们正满怀期待地欢迎新政府，而他们迎来的农业部新助理部长塔格韦尔的第一个问题却是敌意的质问。这是在责怪坎贝尔吗？坎贝尔有太多的委屈和无奈。这张便条顿时让屋子里的人们感到愤愤不平。难道新部长不知道 FDA 虽然有监管权，但是法律向着企业的自由权利倾斜，限制政府机构的法规对企业的制约。愤怒之下，坎贝尔告诉大家，明天早上第一件事情，他要去部长办公室，讲述一两件事给他听听。这时，在座的人中有一个叫本杰明·怀特的人头脑比较冷静，他意识到，塔格韦尔的便条虽然气人，却表明他是站在强硬执法的一边。在 FDA 工作的人这么多年几乎没有得到过背后的支持，以致这种支持来临的时候，他们都没有意识到。坎贝尔冷静下来，觉得怀特的看法是对的。他应该争取塔格韦尔成为他们的同盟军，说服他支持修改《纯净食品和药品法》。

第二天，坎贝尔一早就去敲了助理部长办公室的门。坎贝尔和塔格韦尔都有法学的背景，初次的面谈后，两人很快有了共同语言。坎贝尔介绍机构的监管工作的历史，陈述了《纯净食品和药品法》的弱点：在过去的 25 年里如何取得少数几条的积极修订，又如何历经共和党三届总统执政时代对该法的许多内涵所作的削弱。他们的讨论很快进入有关现有的食品和药品法规未能提供对消费者有效的保护措施的问题，并取得一致的意见——修订《纯净食品和药品法》势在必行。

塔格韦尔立刻开始了行动，他在当天上午去白宫时，就向罗斯福总统提出了修改《纯净食品和药品法》的建议。他提醒说，《纯净食品和药品法》是老罗斯福总统一手缔造的，小罗斯福总统一直把"叔叔泰迪"（老罗斯福）看作是自己的楷模。该法律年久失修，继承这项为民造福的事业，现在正是合适的时机。

到中午的时候，坎贝尔再一次被召唤到塔格韦尔的办公室。这位助理部长很兴奋地告诉他，总统已经批准并授权对食品和药品法作重大修订。事情进展迅速，FDA招聘了两个法学专家起草新法案。FDA官员和农业部的律师们很快得出结论，威利法，即1906年《纯净食品和药品法》在当时条件下的局限性，小的修改已经不足以适应执法权的需要，他们的目标是保留一部分1906年《纯净食品和药品法》的文字，但是将会是一个全新的法案。

按照程序，首先需要起草提案。塔格韦尔希望把这项提案作为百日新政的法案之一，这就要求国会举行紧急会议。起草的过程是仓促的。塔格韦尔和同事与药品、食品及出版业界代表举行征集意见的会议，要求他们对新法提出建议。政府官员并没有透露新法草案的具体内容，这使工商界产生了一种不祥的感觉。尤其使他们担心的是，塔格韦尔是该提案的倡议人。

这种担忧不无道理，他们普遍认为在罗斯福的智囊团中，没有人比塔格韦尔更怀疑商业界是有罪的。塔格韦尔于1933年出版的《工业的行为准则》一书中，直言不讳地说："产权与财权将要服从于人权……值得怀疑的是，我们的商业行为和投入的90%的费用，不是用于一个良好的社会目的。"塔格韦尔相信计划经济，他的学术理论在广泛的公开讨论中已经被看作是扮演了一个重要的反派角色。只要是塔格韦尔插手的事情，就一定对商界不友好。他的对手们故意把将要出炉的提案冠以"塔格韦尔法案"，用了塔格韦尔这个可怕的名字，就必然给提案招来更多的反对者。

这个提案，本来的目的是延续原有的法律，并在此基础上加以补充，它的主要补充是：

——药品的成分和含量必须在标签上注明。

——禁止在广告上有超出产品的标签内容的误导性陈述，或者声称治疗功能。不能宣传"可以自行治疗疾病"，包括阑尾炎、血液中毒、痔、性无能、鼻窦感染以及性病等。

——新法提案附有一个目前没有药物能够治疗的疾病名录，这个名单可以由 FDA 根据医学知识确认的情况下随时做增减。不论是秘方药还是处方药都不能够声称治疗这类疾病。譬如癌症、糖尿病，如果药物是为治疗这些病症，必须说明仅是治标措施的疗法，或不能说任何确切的东西。

——对于杀菌剂和防腐剂，必须有明确的标签说明在什么条件下才会真正杀死细菌。

——增加对专利产品和治疗器具产品的管理。

——实行许可证经营制度。

——制药工厂包括专利药品制造工厂将受 FDA 稽查员检查，若与政府监管部门对抗可能受到通报。

——对违规者的处罚更严厉，如果被证明违法，企业主可能受到监禁的处罚。

——药品、食品和新加入的化妆品使用同样严格的标准。

还有其他若干方面，这大大地扩大了政府执法机构的控制和监管范畴。

提案没有明确禁止任何药物，而在厂商看来，按照他们经营的经验，这等于是禁止了专利药和秘方药。不论是公开标示成分还是下调治疗适应证，他们的产品都将失去市场，谁还会买呢？

论战修正法案

塔格韦尔和坎贝尔原本希望在新政的第一个百日里横扫国会。但是事实并非如此，他们遇到的阻力，远远超过预期。一场历时 5 年的立法之战才刚刚开始。在国会，首先的困难是落实谁来牵头做议案发起人。FDA 是农业部里的一个部门，参议院和众议院的农业委员会主席都表示，他们不能考虑这项改革措施。似乎国会议员们都受到来自选区的制造商、批发商和零售商等有关食品和药品的工商业界的压力。最后纽约州的参议员、参议院商业委员会的主席洛伊尔·科普兰挺身而出，志愿挑起这个担子，成为议案发起人。

科普兰是一个温文尔雅的人，他以每天早晨将红色康乃馨插在上衣扣眼上而闻名。科普兰看起来并不像一个斗士，在辩论时彬彬有礼，给人的印象更像一个随时准备妥协的人，而不是立场坚定的强硬派。激进的改革者甚至怀疑，科普兰是否真正热心于改革。然而，出人意料的是，这位外表保守、衣冠楚楚的绅士却坚定地致力于食品和药品问题的改革。在从政之前，科普兰是个医生，在他担任纽约市卫生局局长期间，纽约爆发了致命的肉毒杆菌中毒事件。FDA从引起中毒的食源橄榄一直追查到违规的制造商。他们不仅检查到引起疾病的细菌，而且设立新标准，因此拯救了这个正在倒塌的食品加工业。他着手处理过一些伪劣产品的案子，但当时《纯净食品和药品法》却无能为力。他在参议院担任提案人的目的是修补《纯净食品和药品法》，堵住漏洞。现在，他接受了坎贝尔提案中的条文，眼见国会紧急会议接近尾声，科普兰本人还没来得及阅读提案的全文，就匆忙地把提案推出。

在农业部和FDA起草提案的几个星期里，来自商业界各个行业的反对派正在策划抗议活动，严阵以待。只要新的食品药品法提案一向国会提出，精心编排的抗议、叫嚣和喧闹，将会充斥国会的走廊和新闻界的办公场所。事实上，食品和药品行业并不是全都反对该议案，反对派是想把声音闹得越大越好，企图给人造成全行业反对的印象。

为攻击新法议案，反对派将其冠名为"塔格韦尔法案"，一个药品贸易商的御用作家说："全世界都知道，他访问过俄罗斯。""一战"之后出现的"苏维埃"社会主义，在当时美国人的印象中是被妖魔化的。塔格韦尔访问过苏联，这正好被拿来作为攻击新法议案的口实。反对派的制造商把它上纲上线到严重的政治颠覆论，说新法议案将把美国药品的生产及销售"苏维埃化"。

在《国家》刊物上的一篇文章说："这项议案直接挑战了崇尚自由的美国人宣传和销售马搽剂作为肺结核药的神圣权利；干扰人们赚钱，这正是违背宪法的。"

对议案最激烈的攻击者是两个专利药生产商的团体——专利药协会和医药制药厂商协会。他们担心政府为了促使全国经济快速复苏，可能让该议案与其他新政议案一起很快通过。反对派必须使用全方位的武器迎头阻截。他们将上百封信件发送给国会议员和其他政府机构，用各种理由谴责新的议案。他们动员制药公司的雇员写信给议员，致使每个国会议员的办公室收到大量文字雷同的来信。这些堆积如山的群众来信几乎千篇一律，说新议案"将让数千男人和女人失去工作。将关闭几十个制造工厂和数百家门店……这对任何人都没有好处……"

贸易团体的宣传单还发送到各地的零售商。宣传单上煽动说：

零售商先生，您是否知道

——国会有个新的食品药品和化妆品议案有可能使你歇业？

——你的客户将再不可能买到你销量很好的没有医生处方的药品？

——你卖得很好的许多商品将被迫完全撤出市场？

——这些悬而未决的议案，将授予政府官员对制造商的业务和您的业务以绝对支配的权力？

……

传单鼓动零售商去国会抗议，让他们的每个员工写信，让供应商和业主知道，如果该新议案被通过，他们可能无法再与零售商做生意。

有个制造商把信发送到报纸广告商那里，上面写着：您即将失去食品、药品和化妆品生产企业广告的可观收入……您应该把所有的个人压力传达给您的参议员和众议员。您需要引导公众，从而激起他们反对这个议案，那是一个会大大限制个人权利的计划。

如果这个议案成了法律，我们将被迫取消每条 Creomulsion 产品线（一个咳嗽糖浆，广告说能治疗肺炎）……这只是许多药品、化妆品、食品广告中的一个，其他所有的产品将会以这种方式被迫清盘。

鼓动者极力说服所有的同行行动起来对消费者和立法者施以影响，对他们说，议案建议的法律是激进的和危险的，背离了宪法。专利药期刊的律师表示，如果该议案获得通过，"没有任何厂家可能继续开展业务，除非华盛顿官员开恩"。这有一些道理。五颜六色的水将不能再作为癌症治疗剂；而马搽剂这种酒精混合物不会再被视为可以治疗结核病的药品。

专利药制造商的煽风点火果然把反对的烈火遍及全国，引起的恐慌甚至波及到平常老百姓家。北卡罗来纳州惠特克斯的一个贫穷的老人艾玛·卡莱尔搞不明白，她写信给国会议员，说她担心新法律条文。"如果任何人有头痛病，使用一杯百里香茶是否会是一种违反法律规定的行为？穷人能不能有一位医生为他治疗轻微的划伤？"

这场遍及全国的反对浪潮，反而促使支持立法的团体再次联合起来声援新议案——像 30 年前那样，妇女俱乐部、科学家、政府卫生官员、药剂师、公共卫生团体，也包括少数的正统制药公司，现在又增添了新生力量的消费者研究团体。他们相信这个议案的支持者会占据上风。

在此之前，由消费者研究团体的积极分子陆续出版了几本书籍，揭露了食品和药品行业中危害公众健康的欺诈行为。影响比较大的一本书《一亿只天竺鼠》于 1933 年发行，第一年就印刷了 27 次，随后几年仍然畅销。与 1906 年的《美国大欺诈》不同的是，作者亚当斯在当时的写作过程中与农业部化学局威利局长有密切的配合，而现今的黑幕揭丑人对食品和药品管理部门的官员持批判的态度，他们批评这个官僚机构对公共福利漠不关心，是被劣质品制造者和无良庸医所雇佣。他们认为新法议案没有完善到足够让他们可以接受的程度。

FDA 的行政人员没有因任何一方的猛烈攻击而放弃阵地。坎贝尔相信，最重要的是事实，那些由于伪劣产品危害公众健康乃至生命的证据，对于支持一个新法的通过将是核心要素。他着手与机构的工作人员一起从他们记录和了解的案子中选取十几个最严重的、最典型的案例。他们先在 FDA 的办公楼内布置一个展览室，陈列了十几个产品，包含其药瓶和外盒、标签、广告、死亡证明，从而分析这些产品导致的事故，造成生命或肢体、器官的伤害。FDA 在处理这些产品的过程中了解到监管失利的原因，是现存的法律无法支持执法机构防止事件的发生。

当这些触目惊心的案例集中在一起陈列的时候，给人的震撼是强烈的，它在华盛顿引起轰动。记者把展览厅戏称为"恐怖陈列室"，以致总统夫人埃莉诺·罗斯福听说后专程前去参观，并在留言簿上写下她的观后感。很快，展览的案例被复制多份，一组被送往芝加哥世纪博览会展出，其他的送往全国各地的妇女俱乐部，FDA 的官员也携带它们出去演讲。

坎贝尔带了这些案例去国会听证会做证。"恐怖陈列室"的案例中有一种被称为"睫毛的魅力"的化妆品，这是一种以合成的苯胺染料为原料的染睫毛膏，这个产品的受害人是住在中西部地区的 J. W. 穆瑟夫人。穆瑟夫人是当地家长委员会的主席，由于工作努力，被授予荣誉奖状。她要去出席授奖的宴会，她的照片将在该州的家长杂志上登载。因此，她在去宴会的几小时前，特地去了一家叫百德的美容店做头发，那里的服务人员说服她把眉毛和睫毛同时润色一下，会更漂亮，她同意了。润色使用的是"睫毛的魅力"染膏。

两小时后，穆瑟夫人的眼睛感觉刺痛，不断流泪，面部皮肤变红和肿胀。她去药店，买来一支软膏，但是没有得到什么帮助。她忍着痛苦去了晚会，因为她是获奖的嘉宾，她认为自己必须出现在宴会上。到晚上 9 点，她不得不提早离席回家。第二天早晨，她无法睁开眼睛。她先去看了医生，接着去医院。她的脸变得肿胀，眼睛里流出脓液。她的眼皮下生出几处溃疡，并已经侵蚀到眼球。经过 8 次手术和几个月护理，她在离开医院时已经永久失明。

制造"睫毛的魅力"的公司在公开场合承认有些客户反映受伤，但反驳这不是大多数。虽然有少数人确实对产品有不良反应，但对大多数人是有效和无害的。该公司把这个配制剂的名字变更了好几次，继续在市场上出售。有多少人被"睫毛的魅力"染料损伤，尚不清楚，但有一家公司销售的同类产品有它的记录，记录显示 370 例妇女由于使用后的感染导致失明或死亡。案件被庭外和解。据估计，大约每 100 位使用过"睫毛的魅力"的妇女中，就有 1 位患过严重的眼皮红肿和眼球溃烂，其中大多数人丧失了他们的部分视力。

坎贝尔用这个事例向立法者证明，新的法律必须有监管化妆品的条例。但是企业的游说团说，这个事件只是罕见的个别例子，不能代表整个行业的产品。而且，"恐怖陈列室"陈列的这个产品已经被撤出市场。一个妇女组织的代表阿尔文·巴伯夫人——她是美国大学妇女协会会长——愤怒地反驳。在国会听证会休息期间，巴伯夫人在会场外的大街上转了一圈，在距离会场六条街的范围内，她找到四家理发店，发现每家店都在销售"睫毛的魅力"。巴伯夫人的证词，让咄咄逼人提问的议员们哑口无言。议员们要求派代表团去 FDA 总部观看"恐怖陈列室"的全部展览。

坎贝尔赢了一个回合，但这只是一小部分。"恐怖陈列室"展示的另一个产品"疯狂水晶水"暴露出现存法律的更多缺陷。"疯狂水晶水"自称出自得克萨斯州矿物井的泉水的广告满天飞。它的广告在全国的电台播出，而一次广告费用高达数十万美元。广告说：水晶水让"成千上万的人用简单自然的方式喝出他们的健康"，"它治疗慢性病带来的便秘、高血压、风湿病、关节炎以及肝脏和肾脏问题造成的自行中毒、肤色不良及多余的酸性物质……"几乎是包治百病。

FDA的实验室检验报告显示，所谓治百病的"疯狂水晶水"，实际上是一种泻盐，它含有98%的硫酸钠。这种盐溶在水里，少量服用是一个良好的通便剂，俗称"格劳伯的盐"，是民间常用的老方子。但是大量服用，硫酸盐晶体在肠胃里可能导致肠胃破裂和腹膜炎。在这类产品热卖以后，仅在费城一地调查的481个死于腹膜炎的人中有437个是由于泻药造成的。据来自梅奥诊所进一步的调查资料表明，腹膜炎的死亡率中，由通便剂导致的情况约占95%。

FDA曾经在1922年对该产品采取行动，根据1906年《纯净食品和药品法》和1912年《谢利修正法案》，起诉"疯狂水晶水"的制造商标示误导，制造商被罚款100美元。之后他并没有改变标示，只把声称的治疗功效从包装的前部移到后部。当联邦FDA的稽查人员又截获他发运外州的货物，准备将其销毁时，制造商为了取回这15箱货物，以书面形式承认标签上的声称是虚假的欺诈，并保证把标签上的声称去掉。然而，"疯狂水晶水"的售价高出药店出售的普通格劳伯的盐制剂6~30倍。暴利驱使着制造商不肯轻言放弃。他改变策略，删去产品标签上声称的疗效，采用广告和传单宣传产品的治疗作用。砸巨款上全国广播公司的广告，大堆的传单附随产品的包装一起发放给客户。广告和传单不受FDA的规管，这只老鼠躲在法律的漏洞下，猫抓不了它。

"恐怖陈列室"的陈列内容也没有遗漏与毒品有关的证据。一个叫哈比提纳的专利药，其制造商说它是用来戒除烟瘾的。他们的标签说："哈比提纳肯定能治愈吗啡等毒品成瘾者，使用方法为内服或皮下注射。哈比提纳样品免费邮寄给任何毒品成瘾者，普通包装2美元。"这种所谓可戒任何毒瘾的专利药，实际上每瓶含有518.4 mg吗啡和259.2 mg

海洛因，以及酒精和咖啡因，加上调味成分以掩盖这些东西的气味。广告建议："停止使用麻醉品，并采取哈比提纳支持身体系统，不用任何老药。"服用者应该逐渐减少剂量，直到他们完全停止服用它。事实是，根据一位医生的报告，他有个病人有每天服用 387.6 mg 吗啡的习惯，当她开始服用哈比提纳，最终却发现自己每天吞下了 1 036.8 mg 吗啡和 518.4 mg 海洛因。更不幸的是另一个妇女，在 5 年中花掉 2 300 美元服用这种"戒毒药"，最后穷到连鞋也买不起，仍然没能戒掉毒瘾。

1922 年，哈比提纳的制造商——圣路易斯的三角洲公司的两个企业主被捕，被指控用邮件发送毒品和利用邮件进行预谋诈骗。案子审理中，FDA 陈述了哈比提纳对受害人的严重影响。被告向法庭提交了 8 个病人的推荐信，其中有 4 人由于过量使用该药已经在开庭之前死亡。三角洲公司的两个企业主普鲁伊特和布鲁斯被判有罪。各人罚款 2 000 美元，判处 5 年强迫劳役。两人不服，提出上诉。上诉法庭的孟格法官驳回原判中通过邮件发送毒品这一条罪状。他认为，普鲁伊特作为注册医生是允许这样做的。第二条罪状——预谋诈骗，送回重新审理。普鲁伊特和布鲁斯被释放，新的审判后来再也没有进行。在那 5 年中，他们卖出了约 50 万美元的产品。

坎贝尔指出，这个国家有数以十万计的吗啡和鸦片上瘾者，他们现在依赖于哈比提纳这样的专利药物，FDA 却无"法"可管。

"恐怖陈列室"揭露的案例对专利药的控诉是如此强烈，以致专利药制造商发起攻势，堵截它的传播。他们利用 10 年前颁布的一项法律（该法律阻止联邦政府官员游说立法代表），扬言要为自己的利益起诉 FDA 企图游说国会争取他们的提案通过的这一行为。在与司法部磋商后，FDA 取消了全国巡回展览计划。FDA 负责教育宣传的主管露丝·兰姆于是把展览内容编辑成书，发送给民众，书名就是《美国的恐怖陈列室》。

科普兰议案

但无论是"恐怖陈列室"还是坎贝尔的最真诚的证词，都是试图说服国会使"塔格韦尔法案"获得通过。专利药的利益团体和他们报界的盟友，组成"最喧闹的和最坚定的现代游说团之一"，以扩大他们的影响力。反对派为阻止"塔格韦尔法案"通过，将此案涉及的所有行业都动员起来，其中包括广告、出版、水果种植、食品加工、化妆品制造、医药制造等行业，这些行业都有各自的利益代言人，纷纷代表行业游说科普兰参议员。

在国会参议院，科普兰是个非常有妥协精神的人。正如在首府华盛顿谁都知道的一则笑话：制定法律就像制作香肠，所有台面上下的交易、人情、偏见和权力因素的渗透，都要掺合在一起，才能搅和出一条可用的香肠（法律）。科普兰就是这么个善于制作这种香肠的人。

关于议案的听证会一直进行了几个月，科普兰几乎每天都出席会议，听取意见，甚至单独会见了各行业的代表。1934年初，科普兰制定的一个被称为"理智的、明智的、可行的"法规修订版本出笼。这个修订版本在沃尔特·坎贝尔看来，虽不如第一个议案，但是仍然有"可取之处"。但是对于反对和支持新法的两个阵营，对修订版本不满的程度几乎一样。极端的两头，都提出了自己的版本。

科普兰机敏地搅和他的"香肠"，先后做了5次修订。在1935年第74届国会开始后，科普兰的议案又回到参议院的委员会。这时候，罗斯福第一次表态，希望制定新法，以保护"诚实的企业"，立法对"逃避（税）者和欺诈者"给予惩罚，以"提供商业领域的消费者信心的保障"。

参议院的辩论胶着在两个条款上，反对派企图以联邦贸易委员会取代FDA，成为食品药品和化妆品广告的监管机构。在过去20多年，联邦贸易委员会执行对虚假广告的监管。现在，该机构的戴维斯局长明确地表态，他们不想放弃执行监管的垄断地位。戴维斯的愿望得到所有专利药团体的坚决赞同。科普兰试图说服他的参议院同事，以Raladam案子（销售Marmola减肥药的公司）为例，法律限制联邦贸易委员会涉及案件，因为它的程序缓慢，惩罚微弱。由于食品药品和化妆品广告必然延伸到标签问题，拥有科学专业人员的FDA应该承担这项工作。但是在参议院里戴维斯和联邦贸易委员会的支持力量远远超过他们。科普兰斡旋无果，只得再修改版本，最终修改到第5次的版本，已经面目全非。科普兰逐渐地失去了美国医学会、消费团体和美国医药协会的支持。

众议院委员会的听证会在委员会主席、肯塔基州的议员弗吉尔·查普曼主持下进行。查普曼的风格与科普兰很不一样，他锐利而又老于世故。在众议院重新听证参议院已经调查过的问题上，他对每个证人的背景都做了调查研究。在漫长的听证会中，他对相关的产品和企业方的证人一个个进行询问，他相信这会有助于众议员们和广大民众接受一次生动的教育。

在一长串的证人名单中，有个叫威廉·雅各布的，他曾经是美国联合医药制药厂商协会的宣传主席，他经营着把广告登载到发行遍及南方的教堂报纸。

在查普曼咄咄逼人的提问之下，雅各布虽然承认写信给报纸和电台陈述他赞成的法律，却否认曾经威胁教会的报业，说如果新的食品药品议案通过，他们的广告将会受损失。他也不肯正面回答他是否知道在宗教报纸上登载的药品广告已经在美国食品药品监管局公告中被点名有严重问题，诸如声称治疗毒蛇咬伤、溃疡、癌症等。

"你不觉得，"查普曼问道，"之前你插入在这些宗教期刊的广告，印在同一列竖的或横的赞美诗、祈祷词之间，成为孩子的圣经课程，你应该知道这些产品是什么？"

雅各布回答说："主席先生，如果这条规则也适用于所有的报纸和广告，就没有广告了。"

"你知道，"查普曼说，"许多人，当他拿起教会报纸，给予它仅次于圣经的信任，甚至包括了对（药品）Calotabs 和 666 广告（的信任）。"

雅各布显然回答不了这个悖论。

"你是个很好的推销员……"查普曼说，"我希望我们有一个像你这么好的推广者。"

查普曼的教育运动在众议院只获得部分的成功。现任联邦贸易委员会主席尤因·戴维斯是众议院的前议员，传统的纽带使他在众议院小组委员会有很强的人脉。到后来，查普曼几乎是全力地与委员会的其他成员拼打，针对 FDA 的广告控制权这一条款，他没能战胜票数多得多的对手。听证会 9 个月后，一个替代的议案被带进众议院议会。它包含了部分对多种扣押权的复原，这部分曾经被参议院的贝利修正案删去。但它把食品、药品、化妆品广告的控制权交给联邦贸易委员会独家掌控。

眼看本届的会议结束日期一天天接近，罗斯福总统发出通知，他希望在会期结束之前采取行动。参众两院的委员会在相互冲突的观点上终于协调出一个共同的版本进行表决。科普兰尽管好和稀泥，但是却坚守食品药品管理局必须对广告的健康与否拥有裁决权，联邦贸易委员会对涉及经济诈骗的广告要进行监管。

到 1937 年，国会的议案还是看不到明朗的结果。然而各州的州议会正在依照科普兰的蓝本，一个接一个地通过新法。这给企业业主形成压力，他们希望联邦的法律尽快出来。国家的法律往往会承担更广泛的义务，使各州执法机构在实际执法中有更多和谐的制衡作用。

1938 年众议院再次表决的时候，联邦贸易委员会还是赢得了与 FDA 竞争的广告管辖权。此时塔格韦尔已经辞去副部长职务，坎贝尔和他的 FDA 同事们倍感前景黯淡，路似乎走到了尽头。而这时，一场前所未有的医药危机正在悄然发生。

磺胺酏剂药事故

1937 年 10 月中旬，全美报纸头条新闻都报道了某地发生了一连串与磺胺药剂有关联的死亡案件。这则消息特别令人不安，磺胺药是广泛应用的化学药物，在当时被作为"特效药"使用。

磺胺药是科学家们寻找了几十年的第一个真正的抗菌药，能够有效地攻击和抵御几种病菌，对付由那些细菌感染引起的疾病。德国拜尔公司在 1906 年从一种做染料的化学物质中找出来作为药用。而一直到 1935 年，巴斯德研究院发现磺胺药的活性剂具有有效的抗菌消炎的药理作用以后，它迅速成为最受欢迎的抗菌药。磺胺药被称为"奇药"，最常用的是治疗性病和链球菌感染的儿童咽喉炎。到这时，拜耳公司的磺胺药专利早已过期，任何人都可以生产制造磺胺药，并从这个神奇之药的利润中分一杯羹。

在田纳西州布里斯托尔有一家小型的药厂麦森吉尔公司也在制造磺

胺药。麦森吉尔的销售员向公司汇报，产品很受欢迎，如果能做一种口感更好的液体形式，将更适合儿童服用。公司接受这个建议，决定开发磺胺药的口服液。

麦森吉尔公司的首席化学师哈罗德·沃特金斯着手这项试制工作。他开始想做出覆盆子口味的液体剂，尝试了许多通常的药用溶剂，磺胺都不溶解。为解决这个问题，他转向乙二醇类溶剂，因为它与常用的甘油（丙三醇）很类似。终于，他发现乙二醇这种略带甜味的溶剂似乎适合与磺胺调和，按照 4.9 g 磺胺与 29.6 mL 乙二醇配制可以做出清澈的无气味的混合剂，为了解决低温状态下两种化学物质分离的现象，最终定为 2.6 g 对 29.6 mL 的混合液剂。化学师对新的混合剂的外观、味道感到满意。没有做任何动物试验和临床试验，没有确定单独化学成分药效或混合剂的药效，新的磺胺液剂分别在布里斯托尔和堪萨斯城的工厂同时投入生产，共制造出 908.5 L，分装成 118.3 mL 的瓶子。从 1937 年 9 月 4 日开始，把这种被称作"磺胺酏剂"的粉红色黏稠液体药品发送出厂。

药物经过药剂师送到医生处，然后到达病人手里。10 月 11 日，俄克拉荷马州塔尔萨市詹姆斯·斯蒂芬森医生，第一个发出紧急电报给美国医学会的芝加哥办公室，要求提供麦森吉尔公司产品的成分，因为他的 6 名病人服用后立即死亡。协会回答的电报说他们从来没有鉴定过任何液体形式的磺胺类药物，没有资料。协会立即发电报给麦森吉尔公司索要样品。该公司说如果协会承诺对该药的成分保密，才同意寄送样品给他们。美国医学会在实验室里很快对其进行检验，结果确定乙二醇是一种剧毒物质。

此时，纽约的一个医生听到关于新的液体磺胺药在塔尔萨市导致病人死亡的消息，他在 10 月 14 日打电话向华盛顿的 FDA 总部报告。10 月 16 日 FDA 的一个调查员抵达塔尔萨市。他发现，在斯蒂芬森医生诊所的受害者的人数现在是 10 人，其中 9 人是正在做喉炎治疗的儿童，一个是治疗淋病的成年人。斯蒂芬森医生给开过麦森吉尔处方的还有另外 20 个人，所以死亡的人数可能还会上升。

FDA 的调查员参加了其中一个受害者的尸检。塔尔萨医院的病历记录说，受害者入院时感到非常虚弱，恶心和腹痛，他已经一天没有排尿了。他的肾脏失去功能以后恢复了一段时间，然后再次失去功能。检查的医生发现他的肾脏肿大，通道完全被阻塞，功能完全丧失。很显然，病人死亡之前的几小时或几天里，曾经承受极度的痛苦。但是，并非每个服药者都有着同样的反应：有个人吞下了207.0 mL的药，感觉有些不适，停止使用它，并没有进一步的症状；但也有一个儿童在3小时里服了59.1 mL就死亡了。

FDA的调查员到麦森吉尔公司在田纳西的工厂调查，他们发现，塔尔萨市不是出事的唯一地点，908.4 L的"磺胺酏剂"已运往全国各地。在调查时，化学师沃特金斯和公司主管塞缪尔·麦森吉尔承认，产品出厂前没有做过安全测试。没有这样的要求，不是吗？化学师沃特金斯对调查员所说的事故不那么相信，他自己服用了118.3 mL剩余的药物，并说他感觉很好。他也拿了一些喂天竺鼠，它们看上去也没问题。但是第二天，沃特金斯病倒了，发出了电报给美国医学会询问是否有针对乙二醇中毒的解毒剂。回答是没有。幸运的是，沃特金斯在一个星期内获得康复。

自从1906年《纯净食品和药品法》颁发以来，发生的食品或药品导致较大的死亡或严重致病的事故有十几次。这次的事故似乎来势更凶猛。坎贝尔局长在华盛顿总部举行的记者招待会上，证实已经有14个人服用麦森吉尔公司的产品后死亡。他说，目前还不清楚是什么问题，但很可能是乙二醇中毒。他还表示，FDA在没有获得证据证明卖出的药在标签上有什么错误之前，不能采取行动，不能合法地调查或起诉。即使是毒品，现有法律并没有禁止。然而，FDA将展开全国性调查，因为这个机构是唯一可能有司法权监管药品的机构。坎贝尔他们幸运地发现，该药物被贴上"酏剂"字样的标签。根据药典的标准，酏剂是一种含有酒精的液体，而"磺胺酏剂"并没有酒精成分。所以，从技术上讲，该药的标签有错误。FDA现在抓住这一点，可以合法地继续进行调查。

FDA倾巢出动，239个稽查员奔赴全国各地，搜查每一个收到了该药的药剂师和诊所，追回每一瓶药。当地的卫生机构也加入搜索行动中。虽然，也就是在 10 月 15 日，危机刚刚开始的时候，FDA 已要求麦森吉尔公司从医生、药剂师和分销商那里召回剩余的货物。该公司发出了通知，要求客户必须送回所有的制剂，但没有说明回收的原因或紧急召回的原因和性质。因此，此次召回行动很大程度上被人忽略。直到 10 月 19 日，该公司被责令必须发出第二次通知，指明该药物是危及生命的。

为了彻底清查，FDA 的稽查员联系了所有的销售人员和经销商，拿到他们的送货清单，按照清单再追查到销售的最后一个药剂师或医生办公室。然后，他们必须争取医生的合作，寻找处于危险的病人。因为虽然该药物通常是按处方配药，但一些药剂师出售时没有直接保存记录。还有些医生，因担心麻烦而拒绝帮助。有个得克萨斯州的医生，直到面临入狱的警告才交出已经给药的病人名单。在南卡罗来纳州，一个医生收到了这种药，却断然否定给了一个已经死亡的非裔病人。FDA 的稽查员找到受害者的家，家人肯定他服用了这个药。他们还表示，他刚刚被埋葬，按照当地习俗，家人会在坟墓上放置亡者的个人财物。稽查员开车到墓地，在他的坟墓上的小袋子中，有一个 118.3 mL 的磺胺酏剂瓶，其中的 88.7 mL 已经不见了。在清查工作中，FDA 的稽查员们表现了极大的耐心和智慧，在 4 个星期内，成功地追回这个致命药剂原发货的 99.2%。

截至 1937 年 11 月底，报道的死亡人数已达 107 人，其中大部分是儿童。虽然并不清楚还有多少受害者，但 FDA 调查人员迅速有效地开展工作，通过找到那些药物，保证了死亡人数大幅下降，超过 90% 的人获救。

这个事件中另一个死亡的人是炮制了"酏剂"的化学师沃特金斯，他用自杀向社会表示歉意。麦森吉尔公司因标签错误被起诉。企业主塞缪尔·麦森吉尔写信给美国医学会对事故表示遗憾，"我的化学家和我对这致命的结果深深后悔，但是我们在制造产品过程中没有错误。这种药物已被广泛地测试，没有迹象表明它可能造成任何伤害。我们提供的是一个合法的专业需求，这些后果不是可以预见到的结果。所以我不认为我们有任何责任。"他坚持说"我没有违反法律"。该公司被罚款

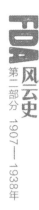

26 000美元，对每个死亡者赔偿 240 美元。这是根据 1906 年《纯净食品和药品法》有史以来判处的最高罚金。

一个受害者的母亲写信给罗斯福总统，信中叙述了她 6 岁的女儿如何在痛苦中死去，她呼吁总统采取行动，阻止这种带走幼小生命的药物出售。随信附有一张笑容灿烂的小女孩照片。这封信和照片成为食品和药品立法的全程记录中最打动人心的文件之一。

乙二醇是一种通常用来做机动车机油防冻用的化学品，它对人和动物是有剧毒的。如果化学师事先查阅文献，或向 FDA 咨询，他应该就能了解到狗和猫由于误食机动车渗漏在地上的乙二醇（乙二醇带有甜味）而中毒是常见的案例。在 1930 年和 1937 年，已经有乙二醇毒性的试验研究报告发表。

通过 1938 年《食品、药品和化妆品法》

借此事件，美国医学会敦促国会通过更严厉的法律，监管和控制食品和药品的安全。群众来信如潮水般地涌向国会。这正是罗斯福新政开始以来的第 5 个年头，关于是加强还是削减食品和药品议案的争论也已进行了整整 5 年。由于"磺胺酏剂"这个意外的灾难，成了最后的一哆嗦。众议院商业委员会主席利亚，曾经是铁杆反对派，扼杀了上一个议案。现在，在再次表决的最后一分钟，他给 FDA 拨了电话。他承认受到巨大的压力，并准备让该议案通过，他问坎贝尔目前的这个议案是否可以阻止磺胺酏剂这类的悲剧发生？不能。坎贝尔直白地告诉他，FDA 的原始草案中要求新产品在上市前必须做安全检测的条款，早就被砍掉了。1938 年参众两院协商出一个新的调和议案时，又放入了这项条款。

1938 年 6 月 15 日，罗斯福总统签署了参众两院通过的新的《食品、药品和化妆品法》。一场漫长的、疲惫的战斗，终于尘埃落定。虽然法案的最早推动人之一塔格韦尔认为通过的新法并不理想，原则被出卖了，但坎贝尔和他的 FDA 同僚却认为要做出必要的妥协，这换得的是法案中出现了一些具有重大意义的新条款。

这些实质性的改进是，第一次把化妆品和治疗器械纳入了管制范畴。

食品的条款：禁止在食品中加入有毒物质，不可避免的或生产要求的除外。杀虫剂或其他农药残留物，设定安全许可公差；建立食品标准，以保障消费者的利益，促进诚实和公平交易。

药品的条款：药品生产企业被要求在新产品投放市场之前，提供可以安全使用的科学证据。

药品的标签：所有有效成分的通用名必须标示在标签上。烈性药品和成瘾的麻醉药、安眠药必须标出数量和比例。消毒剂要标明杀菌效率。禁止任何虚假和误导性的陈述。虚假标签不仅包括错误的"优点"陈述，而且也包括不透露有密切关联的事实，特别是隐瞒或者遗漏对药物可能的危险性的警告。

FDA被授予检查工厂的权力。

FDA对违法者的执法行动，联邦法院对违法者的禁令，被明令列入现有的产品扣押和刑事起诉法律条款中。

科普兰始终活跃在食品、药品立法全过程中。他鞠躬尽瘁，竭尽全力，直到参议院会议季的最后一晚，猝然倒在国会的办公大厦里，再也没有睁开眼睛。他已无法知道和他争吵的总统是否签署了这项他用生命的最后5年所关注的法案。

1938年这部法律通过时，正是美国从经济灾难中恢复的时期，这是一个国家命运的关键时刻，而另一场世界战争迫在眉睫。制药工业由于化学药物的开发，正在翻开医药医疗史上新的一页。如洒尔佛散，磺胺药的出现。科学技术的发展正在逐步提供人类社会对医疗及生存的需要。这个时候发生的磺胺酏剂灾难，使所有的人震惊地意识到，法律和政府的管理已经如此落后于人类文明发展的步伐。它也直接促使《食品、药品和化妆品法》对食品药品的管制更加严格，对人民大众健康的保护更加负责。

《食品、药品和化妆品法》最具开创性的条款是，规定任何新药上市之前药品生产商必须向FDA证明这种药品是安全的。这是第一部规定药物必须经过检查的法律，也即强制性地审批新药。这意味着企业试图创造或出售一种新的药品，必须用科学的方法，而不是商业的、道听途说的或仅凭权威的意见建议为基础的方法。这条法律促进了现代制药工业的建设和科学研究机构的扩展，具备研发人才和能力的企业模式逐渐形成。在20世纪20年代前期，美国的前200家制药公司的工作人员只有几千名科学家，而他们大多数人认为自己只是做化学品的处理工作。但是到了20世纪40年代，约有58 000位科学家在这个行业从事专门的研究工作。

《食品、药品和化妆品法》在政府监管食品药品工业和治理社会公共健康方面具有里程碑意义，它的颁布影响了世界。在往后几年，世界上每一个发达国家都采纳它的核心原则。我们看到，它很快成为创造现代医药产业和现代药物时的关键因素之一。

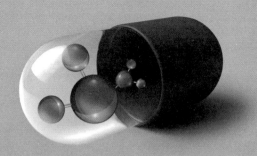

PART3

第三部分

1939
—
1962年

7 新武器出击

重启 Marmola 案

Marmola 这种减肥药，主要成分是动物甲状腺干粉，然而动物腺体组织是对人类身体有害的食物，但根据当时的法规，肥胖不是疾病，不在 FDA 标签管制的疾病范畴内，因此，1931 年联邦贸易委员会对该药的起诉就被最高法院依照当时的法律予以驳回，终至功败垂成。1935年，联邦贸易委员会再次起诉 Marmola，同时联邦通信委员会也介入行动，通知全国 21 家广播电台停止播放 Marmola 广告，违者将被吊销营业执照。但是，在马拉松式的诉讼过程中，Marmola 的销售却从来没有停止过。

在国会为 FDA 争取对广告的管制权法案时，FDA 的支持者把联邦贸易委员会对 Marmola 一案的屡战不胜作为重要论据。随着新法的生效，Marmola 制造商被 FDA 列入第一批管制的名单。打赢这个案子对 FDA 是重要的，他们谨慎而充分地着手准备管制 Marmola 的案子。

1931 年，在最高法院对 Marmola 做出有利判决以后，Marmola 的销售更加红火，它的宣传小册子更是公开地与政府执法机构叫板。1938 年《食品、药品和化妆品法》通过以后，海耶斯稍稍收敛宣传语气，Marmola 的标签做了某些修改。但是在 FDA 看来，Marmola 误导消费者的性质并没有变，它仍在宣称引起肥胖的基本原因是身体中缺少甲状腺素。它的标签越谨慎隐蔽，实际的危害就越大。1941 年，FDA 截获一批从底特律运往威斯康星州拉科劳斯市的 Marmola 共 62 箱，在当地的法庭开庭审理。在同年 1 月，Marmola 公司就联邦贸易委员会的广告停止令向巡回法庭上诉，他们又赢了，巡回法庭裁决联邦贸易委员会的命令无效。

FDA 组织了强大的科研团队，19 位分别来自威斯康星、密歇根和芝加哥等地的医学院和私人执业的梅奥诊所的医学专家，用他们的医学科学知识在法庭上批判 Marmola 的所谓甲状腺功能减退导致肥胖症的理论。专家指出，造成体重超重的简单理由是摄入的热量比消耗的热量多。甲状腺素并不直接影响脂肪的堆积，小剂量的脱水甲状腺实际上可以刺激食欲，从而增加体重，足够大的剂量虽可以使体重减少，但却会诱发甲状腺功能亢进症（简称甲亢），而甲亢，则一定会严重影响健康。

FDA 向美国医师学院的会员发出了调研问询信，有 2 000 多人回复这份调查报告，同样被作为证词呈报给法庭，有 98%的会员回答，使用者如果根据 Marmola 建议，不分青红皂白每天服用 129.6 mg 甲状腺干粉，为期 1~2 个月，将对他们的健康构成极大的危害。临床医生向法庭做证，他们在给予甲状腺干粉治疗时，观察到病人可能出现甲状腺功能亢进症状。在一个实验中每天 2 粒甲状腺干粉或少于此剂量，1/5 的病人会出现痛苦和不良的症状。在某些情况下能够造成伤害的剂量低于 1/5，甚至 1/10，即每天 1 g。事实上，一些甲状腺功能减退的人由于产生的激素过少，呈现非常瘦的状态；而一些甲亢的人，产生过多的激素反而出现过于肥胖的状况。Marmola 向没受过专业教育的普通消费民众宣传肥胖是由甲状腺功能减退造成的，完全是没有科学根据的误导。

更糟糕的是，甲状腺功能亢进症是一种严重威胁健康的疾病，本身就具有危险性，会导致可怕的后果。专家指出，人和人发生危险的程度会有所不同，因为每个人有不同的代谢率。非专业人士不可能了解自己服用甲状腺干粉的总量是否达到威胁身体健康的临界点，这些不良反应可能使他的肾、神经、胰腺、血管和心脏严重衰竭，因为过量甲状腺素的刺激，使一个人看上去貌似健康，自我感觉很好。医学家说，一旦 Marmola 的剂量达到足够危险的程度，会触发潜在的糖尿病，引起糙皮病，促成早期结核病，诱发严重的情绪失调，或导致一个人体重超重，最终导致心脏病发作。即使没有这些最可怕的结果，甲亢的症状如眩晕、恶心、头痛、神经紧张、发抖、心悸、呼吸困难、月经不调等，也足以危及健康。

有 6 名妇女，都是 Marmola 的受害者，作为 FDA 证人出庭陈述她们的遭遇。一个骨瘦如柴的年轻女孩，成长在芝加哥一个不幸的家庭，18 岁时，因为体重有 75 kg，受到同学嘲笑和排斥，女孩试图减肥来摆脱她的困境。她瞒着家里，偷偷购买 Marmola，按照说明书开始服用。开始时，虽然偶尔发生呕吐、头晕、头痛、肌肉疼痛等情况，但因她没有节制饮食，效果不佳，她的体重没有减多少。3个月后她决定加量，每天服用5粒Marmola，并刻意减少饮食。早餐为一杯咖啡和一片未加奶油的面包片，午餐只有一瓶普通饮料，而且完全不吃晚饭。接下来的一段时间里，她呕吐频繁，最后她的体重开始迅速下降。7个月后，当她的继母发现她的异常状况，并禁止她继续使用Marmola时，女孩的体重已经骤减到43 kg。即便不再继续服用Marmola，她的体重也依然大幅下降，直到22.7 kg以下，而且一系列症状毫无减轻。当她出庭做证的时候，尽管体重上升到31.8 kg，但她仍然病得很重。

年轻女孩的故事，震撼了法庭上的每个听众。FDA的官员注意到，场内一片唏嘘，"在这个房间里没有干的手帕"。在耗时一年多的法庭听证中，被告方也组织了一长串名单的证人为Marmola辩护，包括他自己的专家证人和客户证人，力图证明使用甲状腺干粉合理合法，并且Marmola公司试图攻击FDA未经授权的搜查和扣押的行为违反宪法。但是这次，他们对抗的是新法律——1938年《食品、药品和化妆品法》。

15个月的证词录取结束后，地区法院法官宣读了裁决。这是1938年《食品、药品和化妆品法》第一次使用于审判一个具体案子。法官指出："这个判决对未来法律的实际应用具有重要意义，我们的目的是保护公众，也包括无知的、没有头脑的、易于轻信的广大的群众，他们在购买时，不停下来思考。"法官否定了关于新法律的条款与宪法相冲突的指控，指出："该法的通过使民众自我购买和使用药物能够安全和有效。该法还要求州际贸易的药品要有恰当的标签，使它们的使用不会危及使用者的健康。"最终法官裁定，Marmola的标示不符合要求。因为"大多数的公众，在读标签后，会被误导出这样的印象，Marmola是一种安全的、对减肥有效的药物，然而这却不是事实。"政府证人的证词是最有说服力的，芝加哥年轻女孩的证词给予法庭太深刻的印象。

因此，Marmola在法律上受到谴责，判决62箱Marmola由政府没收。然而久经法庭沙场的Marmola的创始人海耶斯已经听不到这最后的宣判了，他已死于1939年。但是Marmola公司的继承人仍然故伎重演，再一次向巡回法庭提起上诉。这一次巡回法庭和地区法庭站在同一立场，很快肯定了地区法庭的判决，最高法院也通过拒绝调卷令，驳回上诉，维持原判决。

早些时候的另一起诉讼也出现转机。在地区法官还在权衡他的判决的时候，最高法院已经看了 Marmola 的广告，并发现它是有问题的，从而否定了巡回法庭过去的裁决，恢复了联邦贸易委员会的停止令。随着政府机构赢得的双重胜利，FDA 在全国各地展开行动，对 Marmola 进行了多次查封。

FDA 在威斯康星州麦迪森地区法庭对 Marmola 的胜诉，首次考验1938 年《食品、药品和化妆品法》的合宪性，特别重要的是，明确了该法律保护公众健康的性质。

坎贝尔局长领导下的 FDA 打击 Marmola 一案，从开始扣押 62 箱Marmola 货物到最高法院的拒绝复审案件，前后历时 4 年。在数百小时的法庭做证和辩论中，FDA 制订详尽的计划，小心准备案子，向法庭提供法律和医学专家、医生和病人、专业和非专业的当事人在内的做证人群和周密的调查数据。这些证据始终占据着优势的位置，给法庭审判人员留下深刻印象。医疗专家赞扬政府在审讯期间处理案件的方式，评价这场胜利是对 FDA 准备工作的技巧的衡量，给以后诉讼和处理其他案子提供了一套范例。

1944 年最高法院对 Marmola 案子落锤定音之后，FDA 的局长沃尔特·坎贝尔功成身退，卸下局长职务。坎贝尔是继威利之后，对政府的食品和药品行政管理机构的建设做出卓越贡献的局长，尤其在推动立法和维护法律尊严方面。FDA 官方评价称他"是一个赢得所有认识他的人尊敬的完美的行政官"。"在 20 世纪 20 年代击退了许多进一步削弱《纯净食品和药品法》的企图。""在罗斯福新政开始时，不失时机地推动法律改革，坎贝尔执导的策略，促成 1938 年《食品、药品和化妆品法》的最终通过。""他与国会密切合作，是一个特别有力的委员会的证人，提出有说服力的证词，最终促成一个更好的消费者权益保护法。""坎贝尔根据新的法律制订了执法的计划，并培养了 3 个人作为 FDA 的局长候选人。""国会给 FDA 每年只有 200 万美元的固定拨款，人员短缺，坎贝尔最伟大的成就是他将从国会挤压出的小额拨款都用在保护公众上，所做的工作总量巨大。"

打击无良庸医：起诉卡迪糖尿病诊所

1944 年，制裁 Marmola 的案子取得最终胜利之后，FDA 在此判决的鼓舞下，对另一起恶性医药欺诈案立案，启动诉讼印第安纳州卡迪兄弟的行动。

查尔斯·卡迪，医学博士，执业医生，在印第安纳州的韦恩堡开诊所。他的弟弟彼得·卡迪也是医生，在俄勒冈州的波特兰执业。从 20 世纪 20 年代中期起，中西部地区的医生听到了关于查尔斯·卡迪医生诊所有一种治疗糖尿病的"美妙的新疗法"的传说。

糖尿病的治疗是医学界一直试图破解的难题。1922 年，加拿大医生弗雷德里克·班廷在前人研究的基础上，主持了一项研究，首次成功获得胰岛素提取物，并使用这种激素治疗，拯救那些已经进入昏迷状态的糖尿病重症病人。班廷和他的助理因此获得 1923 年诺贝尔医学奖。

通过与礼来制药公司合作，他们解决了批量生产胰岛素提纯的技术问题。班廷的重要发现转变成产品，投放市场，给糖尿病病人提供了治疗的希望。但是，并不是每个糖尿病病人都愿意接受这样的治疗。当时做治疗唯一的方法是皮下注射，需要每天注射几次，而且病人需要严格限制饮食。那些对打针抱有恐惧心理的病人，宁愿寻找其他的治疗方法，因此，某些声称治疗糖尿病的专利药品仍然很有市场。

卡迪医生抓住了这个机会宣传他的"美妙的新疗法"。他声称他有一种新的治疗方法，不使用胰岛素，也无须节食。而且距离较远的病人，也不用上诊所看病，卡迪医生可以邮寄自己调制的药物，5 美元一瓶，够用 20 天。于是，他的生意逐渐兴旺起来。

1930 年，美国医学会的行政官收到一些医生的来信，询问卡迪医生给病人的药物是什么神奇的药物。卡迪是地区医学协会的成员，他们便向他发信询问，没有得到卡迪的回答。一年以后，第二封询问信得到了回复。卡迪说，他的配方正在取得令人满意的效果。他现在不能公开配方，因为他"对这种疾病的经验、原因及治疗"与"一般业内人士的看法，有非常大程度的不同"。他承诺在完成几百个病例的记录之后，将向医学协会提供一份报告。

卡迪没有给美国医学会提供任何报告，却将他的"糖尿病实验室"改名为"卡迪糖尿病研究所"，还将广告登载到《家庭圈杂志》和《探路者》等大众刊物上。1932 年，FDA 传唤卡迪，指控他的"糖尿病发酵治疗"是错误标签，触犯虚假标签的法规。在芝加哥的一个听证会上，卡迪信誓旦旦地说，他的配方治愈率达 90%。不过，为了避免麻烦，他会从他的标签上删去对治疗糖尿病的所有说法。他这样做了后，FDA 也就不再追究。

实际上，标签改不改并不影响卡迪医生的生意，无论是上门求医的，还是通过邮件咨询的病人，被卡迪医生口头说服，或是信服了他的小册子，服用这些药的病人并不注意标签。4 年过去了，卡迪医生的生意大大扩展，他在南惠特利村盘下一家客栈，改装成医疗场所。宽敞的两层楼建筑，除了诊所，同时给外地来的病人提供食宿。

这时，另一个政府机构，美国邮政署也介入对卡迪的调查。他们收到客户的投诉，决定立案调查卡迪糖尿病研究所是否涉及邮件诈骗。一名调查员用化名回复卡迪的一个广告邮件，寄给诊所一份虚拟的病历表和一份由 FDA 的化学家调制的合成无糖尿样。卡迪回信说他的尿中有糖，他需要接受治疗。调查员按照信中指示寄去钱，然后他收到了药。这包药被送去 FDA 检验，结论是药的成分基本上是硝石和醋的溶液。这些成分不仅对治疗糖尿病无用，而且配方中含有高剂量的硝石，会刺激肠胃和肾脏，使得糖尿病病人很可能出现严重的并发症。

糖尿病的主要症状之一是身体无法恰当地利用糖类（碳水化合物），导致糖通过尿液排出。当时的医疗技术已经开发出通过尿液的化学颜色测试法来诊断糖尿病。在胰岛素治疗中，也依据此方法检测的结果，来判断病人使用胰岛素的疗效。但用硝石这种利尿剂，会使病人尿量增加，尿被稀释，尿样检测的结果会呈现很淡的颜色，外行的病人误以为自己的病情有好转，实际上，病人尿液中的总糖量并没有改变。在糖尿病骗术中使用硝石不是新花样。美国医学会的亚瑟·克莱普博士估计，95%的庸医治疗糖尿病用的利尿剂就是硝石。尽管每天通过大量尿液排出的总糖量可能会比以前更大，但稀释的尿液让糖尿病病人以为他尿中

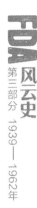

的糖分在减少，而相信他们服用的秘方疗效卓著，其实情况反而更糟糕。

FDA 送给邮政署的报告，指出卡迪的邮购品宣传的糖尿病理论是荒诞的。卡迪不赞同正统医学对糖尿病的解释，即在胰腺中的"胰岛"无法产生足够的胰岛素来调节肝脏和肌肉中的糖类。相反，他把疾病归咎于主要是小肠对糖和淀粉"不完美的发酵"所导致的消化不良。1938年，邮政署向卡迪糖尿病研究所发出传讯。卡迪医生被传唤去华盛顿的邮政署接受质询。就在 1938 年《食品、药品和化妆品法》通过的同一个星期里，查尔斯·卡迪在一份邮政署指定的保证书上签字，保证完全终止以任何邮购形式促销他的家庭治疗业务。

回到南惠特利村，卡迪并没有履行他的承诺，只是改变与客户沟通的方法，改用电话与客户联系，建议客户通过电话下订单，用快递汇款，等到他收到汇款，即发送药物。这种瞒天过海的方法没有瞒过邮政署的稽查，邮政署当局以卡迪违反规定和商业欺诈等 6 项罪名在当地的联邦法庭起诉卡迪。

邮政署的这一起诉案并没有成功。韦恩堡是卡迪的老巢，他很容易地拉来一大帮人到法庭上为他站队。尽管政府请来糖尿病专家和受害病人做证，陪审团和法官更倾向于听信一大群为卡迪医生的治疗站台叫好的病人的证词。法官在他的判决中说："很难想象，被告制订一项计划来诈骗，并意图面对这些诚实的证人骗取他们相信治疗的效果。"

政府方面，由于证人的死亡，不能再出庭做证，加上难以承担的诉讼费用，不得已放弃案子。而被告方卡迪，吸取了教训，行事更加谨慎。他给来信询问者回复一封打印的信，坦承邮政署的裁决阻止他邮寄询问者要求的详细信息。"这是强制性的，要求我检查我的病人，"他写道，"如果你来我的研究所，可以方便地做到这一点。"

于是，越来越多的病人带着希望从全国各地来到卡迪诊所。卡迪用客栈改装的"研究所"已经无法容纳每天到来的上百个新病人进行为期 3 天的最初治疗，南惠特利村的家庭主妇们纷纷经营起房屋租赁的业务，专门给外地来的求治者提供住宿。生意十分兴旺，可是对于年过七旬、体弱多病的查尔斯·卡迪医生，他的承受能力已经难以担当。1944

年，他的弟弟彼得·卡迪医生向他伸出援手，关闭自己在俄勒冈州的诊所，到南惠特利来帮忙。

1946年5月，美国医学会收到美国糖尿病协会会长——匹兹堡的约瑟夫·巴拉克医生的投诉信。报告说他有17个病人曾去南惠特利的卡迪糖尿病研究所治疗，其中12个人后来因为糖尿病昏迷而成为急诊病人，5人已经死亡，情况紧急。这些证据被转送到印第安纳波利斯商业信誉促进局，该局对卡迪兄弟已有汇编档案。他们决定派人深入实地调查。1946年6月，调查员伪装成病人进入南惠特利的卡迪糖尿病研究所就诊，他得到查尔斯·卡迪医生短暂的面见，卡迪医生甚至没有问他姓名，就诊断他有糖尿病，给他开了药。从南惠特利出来，调查员径直去了一家信誉良好的诊所再做检查，检验表明他没有这种疾病。根据这些证据，印第安纳波利斯商业信誉促进局认为卡迪糖尿病研究所的行为严重违反医疗执业法，很不道德。因此请求印第安纳州医务注册和考试委员会吊销查尔斯·卡迪的行医执照。

在印第安纳州医务注册和考试委员会理事会开始审理这个案子之前，《印第安纳波利斯星报》的记者罗伯特·约翰逊决定去卡迪糖尿病研究所一探究竟。

约翰逊事先去一个专科医生那里确定自己没有糖尿病。然后，他化名罗伯特·库克去卡迪糖尿病研究所求治。向他了解他病史的是研究所餐厅里的一个女服务员，她趁两餐之间的空闲时间代理这个工作。他诉说半年内体重下降了4.5 kg，口干。一个护士要他给两个尿液检验样本。他在两瓶"尿液"样本上做了手脚，一瓶用自来水稀释的尿液样本，另一瓶是刮胡子的洗液水。所有来访病人的膳食是由主楼的餐厅供应，菜单中有糖尿病病人必须严格禁忌的甜食、冰激凌、巧克力蛋糕和香草布丁。每个盘旁边放着的药物包括黑色、棕色的药丸药片和一杯红棕色有酸味的液体——卡迪的招牌药水。约翰逊没有服用诊所给的处方药和两顿餐食，似乎没人注意或理会他的这些"挑衅"行为。

一个护士告诉约翰逊，在他住满3天要离开的前一天晚上，才能见到卡迪医生。第三天，他从拥挤的门口挤进医生办公室，满脸疲惫的彼得·卡迪医生看了他的病历卡，尽管约翰逊自述没有糖尿病，医生还是开了处方。处方被送进药房 5 分钟后就取到药。约翰逊为这 3 天的治疗——膳食、房间、药物和医生门诊付了 30 美元，再另付 30 美元购买带回家供 90 天服用量的药品。

约翰逊在 3 天时间里，与各地来求医的病人交谈，并记录这间诊所治疗病人的过程，他的报道被刊登在《印第安纳波利斯星报》上，揭露了卡迪劝许多真正糖尿病病人减少他们胰岛素药量的不当行为，约翰逊在文章中告诫病情严重的病人，南惠特利是一个"渎神的胜地"！

约翰逊的曝光文章无疑为政府反对卡迪一案提供了有力证据。印第安纳波利斯商业信誉促进局在指控中指出："我们觉得，卡迪糖尿病研究所涉及的案例……是在美国的这类运营中最大和最为残忍的。"印第安纳州医务注册和考试委员会理事会在审核之后，决定吊销两位卡迪医生的行医执照。

剥夺卡迪的行医权利，是一个重要的胜利。但足够了吗？FDA 的官员不这样认为。在援引 1938 年《食品、药品和化妆品法》成功赢得Marmola 案子之后，他们相信法律同样也可以运用到卡迪的案子中。FDA 根据收集的证据，起诉卡迪兄弟和他们的诊所主要违反了 1938 年《食品、药品和化妆品法》7 项规定。1948 年 4 月，在韦恩堡地区法庭审理了该案件。

FDA 作为原告方，向法庭提供一系列证据、证人，他们起诉案子的方法和策略日趋成熟和完善。

FDA 的稽查员向法庭出示一叠从全国各地的客户那里收集到的货运单，证明卡迪一直在暗中进行跨越州际的贸易，卡迪的大罐药水通过铁路快运销售到印第安纳州以外的地方。

FDA 的律师和他助手主要的任务是向法庭证实，卡迪出售的药品与标签不符，附随药品的小册子宣传该药品具有治疗糖尿病的疗效是虚假的，会误导读者。

卡迪的小册子解释他的饮食治疗糖尿病理论，是通过"摆脱长期或连续节食，摆脱注射，只需口服药物，并不须离开家、离开工作的治疗，大多数病人在两三个星期内便可以恢复正常的饮食"。另一个传单说："冰激凌、蛋糕和馅饼、牛奶和奶油、所有柑橘类水果，蜂蜜（只用苜蓿或荞麦蜜）等，是大多数糖尿病病人都被指导要避免的，而事实上，在许多情况下它们都是有益的东西，这些几乎都是由糖制作的，是完全煮熟的东西。"卡迪对他的病人演讲，把他的饮食理论灌输得更甚（发挥得更远）："蜂蜜是最好的，你可以使用它，你可以吃所有你想吃的。煮过的糖是安全的。你可以喝威士忌，它对糖尿病有好处。吸烟不会以任何方式影响糖尿病病人。"

"糖尿病病人可以吃所有经过煮沸的糖，你的尿中就应该总是含糖。"

"如果你没有吃足够的食物，你还是觉得饿，就吃更多的东西。永远不要做血糖测试，它是危险的。胰岛素越少越好。不能节食，这是危险的，如果你曾做过一次，勿再重复。"

13岁的男孩伦纳德·肖利斯特听信卡迪医生的演讲，从诊所回家后，放弃了正规的胰岛素治疗和饮食限制，采用卡迪提供的治疗。不久，他在一个生日聚会上吃了冰激凌和蛋糕，第二天早上陷入昏迷状态。他的父母给他的尿液做检测，用卡迪诊所给的测试剂，没有显示任何不正常，改用常规的两种测试剂，在尿中都显示了极高的含糖量。然后父母呼叫救护车送他去医院，重新回到正规治疗的男孩逐渐恢复健康。

伦纳德和他的父母作为 FDA 的证人来到法庭，他的医生威廉·李菲夫也出庭讲述当时伦纳德被送到医院时的危急情况。他强调，放弃恰当的治疗是卡迪的咨询造成的最大危险。

为政府出庭做证的一群医疗专家，其中来自芝加哥大学糖尿病（诊所）研究所的负责人亨利·里基茨博士，用深入浅出的语言向陪审团描述了当注射胰岛素被停止或减少到低于所需的量时，一系列灾难性活动就开始了。没有胰岛素，糖尿病病人不能从任何含有糖或淀粉食物里获得营养。血液中的血糖升高，最后溢出到尿液，"如同水漫过大坝"。由于身体不能利用淀粉和糖，它必须依赖于蛋白质和脂肪的热量和能量，这就是为什么快速消瘦是糖尿病的症状之一。最终脂肪分解超出了身体的承受能力。酸的副产品，特别是乙二酸和丙酮在血液中的迅速积蓄，速度快于通过尿液排出体外的速度。里基茨博士指出，这些酸是有毒的，它们毒害人体组织，尤其是脑组织及肝脏、肾脏。糖尿病病人出现气促，他会恶心、呕吐，变得严重脱水、大量排尿……他陷入恍惚状态，随之陷入昏迷，除非给他胰岛素，否则他就会这样死去。

里基茨博士表示，一些糖尿病病人，尤其是老年人，他们可以通过认真节食而不用胰岛素控制疾病。但是，如果他们打破禁忌，他们将面临巨大的危险。昏迷的危险总是存在，而且还有并发症——感染、白内障、视网膜出血，整个血管系统的恶化一定会出现。

从波士顿来的埃利奥特·乔斯林博士是一位仪表威严的人物，也是美国糖尿病研究的领军权威。他以潜心研究半个世纪的经验，讨论糖尿病病人的饮食、运动和胰岛素治疗的必要性。他说："如果用一个词形容对抗治疗，那就是——可怕。"

在证人席上，FDA 的化学家为陪审团剖析病人从卡迪诊所带回家的四样东西。第一样是用于测试尿中乙二酸的氯化铁溶液，如果病人显示尿中有乙二酸，他已经到行将昏迷的阶段，但是像伦纳德这样已经处于昏迷的病人却没有测出；第二样是蔬菜通便丸，第三样是一种酶"消化片"，这两样不会有助于糖尿病，而且过度使用泻药本身就是一种危险；第四样，就是卡迪 20 年来靠它发财的大罐药剂，其成分虽然后期添加了一个淀粉消化酶，基本上还是醋和硝石。事实上，所有酶的消化能力在到达胃之前已经被罐里的酸性水破坏。卡迪出售的 30 美元一加仑罐装复合药剂完全没有治病价值。

印第安纳大学的生物化学家罗拉·哈格博士做证，讲解硝石的药理作用。他说，硝石在这个混合物中是唯一起作用的药物。在药剂师和医生的圣经《药典》中，硝石被定性为利尿剂，长期使用几乎"没有价值"。然而可以肯定，过度使用会有危害，包括"造成胃和肠的疼痛、肾炎……使血液发生变化，产生晕眩和恶心，导致心律失常"。哈格博士断言，按照说明书服用卡迪混合药物很可能导致严重过量。生物化学家的结论是，整个卡迪治疗系统是"十足荒谬的"。

巴拉克医生赞同这个判断，他说"我们协会每一个会员和糖尿病专家将证实我所说的话"。此前他已经在美国医学协会会刊上提出警告。

控方进一步指出，卡迪处方给每个病人的大罐醋和硝石的混合药物是从同一个大桶里搅拌出来的，制作场所就在卡迪糖尿病研究所的地下室里。卡迪对病人诊断的态度是极其草率的，事实上，完全没有按照卡迪的宣传中说的那样，到诊所做彻底的检查，再针对每一个病人的情况个别开出处方。他们给每个病人同样的东西。根据他们购买原材料的数量估算，卡迪诊所每月的进账应该达到 60 000 美元，这在那个年代的医疗诊所可是利润巨大的营生。

牟取暴利的卡迪诊所是如何对待病人的呢？有 5 名病人作为政府的证人出庭做证，向陪审团叙述他们悲惨的经历。一个 14 岁的女孩埃莉诺·斯旺森被自己的医生转诊到卡迪诊所，她从密歇根州的雪松市，历经 9 次专程前往南惠特利治疗糖尿病，按照卡迪医生的建议，放弃了胰岛素，吃馅饼和蛋糕。她的病情发展成糖尿病性的白内障，已经被要求做了 6 次眼睛晶体剥离手术。在做证的时候，埃莉诺取下厚厚的眼镜，当地方检察官举着眼镜盒站在 4 m 远处，她只能看到人的一个模糊的轮廓，完全看不见他手里的东西。"她能够重见光明吗？"检察官问。"不能。"埃莉诺的医生回答。这个无辜的女孩忠实地遵照医生的嘱咐治疗，而结果却是白内障在这个年轻糖尿病病人身上恶性扩散。

有两名证人没有出现在法庭，他们已经死了，他们的遭遇由他们的家属代替在法庭上倾诉，震惊了法庭的每个陪审员。

辩方证人席出庭的病人，是一位退休的家具推销员，赞扬卡迪疗法改善了他的视力，"我一直用眼镜，"他说，"现在我不用眼镜可以阅读和写字。"但是，当政府的律师举着物件从 5 m 远一直推到距离推销员 2 m 的距离，他却说不出那是什么物件。另一名辩护证人，他是一个汽车厂的登记员，赞誉卡迪的治疗方案只花 300 美元，把他从一个严重糖尿病的状态恢复到感觉极好。"我没有感到疼痛或痛苦，"他说，"感觉极好。"但是，法庭传唤这位登记员的家庭医生以对他的健康状况做证，医生向陪审团出示了这位病人在当天做的尿检，尿糖的读数显示 4 个加号，是高危的糖尿病症状，他的眼睛症状也十分突出，医生已经为他预约眼科专家检查。

作为被告的两个当事人之一，查尔斯·卡迪，一个骨瘦如柴的小个子，已经病得很重，自称几乎不记得什么了。他的弟弟彼得·卡迪身材

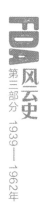

高大，作为辩护方的医学专家证人，花了几小时为自己辩护。

彼得·卡迪阐述他们的糖尿病理论，坚称糖尿病"不单是胰岛素不足，这是所有的消化分泌液不足"，是由"紧张引起的，因为交感神经系统控制着身体的腺体分泌"。他解释使用醋加硝石的药剂的治疗原理是通过刺激腺体分泌来重振消化过程。

然而，控方律师的盘问是无情的。彼得不得不承认，他不是任何医学团体的成员，事实上，他的行医执照已被吊销。他没有写过任何关于糖尿病的论文，没有做过任何动物或临床研究工作。他自称糖尿病专家，却不能精确解释一些基本的术语。他不知道 1 g 糖类（碳水化合物）、1 g 蛋白质或 1 g 脂肪，会产生多少热量。"噢，我们不关注热量，"彼得回答，"我不认为那有任何重要性。"他承认他不知道如何做血糖测试，或糖耐量测试和基础代谢测试。

他表现得愚昧拙劣，因而原形毕露。记者记述，彼得·卡迪离开证人席时，看上去他的情绪"显然接近崩溃"。这场法庭里的战斗到了尾声，几乎没有什么悬念。尽管辩护律师在总结时把卡迪兄弟称为现代"克里斯托弗·哥伦布斯"，把他们与历史上被误解的科学家相比——利斯特被从英国伦敦医学会驱逐，巴斯德被砸死在巴黎街头。但是这无助于抹去那些受害的病人给陪审员们留下的深刻印象。陪审团认定，3 个被告各项罪名成立，不过建议给予受审期间心脏病发作，躺在医院帆布床上出庭的彼得·卡迪以人道主义的宽大处理。

审判此案的法官就是曾经主持 Marmola 案审判的帕特里克·史东法官。他的判决是对 1938 年《食品、药品和化妆品法》的一个更明确的解释：

"为了使被告的罪行得到法律制裁，美国司法部和 FDA 已经花费了多年的努力，"他说，"提交给陪审团的你们（被告）的有罪证据是毋庸置疑的。我确信，多年来你们在大规模地从事一种肮脏的、邪恶的、对社会极其有害的恶性的事业，丝毫不顾及和考虑那些向你们咨询寻求治疗的糖尿病病人的安危。这些病人是无辜的，满怀希望，因此如此轻信。他们倾倒出自己的积蓄给你们，希望并相信你们会治好他们的病。"

"而最令人不齿和气愤的是，这些被告在经营这个机构的整个过程中，他们明明知道这个东西不能治愈糖尿病，知道治疗糖尿病的唯一药物是胰岛素，是限制饮食和无糖。然而，尽管如此，良知抵不过他们对财富的贪婪，他们给予这些信任他们的病人错误的建议，以致病人的身体遭受永久性的损害和伤害，有的过早失去生命。"

"你们使你们的职业蒙羞，也把耻辱带给自己和家人……"

查尔斯和彼得各被判4年监禁并罚款7 000美元，这确实是彼得医生的生命的寒冬，因为患病，他在刑期结束之前被释放，死于1951年。查尔斯服完了刑，于1957年去世。彼得的妻子继续在暗中经销他们的药物，直到她在一家汽车旅馆死于意外窒息，最后终结了卡迪家族经营的这个臭名昭著的醋硝汤药生意。

卡迪案子是一个具有代表性的典型案例，记录了庸医的老骗术在新时期如何在这种似是而非的"诊所"中持续存在，演绎规避新法律的花招。同时也反映了医学科学的迅速发展并没能消除医生中的败类，即使是发现胰岛素这样一个医学进步的重大突破，也没能制止无良庸医去肆意地误导那些病人，他们本来可以用新的科学方法治疗，使疾病得到控制。

在长达20年的时间里，多方机构曾经介入制止卡迪的无良医疗活动中，反对卡迪一案的整个过程，表现了政府和社会的各方——FDA、美国邮政署、全美商业信誉促进总局、美国医学会、国家医师资格委员会等机构，以及新闻界，能够在需要的时候，共同凝聚力量，联合起来打击无良庸医的罪恶行径。案件的最终结果也彰显了1938年《食品、药品和化妆品法》生效之后，国家的法律监督和执行的进步。

1950 年之前的重大药物发现

20 世纪的前 50 年，微生物学理论的进展，带来医药研究的重大突破，一些重要药物的发明，为人类的医疗健康事业作出前所未有的贡献。在新的医疗技术和新药的发展过程中，逐渐形成了现代制药工业。

欧洲在医学研究、化学药物的发明和生产方面一直居于主导地位。这样的状况持续到第二次世界大战（简称"二战"）时期。从法国巴斯德的"细菌学说"发展，引导出抗病菌的免疫抗毒血清类药物，从而预防和控制白喉、霍乱等传染病菌。德国保罗·埃利希研发了抗梅毒药物洒尔佛散，加拿大的班廷成功提取胰岛素治疗糖尿病。随后磺胺药的出现，为人类克服致命的金黄色葡萄球菌和链球菌感染带来希望。

磺胺是煤焦油染料工业的衍生物，早在 1908 年为德国的化学家所发现，而后被当作一种红色皮革染料。1932 年，德国化学企业的龙头企业法本工业属下有一个拜耳公司实验室，试图从煤焦油染料中寻找药物。由格哈德·杜马克领导的研究小组相信，煤焦油染料的化学物质具有消灭细菌和寄生虫的性能，或许可用来对付那些对身体有害的生物体。根据这样的设想，他们试验了数百种染料，最终化学家约瑟夫·克拉尔找到一种红色染料对阻止细菌在小鼠体内感染有显著作用。这一发现为拜耳创造了一个新药"白浪多息"。直到 1935 年，拜耳才正式发布这一突破性发现，这是第一个能够有效治疗身体内的一系列细菌感染的药物，最显著的是对链球菌引起的感染有强力的抵抗作用。然而，这个药在试管中却没有效果，其抗菌作用只有在活的动物身上才能得到充分的发挥。进一步研究发现，他们的专利药物"白浪多息"实际上是一种前体药物，在体外没有活性，在体内由它转化得到具有生理活性的化合物磺胺，才是抗菌的重要的核心分子。其实，磺胺在早年被法本工业自己的化学家发现并申请了专利，由于当时并没有发现它的抗菌性能，专利已经过期。换句话说，如果法本工业公布有关已经失去专利保护的磺胺的抗菌功效，任何人可以用他们的研究成果去赚大钱。法本工业决定不声张，他们封锁这个消息达两年之久，只推销"白浪多息"。

打破这一沉默的是法国巴斯德研究院的科学家恩斯德·福尔诺。福尔诺在一本不引人注目的杂志上看到关于"白浪多息"在动物和人体所做的抗传染性疾病的成功报告。他很兴奋，立刻写信索求药物样品做研究。这本来是各大学的学者之间一种例行的要求，可是对方似乎不愿给他，他只得前往德国登门求药。福尔诺与法本工业的负责人会谈，可负责人的冷漠态度令他愤怒。眼见许多病人因为没有有效的药物拯救他们，难道德国人就这么冷酷无情，不想帮他们？他回到巴黎决定自己研制"白浪多息"。福尔诺带领的团队在巴斯德研究所的工作很快发现，红色染料不是一个新的物质，"白浪多息"是一个大的分子，本身并不起作用，直到解开结构复杂的大分子，找到起作用的是其中一个较小的被称为氨基苯磺酰胺的介质。他们从专利检索记录上查到，虽然法本工业持有"白浪多息"的专利，但是所有重要的磺胺分子的专利都已经过期。于是，他明白了德国人态度冷漠的原因，兴高采烈的法国科学家毫不迟疑地打破沉默，在一年不到的时间里，他们出品的磺胺新药已分发给欧洲和北美洲的医生和医院，在治疗链球菌感染、淋病和脑膜炎上效果显著。虽然早期的磺胺药不够完善，约有5%的使用者产生严重的不良反应，但是它证实了磺胺是一种能够直接对抗疾病的全身活性抗菌药。磺胺是化学合成的产物，磺胺药的发现，启示医学界和制药行业，用化学合成方式可以制造救命的药物，从而引发了一场磺胺浪潮，同时开启了化学药物的新时代。在20世纪30年代的后几年中，数百个厂家生产了成千上万吨各种形式的磺胺药物。

正因为传统的科学家不屑于商业牟利，使磺胺药提早问世，在第二次世界大战前期，磺胺类药物作为治疗感染和败血症的第一个也是唯一有效的抗菌药，成为当时战场的急救药物之一，它的使用拯救了数以万计士兵的生命。

默克，现代制药企业的雏形

美国的医药行业，在20世纪上半叶几乎全部是借鉴别人的东西。就如默克总裁亨利·加兹登在国会听证中谈到的1937年时美国制药工业的状况："你可以用你两只手的手指数出基本药物：吗啡、奎宁、洋地黄、胰岛素、可待因、阿司匹林、砷、硝酸甘油、汞，以及一些生物制品，没有一个是由医药行业自己开发的。我们自己的夏普多姆公司的产品目录里，没有一个是拥有自创的独家处方药……"

1937年之前，当时的默克公司像其他美国制药公司一样，还没有自主研发的有价值的药物。年轻的乔治·默克从父亲手里接棒的时候，默克公司是个生产精细化学产品的公司，记录的年销售额为600万美元。他决定改革老套的经营方式，在生产之上设立研究部门，自行研发新药。在当时，对于默克这个不算大的企业，这绝对是个具有魄力的革命性决定。那个时候，研究医药只是大学和研究所的学术工作，而药厂制药、卖药则是商业行为，泾渭分明，美国药理和试验治疗协会甚至不接纳那些为私营制药业工作的科学家成为会员。而乔治·默克要在公司里创建与大学的研究水准相媲美的实验室。为达到这个目标，公司聘请受学术界尊敬的学者，如哈佛的麦克斯·蒂什勒、宾夕法尼亚大学的阿尔佛雷德·理查兹等。默克治疗研究院有它自己的理事会，就像大学的教授委员会，默克的研究人员在权威的杂志上发表他们的研究论文，并与学术研究机构以及非工业性的实验室合作。当然，建立这样的研究实验室，公司必须投入足够的资金，以保证研究的运行。

默克的实验室很快投入使用，开展最尖端的药物研究，计划研发维生素、磺胺类、抗生素、类固醇和其他激素类药物。他们首先开发维生素。在20世纪早期，已经有不少国家的医学研究中心在进行维生素对人体的作用的研究，并发现和分离出大部分维生素家族成员。但是当时提取单种维生素的方法，制造成本过于昂贵。1936年，长年为美国军队医学委员会的化学局做热带疾病研究的罗伯特·威廉姆斯开发了一种分离方法，并申请到了专利。他与默克研究实验室的主任拉尔夫·梅杰联系，他们立即建立了合作关系。1937年，威廉姆斯给予默克公司使用他的合成技术专利的许可，生产和销售维生素。到20世纪30年代末，维生素产品的销售利润占默克公司利润的10%。从那以后，默克一跃成为维生素生产大厂。美国制药企业的现代化转型，已经初现雏形。

青霉素革命

在第二次世界大战期间，美国制药工业突飞猛进，迨至战后，华丽亮相，赫然成为全世界医药工业的领军者。毫无疑问，1938 年《食品、药品和化妆品法》的颁布实施和政府的监管，为这种转变奠定了基础。另一个至关重要的因素是，为适应战争的需求，青霉素在美国成功地实现了批量生产。这意味着，美国不但创造了第一种抗生素药物，而且在战时的紧迫状态下，政府、研究机构和制药厂几方面的合作，形成了从未有过的关系模式，从而大大推动了现代医药工业的发展。

在 20 世纪 30 年代，澳大利亚裔科学家霍华德·弗洛里被任命为牛津大学的病理学系主任，组织科学家攻克抗生素课题之前，青霉菌杀死病菌的事实已经被一些科学家在实验中观察到且记录在案。其中以亚历山大·佛莱明爵士实验室里发生的故事影响颇大。十多年后，弗洛里的团队从洛克菲勒基金会和医学研究评议会获得了更多的研究经费，用更先进的技术处理霉菌。弗洛里和厄恩斯特·钱恩——一个逃离德国的科学家一起经过 5 年顽强的工作，终于从青霉菌中提取出足够稳定的化学物，并以小鼠做试验。1940 年 5 月 25 日，他们先给 8 只小鼠注射细菌，使其感染链球菌，然后给其中 4 只小鼠分别注射不同剂量的青霉提取物，其余 4 只不做治疗。科学家们观察小鼠开始感染的情况，一直待到深夜。在凌晨三点半研究人员离开实验室时，所有未经治疗的小鼠已经死亡，而得到治疗的小鼠还活着。第二天早晨，钱恩第一个到实验室，看到那些被注射了青霉提取物的动物们仍然在它们的笼子里活蹦乱跳。实验室工作人员看到钱恩在笼子前高兴得手舞足蹈。研究人员可以肯定，这种从青霉菌中提取的物质杀死了实验中的链球菌，同时，它也杀死了其他几种细菌，这些细菌每种都是对人类致命的。再进一步对大鼠和猫进行类似试验之后，他们的第一篇关于青霉素的论文于 1940 年 8 月 24 日发表在英国的医学杂志《柳叶刀》上。第二篇论文发表于 1941 年 8 月 16 日，介绍了青霉素产生、动物实验和临床试验的详情，报告青霉素（盘尼西林）第一次用于治疗生命垂危的病人——一个感染了严重的金黄色葡萄球菌和链球菌炎症的 43 岁警察，使其得到救治的过程。

英国的科学家们大概没有预料到，当他们开始争取制药商的支持以生产工业级的青霉素新药时会遭到拒绝。他们接洽了宝来惠康公司和布茨等本国的制药公司，没有一家英国制药公司敢于承接生产青霉素的项目。对这种必须采用全新生产制造技术的生物菌类药，谁也没有把握。失望之下，弗洛里受到来自洛克菲勒基金会的又一次援助，该基金会支付他们旅行费用，邀请弗洛里和他的同事去美国讨论青霉素的生产。征得英国医学研究评议会秘书长的同意之后，弗洛里和诺曼·希特利立即整装上路。

1941年7月2日，弗洛里和希特利带着隐藏在行李中的一些霉菌和肉汤抵达纽约。此前，有关青霉素的实验，以及它的巨大潜力已经被《纽约时报》报道，在美国已是人尽皆知。但是他们最初访问的几家公司，并没有给予热情的回答，伊斯曼柯达公司、强生公司、蒸馏产品公司以及加拿大的康诺特——拒绝了研究和生产青霉素的机会。这些公司在权衡中负面的因素占了主导位置。当时霉菌的产出尚处于初级阶段，还在使用实验室的玻璃碟，产量极低，要达到商业级数量，靠玻璃碟子的累积是很难实现的，除非另辟蹊径研发青霉素的生产新技术。谁也没有把握在投资数百万美元之后，制造的第一个青霉素类新药不会发生磺胺类药同样的问题（磺胺类药上市一年后，就发生药效衰退）。尤其是青霉素的化学性质不稳定，处理不当可能变成毒性很强的东西，对人体有害。

当弗洛里和希特利来到美国农业部，他们受到科学家的热忱接待。政府的研究人员对青霉素生产表示了极大的热情。他们知道战争前线正有大批的伤员等待救命的药，如果青霉素是这样一种强大而安全的药，可能使数千万名受伤的士兵起死回生。弗洛里和希特利遇见查尔斯·托姆，托姆告诉他们，要想生产巨大数量的青霉素，唯一的方法是采用类似酿酒器的深发酵罐。托姆安排他们去位于伊利诺伊州皮奥里亚市的农业部研究实验室发酵部门咨询。

同一天，农业部东部地区研究实验室主任帕西·韦尔斯致电当时在伊利诺伊州的科学家罗伯特·克希尔，在那里有一个新的北部地区研究中心刚启动。韦尔斯询问他们是否有兴趣把大部分时间和精力转向将佛莱明的青霉菌扩大规模，生产抑菌原料的实验。第二天早上，答案来了：罐设备和有机物都有，实验室随时可以合作。当然他们尚不知道英国科学家对工作细节的要求，建议他们访问皮奥里亚的实验室再作讨论。实际上，美国政府的科学家们对采自土壤的微生物培育技术，其熟练程度已经远远超过英国。双方一拍即合，科学家们立即展开生产青霉素的工作，采用实验室的发酵新技术，在4个月内就获得12倍于牛津所有的青霉素。到完成计划的时候，他们已经增加了120倍的青霉素产量，经过改进的技术控制发酵过程中的酸度，把青霉素衰退降到最低程度，这增加了治疗的潜力。

此时战事已经逼近，为备战成立的科学研究与发展办公室，也被称为"曼哈顿计划"，他们的使命之一是扩大青霉素生产，并在临床做广泛的测试。受命于领导战时医学研究工作的宾夕法尼亚大学的阿尔弗雷德·理查兹博士，已经与美国的几个主要制药企业的领导人会谈过，商讨开发生产青霉素的事。他试图说服这些制药厂与其合作，但是很失望地被他们拒绝。到这年的最后一个月，他从皮奥里亚农业实验室带来12倍扩大生产的成果，再次尝试说服制药厂。被召集参加会议的4家药厂是默克、施贵宝、查尔斯辉瑞和莱德利。默克同意马上投入生产，并与其他有兴趣的公司相互交换信息。另外3家还是犹豫不决。经过多次会议，默克也加入政府的阵营做说服工作，最后理查兹得到施贵宝和查尔斯辉瑞的承诺，在政府提供资金之后，企业将承担随后的大部分开发成本。随后，在皮奥里亚的农业实验室与美国科学家一起工作了几个月的希特利被派往位于新泽西州拉维市的默克公司工作。到1942年3月14日，已经产出足够的青霉素，提供给秘密进行的临床试验。

第一个接受青霉素试验的美国病人是安妮·米勒，耶鲁大学体育系主任的妻子。她由于流产，造成严重的链球菌感染，连续4周发热，体温高达41℃，已经神志不清。医生给她做了子宫切除术，希望能够解除感染，但是手术没有阻止细菌繁殖，她已濒临死亡。一天下午，给她注射了一支青霉素，到第二天早晨4点，她的体温恢复正常。接下来，检验再没发现细菌，她健康地走出了医院。

政府的计划需要更多的制药公司加入青霉素生产，为大战全面反攻的那一天准备足够的药物。在理查兹的努力下，雅培、礼来、帕克戴维斯公司和普强以及刚成立的中西公司先后加入青霉素生产联盟。惠氏公司把蘑菇房改成培养青霉菌株的场所，成为最大的青霉素生产厂家，直到被深罐发酵新工艺取代。

1942年11月28日，波士顿的椰子林夜总会发生一场大火，500多人被烧死，220人被严重烧伤。这场不期而至的灾难，却给青霉素的大规模临床试验带来意外的机会。医学研究委员会授权放行青霉素提供给烧伤病人使用，试图降低幸存者的预期死亡率。药物的成功率超过了所有人的预料。这个令人兴奋的消息被严格封锁，当时，青霉素被列为美国的军事机密，发展的情况对外保密，直至战争结束。

在皮奥里亚，科学家集中力量寻找能够在深罐生长并且发酵率更高的青霉菌株，美国陆军运输司令部运送来从世界各地搜寻到的成千上万的土壤样品以及用土壤生物培养的样品。最大幅度提升青霉素产量的方法是在明尼苏达大学、斯坦福大学和威斯康星大学，以及冷泉港的卡内基研究院通力合作下取得的一个成果。研究团队在皮奥里亚的水果市场销售的罗马甜瓜上找到一种黄青霉菌株，进行X射线照射，其产生的突变体，提供了更高收益率的青霉素。在威斯康星大学，经过数以万计次的实验筛选，最终确定了每毫升500 U的青霉素，这成为美国战时生产青霉素的标准菌株。

经过两年的不懈努力，终于设计建造出可容纳12000加仑（45424.9 L）霉菌液的深发酵罐，用以生产大量的青霉素。这种青霉素发酵工艺付诸运行，使青霉素的产量有了极大突破。在1943年的前5个月，美国生产厂家已交付4亿U的青霉素，而在接下来的7个月，深罐发酵技术产出量达到200亿U。1944年1月，查尔斯辉瑞公司独家提供了40亿U青霉素。到该年年底，查尔斯辉瑞公司的青霉素产量达到一个月10 000亿U，成为世界上最大的青霉素生产厂家。

登上世界医药领军地位

在美国政府战时科研机构的策划和领导下，青霉素生产项目实现了政府和大学研究机构、制药企业的史无前例的大合作、大跃进，为1944

年6月美国和盟军的反攻军事行动，准备了充足的青霉素药品。这项因第二次世界大战的紧急需求应运而生的大协作，以一种前所未有的威力，推动了美国医药工业的革命性发展，这样的结果显示了这种合作的巨大能量。

随着战争结束，青霉素、原子弹和雷达，三项在战争中发展起来的科学成就，把原本默默无闻的科学研究提升到令人刮目相看的地位。当时在默克领导新药研究工作的杰出科学家麦克斯·蒂什勒后来评述说："现代战争中的生存逻辑已把科学从社会边缘拽入漩涡的中心。"

扶植科学作为国策，是美国在"二战"中重要的、成功的政策。在推动这项政策的人中，不得不提的是万尼瓦尔·布什。布什在"二战"期间是总统的首席科学顾问，担任美国国防研究委员会主席、科学研究与发展办公室主任。他也是"曼哈顿计划"的发起人和领导人，曾经协调6 000名美国各领域领军的科学家在战争中进行应用科学活动。战争期间政府在经费十分吃紧的情况下，仍拨出资金来支持科学家的研究工作。1945年战争结束以后，布什给罗斯福总统的报告中，呼吁扩大政府对科学的支持，推动设立国家科学基金会。他写道："基础研究是科技进步的领跑者。基础研究产生新知识，是科学之本，为知识不断创新提供营养。新产品和新流程的全面发展，建立在新原理和新观念的基础上，而这些新概念又是通过在最纯粹的科学领域的研究而精心开发的，否则不会出现。"此后，美国政府向研究机构提供的科学研究经费大幅增加，成为国家常态化的预算款项。美国在战后能够立足全球科技领先的地位，与这一举措是分不开的。

青霉素成功的经验和新的"研究与发展"战略，影响了战后美国整个医药工业的发展，形成现代医药工业的特征。研发新药成为企业的基本营运方针，企业的利润成为研发资金的主要来源，研发部门成为药厂重要的组成部分，新药的测试和试验，按照1938年《食品、药品和化妆品法》框架下FDA的新法规进行，逐渐形成了一套规范的模式。

起步较早的默克在这场改革中走在前沿，公司化学家团队在新药开发中展示了卓越的能力。继维生素的研发成功之后，又发现了治疗肺结核的链霉素。在激素类药物的研发上，当其他人放弃这项研究，声称这是不可

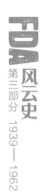

能实现的工作之后，默克首先合成了效力强大的氢化可的松。这两项成就为默克的科学家赢得了 1950 年和 1952 年的诺贝尔生理学或医学奖。

这个时代被称为药物研究诞生的时代，寻找和开发新药，成为美国制药企业的重心。他们开始进行大规模筛选，在成千上万的样品中，搜索新的具有开发潜力的物质。典型的例子诸如 1951 年，施贵宝发了一封信给所有持有其股票的股东，声称但凡谁想参与，他们可以从任何地方取一个土壤样品，用随信附带的信封装上土壤样品邮寄到布里斯托尔实验室。公司同时也发放塑料袋和试管给推销员和度假的员工采集样品。那些原本以生产传统专利药原料和成品为主的药厂，大幅度地削减制造产品的范围和数目，摒弃了大部分竞争激烈而利润少的专利药生产线，转而研发新药物。例如，史克在 20 世纪 20 年代销售的品种有 15 000 个之多，到 20 世纪 50 年代产品线剩下不到 60 个。传统专利药制造商的数量大幅减少，到 50 年代只有 5 家公司掌控着 40% 的市场份额。这些剩下的少数专利药只是常用的阿司匹林、泻药、咳嗽药、抗酸药、针对小伤口的杀菌剂、搽剂、维生素等。

第二次世界大战结束之后，世界医药工业和新药研究的领导阵地从欧洲转到美国，另一个重要因素是，政府法规的加强，制定科学标准，由联邦政府的机构——FDA 批准上市，为新药产品提供良好的信誉保障。在 1938 年《食品、药品和化妆品法》中明确了处方药的概念，即只有通过医生处方的途径获得药品，处方药由企业自行设定价格。新药在专利期间，独享价格没有上限的巨大利润回报，这也使得制药企业消除了对新药研发资金投入风险的顾虑，纷纷加入研发新药的潮流。1935—1955 年，发明的真正有效的新药物，超过了人类历史上以往所有发明的总数。到了 20 世纪 50 年代初，病人服用的处方药有 90% 是新药物。抗生素和磺胺药的使用，大大降低了原来死亡率最高的传染性疾病，如痢疾、百日咳、白喉、麻疹、流行性感冒（简称"流感"）和肺炎等。人的平均寿命从 1920 年的 50 多岁上升到 1950 年的 68 岁。

美国的医药产业，从制造廉价配制剂，靠广告竞争市场，转变成发展科技、创造新药的高科技产业。以一个全新的行业形象，迎接 20 世纪后五十年的科学技术的新时代。

9 处方药法规

沙利文案件敲响滥用药物的警钟

"二战"之后，蓬勃发展的新药开发堪称是化学药物的一场革命，新药的陆续问世给许多疾病的治疗带来福音。当时一位诺贝尔奖得主，心肺生理学科学家迪金森·理查兹博士曾经谈到新药物给人类健康带来的影响："我们走过很长的路，方得以控制链球菌、肺炎球菌，甚至金黄色葡萄球菌感染，以及许多种类革兰氏阴性菌感染；新的药物成功地缓解了许多疾病的症状，如梅毒、淋病、结核、疟疾、鼠疫、黄热病、霍乱、斑疹伤寒、伤寒、脊髓灰质炎（小儿麻痹症）和麻疹，以及关节炎、哮喘、红斑狼疮、皮肤病、神经和精神疾病等。此外，还有一些新且有效的药，能控制特定的急性或慢性疾病，如胃肠道疾病的抗胆碱药，以及抗高血压药和非常有效的新利尿药。"流感和肺炎等传染病的死亡率大幅下降，若是拿 1938—1950 年间与 1921—1937 年间相比，儿童的死亡率下降 90%，美国人的平均寿命从 1937 年磺胺药问世时的 60 岁，上升到 1956 年的 70 岁。

毫无疑问，这场革命完全改变了医药市场的产品结构。先前充斥于美国市场的专利药让位给归属于处方药物的新药。医生处方的 90% 是这些有"高效子弹"之称的新药。虽然 1938 年《食品、药品和化妆品法》生效后，对新药的安全有要求，但是不久，新药的副作用和不良反应问题、细菌发生的耐药性问题和被滥用于非医疗用途的问题等，都陆续开始出现，使得 FDA 必须关注药品管理上面临的新问题。1938 年《食品、药品和化妆品法案》创造性地划分了处方药和自用药的非处方药品，但是界线是"模棱两可"的。

一宗案子发生在缅因州海军基地。一些水兵不愿参加性病治疗计划，他们试图私下治疗自己的淋病，直接去药店买磺胺噻唑服用。磺胺噻唑是一种处方药，却在海滨的药店不用处方就能买到。有一名水兵，未经医生指导，连续服用小剂量的磺胺噻唑，直到发生并发症，在医院住了很长的时间。消息传到华盛顿的 FDA 总部，FDA 发现药店在做下船官兵的生意，以 10 美分 1 粒非法出售处方药磺胺噻唑。经过进一步追查，发现在国内其他地区的军事基地附近，也有类似的药剂师的违规行为。在佐治亚州哥伦布市的沙利文药店，FDA 的两位调查员先后装扮成寻求购买磺胺噻唑的顾客。他们并没有给出医生开的处方，每次都能顺利地从药剂师手中买到 12 粒包装的药品。包装盒上写着药品的名称"SULFOTHIAZAL"，除了这个拼错的药品名称，没有其他说明。

根据调查员取得的证据，FDA 起诉了沙利文药店。FDA 认为让消费者自行购买并服用磺胺噻唑是非常危险的。在药剂师取出药片的原药瓶上，有标签提醒该药物只有通过医嘱或根据医生处方才能使用，而且还进一步警告说，医生在处方磺胺噻唑之前"他们自己应先了解使用说明"，因为对某些人，药物可能会导致严重的毒性反应。建议服用期间进行日常的血液和尿液检验，以便观察可能发生的危险异常情况，如贫血等。但是沙利文药店在分装售卖时，没有把这些重要的信息标示给消费者。

在地方法庭，店主沙利文不承认违反法律。他认为，药品是从药厂在本州的亚特兰大市的分公司进的货，在本州的药店出售，药店没有责任按照州际贸易标签的法规行事。

沙利文案在法庭审理过程中，曾经过地方法庭、联邦巡回法庭，直到 1948 年由最高法院最终裁决。在法庭上争议的焦点有两个问题，表现出释法的不同观点。其一，1938 年《食品、药品和化妆品法》对州际贸易的规定是否涵盖那些在经过州际贸易之后的州内转售药品？其二，法律规定对有危险的药品，其标签的改动、切割、破坏、删除和移除都是被禁止的，任何这样的行为，构成犯有药物错贴标签的罪。此规定是否包括（在药店）被重新分装的药品？法庭的大多数法官对这两个问题都持肯定的观点。

审理此案的联邦地方法官汤姆斯·霍伊特·戴维斯，是专门研究纯净食品和药品法律的，他曾是美国最出色的律师之一。在他担任检察官的时候，曾在著名的"温泉水晶"案例中指控过两名被告对医疗产品做了不真实的描述，据说总统富兰克林·罗斯福都曾被蒙蔽，因而接受过这种产品的治疗。精通食品和药品法律的戴维斯法官，他的裁决赞成起诉人的论点，尽管沙利文药店进货和售货的贸易发生在佐治亚州州内，1938年《食品、药品和化妆品法》条款仍然适用，立法的本意是为了维护标签的完善性，使标签完整地到达最终使用者——消费者的手里。

不服的被告沙利文上诉到巡回法庭，那里的法官则采取保守的立场，刻板地解释宪法。他们判定，法律对在州内出售他们的产品而"使零售杂货店和药剂师成为罪犯"没有"足够清晰"的条文规定，因此支持沙利文，推翻戴维斯法官的裁决。FDA把这宗案子看作是修正法案规范出售危险药物的重要案例，他们向最高法院上诉，期待最高仲裁来肯定FDA的努力，作出终审判决。1948年1月，最高法院扭转了巡回法庭的判决，裁定FDA反对沙利文销售磺胺噻唑的行为是合乎宪法的，是在法律范围之内。最高法院法官认为，虽然法律的语言是广泛而笼统的，但是它不在于药品的"标示不符发生在（州际）运送之后多长时间"，或"经过多少次州内的销售干预"。法律的目的，是不论在哪里销售，药品抵达的最终端——消费者必须得到保护。

从地区联邦法庭戴维斯法官到最高法院对沙利文案子的最终裁决，是一个历史性的决定。它给1938年《食品、药品和化妆品法》的某些含糊的文字做了明确诠释，对FDA的行政执行官来说是至关重要的。1948年6月国会通过米勒修正案，为沙利文案中颇具争议的法律这一条款作了更明确的定义。修正案确认1938年《食品、药品和化妆品法》适用于由FDA监管的商品，这些商品是经过州际运输最终到达消费者手里。有了明确的法律依据，FDA加大力度查处无处方出售危险药品，在他们的调查中发现了另一种滥用处方的情况。

有个案例发生在堪萨斯城，邻居注意到一家屋子的门前堆积着送上门的牛奶瓶和报纸，住该屋的妇女已经好几天没见了，他们唤来警察一探究竟。警察破门而入，发现女屋主倒卧地板上，尸体已经被老鼠啃啮，死了至少3天。调查中，与死者分居的丈夫告诉警察，她是巴比妥上瘾者，并提供给警方他妻子在加利福尼亚州的原居住处经常买药的药店。警方怀疑本案牵涉过量服药致死，FDA介入调查。他们发现死者的信箱里有一张邮包通知，但是由于时间太久，邮局已做了无人认领处理，退回给发件人。调查员通过她丈夫提供的信息联系药店，说没有取到邮件，要求他们再寄送一次。不久后，两瓶药寄到，每瓶装有 500 粒巴比妥胶囊。调查发现，女屋主曾在 5 年前给药店一张 15 粒巴比妥的处方，但自那以后，那个药店的药剂师给她再续了 43 次，共 7 000 粒巴比妥胶囊。但他却从来没有遵守法规向医生征询。

类似的案例还有：一个患有轻度高血压的妇女，被发现死在她的床上，调查证实在药房有她名字的 20 粒巴比妥胶囊处方，在 6 个月内被重复配药 23 次。另一个妇女已是 3 个孩子的母亲，也是巴比妥类药成瘾者，幸好发现得及时被送进医院，逃过一死。追查她的药品供应源头，发现她有一个 30 粒的处方，在 3 个月内被再续配药 16 次。

未经医生同意，擅自再续处方。在对涉嫌非法销售的药店进行检查中，调查员经常被告知，虽然这种或那种药没有处方不能出售，但是一旦药剂师有处方在档案里，就能提供几乎是无限量的药品。巴比妥类药就经常出现这种情况。

巴比妥类药，作为中枢神经系统抑制药，用于治疗癫痫和某些神经系统的症状，也能镇静助眠。但是它的副作用也可能给人造成很大危害。1938 年《食品、药品和化妆品法》已将巴比妥类药列入危险药品的名单里，并要求标签警示它们有上瘾的可能性。

在战后，巴比妥类药成瘾者快速增长，在某些方面比麻醉品成瘾更严重。服用过量造成的意外死亡率和自杀率的上升，引起医学科学家们的关注。根据统计，1948 年制药厂家生产的安眠药可供全国的男人、妇女和儿童平均每人 24 片，远远高于合理需要的数量。FDA 在调查那些过量用药死亡事件的药品来源时，发现往往是药店拿了一次处方，而给予无止境的再续药品，导致消费者在没有专业医疗人员监督下，无限制地获得和服用危险药品。

改革处方法规的修正案

因滥用药品继而致命的案子越来越多，使得 FDA 行政官员和他们的医学科学家深深意识到了问题的严重性。当时，在战争的推动下，医药科学的研究速度加快，生产出许多对疾病很有疗效的药品；也由于新药出现的速度过快，使得许多必要的管理法规来不及跟上。放眼未来，如果不能限制药物滥用，药物的开发将随之带来更大的危害。

FDA 决定采取行动。在沙利文案子裁决的基础上，推行对药品零售中非法销售的管制。1948 年 10 月，在全国药品零售商协会的大会上，时任局长的保罗·邓巴被邀请做演讲。他谈到处方药管理上的混乱现状，兴奋剂安非他命和镇静剂巴比妥酸盐等药品被滥用于非医疗用途，他阐明这类危险的药物只能按处方的原则出售。同时，邓巴局长宣布了 FDA 的两项新法规，一项是对于把危险药物用于非医学目的的销售视作非法；另一项是有关所有慢性病的处方药补续，必须有医生明确许可，否则将被视为违法。

FDA 对药品管理的新法规，在当时触及药房的改革。随着治疗或制药革命，药物的制造技术变得越来越复杂，对质量控制的程序和法律也变得更严格。原来由药店完成的配方制剂，现在配制药物的功能已经从街角小药房转到制药厂。同样的过渡，也带来了药剂师职能的转化，他们现在基本上不需要做配制药剂的工作，而担当起传递药品最新信息的专业人员。关于药物所有的适应证、禁忌证、危险、公害和一些新药物的剂量等，这些普通医生不能很快跟上的或获得的信息，他们会向药剂师咨询。因此，传统的街角小药房随着制药工业革命的兴起，逐渐地被现代化的大药店取代。

这就不可避免地触及政府的管理制度改革。零售层面的药物销售，传统上是归地方的州政府管辖，但是许多州的法律不健全，如没有法律规范再续处方，一些法律相对健全的州，执法也非常不力。为了应对全国范围日益增长的药物零售问题，FDA 的官员们认为联邦的行政机构应该拥有裁决权，以保证全国都执行一个统一标准的法规。最明智的是把整个问题提交到国会，对 1938 年《食品、药品和化妆品法》做一次修正补充，使上述的法规有明确定义。

修正案的议案，是由两位药剂师出身的国会议员，北卡罗来纳州的众议员卡尔·达勒姆和明尼苏达州的参议员休伯特·汉弗莱联合发起，提交给国会。这份议案，明确地规定了三类药物处方如未经医生授权，药剂师不能重复使用原处方续配：一是会上瘾的药物，如巴比妥酸盐；二是被 FDA 规定仅限于处方销售的新药；三是某些已经上市的药品，

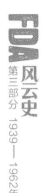

而后经过 FDA 听证会认定，只有在医生的有效监督下才可以使用。这就为所有药品，在处方和非处方之间画出一条明晰的界线。

议案的另一个亮点，是把药物"有效的标准"写入这个法律。FDA 的官员认为这是很重要的。他们认为保障消费者的安全不仅在于控制药物固有的毒性，明确在什么情况下使用有效，也是保证药物安全的关键因素。一种看似无毒的利尿剂，如果被一个不懂医学知识的人用来减轻他的脚踝肿胀，而如果肿胀是由心脏病或肾脏疾病引起的话，服用利尿剂可能是非常危险的。因此，这样一种利尿剂，不应允许在市场上作为非处方的药物出售。

时任 FDA 助理局长的乔治·拉里克评价说："达勒姆-汉弗莱法案的议案实际上涉及除了药物之外的一些根本问题，包括各州的权力、州制药委员会的权力、药剂师的个人职业权力。在这种情况下，提出开创性的新原则来处理重要的公共健康事务，必然会导致一些根本的意见分歧。"

根本的意见分歧没有发生在众议院，众议院委员会的立场和提案人基本一致。众议院的报告指出，现有的 1938 年《食品、药品和化妆品法》，允许制药厂来决定药物是否须凭处方或不需处方购买，其结果是缺乏统一性，导致了混乱。同样的药物可以由一个制药厂家归类为处方药，而由另一厂家作为非处方药，甚至同一个制药厂在发货时分别贴上不同的标签。

因此，众议院委员会建议把决定一种药物是处方药还是非处方药出售的决定权限给予 FDA。众议院在议案中肯定了 FDA 法规中对一种药物的处方要求："联邦安全管理者基于专家们普遍认定的意见而断定，一种药物有其毒性或其他可能的有害效应，只有在专业（医生）的判断之后，被认为使用是安全的和有效的。"众议院保持 FDA 提及的有效性并增加授权由联邦安全局①决定哪些药物将作为处方药出售的要求。

最大的意见分歧出现在行会组织中。全国零售药商协会赞同给 FDA 这种权利，但是，几乎所有的制药商组织，如药品制药厂商协会、美国

---

① 注：1940 年，FDA 从农业部转出，归属于联邦安全局。

药品制药厂商协会、美国医药协会和专利药商协会等都反对；几乎所有药商行业组织都表示抵制，尤其是美国医学会强烈地反对 FDA 介入医生—药剂师—病人的关系中间，政府监管制药企业和医疗行业的行为使他们深感不安。当然，不论是制药行业还是药品销售行业，正统医药行业还是专利药行业，各方都站在维护自身利益的立场发表意见。争议的焦点与先前沙利文案子中的争议相同，围绕着联邦政府是否应该干预地方药物销售的问题展开。授予政府权力来确定处方药的名单，是否损害了厂家的利益？是否侵犯了传统的消费者自我施药和选择药物的权利？

修正议案征求意见期间，制药业、零售药业的行业代表与 FDA 之间进行了一系列的会议，试图调解分歧。很显然，不可能达成一致。FDA 的官员们意识到，由于处方药律法的改革牵涉到太多层面，并非一朝一夕可望成功。

参议院委员会报告了行业对众议院修正议案的争议。在行政听证会后，最终，国会让步于行业，删去授权 FDA 决定处方药的权利这一条款。FDA 和联邦安全局也同意从修正议案删除这一条款。行业协会认为：“（参议院）委员会得到了 FDA 和联邦安全局的保证，尽管这个议案不是最好的解决方案，但按照协议提出的形式将是可行的。”他们对 FDA 的让步也很满足，制药商捍卫了自己的权利，可以指定自己生产的药品在销售时是否属于处方药。

参议院委员会在他们付诸表决的法案中，对药物安全方面进行了强调，对危险的药物，即要求处方的药物的定义，是和 FDA 的法规“本质上相同”的。不过，新的修正案法律仅涉及安全，就如根据 1938 年对新药的条款，涉及“功效”的内容被删除。

在 1951 年 10 月通过的达勒姆-汉弗莱修正案虽然是一个小法案，但是它的意义重大。回顾有关的立法历史，在 1938 年之前，药物功能的立法是为了防止欺诈。由于普通消费者并无分析研究药物化学或查阅医学文献的能力，药物的标签必须明白地告知消费者有关药物的化学成分和已知药物的治疗属性。政府的作用是确保所有的标签是正确的和适当的。政府没有限制消费者的选择，只是增加提供他们能得到的信息。

1938 年《食品、药品和化妆品法》添加了保证安全的条款。政府开始向公众表明，市场上的任何药物在合理剂量内服用对人就没有伤害。政府通过驱使有害物质离开市场，来限制消费者的选择范围。但外行人仍然可以自由选择所有无害的或非麻醉品的药物。如果愿意，他可以咨询医生，但他并没有必须这样做的义务。

到 1938 年底，FDA 宣布了监管机构将减少这种选择的自由。基于消费者并不知道自己对药物的选择是否安全，制造商将决定并通过标示告知消费者哪个药物是安全的和哪个是不安全的。有执照的医师、牙医师可以从制造商标示的药物中选择哪些可以给消费者使用。通过处方，政府已把消费者的选择权委托给制造商和医生。在修正案出现之前，FDA 的这项需要处方配药的法规，在法律条文中，没有清晰的文字说明，因此其合法性似乎悬而未决。

正是由于 1951 年达勒姆-汉弗莱修正案的通过，法律明确了处方药的定义。这个创造性的律法后来被世界各个国家借鉴，延用至今。

用乔治·拉里克在多年以后对该修正案的评价："我认为这是非常重要的。彻底改变了过去那种没有处方而随意销售药品的现象。同时，国内主流的正规药剂师普遍遵守这一规定。在那之前，你可以走到任何药房，购买除了联邦麻醉毒品法限制以外的几乎任何药物。这一修正案规定了对违法的处罚，同时被严格执行。"拉里克还提到一个重要的影响："新药物给监管机构提供一个机会来审查每个药物的标注，能够提出需求或者建议给制造商，如果他想卖这种药物，他将必须把它放在处方内。"

在修正案生效以后，要把处方药改为非处方药就有了极为严格的标准。要求有使用的历史长度和应用范围的详尽数据，发生过任何不良反应的性质，因性别和年龄的差异而发生的不同反应，以及药物的急性和慢性毒性研究报告。20 世纪 50 年代，有十来家制药商请求豁免氢化可的松软膏须以处方配药的规定，但是医生和药剂师反对这个动议。皮肤科医生做证，在临床施药中显示，过多使用这种效力很强的药物，即使是外敷，药物也可能透过皮肤进入使用者的身体系统。如果自行用药的人忽略标签的警告，滥用药膏，将是不安全的。FDA 在美国药剂师学院进行的一项研究，证据显示这的确可能发生。经过对消费者的调查，

2/3的消费者受访表示不注意标签的警告。由于这些证据极具说服力，FDA决定禁止把氢化可的松软膏从处方药转为非处方药。

氯霉素引发的抗生素滥用隐患

达勒姆-汉弗莱修正案的通过，为药物销售的管制提供了法律保护。但是，面对医药革命方兴未艾，新药如雨后春笋般冒出的局势，如何平衡和控制药物的有效性和安全性的这一对矛盾，在很大程度上仍然是未知的。氯霉素，被称为青霉素之后的又一个"神奇子弹"，就制造了一个典型的案例。

1949年，帕克戴维斯公司出品的氯霉素上市，它在抵御各种以前无法治愈的致命疾病方面，显示了令人惊叹的疗效。氯霉素出现后，受到医生的追捧，被认为是继青霉素以来最好的抗生素。拥有氯霉素专利的帕克戴维斯公司，在氯霉素销售第一年，就使公司的全年销售额增长了30%以上，到1951年营业额超过1.35亿美元，帕克戴维斯公司一跃成为世界上最大的制药公司。

但是神奇的氯霉素，在3年后，由于它所具有的缺陷造成悲剧事件，导致FDA发动一次在美国医学史上最大的调查，以决定是否要把氯霉素撤出市场。

牵出这一事件的人是奥尔博·沃特金斯医生。沃特金斯医生是个全科医生，在加利福尼亚州有自己的诊所和一个美满的家庭。1951年元旦时，他的8岁的儿子詹姆斯告诉父母，他小便有些困难。沃特金斯检查儿子的尿液，发现有血。他马上把詹姆斯送到附近的一个泌尿科医生那里。住院检查之后，发现詹姆斯的尿道有个小的阻塞物。为了避免对肾脏造成大的损害，医生给他做了手术，除去了阻塞物。手术后，为防止感染，医生给詹姆斯用了抗生素——氯霉素，那是当时最流行的新广谱抗生素。接着，小男孩需要做第二期手术，在他的尿道放置一根管子，管子需要留在体内一段时间。同样，医生第二次给他处方了氯霉素。很快，詹姆斯痊愈了，在约一年时间里一切似乎进展得很好。不幸的是，他又由于感染，发热高达40℃。

沃特金斯医生仍然给儿子使用了氯霉素。这种被宣传为神奇的、效力大且无不良反应的抗生素上市已有几年，不过，他记得曾有一些病人使用以后引起永久失聪的报道，他需要核实一下这种药的不良反应。但帕克戴维斯公司的销售员告诉他，根本没有不良反应。因而，他放心地给儿子用了氯霉素。这是小男孩詹姆斯第3次使用氯霉素。詹姆斯在此之后出现的症状却使沃特金斯医生越来越不安。

詹姆斯变得苍白无力，他的身上常出现瘀青。一天晚上他与父亲在玩一个棋盘游戏，一颗棋掉到地板上，詹姆斯趴到地上找棋，当他站起身时，他的膝盖上出现两个大的深色瘀青斑。沃特金斯立即意识到，大量的瘀伤是血液失调的明显标志。沃特金斯把儿子送往所能找到的最好的血液专科诊所，几个血液病专家的诊断结论是一致的，詹姆斯患了一种罕见的疾病——再生障碍性贫血，他自身的造血系统已经从根本上被摧毁了。这种病通常是致命的，因为凝血因子也受到损害，病人稍微碰触就会发生瘀伤，严重的瘀伤可能导致出血和肿胀。有一位医生的话让沃特金斯感到震惊，他说他已经见过4个类似病例，显然都是氯霉素所致。

沃特金斯向他所在地区的医生询问氯霉素的使用情况，一个医生告诉他，曾经把自己的一个病案通报给了帕克戴维斯公司的销售员，如果销售员说不知道氯霉素有副作用，那是刻意隐瞒。这些信息放在一起，沃特金斯医生肯定儿子的病因是氯霉素的副作用所致。第一次的剂量造成詹姆斯体内的系统过敏，而第三次的剂量毁坏了他的骨髓造血功能。詹姆斯的虚弱日益加重，经过了五六十次的输血，状况仍然不可逆转。几个月后，1952年5月，年轻的生命在痉挛发作的疼痛中消逝。

在儿子死后，沃特金斯发现，事实上，有相当多的医生已经知道氯霉素潜在的致命副作用。一些报告已经上报给了FDA，帕克戴维斯公司也已经被警示。一位医生曾向该公司报告了12个病例。沃特金斯自己写信给帕克戴维斯公司，公司的医疗部主任回复他说，没有证据显示氯霉素与再生障碍性贫血有联系。这位已经悲痛欲绝的父亲，收到这样冷漠的答复，愤怒到几乎疯狂。正是因为他先前被帕克戴维斯公司的销售员所误导，才给儿子施用了最后致命的剂量。他决定做一项非常举动，带着全家——妻子和其他孩子们驾车横越大陆，沿路访问医生，向同行们通报氯霉素的不良反应，同时希望寻找到更多的有关病例的报告，他要收集这些证据，在抵达首都华盛顿后交给 FDA，向执法机构讨个说法。

这不是一次轻松快乐的旅行，而是承载着悲痛和忙碌的长途跋涉。每天行车五六百公里，每到一个地方宿夜，沃特金斯医生的妻子照顾孩子们，他自己则从黄页电话簿找当地的医生，打电话交流使用氯霉素的经验。当他们从西海岸的加利福尼亚州横越大陆抵达东海岸的首都华盛顿时，已经收集到 40 多个氯霉素药物导致严重反应的案例。

FDA 的抗生素部门主任亨利·韦尔奇博士接待了沃特金斯医生。韦尔奇对沃特金斯表示了同情和关注，并告诉他，FDA 已经收到 50 多宗确定的案例报告，其中 36 个人已经死亡，而且这个数字正在递增。

病例的数量变得使人担忧，这对 FDA 提出了一个新的挑战：一种非常有效的，很多情况下拯救生命的药物，在相对小的比例下，也是一种致人死亡的药物。应该如何对待这个新问题？1952 年 6 月 26 日，韦尔奇和当时的局长拉里克指示全美 16 个分区机构的工作人员、稽查员、化学家和其他办公室员工，放下他们手头的工作，下到本区域的每家医院、诊所、医学院，查访是否还存在没有报告的与氯霉素相关的血液失调病例。他们夜以继日地工作，并每天向华盛顿总部汇报。从星期五开始，到次周的星期二，就已经找到 200 多个病例。

某日，拉里克局长给帕克戴维斯公司的执行副总裁荷马·弗里奇电话，通报了 FDA 的清查进展，并告诉弗里奇，有 15 位血液病专家和其他医生要求 FDA 限制出售这种药品。他们建议，至少等到能够了解更多的情况之前，氯霉素只能在其他药物不能被替代的情形下才使用，例如治疗伤寒症。但是拉里克希望采取更温和的非公开的措施。那时，抗生素在出厂销售之前，每个生产批次需要经过是否遭受污染以及药效的强度的官方认证，他建议把新生产的氯霉素的认证推迟一段时间。这意味着一段时间内暂时不再向市场供应新生产的药，但已经在市场上的药可以继续出售。这样，公司将不至于因为产品被全部召回而蒙受巨大损失。

事实上，帕克戴维斯公司早已了解氯霉素的严重问题。研发部门的化学家曾警告过，氯霉素的一个组成部分，一个被称为硝基苯自由基的化学成分存在于三硝基甲苯里，似乎具有一种奇特的亲和力，对骨髓有毒性作用。1949年初氯霉素刚上市时，就有一篇文章发表，作者约瑟·斯马德尔博士在评估氯霉素令人惊奇的治疗性能的同时，还指出它有潜在的毒性，该药必须被密切关注。当年11月，在芝加哥的一个医学会议上，第一次出现3个由药物引起的血液病病例的报道。从那时起，有关药物不良反应的病例报告不断出现，从未停止过。从1949年到1952年，这类报道大多出现在会议和一些冷门的期刊上。

拉里克打电话给弗里奇的第二天，帕克戴维斯公司回电给FDA，声称他们已经准备好附有警告字样的通告，将会在接下来两期的《美国医学会杂志》上刊登，给医生的宣传材料也将改写，其中包括几句有关不良反应的文字。

FDA的官员要求他们写一封提醒副作用问题的信送到每一个医生手中，帕克戴维斯公司同意了。通告中有一些有关血液失调的警示，用细小的字体添加在底部；给医生个人的信件也同时送出。但公司不同意专家提议的"该药物只局限在必需情况下使用"，公司坚持认为，该药导致血液病的可能性并没有确凿的证据。拉里克在这点上向制药厂让了步。

帕克戴维斯公司送给医生的信，标题为"从血液学家的角度来看氯霉素"，实际上算不上是一封警告信。该信说，有少数病例报道药物和血液的问题，但它们未经证实，而且这种情况也极为罕见。该信还说，如果存在问题，它可能是某些病人的特性所致。紧随这封公开信，公司的医疗部主任J. P. 格雷出具了一份声明："我们知道，并没有实例指证再生障碍性贫血是氯霉素所致。"

声明宣称，直到1952年10月为止，他们的深入研究涉及病人人数已超过1700人，跟踪他们在接受氯霉素治疗前、治疗中和治疗后整个疗程的血液数据。关于研究结果，发表了58篇学术论文。声明呼吁医生不必担心："在这1700个病人中，没有一个因实施抗生素治疗而发生血液失调。"声明再次强调："氯霉素因其良好的耐受性和显著的效果，仍然是优秀的广谱抗生素，这是过去一年的进展不曾改变的事实。"

收集病例的工作仍在进行。到 1952 年 7 月的第 3 周，FDA 有了 410 个案例记录。7 月 18 日，拉里克再一次打电话给帕克戴维斯公司的总裁哈里·洛伊德，通知他 FDA 将向国家科学院的国家研究委员会报告收集在案的病例记录，要求他们委派一个专家小组审查证据并提出建议。帕克戴维斯公司受邀出席听证会，为自己做辩护。1952 年 8 月 6 日会议举行。会议是全封闭地进行，不向外公开，所有作为证据提供的病案是保密的，参加会议的人的名字也不向记者透露，这是 FDA 为制药公司的未来着想，尽可能减少给公司造成的不良影响。

专家委员会最终的结论认定，尽管还不能确定发生问题的概率如何，但确信药物和血液失调有联系。专家委员会同时认为，氯霉素是一个重要的药物，因为它似乎对伤寒症、一些类型的脑膜炎、尿路感染、葡萄球菌的细菌感染而言，是迄今为止最好的治疗药物。他们认为唯一妥当的处理方法是让药物在市场上继续使用，但需要让医生更慎重地开处方，只有当真正需要的时候才使用它。应该要求医生检查病人的血液以后，再决定是否使用这个药物。这样，至少可以提早发现出现问题的迹象。因为一旦血液被检测到异常，就已经为时过晚了。

根据 NRC 的专家委员会的意见，FDA 发布了声明。声明说："FDA 已经决定，在经过标签的修正，明确警告医生严禁对其不加选择地乱用的情形下，将允许抗生素药物氯霉素继续发售……行政管理机构对药物的价值及其造成的危害进行了衡量，决定应该继续由医疗行业小心使用，在那些非常严重的、有时可能致命的疾病的治疗上，氯霉素的使用常常是必要的。"

氯霉素事件是当时 FDA 启动的有史以来最大的一次调查。虽然，FDA 给以后 10 年里对药物的管控定下了基调，但是围绕氯霉素的毒性的问题，FDA 与企业之间控制与反控制的角逐一直没有停止。由于法律的限制，FDA 不能直接行使行政权力，只能借助于国家科学院的国家研究委员会做审理。然而，仍有医生为一些微不足道的感染继续处方氯霉素，使药物所引起的医疗事故继续发生。一位记者汤姆·米德调查了在过去 30 年由于氯霉素的不良反应造成的事故，他说，有多达上千人死亡以及数十个诉讼，FDA 无数次地研究和更改药物上的标签，多次国会听证和不断地新闻报道之后，医生终于理解并对氯霉素采用非常的处方模式。事实上，到20世纪70年代，只有在帕克戴维斯公司的专利到期后，公司才把它从高促销的物品名单上放弃。

然而，氯霉素并未消失，仍然在全世界某些地方被人使用。在20世纪80年代，从美国的奶制品和牛肉中检测到致命的氯霉素残留物。在20世纪90年代，FDA发现在进口虾里含有这种药物成分。在委内瑞拉的堆肥中也发现氯霉素的存在。这是不能掉以轻心的现实。

10 营养食品规范

营养品的规范

1890年，一个进取心很强的年轻科学家、发明家史蒂芬·巴布科克博士，时任威斯康星麦迪森大学农业实验站的农业化学部主任，他发明了一种测量牛乳中脂肪含量的方法。当时，有些不诚实的奶牛场把掺水的牛奶充当原汁牛奶出售，巴布科克的检测法能够准确判断牛奶质量，通过检测可以证实出售的牛奶是天然的还是被掺水稀释的。这种测量法被称作巴氏检测法，后来被全美国，乃至全世界普遍采用。

1897年，巴布科克设计了一种"单一谷物实验"，即只用某个品种的食物源喂养乳牛，从而研究不同饲料对乳牛的牛奶质量的影响。第一次的实验做的是食盐实验，巴布科克把16头乳牛分成两组，一组喂食正常饲料，另一组的饲料不加盐。实验进行中，不给盐的8头乳牛中有一头死亡，畜牧部主任卡莱尔停止了实验，立即给余下的乳牛补喂盐，以恢复它们的健康。

1901年，实验站的新站长同意巴布科克继续他的"单一谷物实验"，畜牧部的卡莱尔主任只答应给出两头乳牛做实验。实验计划一年时间，在进行到第3个月时，其中一头喂燕麦的牛死了，卡莱尔主任再次叫停，于是巴布科克的实验不得不再一次被迫中断。

直到1906年，畜牧部主任换人，新上任的主任乔治·汉弗莱博士给予巴布科克更积极的支持。巴布科克从密歇根大学请来一位生理化学专家埃德温·哈特博士，他们和汉弗莱主任重新设计了一个更完整的长期实验计划：用糖类（碳水化合物）、脂肪和蛋白质相对平衡的饲料取代早期实验中的饲料。主管实验的哈特专门聘来一位有机化学家埃尔默·麦卡伦姆负责分析饲料的营养成分以及实验乳牛排出的粪便。实验的小母牛分成4组，分别用玉米、小麦、麸皮和三者混合的4种不同饲料喂养。第一年所有母牛的体重增加是相似的，但用玉米喂养的牛比喂小麦的更有活力。这些母牛繁殖出的下一代出现了很大的不同，每头用玉米喂养的母牛都产下正常的牛犊，而用小麦喂养的母牛牛犊或胎死腹中，或出生后不久即夭折。吃小麦的母牛的乳汁只有吃玉米的母牛的三分之一。这样的实验重复进行，结果是相同的。1910年，他们把原来喂玉米的乳牛换成喂小麦，其他三组换成喂玉米，结果是，原来吃玉米的生产健康牛仔的牛，改吃小麦后，繁殖的牛仔出了问题；而相反，从小麦改吃玉米的母牛产下健康的牛仔。这个实验从1907年进行到1911年结束，为科学家探索和发现动物和人类的饮食营养提供了非常重要的依据。

巴布科克博士创造的"单一谷物实验"引导了营养学作为一门专门学科去发展，开启了20世纪营养学的黄金时代。

1911年，一个波兰生物化学家卡西米尔·冯克，在伦敦李斯特研究所工作时，创造了"维生素"这一词汇，用以表述人体所需要的食物因素。次年，冯克发表了一篇文章，提出一个理论：各种疾病——脚气病（维生素 B_1 缺乏症）、坏血病（维生素 C 缺乏症）、糙皮病（烟酸缺乏症）、佝偻病皆是由于饮食中缺乏维生素的结果。1913年，在威斯康星大学，曾经在"单一谷物实验"中担任分析工作的埃尔默·麦科勒姆，确定了在动物饲料中需要的一种脂溶性营养素，他采用冯克的命名，称其为维生素 A。到1926年，维生素 B 的两个组成部分 B_1 和 B_2，以及维生素 C、维生素 D 和维生素 E 也陆续被发现，并被确认对健康而言都是必需的。20世纪30年代，化学科学家在实验室确认了维生素的化学结构。研究也发现氨基酸和矿物质同样是不可缺少的，连续40来年的研究揭示了营养学的复杂性，发现了人和动物饮食中必需且应充足的营养物质，这些已知的营养物质共有40多种。

营养学的科学研究成果引发了公众对新兴的营养革命的关注，而那些嗅觉灵敏的食品和保健品制造商，立马用来包装自己的产品，一个与健康挂钩的时尚食品的促销潮大行其道，尤其在第一次世界大战之后的10年进入繁荣时期。

事实上，在20世纪20年代，维生素的提取技术还不成熟，合成维生素的制造工艺也不完善。市场上标榜富含维生素的商品有多少是靠得住的？FDA决定对那些大肆宣传的商品抽样检测。从1926年开始测定一些产品，发现很多是被夸大了，有的甚至根本不含有维生素。结合劝说和法律行动，FDA 成功地让许多"提取物"的标签删除了含有鱼肝油的说法。但是随着形势的发展，FDA 似乎面对的是整个保健品行业的问题。1929 年，沃尔特·坎贝尔局长发布了一份新闻稿，对美国人民发出忠告说："使用'健康'这个词，意味着这些产品具有保健或治疗特性。这些产品的标签如此声称，会引导消费者去相信我们的一般食品是非常缺乏诸如维生素和矿物质这样重要的物质，而这些所谓的'保健食品'有保护生命和健康的作用，对人体是绝对必要的。"面对这种歪曲，坎贝尔承诺，FDA 将与其"战斗"。次年，FDA 的助理局长保罗·邓巴也在罐头和杂货批发商协会的年会上发言时，斥责利用广告误导消费大众的行为。

由于当时 FDA 没有获得授权监管食品和药品涉及广告的违规行为，而且法律也没有针对营养这门新发展的学科有任何规定。FDA 只能够对有可疑标签的早餐食品进行检查。1935 年，FDA 建立了维生素部（这个部门在 1949 年更名为营养部），研究约 400 种自称有维生素效能的食品和药品，试图查获那些新出现的诈骗形式。有一个叫作康够饮的产品广告宣传吹嘘"绝对独一无二的，可以持续几星期为生命提供所需营养和能量"。根据 FDA 检测，其实它只是巴拉圭茶。另一种产品凯塔林，成分基本上是牛奶、糖、麦淀粉、麸皮和肾上腺素，它的标签声称包含从 A 到 G 的所有维生素，且能够治疗高血压、低血压、水肿，以及甲状腺肿大。

FDA 对食品的标签实行监管，在 1938 年《食品、药品和化妆品法》通过以后，终于获得了国会的授权。

该法案对食品标签有明确的规定，食品标示关于"它的维生素，矿物质和其他营养特性"为"特殊饮食目的"。根据这一规定，FDA 要求制造商在他们的产品上标示"每天最低需要"的已知的主要营养素，并给予了详尽解释。新法律的另一重要规定是区别食品和药品的规定，如果一种食品被标示有治疗功能，就变成了药品。

第二次世界大战迫在眉睫，美国国家研究委员会任命了一个食品和营养委员会制定一份"推荐特定营养成分的每天补助"表。1941 年颁布的第一份清单，列出每天需要的热量和 9 种人体最需要的营养素的摄取量。委员会意识到，战争时期生病或营养不良的人可能比平时的大多数人需要的更多，这份列表所标示的人体营养需求量都高于平均值的要求。委员会还认可了 11 种其他营养物质对健康是必要的，由于当时条件的限制，没有充足的数据依据来精确地确定这些营养物质的理想摄取量。委员会建议，采用合成维生素"强化"到食物中的方式，来补充饮食中营养成分的不足。这个概念不算是全新的。早在1924 年，碘已加入盐，用以预防缺碘引起的甲状腺肿大，维生素 D 添加到牛奶和维生素 A 添加到人造黄油等都源于这个概念。根据食物与营养委员会的建议，经过强化的面包和其他粮食产品中含有的维生素及铁更加丰富。因此，随着战争来临，带来了新的食品短缺的危险，但是已经有了准备的美国，能够供应给消费者的主食中的营养反而比以往更为充足。

关于食品的法律，在 1938 年《食品、药品和化妆品法》之后，不断有新的建树。1939 年 FDA 出台的第一个食品标准是针对罐装番茄产品，往后，一系列针对食品的法规陆续出台。如：

1949 年，FDA 第一次发布指导行业的手册，称为《食物中化学物质的毒性评价程序》（又称"黑皮书"）。

1950 年，《人造黄油法》要求突出着色人造黄油的标记，以区别于黄油。

20 世纪 50 年代早期，在詹姆斯·德莱尼议员主持的听证会基础上，通过了 1954 年《米勒农药修正法案》、1958 年《食品添加剂修正法案》和 1960 年《色素添加剂修正法案》。

1958 年，FDA 发布关于通常被认为是安全的物质的第一份名单。到了 20 世纪 60 年代，大约一半的食品供应已经标准化。随着食品科技改变，包括强化营养素在内的许多其他成分添加到食品中，FDA 为食品制定出了配方标准，列出可以合法地加入到食品中的成分。如果一种食品不同于标准配方，则必须标注出可供辨识的字样。

饥饿实验

20 世纪 40 年代，一项与人类营养相关的重要科学实验值得特别关注。当时第二次世界大战即将结束，遭受战火殃及的人民长期经受饥饿煎熬。当盟军进入欧洲那些曾经被德国占领的城市时，到处是瘦弱的平民，许多人靠有限的面包、土豆维持生命，勉强存活下来，几乎没有其他食品。即使幸免炮火的英美诸国，也由于战争导致人民普遍的营养不良。

世界面临战后的重建，严峻的问题是，几乎无人知道如何才能使经受长期饥饿和严重营养不良的老百姓恢复健康，从而回到正常生活。安塞尔·基斯，这位明尼苏达大学年轻的生理学教授，同时担任着国家战争部的顾问，他提出一项科学计划，旨在通过临床人体实验了解饥饿对人的生理和心理的影响，以及探讨科学的和最有效的方法提供给欧洲和亚洲的饥荒受害者，以及那些需要在战后康复的人们。1944年，在明尼苏达大学，开始了一项特殊的实验。这项实验后来以"明尼苏达饥饿实验"而著称。

从200余名报名者中挑选出的36位年轻的志愿者，怀着牺牲自己拯救人类的信念，参加了这场堪称严酷的实验。实验要求受试者模拟难民的生活状态——行走、饮食，居住在作为集体宿舍的没有窗子的房间。在半饥饿的状况下，让他们的体重锐减超过25%，然后重新进食。实验的全过程被详细记录，受试者的体重、身高、体力和基本功能通过X光、心电图、血样和新陈代谢被追踪研究。在实验室的走步机运动时测试其运动状态和耐久力，同时心理学家对受试者的智力和个性进行测试。每个受试者都被要求写日记。这是第一次用科学实验研究饥饿对人类生理和心理的影响，以及重新进食后生理和心理发生的改变。

实验的记录汇集成1 385页的文本，是首次全面记录饥饿和重新进食对人类的生理和心理的影响，包括每个参与者详细的测试结果。1950年，基斯的研究小组发表了两卷专著《人类的饥饿生物学》，他们同时写作了救援工作手册，重点阐述饥饿导致的心理影响。小册子被欧洲和亚洲的援助工作人员广泛应用。明尼苏达饥饿实验的成就在于，研究着眼于经历饥饿的人们的态度和行为模式，了解饥饿是否显著改变性格，营养是否直接或间接地影响思维和身体。实验的结果也影响了科学家对人类身体可变性的看法，证实了仅仅饮食一项就能对身体的基本功能，如血压、胆固醇水平、静息心率等这些以前被认为是相对稳定的指数，产生很大的影响。另外，研究人员把实验数据用于探索代谢的适应性，希望找到有关恶病质和肥胖症临床管理的新的指导见解，以及预测与体重变化相关的身体损伤和疾病的情况，并根据情况进行治疗。基斯研究小组的专著成为营养学的重要文献，后来经常作为实证被引用到相关的科学研究中。

霍恩西案——打击战后销售伪劣保健品的奸商

由于战后人们迫切需要营养以使身体康复，这就给营养品推销商带来商机。美国本土虽然没有遭受战火的直接摧残，但战争时期食品稀缺以及紧张情绪的压力，也影响到平民百姓的健康和营养。战争之后，改善饮食习惯，提高营养水平便成为主流。因此，推销营养保健品的商人，正好有了绝佳机会，他们采用五花八门的推销方式，如通过讲师开课宣讲、推销员上门、电视电台广告、保健食品门面商店等。由于1938年《食品、药品和化妆品法》划定专利药范围，新时期的营养品推销商谨慎地绕开法律红线。推销员大多是用口头宣传，很少有人公然吹嘘维生素和矿物质产品能治疗癌症或糖尿病。一般的推销员会承诺，他贩卖的补充剂和滋补品能"增加活力"，或预防营养缺乏，或有益于"消化紊乱、血液循环和神经系统"。在这些谨慎的措辞后面，顾客很容易被诱导或联想到"医治"的隐约含义。

营养品推销商用含糊的说辞，似乎更合法更安全，而由于狡猾的措辞和营养科学的复杂性，FDA的监管又面临着一项新的艰巨任务。

1955年，一个广泛的研究显示了约十分之一的美国家庭饮食营养很差，且有多至近一半家庭摄入的必需营养物质低于食品和营养委员会建议的水平。营养专家指出，正确的解决方案在于明智的食物选择，而不在于昂贵的商业补充剂。营养学家注意到，市场上促销的所谓"浓缩"的营养食品，夸大其词。这些兜售营养商品的人很少恪守道德规范，为了推销他们的维生素食品，竟然危言耸听，说美国将面临大规模饥荒。阿道弗斯·霍恩西就是其中之一。

霍恩西案是监管机构打击不法营养品贩子的典型案例。霍恩西于

1943 年开始被政府监管机构所关注。美国医学会收到圣路易斯市商业信誉促进局的电报，查询一个到该市演讲兜售营养品的名为霍恩西的人。谁是霍恩西？美国医学会不知道。调查霍恩西的背景之后，美国医学会和 FDA 开始对这个游走在各地的营养行业的演说家特别注意。

霍恩西，年少来美的波兰移民，在华盛顿的教会学校读过一阵子高中，肄业后似乎没有受过任何与营养学相关的高等教育，有多次被判刑和被起诉的记录。

1933 年霍恩西在加尔维斯顿做房地产经纪人。他从出售地产的业主处收取费用，承诺帮他们销售，但却没有真正花精力为业主服务。霍恩西被指控欺诈，他认了罪，在狱中度过了一个月，接着又被判 5 年缓刑。他回到华盛顿后，开始用他妻子的车搞观光旅游业务，仅 3 年时间，就已经拥有 140 辆出租车和多间加油站。这些年里霍恩西的生活是坎坷不平的。他曾因多种不法行为被逮捕，包括开空头支票，以及 4 项有关他侵犯人身权利的指控，但没有被起诉。

从 1940 年起，霍恩西从运输业转向营养业，并开始他的旅行演讲。不久，他从华盛顿郊外搬迁到宾夕法尼亚州的斯克兰顿市附近的一个农场，他把农场命名为阿道弗斯牧场。

1943 年，已经 42 岁的霍恩西自称获得堪萨斯内科和外科大学的医学荣誉学位，而这个学校在 15 年前就被美国医学会列为未经授权的教育机构，并于 1944 年被密苏里州医学检验委员会勒令关闭。霍恩西还为自己添加了物理疗法学位，这是一个在俄克拉荷马州和印第安纳州的学校，不必上学就可以得到学位。在 1946 年，他通过了考试，获得由内华达州颁发的脊椎推拿疗法执照。

霍恩西的营养业生意，是旅行演讲兼卖产品。他的产品包括自己设计的阿道弗斯牌商标的薄荷、大豆卵磷脂、复合 B 族维生素、小麦胚芽油、矿物质胶囊、钙片、草药泻药，甚至焦油、洗发水等一系列种类繁多的东西。霍恩西从营养文献里抄录资料制作了一批小册子，叫作《健康、成功和快乐》系列，其中包含的标题也很独特，如《正常摄食》《高血压》《关节炎和风湿病》《没有眼镜的眼睛更美丽》和《你的性腺体》……通常他的演讲会巧妙地转化成推销他的小册子和营养品的展销会。

霍恩西在刚开始他的新职业时，就遭遇阻截。1943 年 11 月他在西雅图被控无牌照售卖药品，他认了罪，并交纳了 50 美元的罚款。接下来的一个月，在华盛顿州的另一个城市塔科马，霍恩西又面临相同的指控，被判有罪，他的上诉被驳回。塔科马市的商业信誉促进局发言人说："我们认为这个人，尽管缺乏正规教育，却是一个精明、能干的对手，一个彻头彻尾的不道德和危险的人。"

来年春天，霍恩西在旧金山被告，输了两个案子——因为冒充医生被罚款 300 美元和无牌照贩卖药品被罚款 200 美元。但霍恩西的麻烦并没有结束，他与 FDA 旷日持久的冲突这时候才刚刚开始。1943 年圣诞节前夕，霍恩西从西雅图发运了一大批药物和阅读材料到洛杉矶。FDA 截获了这批货物，指控其药品标签存在虚假。霍恩西没有去索要他的这批货，法院下令销毁了这批扣押的商品和小册子。次年霍恩西的另一批货，从亚利桑那州运到加利福尼亚州，又被 FDA 扣押，霍恩西也只得放弃。

这一连串的扣押，使霍恩西付出了很高的代价，但是他没有放弃生意的打算。FDA 根据他的销售估算，霍恩西在一个城市讲课的营业额，就可能达到 4 万~5 万美元，而且很大一部分是逃避了纳税的净收入。按照这个估算，承受被政府扣押的部分损失对他而言算不了什么。霍恩西曾经很嚣张地说："我会继续做我的事，直到他们把我关进牢里。"FDA 开始准备对霍恩西展开刑事诉讼，在刑事起诉的程序中，霍恩西被传唤到案，但他坚持表示，他没有违反法律，并声称在货物被没收以后，他就已经支付了很多钱更改所有的标签，并经过专家核实合规给予放行，他的加工厂家也为他的产品标签符合法律要求提供了保证书。至于出售的小册子，没有在任何地方提及阿道弗斯品牌产品。

"当你出售这些小册子时，你没有提及任何你的产品吗？"控方律师问他。

"我没有。"

"当你出售这些产品时，你没有提及这些小册子吗？"

"我不记得。"霍恩西回答。

FDA 的稽查员找到一个证人，证实霍恩西对法庭撒了谎。霍恩西每次在凤凰城开讲座，有个叫查尔斯·拉斯的人都会去参加。他告诉法庭，在演讲会上，霍恩西会手里拿着一包他的保健食品，描述这些东西的功效。同时产品和小册子放置在大厅后面的桌子上，凡产品和书一起买，就可获赠一瓶。拉斯曾经购买了所有的东西，由于买得太多，柜子三层的架子都被塞满，因为按照霍恩西的说法，一个疗程就要服用几瓶药片。

1948 年 2 月，在凤凰城的法庭审理时，拉斯是政府的有力证人。霍恩西的小册子提到维生素和矿物质，即使没有直接指明阿道弗斯品牌，产品和小册子绑在一起出售，能说服陪审团相信产品和小册子之间没有关系吗？陪审团判定霍恩西的错误标签罪成立。霍恩西被判罚款 1 800 美元，但他还是逃过了牢狱之灾。

这场官司之后，霍恩西改变了他的战术。他不再在讲课现场售卖产品，而是把这些商品摆在演讲城市当地的健康食品商店销售。他从演讲会收费，出售小册子，这些收入也源源不断。先是免费讲座，之后的系列讲座需要入学考试，每人支付 25 美元或夫妻两人支付 35 美元的考试费。每次免费讲座之前，就有人愿意为霍恩西承担会场租金。那些销售他的商品的商店，帮着霍恩西宣传，散发讲座通知，这样也就是帮着自己的店销售更多的商品和小册子，真是相得益彰的好主意。

霍恩西似乎更加有恃无恐，俨然把自己当作一个营养学的福音传播者。根据 FDA 稽查员的调查，霍恩西的主要听众群年龄层从 40 多岁到 60 多岁。女性较男性多，其中很多人是单身，或丧偶，或已婚但没有孩子，以及靠养老金生活的老年夫妻，教育背景一般低于高中水平。在讲座开始前，他们互相交谈他们的健康状况和症状，他们可能受到疼痛或老年忧郁的折磨，但很少出现真正患严重疾病的病人。

霍恩西很了解他的听众的恐惧和弱点，他善于使这些付钱来听晚上两小时讲课的人保持他们的兴趣。霍恩西经常引用圣经，经常提到上帝创造人类的目的，以此来美化自己。他也经常把科学词汇挂在嘴边，常常列举其他研究人员的工作，从著名学者和政府报告论文中采摘引文，把自己装扮成行业中的专家。

谈到妇女话题时，霍恩西说，更年期妇女经常去医生那里注射激素，而这些针剂里的雌激素没有比马尿里的更多或更少。提到马尿，顺便造谣攻击制药公司，说他拒绝把阿道弗斯牧场的马尿出售给制药托拉斯，那些药厂用病马的脓液制造疫苗和接种，这会导致脊髓灰质炎（小儿麻痹症）和癌症。

然后，他审视着听众的脸，告诉他们，90%的人体内有蠕虫。这些蠕虫可能有 0.6~6 m 长，它们的头在你的胃里，而身体的其他部分在你的肠道中。霍恩西的清肠饮食产品可以祛除可恶的蠕虫。这种清肠饮食产品也是胆石药，可以帮助排出胆结石。这时一个妇女自豪地插话，说她已经因此排出 120 粒胆结石。"噢，那是美妙的，"霍恩西说，"我很高兴我班里的一个学员像这样站起来告诉你们，她已经排出了 120 粒胆结石。我是对的，学员们？"热烈的掌声响起。霍恩西接着推销他的健康建议，即服用他的泻药，服用后跟着喝点橄榄油，油会使胆管里的流液在粪便中形成类似肥皂样的东西，最后排出。

霍恩西总是会在演讲中表达他对听众饮食现状的担忧，说他们的大多数疾病是由不当饮食引起。营养不良的原因是，种植粮食的土地已耗尽了它曾有的矿物质和维生素，失去了它的能量。人工肥料，毒化、灭活土壤，毁灭了食物中的营养物质。所以，霍恩西告诫听众只吃"有机"农业产生的"自然"食物，像阿道弗斯牧场的苹果汁，只用动物粪便施肥，从不喷农药。而其他的苹果汁，是被杀虫剂污染了，饮用后会对肾脏有不良影响。

霍恩西告诉听众，用某些金属制成的炊具烹饪食物会使人中毒，像铝就是特别危险的东西，用金属刀给蔬菜去皮也有危害。因此，他为听众制造了"安全"的食谱和炊具，用他的平整机、搅拌机，或树脂刀烹调。

然后，他的攻击转移到普遍使用的食品。他说加工的食品具有双重危险。一是谷物制粉、食品罐头，甚至是巴氏杀菌奶，都破坏了天然营养成分；二是食品加工时加入大量的添加剂，会导致慢性中毒。霍恩西告诉他的学员们，他吃阿道弗斯牧场的食品，很幸运地用叶绿素治好了癌症。

监管机构对霍恩西的限制措施没有中断，美国联邦贸易委员会发布命令，禁止霍恩西继续登载广告吹嘘他的某些产品的疗效。FDA 的专案调查员化名参加他的讲座，并开始用录音机记录他的言论收集证据。1952 年 2 月和 3 月，在凤凰城，调查员坐在霍恩西的 4 个免费和 14 个付费讲座的听众中，做了详细笔录。FDA 在霍恩西演讲的城市对他提起多个诉讼。其中一个诉讼于 1954 年 11 月在宾夕法尼亚州的斯克兰顿法院审理，尽管政府已经组织了证人，霍恩西以没有律师为由要求延迟开庭。得到准许后，霍恩西马上飞往丹佛完成另一个讲课。最终，他被斯克兰顿的陪审团裁定有罪，过了 16 个月，法官判处他一年零一天监禁。霍恩西以上诉为借口，又拖过一年时间，最终被驳回，开始服刑。在官司进行期间，霍恩西仍然前往全国各地的许多城市宣讲，毫不收敛。

　　尽管官司缠身，霍恩西却不乏忠实的追随者。1955 年 10 月，在休斯敦，当警察进入霍恩西演讲的会场，以违反流动商贩法的罪名对他执行逮捕，霍恩西见状对他的听众大喊："讲课结束！这些人要逮捕我！去警察署，保释我出来！"他的支持者围住警员，尖叫侮骂。有七十几个人跟随他们的"领导人"霍恩西到警察署，在那里他们围绕着大厅，斥责警方，甚至说这是一个阴谋。得意的霍恩西挑衅在场的记者，他喊道："医疗机构支付你多少钱做这件事？"但是记者们也不是好惹的，他们把霍恩西的真面目揭露无遗。

　　事情发生后，霍恩西被收押了一晚，当拘留所把早餐送给他时，他拒绝接触食物。他说："我绝不会吃这种食物。"那天，《休斯敦新闻》报社收到一个匿名举报，说这位大名鼎鼎的"自然营养大师"正在某餐馆吃饭。记者和摄影师火速赶到那里，对准霍恩西冷不防的快门一闪，抢下一个镜头。等到霍恩西反应过来，迅速把桌上的啤酒瓶藏到桌下，又用报纸遮盖桌上的食物，但为时已晚。第二天大早，一篇《怎么回事？》的报道，附带霍恩西享受美食的照片被登载在《休斯敦新闻》报上。

　　记者玛丽·道普瑞丝写道："霍恩西坐在一张桌子旁，放任自己，抛开对水果的禁忌，尽享美餐，其中有油炸红鲷鱼，在演讲中，他曾在地板上敲打着煎锅，告诉我们油炸破坏了食品的优良品质，煎锅可致人死亡。有厚厚的法式白面包片，他曾说它在我们的胃里结成一个球，并滞留在那里结成块状。他大口吞咽啤酒，用来冲下食物，在他的演讲里，他把他的敌人描绘为'饮酒者'，坏人都是'酒鬼'。苹果馅饼是他最后的快乐佳肴。"

政府监管机构努力打击营养品骗局，除了霍恩西以外，还有一位促销员厄尔·艾仁斯，他在波士顿分销他的 Vit-Ra-Tox 产品，被判处入狱。FDA 查处了数十批标签不符的营养品，并把那些挨家挨户按门铃的推销员驱离市场。尽管如此，在利益的驱使下，营养品贩子与执法人员的对抗愈演愈烈。

乔治·拉里克局长在 1957 年说："主要的不法商贩已被 FDA 绳之以法。"而霍恩西这类人的追随者"已经形成了一种针对 FDA 的'校友会'，联合起来抵抗 FDA 的执法"。在案子审理的过程中，伪营养学家组织的追随者进行了大规模的抗议活动。

与此同时，批判伪营养学说的社会舆论没有沉默。美国饮食协会、美国公共卫生协会、食品科技组织、国家商业信誉促进局、报纸和杂志的专栏作家和其他有关人士，也公开发表反对愚蠢追风行为的讲话。

1957 年，FDA 在全国开展了大规模的教育活动，期望这样的措施在更普及的层面获得明显的效果，提高广大消费者的辨识能力。新编写的小册子用科学事实验斥谬论，并提供统计资料和实例来说明。新的小册子从华盛顿分发出去。卫生教育和福利部部长阿瑟·弗莱明发布特刊，并举行新闻发布会，宣传这次活动。

美国医学会也意识到日益严重的威胁。该协会调查局的主任奥利弗·菲尔德指出，大量查询和投诉营养品上门推销员的案件已经超过局里收到的其他种类的案件。因此，美国医学会也发动了加强反对营养品骗术的教育活动，在一份面向大众的杂志《当今健康》上发表了宣传主题，协会也为各州和郡的商品交易会准备了大型宣传显示屏，并发行新的小册子。

美国医学会制作的电影《卖药人》，1958 年 8 月在芝加哥首映，该协会的公共关系学院在放映式上宣布，反对营养品骗术的领军人物组成了统一战线。美国医学会、FDA 和全美商业信誉促进局的发言人表示，为扩大教育活动将共同努力。"将采取文字和其他视觉辅助手段广泛和反复传播，"FDA的肯尼斯·米尔斯特德说，"要给公众留下深刻的印象。"

《卖药人》在各个俱乐部、学校和教会团体播放。这部影片生动地揭示了一个"健康"演讲者如何销售他的商品。那些曾经目睹霍恩西所作所为的人，看到电影时会有一种似曾相识的感觉。

这时候，阿道弗斯·霍恩西服满刑期，出狱已4个月。虽身陷囹圄但似乎并没有扑灭他的战斗热情。他重新走上讲台，继续抗争。而挥之不去的法庭诉讼一直缠绕着他到人生的终点——1967年。

蔓越莓事件和德莱尼条款

1959年11月9日，临近感恩节，按照传统，这是美国家庭采办感恩节团聚大餐食物的时候。这一天，卫生教育和福利部部长阿瑟·弗莱明向新闻界发布，FDA在蔓越莓检测中发现了一种可能致癌的农药残留物，顿时引发了一场全国性的大恐慌。

传说中，蔓越莓是印第安人给第一批到达北美大陆的清教徒移民的食物之一，因而，每当感恩节，美国人家庭餐桌上的烤火鸡旁一定有蔓越莓制作的食品，这是感恩节必不可少的食材。

蔓越莓生长在很特殊的环境里，它需要沼泽泥地的酸性泥土，来维持对季节性给水和排水的控制。蔓越莓藤的浅根在沙和腐叶结构的薄沙土中生长，对养分的要求极低，不需要大量施肥。因而只有美国北方的马萨诸塞、新泽西、威斯康星、俄勒冈和华盛顿等州，适合蔓越莓的种植和生长。

蔓越莓的天敌，除了多种昆虫和鸟类，还有与之争夺阳光、营养的杂草。因此，蔓越莓种植者常常使用农药，用以除草除虫。

1953年，美国农业部批准新型灭草剂氨基三唑对草场害虫和杂草的实验。氨基三唑是一种叶绿素抑制剂，它的作用是使植物无能力产生叶绿素，导致草类的萎黄病。氨基三唑被哺乳动物吃下，其作用类似甲状腺抑制剂，会暂时减少腺体功能活力。这种反应通常是可逆的，没有充足的证据证实氨基三唑对组织代谢有副作用。比起其他类似的灭草剂，

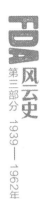
氨基三唑在土壤和水中维持时间更长，有大约 56 天的半衰期。

1956 年，美国农业部核准氨基三唑的非食品使用，这种农药很快成为控制春草的主要产品。它是对某些物种定向有效的化合物，除灭有毒常青藤和麦草等非常有效，很受欢迎。由于它并不损害蔓越莓藤或果子，在那些杂草问题严重的西北地区的蔓越莓种植农场，氨基三唑被广泛应用。

当 1958 年美国农业部核准氨基三唑可用在沼泽地的蔓越莓时，使用指导明确说明只能在果实收获以后使用，以避免农药可能被吸收到果实里造成污染。在 1957 年至 1959 年间，种植协会和化学工业通过行业通讯等推广服务，指导种植者对氨基三唑的使用。马萨诸塞州设有专门的推广服务处，制订了具体的教学计划，向全国所有种植区域的农民和操作工普及，反对不恰当地使用农药。尽管相关机构努力教育种植者谨慎使用氨基三唑，还是有人有意无意地违反或忽略。1957 年，大约 40% 产自华盛顿州和俄勒冈州的蔓越莓作物被发现含有氨基三唑残留。很快，蔓越莓行业就意识到在沼泽地滥用氨基三唑的潜在后果。

对任何潜在的有害化学物质，FDA 通常有权设置限制污染的水平，如果它们的残留物可能出现在食物里，但不至于引发癌症，便允许化学品制造商为他们的化学产品申请容忍量或豁免。

1956 年，FDA 了解到氨基三唑可以被吸入植物的根茎系统并沉积在生长中的蔓越莓中。FDA 警告行业，绝不允许有残留。制造除草剂的美国氰胺公司在 1957 年和 1958 年两次向 FDA 申请，试图使氨基三唑获得一个 0.07 g/m^3 的残留容限。FDA 否决了第一次申请，理由是 FDA 尚未完成其化学测试来确定物质的生物属性。第二次申请也被拒绝，因为已经完成的研究数据显示，该除草剂是一种致癌物质。1959 年 5 月，美国氰胺公司撤回了所有的申请。FDA 在 6 月正式通报了蔓越莓行业关于氨基三唑残留物的发现，强调蔓越莓产品不能含有氨基三唑残留成分——这是零容忍的立场。

1957 年和 1958 年生产的数百万磅的蔓越莓库存和大量交易正在等待 FDA 关于农药容限度的批准信息。在氨基三唑发现致癌物质的声明发布之前，蔓越莓行业领导人期望可能设立某种程度的容忍量。因此，当 FDA 宣布"零容忍",给了行业一个极大的意外。

FDA 的这项决定,直接受到国会新通过的 1958 年《食品添加剂修正法案》影响。

1950 年,众议院成立一个特别委员会着手调查在食品和化妆品工业中日益增多的使用化学品添加剂的状况及其对健康的影响。国会的意图是修订食品和药品的法律,以适应现代食品科学和技术的快速发展。以詹姆斯·德莱尼为首的特别委员会,举行了广泛和深入的听证会,全国著名的科学家和医学专家对食品常见的添加剂和它们的潜在影响作了论证。开始于 1950 年的这场听证会目的是确定化学物质、化合物、农药、杀虫剂合成物,以及任何组合的物质,在食品供应和消费上的范围和影响。调查包括引进化学物质作为加工和包装的情况,还研究了化学物质对环境的影响,以及动物接触残留物的影响。这一轮的听证会没有发现重大的尚未解决的问题。

1954 年出台了《米勒农药修订法》,规定了对农产品农药残留设定安全限值的程序。

那一年,就在德莱尼的第二轮听证会开始之前,众议院州际和对外贸易委员会的医疗和科学委员会举行了另一个听证会,调查的主题围绕癌症——这个"最主要的人类疾病之一",也是美国人第二大死亡原因。随着人寿命的延长,癌症发病率、死亡率指数也随之上升。过去癌症是被忽视的病症,现在借助越来越精确的诊断技术,癌症确诊的人数明显上升。出席做证的医学研究人员描述癌症是一个极其复杂的疾病,目前仍然不知道引起癌症的确切原因是什么,基因、激素、病毒、辐射、化学物质接触都是引起癌症的可疑因素;摄入的化学物质、不健康的饮食习惯、吸烟以及定居的生活环境都可能与癌症有关联。癌症专家也指出癌症仍然是生物学上一个难解的复杂问题。抗击癌症是一场战争,需要持续的资金支持、特殊技术和科研资源的大力奉献。

众议院州际和对外贸易委员会的这个听证会确认癌症是最致命的疾病,对美国人民健康有严重危害。这对德莱尼的触动非常大,他确信需要保护公众,当务之急是防止致癌物进入食物。在 1956 年第二次的一系列听证会结束后,德莱尼要求在已经成文的《食品添加剂修正法案》中增加一个新条款，得到委员会通过，并推荐给国会表决。修正案修改了1938年《食品、药品和化妆品法》，为防止食品掺入致癌化学物质提供保障措施。增加的条款规定："FDA局长不得批准在食物中使用任何发现对人体诱发癌症，或经检测发现对动物诱发癌症的化学添加剂。"这个增加的条款被称作德莱尼条款。德莱尼条款通过禁止在食物中添加任何可能导致癌症的物质，以此保护公众免于罹患未知的癌症。这个条款的通过，表达了国会的立场——宁可用失之于过度的手段来保护公众安全。

1958年通过的《食品添加剂修正法案》蕴含两个目的。其一，强调保护公共健康，要求生产商在使用新的和未经证实的食品添加剂之前，必须测试评估其安全性；其二，为了推动食品技术创新，允许使用先前禁止的添加剂，前提是它们能被科学试验证明达到安全的水平。即使没有德莱尼条款，该修正案已经包含了防止食品中有任何引起疾病的物质的内容。德莱尼"防癌条款"的零容忍的立场，遭到许多科学家的反对，尤其是参与研究化学毒性和公共卫生医学的专业人士，批评它僵化了合乎自然的科学。而相对的，支持零容忍的立场是来自直接处理和治疗疾病的流行病学家和癌症专家，他们认为，尽管一种物质，在动物身上引起癌症，但不一定会在人类身上发生，但只要实验显示在任何测试物种上有致癌性，就应该保持足够的谨慎。

作为政府监管机构的FDA，原先主张法律给予更多的自由，以运用科学指导监管工作。在德莱尼听证会和修正案讨论中，FDA曾提出"最低值"原则，建议基于广泛的毒性测试数据，判定一个化学物质的最低的安全水平——"最低值"允许微量残留，在某个点虽然可检测到，因为是量小无害，可以忽略。由于德莱尼本人的坚持和他在国会的影响力，最后卫生教育和福利部、FDA不得不做出妥协，"防癌条款"最终被嵌入1959年《食品添加剂修正法案》内，这就迫使FDA必须执行"零容忍"的一刀切政策。

在1957年和1959年之间，FDA和美国氰胺公司都做了氨基三唑的毒理实验。FDA的测试提供了明确的证据表明，氨基三唑在老鼠身上作用为强大的甲状腺抑制剂和致癌物质。美国氰胺公司做了老鼠和犬的长期摄入研究，完成氨基三唑测试的犬没有显示甲状腺抑制或肿瘤症状，并证明不同的物种、不同的体重对毒性的不良反应相差很大。实验也显示动物高剂量地长期摄入可以引发甲状腺肿瘤，而偶然的接触和单次的高剂量接触对人类没有产生持久的毒性。医疗界认为氨基三唑能够暂时抑制甲状腺功能的功效显著，有些内分泌学家甚至考虑氨基三唑可以作为药用，治疗甲状腺功能亢进症。

尽管一些科学专家反复说，氨基三唑在人身上也没有显示毒性，但是1958年的新法律只是简单地画了一条线。弗莱明部长和FDA在没有实验数据确定人可以接触到的氨基三唑最高限度安全值的情况下，法律并没有给他们推测容限范畴的自由。对蔓越莓的氨基三唑零容忍的决定在当时只能是唯一的选择。

1957年，FDA扣押了大量受到污染的俄勒冈州蔓越莓等候检测。FDA正式拒绝为残留的氨基三唑设定一个容限，意味着1957年被污染的作物必须销毁，在检疫期对其进一步调查也不可避免。FDA没有测试1958年在生长季节的作物，理由是已经采取的扣押行动和1957年的警告将会减少氨基三唑的不当使用。但是如果有人继续使用氨基三唑，1958年和1959年的作物就可能受到污染。因此，FDA开始收集1958年和1959年种植的作物使用氨基三唑的信息。1959年10月，FDA使用专门为测量氨基三唑残留物开发的新工艺，从1959年的作物入手检测。

1959年11月7日，弗莱明部长与美国最大的蔓越莓产品加工公司——海浪花公司的总裁乔治·欧盛和总经理安布罗斯·史蒂文斯联系。史蒂文斯证实，没有人检查过1958年作物的氨基三唑残留，种植者可能已经在1959年把部分受污染作物运送出去。一天后，证实有几批受污染的浆果已经越过州界，运到了西北地区的市场，弗莱明部长和FDA的拉里克局长决定向公众宣布他们的发现。

1959年11月9日，弗莱明部长在他每周一次的定期新闻发布会上向新闻界宣布，FDA调查人员从俄勒冈州和华盛顿州1959年的部分蔓越莓作物中，发现由不适当的施用农药而引起的氨基三唑残留，这种化学物质在实验室的动物身上诱发了癌症，类似的残留已导致1957年收获的大约136万千克（300万磅）的蔓越莓被毁掉。弗莱明部长指出，蔓越莓行业需要积极配合执法机构，检查污染情况，并销毁任何受污作物。当被问及公众怎么来确定已经在市场上的蔓越莓安全与否时，弗莱明部长回答说，没有办法让普通消费者知道货架上的以及他们储藏室的蔓越莓产品是否可以放心食用。他的建议是：为了安全起见，不要购买或食用。

弗莱明部长充分地准备了证据和数据，他很清楚这一番声明的后果。新闻发布会的前一天晚上，弗莱明通知了蔓越莓行业领导者，但拒绝该行业阻止公告的企图。FDA接受海浪花公司的请求添加了一个说明，表明该行业正制订计划，区分受污染和未受污染的浆果。史蒂文斯请求发表一个声明，该行业正在通力配合调查。不论如何，这个突如其来的警戒公告，引发的一系列突然的行政活动和媒体新闻狂传，引起全国范围的蔓越莓恐慌。11月10日，公告迅速地出现在电视和电台，进入美国的所有主要报纸。尽管联邦政府没有真正查禁或限制出售蔓越莓或蔓越莓产品，弗莱明的警告却立即给公众和行业造成了剧烈的影响。

弗莱明部长的声明发布在假日季节之前，这对蔓越莓行业来说无疑是最糟糕的时间。11月初是果子收获的时期，整年里超过一半的作物在仓库等待出售或处理，而种植者却面临订单被几乎完全取消的局面。全国性的超市停止售卖所有的蔓越莓产品，货架上蔓越莓产品被移除。报纸撤下涉及蔓越莓产品的广告，商店建议用苹果酱和五香梨替代蔓越莓酱汁为节日大餐配料。餐馆从菜单上移除了蔓越莓产品。军队限制将蔓越莓产品提供给在国外的军人。全国性的数百万千克的蔓越莓订单及浆果产品订单被叫停。

出于对公共安全的担忧，弗莱明部长选择快速行动发表声明。他担心，延迟公告和测试都将使公众接触有潜在危险的化学物质。而公众对这个突如其来的事件的强烈反应，也使业界和政府都十分吃惊。以致于迫使艾森豪威尔的白宫仓促促行动，设法缓和突发的恐慌。

农业部与卫生教育和福利部的观点有明显的分歧，农业部更关心在恐慌中的行业和种植者。卫生教育和福利部关心的则是公众，他们作为FDA的上级机构，负责解释和执行德莱尼条款以及评估所有FDA的活动与有关的科学研究。因为法律不允许食物中含有任何一点致癌物质，任何致癌作用证据一旦被发现，即被要求自动查封，以保护公众。由于意见相左，在公告发布的过程中，两个部门之间显然没有很好地沟通。

为了平息公众恐慌，FDA立即开始着手查实浆果被污染的程度。美国各地的样品被送到州和联邦测试机构进行分析。除了FDA的科学家，州的农业部门、农业实验站和有关大学都进行了非常耗时和细致的检测，以求测量出极微量的化学物质。罐装产品生产用料——1957年和1958年的浆果也被测试，以确定加工之后是否还存在污染。

大量的浆果被隔离，等待检验结果，已证实被污染的批次被扣押、销毁。许多种植的沼泽地保持原封不动，不作采收，很多浆果仍然留在藤上。导致这场混乱的受污染浆果来自西北沼泽地，由于那里特殊的环境，通常需要大量使用农药来控制害虫。然而，FDA测试的样本必须覆盖所有种植，防止任何一个地区出现漏洞。FDA最终报告，查明污染作物主要生长在3个地区，尽管这些地区的许多农民否认使用过氨基三唑，他们推测一些污染可能是由于公路人员在蔓越莓沼泽附近喷洒了化学品，不过这个推测从来没有被证实。

FDA销毁了差不多218万千克的受污染浆果，同时检测了1958年和1959年的作物。大部分1958年作物在测试之前已经加工成食品罐头，在检测的样品中，只发现有一个被污染的实例。加工处理可能已经减弱或稀释了氨基三唑，所以低于检测水平。FDA调查人员发现大约占1959年农作物总体的0.3%被污染，在3个种植区域的样品中都检测出了污染。测试在1960年1月终止。尽管在1959年仍然存在氨基三唑残留，但从1957年的5%污染到1959年的0.3%污染的下降数据，可以说明这几年中行业对施用农药的全面禁令已显成效。

1959年11月9日，是周一，被称为蔓越莓行业的"黑色星期一"。虽然大多数地区的感恩节蔓越莓被贴上无氨基三唑的标签，蔓越莓产品的销售还是比正常年份下降了20%。令人沮丧的1959年感恩节之后，美国农业部本森部长提出了一个帮助蔓越莓行业加强营销的建议。结合本森部长的支持，行业的官员试图在圣诞节之前争取媒体和其他行业支持，以恢复蔓越莓在公众心中的正面印象。蔓越莓行业也打算在营销宣传方面下大力，以期恢复形象，并且开发蔓越莓新产品的市场。一个多月后，到圣诞节时，蔓越莓行业销售恢复到接近正常水平。政府的有力

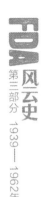

措施和产业积极控制损害的努力，使蔓越莓整体行业得到了拯救。尽管如此，该行业的财务损失和声誉的损害已然造成。

行业中最大和最有影响力的组织——全国蔓越莓协会，重申了严格遵守法规的立场。不过人们的恐慌和政策不稳定的形势导致了行业在往后10年里的大重组。数以百计的小型独立种植户歇业，许多特殊的罕见的浆果品种消失，取而代之的是大型的种植企业。

1959年发生的蔓越莓恐慌，是第一次涉及化学物质残留在食物中引发的全国性的恐慌。这是一个重要的历史事件，它成为社会和政府各自的态度相互影响的一个范例。它警示：当政府处理突发事件时，不能忽视某些非常重要的社会因素，这些因素可能会触发社会层面广泛的强烈反应。

这一事件也第一次检验1958年的德莱尼条款的功能性和可接受性，德莱尼条款是科学界、医学界和社会关注癌症，试图保护公众免受疾病危害的潜在起因的结果。

禁止任何诱发癌症的化学物质使用在人类所消费的食品中，这一特殊条款语言看似简单，却包含着非常复杂的内涵，牵涉到对疾病的科学认知、公共卫生政策，甚至对经济和工业生产力的影响，等等。这是一个复杂的课题，而立法者试图采用一种简单的方法获得结果。

德莱尼条款在1960年通过的色素添加物修正案中，仍然延续着它的影响——禁止批准任何显示对人和动物诱发癌症的色素添加剂。直到经过30多年的实践，在国会1996年的《保护食品质量法》中才把"零容忍"的规定从德莱尼条款中剔除。

克劳福德带领 FDA 走过的艰难岁月

1945年，就在世界反法西斯战争进入全面反攻的关键时候，一直身带重病工作的美国总统富兰克林·罗斯福突发脑出血去世，副总统哈里·杜鲁门接替主政。

从"二战"结束到20世纪50年代，美国经历国内经济衰退、物资短缺、罢工风潮不断的社会动荡，朝鲜战争更使美国付出沉重的代价。杜鲁门总统在内外交困之下，渐失民心。民主党长达20年的执政，在1953年易位共和党，由怀特·艾森豪威尔执掌白宫，保守主义替代了改革主义，罗斯福的新政销声匿迹。

查尔斯·克劳福德在 1951 年接替退休的邓巴局长，成为 FDA 新一任领导人。克劳福德在进入 FDA 之前是化学分析师，为州食品和药品执法问题做分析工作。1917 年进入 FDA（当时为农业部化学局）以后，他的工作能力和经验受到当时的局长沃尔特·坎贝尔的赏识，很快提拔他担任行政工作。10 年以后，他升任为新设立的州际部门的负责人。1933 年，FDA 在罗斯福新政府支持下，着手起草一部新的联邦食品和药品提案。克劳福德被委派为新提案制定框架，作为机构的主要代表，与国会成员和立法顾问们一同起草了 1938 年《食品、药品和化妆品法》。在立法的起草修订过程中，克劳福德为国会议员解释错综复杂的食品和药品问题，并说服他们在新法中增加必要的新的保护措施。1938 年的法案获得通过后，直到 1944 年，克劳福德的大部分时间用在制定法规和标准上。在表达法规的语言方面，克劳福德发挥出特殊才能，使法规的表述不被曲解或规避。他的工作甚至赢得了在这一领域的法学专家们的认可。由此，他被任命为 FDA 局长的技术顾问，1942 年被提拔为副局长。

克劳福德是个作风强硬的领导人，在处理一些案子上坚持原则不予通融，这样就与行业界的关系日趋紧张。某个纽约的公司生产罐头甜菜，共有两个品种——普通大小的甜菜和小个头甜菜。小甜菜更甜一点，成本更高，被称为"宝贝甜菜"，售价自然比普通甜菜要高。FDA 的稽查员发现该公司用普通甜菜原料经加工改造来冒充小甜菜，制成"宝贝甜菜"罐头，FDA 便以标签不符查封了该公司的产品。克劳福德非常反对这种弄虚作假的行为，他下令那个公司必须更正标签。不幸的是，该公司的总部位于美国国会众议员约翰·泰伯的选区内，约翰·泰伯正是大权在握的众议院拨款委员会委员。甜菜加工公司通过他和克劳福德局长打招呼，泰伯要求 FDA 允许公司在产品描述上松动一些，遭到克劳福德的断然拒绝。他说："不行，他们违反了法律，法律说什么就是什么。"泰伯威胁将召集拨款委员会大幅削减 FDA 的预算，以报复该机构的不合作。克劳福德坚决不退让。他认为泰伯只是在虚张声势，他告诉手下的工作人员："他们不会削减我们的拨款，因为那是不对的……正确的做法会胜利。"FDA 按照法律坚持了执法。泰伯也因此打击报复，从 1951 年至 1954 年，FDA 的预算被削减了 15%。1953 年拨款从 5 648 000 美元削减到 5 000 000 美元，导致该机构第一次被迫削减 20% 的员工，流失了大约 100 名稽查员和科学家。

这给本来就人手紧缺的执法机构雪上加霜，当时机构正投入力量发展科学研究，研究辐射可能对食物和药物产生的影响，迎接核时代的挑战。机构一直在应对日常突发事件的危机处理，继 1951 年堪萨斯城遭受洪水、进行大规模的清理防疫工作之后，1952 年又紧接着投入氯霉素所致的致命性再生障碍性贫血事件的处理，调查滥用强效抗生素的风险，并指导药厂修订药物标签。

另一项 FDA 的重大工程是克劳福德推动的"谷物卫生系统计划"，这是机构历史上最大的合规计划，旨在保持面粉和烘焙产品免于污染，对白面包建立统一的标准，这也是针对营养和饮食骗术采取的直接行动。克劳福德批准任命 16 个兼职的消费者顾问，每个地区一个。1952 年，机构只有 230 名稽查员和 300 名实验室的科学家。而 1954 年，机构人员和可使用资金更是降到历史的最低水平。

在克劳福德局长领导时期，受到的另一个打击是最高法院推翻了 FDA 的工厂检验权力，判定如果企业不同意，FDA 的稽查员无权检查企业，在实质上削弱机构的监管权（这个问题直到 1962 年国会通过了《药品修正法案》才得以解决）。连续的挫折使 FDA 陷入前所未有的困境。

克劳福德决定抗争。1953 年 9 月 1 日，克劳福德给卫生教育和福利部副部长纳尔逊·洛克菲勒送了一份报告，陈述机构被削弱和工作人员士气低落的状况。他指出 FDA 监管约 96 000 个制药和食品工厂，但是按现有稽查员人数，做到全部检查一遍约需 12 年时间。按照当时艾森豪威尔政府流行的方法，克劳福德建议任命一个顾问委员会来调查 FDA 的资源相对于实际工作的需求，他相信任何人来实地了解机构的工作状况和面对那些不能容忍的必须管制的企业违规的情形，都会得出结论，那就是这个执法机构面临的是不可能完成的任务。克劳福德希望用这个方法，通过第三方为 FDA 打抱不平。

5 个月后，根据克劳福德的建议任命的第一个顾问委员会——公民咨询委员会通过调查研究，对 FDA 的现状提出上百个建议，得出结论说："FDA 现有的资金、人员和设施，不足以满足其保护公众健康的基本要求。"委员会进一步预期，"该机构在 5~10 年之内，需要扩张 3~4 倍的人员和设施。"

公民咨询委员会成立并开展工作之后，克劳福德递交了他的辞职书。卫生教育和福利部部长奥维塔·郝贝批准了克劳福德的辞职。

接替克劳福德的是乔治·拉里克。在很大程度上，拉里克是企业界竭力推举上去的。在郝贝部长考虑新 FDA 局长人选的时候，她突然收到来自制药行业的大量邮件、电话、拜访。最重要的来访者是艾森豪威尔总统的好友，明尼苏达州的政客——詹姆斯·明特纳，他曾经是食品业巨头皮尔斯伯里·米尔斯的法务顾问。明特纳专程登门拜访郝贝部长，代表艾森豪威尔敦促任命拉里克。

从 1923 年作为在俄亥俄州的辛辛那提市的一个"临时"的食品和药品稽查员，拉里克为当时的农业部化学局工作，因为着迷于这个工作，他放弃了学医的计划，通过公务员考试成为 FDA 的正式稽查员。到 1930 年，他已经成为一名资深稽查员。1938 年《食品、药品和化妆品法》通过之后，他成为 FDA 稽查部门的总稽查长。拉里克经历了所有的大事件，在处理危机和推动立法的运动中成为机构里的骨干，在克劳福德当政时他已经是副局长。但是，拉里克的个性和行事作风却与他的前任截然不同。

巴尔的摩站稽查长艾伦·雷菲尔德谈及这两任局长的不同，他说，克劳福德总是会在农业部实验室大楼的一个被戏称为"说谎者俱乐部"的房间和员工们一起吃午餐，在那里，大家带来自己的午餐纸袋，泡一杯咖啡或茶，围坐在一起，谈论一些个人或官方的趣事。克劳福德总是和下属保持着密切的联系，时常询问他们有什么事情发生？有什么感兴趣的东西吗？正在遇到什么问题？预见到什么问题了吗？在雷菲尔德眼里，拉里克局长感兴趣的是公关，午餐大多是在外面，诸如记者俱乐部或其他一些可以美餐一顿的地方。

温顿·蓝钦，拉里克时期的副局长，他的看法不一样。他解释拉里克与企业界的关系："谁是拉里克的支持者？是被规管的行业人员。那是他不得不依赖的，而又最不可靠的伙伴。"蓝钦率直地说，"拉里克需要他们，他讨好他们。他大大地胜利了，因为制药工业支持他……"这种亲密的关系，也改变了机构与企业界的关系。稽查人员经常接受这些被检查的公司赠予的餐食。在 FDA 总部，制药公司的官员可以畅通无阻地走进大楼，径直去找正在审查公司申请的药物的医学官员，插手对问题的处理意见或争论有关的证据。但是，如果消费者来到机构要求了解药物的安全数据，即使是一个已被批准的在市场上销售的药品，他也会被完全地拒绝接待。这成为拉里克时期 FDA 的政策，即按制药公司的要求行事，只要他们想要保密任何药物信息，它就不会对消费者公开，虽然法律从来没有这样规定。

必须提及，在这段时期通过的大多数修正案，旨在把 1938 年《食品、药品和化妆品法》从一个惩罚性法律，转变成一个旨在通过防范违规来达到保护消费者的法律。

第一个公民咨询委员会的报告发挥了巨大作用，拨款被一笔笔地落实。在拉里克的任期内，得到的拨款增长了 10 倍多，从每年 500 万美元骤增到每年 5 000 万美元，工作人员从 1954 年的 1 000 人扩大到近4 000 人。大部分的区域站建造了现代化实验室，华盛顿特区总部新建了一栋2 500万美元的实验室大楼。FDA 走出了克劳福德时期的困境，这与拉里克善于与国会保持良好关系有关，但是 FDA 人不会忘记，第一个公民咨询委员会是前局长克劳福德辞职之前煞费苦心的安排。

拉里克在国会听证会做证时说过，他觉得那些从事制药行业的人大部分是诚实、有公德心的。蓝钦在回忆这个时期时，对他的上司十分佩服："我很满意乔治·拉里克的根本宗旨，给美国公众最好的保护，但必须要有人在国会支持他，"蓝钦说，"如果你没有一个支持者，首先你的规定会执行不下去，行业人员都跑到国会或白宫游说施压，使你的决定被推翻。所以，为了有效管理，拉里克必须有支持者。"

一个执法的监管者与行业界的被监管者之间的亲和关系，免不了令人质疑。在拉里克任局长期间，FDA 受到了国会一些成员的强烈批评。其中最强的批评者是参议员休伯特·汉弗莱，指责他们领导不得力、管理松散、行动缓慢、科学工作滞后。汉弗莱和其他人呼吁更换"新的、有活力的领导"。

11 新药大潮

药品市场乱象

美国的制药工业在战后成为飞速发展的新兴产业。新药是制药企业赢得丰厚利润的武器,各个厂家竞相投入新药开发,于是,一种新颖的业务模式开始形成。新药的开发必须经过几个关键环节:第一,发现一种新的有很强生物效应的物质。每个公司都在疯狂地搜寻这样的物质,这需要依靠科学研究,当时大部分制药公司的研究力量都不强,常常是从一所大学的研究所购买一个新发现物质的专利,或者投资一家政府实验室,分享其研究成果。第二,对这个新物质拥有完全的专利权。专利不仅针对这种新的化合物及其制造工艺,还须覆盖有关该新药物的任何方面尚未被人要求过的内容。第三,公司必须测试证明该化合物的特殊疗效和安全性。第四,公司必须向 FDA 提供科学研究的证据。第五,完成这些环节,新药产品获得核准上市了,公司需要有一套流程来组织销售,包括培训推销员和医生。20 世纪 50 年代中期,监管机构与企业之间的融洽关系,为制药行业带来一个比较自由的经营环境,当时的情形是:上市的新药数量剧增,每年约有 400 种药品蜂拥入市。营销的对象从消费者转向医生,错用和滥用药物的情况严重。

在实行处方药管理的制度下,医生控制着药物的使用,而不是病人。这就意味着,药厂不需要花昂贵的广告费用,去面对全美大众促销。有资料统计,1930 年制药公司大约 95%的广告是针对公众,到 1972 年,可能高达 90%是针对医生。制药公司开始招聘成千上万的推销员,他们被称作"啄木鸟大军",专敲医生诊所的大门,公司要求销售员对每个医生进行面对面访问。"样品柜"是医生办公室的敲门砖,推销员带给医生的药品样品满满当当排列在架子上,全部免费提供给医生使用。医生除了看病人,还要接待源源不断等候在候诊室的新药推销员。

著名的调查记者莫顿·明茨说:"为了达到说服医生的目的,约 60 家制药公司每年花费差不多 7.5 亿美元用在美国 180 000 个医生身上。

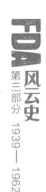

在美国可能没有其他群体是如此刻意地被追捧、追逐、拉拢、施压和死缠烂打，这个小小的医生群体，实际上是药品的批发商。"

医生们几乎被蜂拥而至的药品淹没。实际上，真正的新药还没那么多，很多情形下，某种新出来的药品可能和已经在市场上的其他 10 种药几乎是一样的。药厂推销药品的关键是使人相信每一种药都是"最新颖的"，给新产品创造一个朗朗上口的新名字，让医生很容易记住。这种情况造成医生穷于应付由制药公司派上门的推销员们，而没有时间去寻找更客观的信息作为参考，导致过多地依赖于药品推销员的宣传。

根据法规，新处方药的每个包装要附带一份小册子，标签内容是由 FDA 核准的，描述药物的治疗适应证，提供有关剂量，并注明警示和禁忌证。但是，由于药品是从制造商直接到药剂师手里，许多医生认为他们看不到小册子是理所当然的。个别公司邮寄副本给医生，但许多没有。他们发送的是华丽印刷的宣传品，强调药物的优点，对风险的说明则轻描淡写，或者完全忽略。即使一个药品的副作用被发现后，FDA 要求在药品说明书中加入一个新的强调的警示，推销员却可能得到公司指示，在与医生的谈话中尽量淡化警示。在 20 世纪 50 年代后期，大多数医学期刊为经济效益考虑，接受药品广告，且刊登的研究论文往往缺少充分的科学依据。

独立的学术社团，如美国医学会，曾经是医生们可靠的药物信息提供者，他们对一万多种在市场供应的医疗药物做过详细描述，收集每种药物的科学论文，复查每一种在公共记录中可能出现的关于药物的危险的副作用，并将这些资料整合、分类，使之便于查阅。他们向医生提供关于药物使用的关键信息：发生过的问题、药物功效及其安全性之间的利弊权衡。美国医学会也担当着监督者的角色，曾经公示伪劣和无用的药物名单，并经常发表批判性的意见。美国医学会的立场是鲜明的，历来反对伪医假药，在 1906 年和 1938 年的两次立法运动中，美国医学会也是积极游说国会的立法推动者。

然而，到 20 世纪 50 年代，美国医学会的运作方式突然改变了。学会发现制药公司不再把他们的药物广告刊登在美国医学会的科学期刊上了。失去广告收入，学会开始陷入财务困境。学会内一群更保守的领导人发动内部政变，并且成功地为其出版物拉回制药公司的广告。就在新药涌入市场，医生亟须咨询信息的时候，美国医学会转身做了制药行业的盟友，学会关闭了测试实验室，并停止向医生提供药品的真实信息。学会也停止了访问药厂及其他监督性的活动。完成这一彻底的立场转变之后，美国医学会期刊的广告收入增加了，超过总收入的50%。美国医学会成为参与商业药品的利益方，不再履行它的批判性的监督职责。

失去以往的信息来源，医生只能向制药公司寻求关于药物的治疗信息。从20世纪50年代到60年代，医生的信息来源大多都依靠制药公司。这就意味着，医生们迷失了自己的方向。对新药大发展这段时期的用药调查发现，一项涉及76家医院的85 000例病人的统计显示，约有一半的病人在不需要抗生素的时候被错误地施用了抗生素。在另一项研究中，确定有1/3的手术病人被不恰当地使用了抗生素。在一项针对北卡罗来纳某社区88名医生诊治工作的研究中，研究人员让员工们回顾医生在3天的时间中所做的一切，结果发现，医生只对部分病人做出正确诊断和治疗，其比例是：高血压占43%、呼吸道感染占33%、情绪问题占17%和贫血占15%。他们发现医生用抗生素治疗病毒性疾病，采用疗效微弱或是没有效果的组合药物治疗贫血，当病人只是情绪的问题时，却采用治疗器官病状的药物；在开出处方药物时，常常给予错误的剂量或错误的用药时间建议。

有责任心的医生开始为大量涌来的药物和信息的稀缺担忧，某些堪称"子弹头"的新药确实很棒，但是它们也可能有危险。当公司强势促销药物，却不能提供完整且明确的信息，医生们觉得他们在药物运用上失去了控制。盲目给药，病人将承受额外的风险，产生更多的不良反应，引起机体失调，甚至导致死亡。过多、过量给药，在医学上是一件严重的事，既不符合治疗疾病的要求，也非消费者的诉求，而纯粹出于制药公司营销的需求。

哈利·道林博士追踪药物市场有10年之久，从1959年到1968年，发现每年涌入市场的新药品，有200~400种之多，但其中真正有用的药物数量，稳定在一个低水平——平均每年仅3种新药。如今，世界卫生组织有一个重要药物的列表，数目大约是300种，那是从制药公司所提

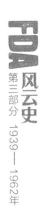

供的 1 000~20 000 种药物中确认的。

道林说："在许多科目里，有太多作用类似的药，它们实际上是雷同的。数以百计的复方药物没有存在的理由，在市场上有 5 个或 6 个同类药已经足够引起激烈的竞争了。"

哈佛医学院的戴尔·弗兰德博士在医学期刊上写道："很明显，目前已有的约 8 000 个制剂中，有许多是不需要的、没用的、不受欢迎的、价值极其有限的或者实际有害的。这类数目巨大的制剂增加了药物成本和医疗服务的费用，也给医生和药剂师造成严重的负担。"

基福弗听证会

专家们认为，新药品的泛滥绝非好事，相反可能引发严重的医学问题。医药的消费市场不同于普通日用商品市场，药品是在生病时才使用的商品，而非多多益善。专家呼吁，超过病人需求增加药物，将把风险转嫁给病人，引起更多的药物不良反应，严重的可导致生命危险。

专家的预警很少被公众注意到，用新药治疗成为时尚。有的报道说抗生素治愈了癌症，战胜了病毒性传染病，其实抗生素对病毒感染没有任何生物效应，但是公众和医生很容易相信这样的奇迹，视其如圣水。

然而，有一些敏锐的专业人士，觉察到制药工业一派大好形势中隐藏的问题。沃尔顿·汉密尔顿—— 一位华盛顿的律师，因为喉咙痛得厉害，去找他的医生。医生诊断他患了链球菌导致的喉炎，开了氯霉素。药剂师告诉他这种抗生素要 50 美分一粒，5 天的量是 10 美元（约等于今天 100 美元的币值）。汉密尔顿不是个经常看病吃药的人，他很是意外，不理解为什么一个简单的喉咙痛要花这么多药钱。汉密尔顿打电话给他的医生，因为他怀疑医生不知道药费是多少。他的医生确实不知道，他说可以改用另外两种抗生素，他会查一下价格，然后给他回电。医生后来很抱歉地告诉汉密尔顿："它们的价钱是一样的。"

在新政时期，汉密尔顿曾经是司法部反垄断部门的法务顾问，1951年冬，他成为华盛顿一个有影响力的律师事务所阿诺德、福塔斯和波特的合伙人。汉密尔顿知道关于固定价格的议题，他的妻子艾琳·逖尔是经济学家，在联邦贸易委员会工作。汉密尔顿和他的妻子谈了这个事，她对抗生素的高价格和"碰巧"价格都是统一的，也感到同样的惊诧。

这件事使递尔开始留意制药业的动向，她和同事们一直在收集相关的文件，积累数据。1957年，递尔的老上司约翰·布莱尔成为参议院反托拉斯和垄断委员会的首席经济学家，于是她跟随布莱尔去该委员会工作。委员会已经进行过钢铁工业和汽车工业的听证调查，现在需要布莱尔建议下一个主题。递尔毫不犹豫地指向制药工业。

布莱尔不太确定这是不是一个好的题目。制药工业是新的，没有人对它研究过，它的经济问题很复杂，也没有现成的完整的工业数据。由于抗生素药物的成功，制药工业正成为朝阳产业，受到普遍高度的认可。而且制药工业有巨大的现金储存，如果他们不喜欢听证会的倾向，他们就能够组织强大且有效的反击。

布莱尔没有被递尔说服。然而，有一天当他阅览联邦贸易委员会关于二十几个各类工业报告的时候，他甚为吃惊。过去制药厂一直被归类在化学工业下面，现在联邦贸易委员会的报告把它从化学工业下分出，独立成一个工业门类，它的业绩出类拔萃。制药工业不仅是最大的利润制造者，而且利润水平是平均率的两倍，税后的投资回报率达19%。布莱尔即刻打电话叫来递尔，他们一起看着数字，"我的天哪，就看看这些利润！"他对她叫着，递尔非常同意，在她作为一个经济学家的这些年来，从未见到过任何利润数字有如此庞大。就在那天，布莱尔决定对制药业的经营进行调查。

布莱尔的调查工作得到参议院反托拉斯和垄断委员会主席埃斯特斯·基福弗的首肯。1957年，基福弗是全美家喻户晓的人物，这位来自南方田纳西州的民主党人、国会参议员，在1950年5月还鲜为人知时，就开始了打击有组织犯罪的调查听证会。基福弗的听证会持续了15个月，在14个城市举行，超过600名证人做证。1950年间，有一半的美国家庭拥有电视机，基福弗主持的听证会虽然不是第一次上电视，却是第一次通过电视向全国实况转播，为了观看听证会的电视转播，美国人特意调整自己的时间表，《时代》杂志曾描述当时的情况："听证会节目播放的时候，盘子放在水池里，婴儿没人喂食，商业停滞，百货商店空空荡荡。"人们突然聚焦到起居室、酒吧、餐馆、俱乐部、会议室、后台的小小的荧光屏前，美国人的注意力从来没有像这样被一样东西完全吸引，许多观众第一次看到"黑手党"——现实生活中的犯罪头目、街头暴徒和犯罪组织的活动细节。这些美国国会的正式听证会后来被称为"基福弗听证会"。

基福弗，1939年成为国会众议员，是富兰克林·罗斯福总统新政的支持者。在以后的国会议员生涯中，一直没有改变他的民粹主义①的立场。

20世纪50年代初发生的麦卡锡运动，旨在摧毁共产主义，迫害政府中的共产主义支持者。基福弗是国会中发起请愿谴责参议员约翰·麦卡锡的人之一。当民主党提出一个把共产党视为非法的议案，他是唯一投反对票的人。在最后一次竞选公职之际，他拒绝在反对黑人民权的《南方宣言》上签字，这是南方政客中唯一表示拒绝的人。这些举动让他的助理们担心他会因此输了选举，他说："必须这样做，这是违反宪法的。"基福弗在三个大是大非的议题上，敢于逆流而行，在当时的大环境中很有可能因此被政治敌手整垮，但是他的刚正不阿，赢得了家乡人民的信任票。

基福弗很早就关注到美国日益严重的经济权益集中化趋势的问题，他一直努力在国会推动反垄断措施的立法。1946年，他主持众议院小企业委员会调查商业领域的经济集结。同年，基福弗提出修正法案以弥补《克莱顿反托拉斯法》的漏洞。1957年，他主持的参议院反托拉斯和垄断委员会举办了汽车工业和钢铁工业的听证会。此时决定调查制药工业的问题，是因为基福弗看到了制药工业除了药价垄断之外还有很多其他问题，《星期六评论》的系列报道对他的决定产生了重大的影响。

《星期六评论》的新闻议题和文化评论在当时很受读者欢迎，甚至比《时代》和《新闻周刊》更受好评。在1959年之前，杂志的科学版编辑约翰·李尔收到一个读者的来信，诉说她对如何使用抗生素很困惑，要求帮助解释。李尔简单地回信建议她去问医生。该读者又回信说她问过医生，却发现医生也搞不清楚，这才写信给杂志社的。这事引起

---

① 民粹主义：又译作平民主义、大众主义、人民主义，意指平民论者所拥护的政治与经济理念。

李尔的兴趣，他向几位著名的医生请教，惊诧地发现连这些智力超群的医学界顶尖医生居然也都对此莫衷一是。这些医生告诉他，药物品种太多，且被过分地推销。然而，这些医生都拒绝在任何新闻报道中使用他们的名字。凭着职业敏感，李尔意识到事有蹊跷。

李尔在 1959 年 1 月《星期六评论》中发表他的第一篇文章，呼吁对新药抗生素类的滥用做全面的、充分的公开披露。标题《揭去神秘药物的奇迹》的文章中，列举了查尔斯辉瑞公司下属辉瑞实验室的一份邮寄给医生的小册子，介绍该公司新的四环素-竹桃霉素复合剂，具有最大的潜在价值和最小的风险，这种新的抗生素是多光谱协同加强的，临床证实非常高效，可以让 90% 的病人在家里或办公室里治疗，且无须进行过敏试验。小册子在显眼的标题下写着："每天，在每个地方，越来越多的医生发现四环素-竹桃霉素复合剂抗生素是治疗的最佳选择。"

小册子中有 8 张医生名片，资料完整，包括姓名、医疗专科、地址、电话号码和办公时间。毫无疑问，这些名片上的医生被认为是该抗生素有效性的见证人。

杂志社研究部的人员试图与名片上的 8 位医生取得联系，电话公司报告所有的电话号码是不存在的；发的电报，西联公司也报告无法找到这些收件人；按地址发去的信，8 封信中的 7 封已被邮局退回。这样虚假的信息，使李尔在文章中提出质疑，对于一个忙碌的医生来说，如果他的办公室每天收到一封广告邮件，每个广告介绍一种新的药物，他是否有时间来核查所有广告里的所有药物名称？事实是，轻信药品广告的医生自己往往也成了受害者。新药推销员送来的抗生素样品，有时被用于给医生自己的孩子"促进"治疗，带来了严重的不良后果。发生在医生家庭中 2/3 的死亡案例，是由于某种抗生素导致的血液变异造成的。

专家历数盲目使用和滥用抗生素的危害：其一，严重疾病可能被无效的药物掩盖，贻误治疗时机；其二，过多的抗生素积蓄在体内，导致中毒；其三，严重的过敏会导致死亡；其四，破坏正常菌群的平衡，在消化系统造成菌群的变异，从而患上危险的并发症；其五，造成更广泛的影响，促进了对抗生素具有抗药性的新的更危险的细菌菌株的增长。1954 年至 1958 年间的流行病，最严重的一次发生在得克萨斯州，因为菌株已经耐药，从而夺走了22条生命。因此美国医务总监勒罗伊·伯尼也承认了一个事实，即金黄色葡萄球菌的耐药菌株，已经成为一种日趋严重的全国性的威胁。"到了逆转这一趋势，避免灾难的时候了。"李尔在文章中呼吁。

这一年，关于医药的文章在《星期六评论》上陆续发表，李尔从药物的过分推销和滥用抗生素的议题开始，一步步挖掘出制药工业的许多不为人知的问题。基福弗不仅对美国制药公司的超额利润感到震惊，他后来说，推动委员会的听证调查不仅是由于价格和利润，同时是针对药物市场存在的广泛问题，很大的原因，即是源于李尔的这些系列报道。

制药商的暴利

为了准备听证会，参议院反托拉斯和垄断委员会进行了广泛的调查，掌握了有关药品价格和利润的大量数据。他们走访了医生和制造商，了解制药行业与非营利机构的关系，并核实了消费者投诉的情况。艾琳·逖尔在她听证预备阶段的报告中指出，专利制度帮助最大的公司控制药物市场。她发觉，在大制造商中有一种互相配合的默契，对于专利，他们宁愿私下协议解决而不发起诉讼。逖尔的报告还指出，制造商设定的"价格密切的一致性"，以及大公司实行"价格领导"策略，使得在国内外造成了价格垄断。基福弗将这一现象解释为："表明该工业的整个专利申请业务的正确性是值得怀疑的。"

关于药品价格的问题，很多年以来一直有人提出，包括医学院的医生和一些制药公司的官员，呼吁应该对制药公司的利润做某种限制。有人建议，要求公司限定一个药物在批准和上市后3年的利润上限，规定价格须设定至市场能够接受的程度。但这个问题从未被国会真正关注，直到基福弗听证会。

基福弗主持的对制药工业的公开听证会，从1959年12月一直到1960年9月，持续了10个月，首先是针对类固醇药物的价格问题。

类固醇药物属于庞大的激素家族，当需要的时候会对身体产生强大的作用，诸如肾上腺素、雌激素和雄激素。听证会要讨论的是，新发现的激素类型的药物，被用于关节炎和过敏症这两种很不同的病，且声称都有疗效。但是新近的研究证明，激素药有一些严重的副作用，激素药不能作为常用药给予病人，除非在病情不得已的时候施用。自从 1949 年第一个类固醇药物"可的松"问世，各家制药公司纷纷投入寻找相关的所有的分子，以期有相似的作用。市场上相继出现了氢化可的松、泼尼松、甲泼尼龙等。

制药厂在这类药物中收获的利润是多少？当然，公司拒绝透露制药的成本以及推销的花费。委员会的调查人员结合通过追踪来自 FTC 的数据和通过法庭传票强行获得的销售记录，经过核算原料和装瓶、标签和包装的费用成本，能够估算出大致的、公司秘而不宣的数字。根据这些调查提供的数字，委员会的成员将与制药公司讨论他们的利润。

在第一轮质询中，制药工业被传唤的证人有先灵公司的总裁弗朗西斯·布朗。布朗知识渊博，又能言善辩，被公认是个很好的演讲者。在布朗大谈制药工业的成就的时候，委员会的顾问成员保罗·迪克森就关于先灵公司的激素产品泼尼松向他发问，委员会出示的图表和数字表明，泼尼松药物全部的成本花费每粒不到 1.5 美分，先灵批发给药店每粒 17.9 美分，药店零售每粒 29.8 美分。

"当你们一粒药片的成本肯定少于 1.6 美分，却对药店索取 17.9 美分时，你认为这是合理的吗？"迪克森问。

布朗显然被突然出现的数字弄懵了，过了一会儿才回答，设定价格还有很多因素要考虑，比如宣传推销、研究开发和其他。基福弗立刻反驳他："让我们搞明白，"他的语调则是缓慢的、柔软的，"你们从普强购买散装原料……然后你做的所有事情，就是把它放进胶囊，再加上你们的品牌名称并出售它……我们有可靠的估计，每制成 1 000 粒片剂花 2 美元……因此你的最高成本，每瓶 100 粒的是 1.57 美元，但你却出售 17.9 美元。你怎么解释？"

布朗不同意这样的估算，他再次强调研发和推广的高成本，如建立销售网，教育、开拓和开创性工作等。委员会的顾问约翰·布莱尔追问先灵究竟花多少成本在研发上，并指出公司如果把总收入的 8.5% 投入研究，依据这个数字，每粒药片从 17.9 美分中减去这部分，盈利还有 16.4 美分。基福弗插话，要布莱尔去掉尾数，做个简单的计算，发现每

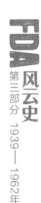

粒片剂的利润率有 1118%。

布莱尔出示的另一组图表是先灵公司从 1955 年到 1958 年的税后利润，介于 23%~47% 的净值。从先灵被收购成为一家私有公司，经过 5 年半的时间，先灵总净利润已经超过公司的收购价格约 300 万美元。

"每个人都想要先灵或任何其他公司得到合理的利润，"基福弗说，他曾经访问过一些人，"这些人必须要用这类药物，但是他们中的许多人无力购买，在这样的时候，从公共医疗政策着想，你应该把药价降低，而不是加价赚回超过公司此前 5 年的成本。"

"我们公司开发的药物中有一些前途未明。"布朗继续解释，公司必须提高一些药物的利润，用来弥补其他可能的损失。

基福弗立刻接过他的话："究竟损失出自哪里，使你必须在其他一些药物上捞回？"他以先灵公司的其他一些高盈利药物数据为据，比如用于治疗更年期症状的雌二醇，公司从一家法国公司卢赛尔购买了约 11 美分一瓶的散装药物，先灵出售时变成了 8.40 美元，利润加了 7079%。

基福弗指出："你在这种药物上并没有投入研究。你从卢赛尔买了成品，你所做的只是把它压成一个药片，外面贴上你们的公司名称，然后就加价出售。"

另一张图表表明，生产类固醇药物的 4 家大公司（先灵公司、普强公司、默克公司和查尔斯辉瑞公司）的"泼尼松（强的松）"和"泼尼松龙（强的松龙）"，自 1956 年推出以来，这两个药一直保持一样的价格。

布朗申辩，竞争状况需要这样的价格。基福弗针锋相对："我从来不能理解这种竞争体系。怎么会是这样？如果你真的想有竞争力，你们不会薄利多销吗？"

"参议员"，布朗说，"只有一个生病的人，我们总不能在一张病床上安放两个病人吧。"

这时，有一位旁听的代表坐不住了，他离开了会场。后来他对人说："我从来没有想到，有人在商业做证时会说，药物价格高是因为病人的数量有限。"显然，听证会的这场较量，制药工业界被抨击得狼狈不堪。

制药工业盈利的惊人内幕第一次被揭开，这个消息在当天的晚报就被报道了，《华盛顿明星晚报》标题为"参议员发现 1118% 的利润"。第二天的早报《纽约时报》的头版头条为"美国参议院委员会列举的药物加价幅度竟达 7079%"。处方药事件成为每张大报的头条新闻，也成为全国性的话题。

在持续一年的药品听证会过程中，先后有大约 150 名证人和他们的助理被传唤到委员会做证。听证会调查的药物限定在 4 大类药物：皮质类固醇、镇静剂、口服抗糖尿病药和抗生素。针对这些药物从发现、研发、专利、广告和销售定价等各个环节中出现的问题，基福弗的团队已经提前做好了彻底调查，掌握了翔实的数据。对药物价格的调查，布莱尔的方法是，选择一个众所周知的产品，比较其生产成本、批发和零售价格，然后从国务院的数据中，查到消费者为同样的药物支付多少，从而来计算利润。以这样的算法得出的结果令制药工业界的代表感到坐立不安。

在有关国际市场的调查中，数据也显示出，同一家公司的同一种药在美国比在其他国家的销售价格高出 3~4 倍，而其他国家还需要外加运输费用。委员会的调查也发现，不授予专利的国家创造的新药数量与授予专利的国家一样多，仅仅不同的是，后者比前者药物价格高出 18%~255%。尽管价格管理这个问题在很大程度上推动了听证会，但是听证会从来没有孤立地谈论药物价格的问题，还会调查涉及制药公司的广告和针对医生的促销方式，专利药和非专利药（普药）之间的关系和相关专利药冠名等问题。

消费者的安全一直是委员会的中心议题，听证会的调查还涉及了受雇于制药公司的"新药推销员"如何上门向医生推销公司的药品，以及是否让消费者充分了解药品的副作用。听证会证实，许多药物广告有误导作用，很少或完全没有以事实基础为根据。

在听证会上，列举了制药行业对医生投入的大量宣传的数据。有一份帕克戴维斯公司的促销部主任沃尔特·格里菲思在 1959 年提供给美国药剂师学院的报告显示，制药行业为处方药所做的付费杂志广告有 3 790 908 000 页，直接邮件有 741 213 700 份，而同时，新药销售员给医生和药剂师一年内打的电话多达 2 000 万次。回顾了这些记录后，基福弗认为如此卖力促销有一个共同的目的——试图把药品名称牢牢地植入医生们的头脑中。

药品的价格管理没有授权给 FDA 负责，所以听证会起初与 FDA 似乎关系不大。随着听证深入，基福弗开始考虑提出一个改革现有法律的修正案，许多具体问题越来越多地与 FDA 分不开，他决定直接和 FDA 的领导阶层探讨这些问题，这是很不寻常的，一个国会参议员下来访问管理机构，而不是简单地召唤机构官员去国会。

基福弗到访 FDA 总部，引起一阵小小的骚动。大楼里的工作人员纷纷来到大厅里，争相与这位曾经的总统候选人握手寒暄。不过，基福弗和随行的委员会首席顾问保罗·迪克森与局长拉里克、副局长约翰·哈维及 FDA 的其他行政官员们进行会议的气氛，没有像基福弗期望的那么热烈。

基福弗解释，在他看来，为处理那些法律还没有充分覆盖的领域，如关于处方药，立法是必要的。他希望他的幕僚团队在起草法律条文的时候考虑 FDA 对新法律的所有建议。首要的问题是专利药品的名称。他提出应该授权给 FDA 为药品命名，让管理机构给化学药品确定切合实际的、方便记忆的通用名称，停止给药品加商标，或至少可以阻止仿制药不断地创造难以记忆的名称。基福弗谈的这个设想并没有得到 FDA 的行政官员们的热烈反响。副局长蓝钦后来解释说，当时 FDA 官员并不认为药品的名字有多重要。机构在 50 多年的时间里，已经树立坚强的信念，它与价格没有任何关系，只关心质量，以及纯净的食品和诚实的药品标签。此外，他"看不出有任何理由表明机构应该承担这项额外的责任，这显然会是一个很耗时的任务"。

基福弗的另一项改革建议，要求 FDA 给医生提供有关所有药品的质量、缺点的权威信息，这将成为公正客观的信息来源。机构行政官员们仍然没有接基福弗扔出的这个"球"。蓝钦说："我们反对。我们认为那些包装说明书（由公司写的），可以足够满足需求。"

能够像其他大多数行业一样地发放许可证，每年检查一次，来管束制药厂吗？但蓝钦再一次说："我们不支持……这药太猛了。"那么由 FDA 依据科学测试来做出决定，或者至少要去审查药厂对药物有效性的测试是否科学，对于这样的建议，FDA 官员的意见出现分歧，有些人认为，把药和法规置于坚实的理性基础上，将会推动社会进步；而另一些人则担心这样的行动将会冲击那些已构成可观市场的部分药品，尽管那些药品大半是没有什么用处的。反对的意见还是占了多数。

关于药品的价格问题是本次听证会的主要议题。拉里克回答基福弗说："你知道 FDA 对药品的价格问题没有管辖权，行政部门在这个领域可作的贡献是很少的，因为这真的不是我们的责任之一。"但是基福弗说："那么，确保药物的质量和纯度，这是 FDA 的责任吧？"从理论上讲，建立药物的统一价格，不论是品牌药还是非品牌的普药，所有的处方药都应该是相同的质量。基福弗希望拉里克出席听证会，为处方药的质量做证。对于 FDA 的领导班子来说，他们非常了解，从多年来 FDA 所做过的大量调查工作可以总结出，普药与品牌药质量是有明显差异的，FDA 无法证明普药与品牌药的质量是相同的。因此，拉里克对满怀希望的基福弗说："参议员先生，如果那是你的想法，我得告诉你，FDA 将无法支持你关于此议题的听证会。"

对这个声明基福弗和他的首席顾问迪克森都表示惊讶，因为这相当于完全推翻在听证会建立统一药品价格的依据。

这场访问基福弗乘兴而来，败兴而归，他对拉里克和他副手的立场感到意外和失望，他不再幻想这批官员支持他的改革。而拉里克们，则认为基福弗太脱离现实。拉里克曾经对记者说："我们不相信通过基福弗先生会得到任何立法。"

不过，这次访问也带来一个积极的结果。此后，基福弗放弃了早先设计的方向，听证会的注意力转向提高药品的质量。FDA 为基福弗提供了所有的背景信息和他们的修法建议。最终，保证药品的质量成为基福弗-哈里修正案的核心内容，要求制药行业实行良好生产规范和改进普药（仿制药）质量就成为立法的主要内容之一。这也是 FDA 希望看到的结果。

FDA 的信誉危机

此时，一件牵涉到 FDA 高级官员的丑闻被新闻界披露，引起了国会议员的重视，进而迅速发酵成影响 FDA 公信力的大事。1959 年 5 月 2

日，又是李尔，在《星期六评论》上披露了一个内部消息，说美国国会众议员曼纽尔伊·塞勒曾经写信给卫生教育和福利部部长，对FDA抗生素部门主任亨利·韦尔奇同时兼任《抗生素和化疗》和《抗生素医学和临床治疗》两种商业和专业期刊的主编一事提出疑问，他担心这会牵扯到某种利益输送。

塞勒的信中指出，韦尔奇作为极其重要的抗生素部门的主管，掌握着对药物的安全、质量和价格的审批大权，同时他也为企业编辑药品广告，包括为医疗行业内有争议的组合型抗生素做广告。韦尔奇是这些期刊的主编，他显然已经以他的权威和声望支持了组合药物。"这是一个涉及公共福利和公共健康的问题。"塞勒要求部长不能容忍这种情况。

《星期六评论》披露这件事情时，基福弗听证会还没有开始。FDA副局长哈维闻讯后，曾向韦尔奇质询关于在兼职编辑工作中获取企业酬劳的事，但是韦尔奇拒绝回答。哈维感到惊讶和不安，他连同副局长蓝钦和科学事务部主管、韦尔奇的直接上级罗伯特·罗一起找局长拉里克商量，他们一致认为，如果韦尔奇不愿说清楚他所做的这一切，他就不能再留在机构。拉里克的回答却让他们三人始料未及，他说，韦尔奇是朋友，他不会做错任何事。这事就这么简单地被拉里克捂住了。

塞勒连同另外两位国会参议员——纽约州的雅各布·贾维茨和华盛顿州的沃伦·马格努森，一起表达对抗生素管理的关注，他们等待着卫生教育和福利部对韦尔奇案子的处理，并将一起着手更广泛的药物改革。参议员马格努森承诺，在国会即将举行的FDA的拨款听证会上提出这个问题。

基福弗的团队，也根据李尔在《星期六评论》文章中的线索，对韦尔奇展开调查，这场针对FDA本身问题的公开听证，一定会直接伤害到FDA的信誉。韦尔奇担任两个期刊的编辑工作是得到上级批准的。作为交换，他的酬金主要来自在期刊上刊登药品广告和药品生产企业所购买使用他们期刊文章的复印量的提成。当副局长蓝钦被传唤做证时，基福弗表示他们调查到从1953年到1960年的7年时间里，韦尔奇接受的制药公司酬金至少有287 000美元，这比那时期他在FDA的薪资总和还多。在处理一些有争议的问题时，韦尔奇很多时候偏向于采用制药公司的建议。虽然由美国国家科学院成立的一个蓝带委员会的审查，没有发现证据说明韦尔奇接受的"酬金"影响他作为一个FDA官员对评价抗生素的决定。基福弗在听证会上公布的韦尔奇收受企业巨大的酬金数目，让FDA的官员们吃惊不已。在他们眼里，韦尔奇博士是个有才干、非常有亲和力的人。蓝钦坦率地告诉基福弗："我不相信。我认为这不是事实。他的酬金……没有影响到他正确的判断力。"之后不久，韦尔奇被迫离开FDA，而一直在庇护他的拉里克则平安无事。

韦尔奇案引起了人们的警觉，怀疑这个监管机构与被监管行业之间的关系是否到了一种不恰当的程度。在接下来的证人中，曾在FDA工作了5年的芭芭拉·莫尔顿博士的证词，进一步揭开这种不恰当关系的存在。

莫尔顿博士曾担任审核药物的官员，她感到在药物评审过程中受到越来越多的干扰，都是来自有利于企业的声音，这对她造成沉重的压力。她不得不面对申请公司不断要求与她会面的请求，以及制药公司高管的批判。事实上，她说，制药公司对FDA上层官员的影响力，远远大于对审核官员的影响力。她回忆起某次，那时她在审查一个镇静药，公司的实验数据令她审慎地关注该药的安全性。但当她对4位公司的代表说明她的意见时，她的上级出现在会议室，坐了下来，并告诉行业代表，不需要提供证实长期使用安全的任何资料。后来，未等公司的药理研究完成，审查部门就已经将该药物放行了。

而当审查另一个镇静药时，她质疑该药可能有上瘾的特性，她询问相关公司，并建议增加一条给医生的警示。这一次，她的另一个上司告诉她，这样的要求不合适。他对她说："我不会让我与行业之间的友好关系被干扰。"后来，莫尔顿被降职并最终出局。

《临床药理学和治疗学》杂志的编辑沃尔特·莫代尔博士的证词也证实，在药品审查过程中存在着不合格药物被放行的情况。由于有些药品对病人造成了损害，24个得到批准上市的药物，之后又被从市场上召回。莫代尔批评说："有缺陷的实验、不成熟的发布、过力的推广、言辞夸大和草率的使用是目光短浅的破坏科学的方法。"

到这个时候，基福弗听证会针对FDA的火药味越来越浓。面临信誉危机的 FDA 受到的压力是空前的。自从威利博士创建这个机构以来，一代代的 FDA 人秉承老局长建树的理念和精神传统，他们充满自信。FDA 人并没有因为这个对公众开放的听证会而手足无措。而这位韦尔奇，作为政府官员，必须忠诚于自己的职责，否则，离开 FDA 是毫无疑问的。

对于莫尔顿的指控，FDA 的领导人不以为然。蓝钦坚持认为，一个公务员应该与企业界保持友好的随时交流的状态。他这样描述莫尔顿："她对压力反应过激，她表达自己的观点时非常强势，有时她会对那些不同意她意见的人发怒，这就是她的个性。"FDA 的领导人认为新药的审查过程应该更公开化，让外部的人知道正在发生的事情，这样能帮助负责审查的科学家抵制制药公司施加的影响。

在基福弗听证会的头两年，基福弗和他的幕僚一直把重点放在药物的价格问题上，他们认为修改专利法，是遏制价格飙升的最佳途径。基福弗出台的第一个药品修正法议案，主要针对药品价格和专利垄断问题。到了 1961 年，随着听证深入，涉及的范围已经超过价格和垄断，其他层面的问题接踵而至，如新药审批中对安全性和有效性的要求、上市药物的质量标准，甚至对药物的广告规范等。4 月，基福弗终于向委员会推荐第二个版本的修正法议案，在这项议案里，基福弗提议，加入增强 FDA 对药物调查的权限的条例，申明调查将有助于解决无效或仅部分有效的药品在市场上流通的问题。

按照常规程序，这时卫生教育和福利部必须在基福弗委员会听证会上出庭，提交阐明自己立场的报告。但是卫生教育和福利部显然没有准备好，他们没有足够的信息，因此对议案中的条款无法确定立场，他们只有回避。刚入主白宫的肯尼迪政府没有表态是否与基福弗在同一条战线上。激烈的反对来自制药行业，甚至来自像美国医学会这类专业协会组织以及医学研究界的很多人。在大多数人看来，基福弗的修正法议案缺少支持者，完全没有通过的可能，有人尖刻地称他是"一头孤独的狼"。

但是，一场大戏才刚刚开场。因为正当此时，人类医药史上的一场灾难悄然而至，这让所有对基福弗议案持反对意见的人始料未及。

12 1962 年《药品修正法案》

沙利度胺灾难

在欧洲，新发现的化学物质沙利度胺（反应停）被开发成为镇静的新药。

1954 年，西德的一家小制药企业格兰泰公司在开发抗生素时，发现了化学物质沙利度胺。

格兰泰公司的实验室坐落在莱茵河边的斯托尔伯格镇。在格兰泰公司的实验室主持研究工作的是海因里希·睦科特博士。"二战"期间，他在德国最高统帅部病毒研究所负责一种病毒疫苗研究项目——流行性斑疹伤寒疫苗，但是他从来没有受过药物研究的专业培训。战后他加入格兰泰制药企业，在药剂师威廉·孔兹的手下工作。他的工作是为格兰泰公司寻找突破性的药物。孔兹与睦科特尝试了很多新化学物，在 1954 年发现了沙利度胺。开始他们把该化学物作为癫痫药物测试，进行动物实验时没有得到有利的结果。不过在给啮齿目动物做的一些试验中，他们发现药物在一个低的剂量，会使动物呈现一种平静的状态，效果非常惊人。在临床试验中，虽然没有发现抗癫痫活性，但是受试的病人经历了深睡眠过程，由此发现了沙利度胺能产生平静和舒缓的作用。他们在早期检查药物毒性时，没有发现任何不良反应。而随后进一步的药物毒性试验却显示截然不同的结果。但是在试验中发现的毒性极强的结果，并没有被公司当回事。从 1955 年到 1962 年间，这个药作为镇静剂在世界上被广泛销售。

从公司实验室发出的数据资料看，沙利度胺有一些吸引人的特性，它是很强的安全的镇静剂。这个镇静剂有很多用途：从镇静到安眠，减轻怀孕引起的恶心呕吐等。由于这些功效，格兰泰公司认为它可以解决那些已经在市场上的镇静剂所引起的很多问题。巴比妥酸盐和其他相关的药是很有效的，但同时又很危险，它们已经成为每年上千个自杀者的选择。市场迫切需要一种能够让人镇静但又没有危险的药。当格兰泰公司的科学家声称他们发现了一种药，几乎和巴比妥酸盐一样有效力，但

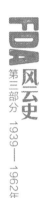

却没有明显的不良反应时，公司的执行官们高兴得不得了。

从1955年起，格兰泰公司开始把药物送给德国的一些医生做临床试验，仍然根据最早期的数据资料，声称沙利度胺是完全安全的镇静剂。同年12月，公司把所有试用过此药的医生召集到一起，准备听取他们的意见。由于事前并无周密的规划，所以，医生反馈的信息相当紊乱。有些每天给一粒药片，而有的几个星期给一粒；有些医生保存了研究的精确数字，而有的医生完全没有记录。这样收集的数据，实际上没有任何参考价值。

那些由公司付钱进行测试的医生们报告，这种药是一种有效的镇静剂，但是也会产生一系列连续和危险的不良反应。他们发现有很多病人服用该药造成头昏眼花或"宿醉"到第二天早晨。有几个医生报告更多的危险现象——头昏、神经质、虚弱和眩晕……所有的症状反映了这种药物损害了一些病人的神经。有些医生建议公司在推出这个药物之前实施更多的实验，否则他们不会再使用。而另一些医生像赫尔曼·荣格，一个公司付费的顾问，热情洋溢地评论："我们有了这种物质，只要在正确的剂量水平上，它没有任何的副作用。我相信'沙利度胺'是一种令人满意的药，只要积极推广，它会在药物市场成功。"

在12月的会议文件上，公司保留了正面信息，却完全隐瞒了负面信息。德国当时没有新药方面的法规，只需要少量的实验室报告和医生做证，就可以把一个新的药物投入市场。格兰泰公司向官方报告了他们收集的正面信息，官方很快准许沙利度胺作为不需要处方的药品上市。

1957年10月1日，沙利度胺在德国以商品名称"Contergan"作为镇静剂上市。由于格兰泰公司宣称该药具有毋庸置疑的安全性，它在德国作为非处方药销售。这家公司过去曾经有把某种药物仓促推入市场，在发生安全问题后又把药物撤出市场的记录，现在它又为沙利度胺发动了声势巨大的促销活动。沙利度胺的广告出现在50种医学期刊上，250 000位医生分别收到了宣传信件，宣传材料强调该药物的安全性能，例举了一次意外地让一个儿童过量服用了沙利度胺，而其安然无恙的经历。传递的信息是明确的，沙利度胺绝对安全，甚至不能作为企图自杀者的用药。

1958 年 4 月，英国的一家公司迪斯第乐瞄上了沙利度胺。迪斯第乐原来是生产威士忌酒的厂家，在"二战"期间参与了青霉素生产，他们派出首席医学顾问去德国调研，他回来说："如果所有的细节是真实的，那么它是一种非凡的药物。总之，它不存在毒性。"1959 年 4 月，迪斯第乐向英国市场推出沙利度胺，冠名"Distava"。在促销宣传中，同样强调沙利度胺的安全性。

1958 年 8 月，格兰泰公司宣布，Contergan 作为一种有效的止吐剂，具有抑制晨吐的作用，适合妊娠期和哺乳期妇女使用。尽管公司没有对这一适应证提供支持证据，但按照当时医药科学的发展水平，科学家认为孕妇服用的任何药物都不可能穿越胎盘屏障，伤害到发育中的胎儿。所以沙利度胺很快被医生推荐给成千上万的孕妇服用，来缓解她们的晨吐症状。然而，在 1959 年，格兰泰公司收到了关于末梢神经炎与沙利度胺相关的报告，但他们公开否认了这个报告，此药仍然被作为安全药物销售。

作为一种促进睡眠的药物，沙利度胺具有镇静和抗妊娠呕吐的作用，不像大多数其他的镇静剂那样，大量服用就可能导致死亡，沙利度胺无疑有安全的优势。到 1960 年销售额直线上升，通过制造商和外国制药企业之间的销售协议，沙利度胺可以在英国、加拿大、葡萄牙和其他国家买到。

沙利度胺于 1957 年 10 月 1 日开始销售，在德国药名为 Contergan。在其他国家药名称各有不同，如在瑞典把它当作"看小孩"的药出售，协助烦恼的母亲给她的孩子使用。从 1958 年至 1960 年，格兰泰公司在欧洲和非洲大量促销沙利度胺，超过 20 个国家使用这种药物。

1958 年 12 月，第一个负面报告送到了格兰泰公司，是来自法兰克福的古斯塔夫·思马茨医生。他报告了在他那里服药的病人发生眩晕和失去平衡等神经病学症状。公司写了回信给他："我们敢负责任地说，这是我们第一次收到这类不良反应的报告……"这当然是虚假的。从 1958 年到 1959 年，该药销售额增长 4 倍，公司收到有关不良反应的报告也在增长。

有些报告产生的不良反应症状甚至不常听到，如称为边缘神经病的症状，这是一种神经中毒失调的严重信号，通常开始时手和脚出现瘙痒、身体有麻木或冷的感觉，继而发展成痉挛、衰弱和失去体力，由此病人会发现走路困难，很多时候甚至不能判断他们的脚步走向。症状有可能减退，但是也有造成不可逆转伤害的病例。

公司在瑞士的一位代理人写信给格兰泰公司，说收到 20 多位医生报告他们的病人有宿醉、头昏眼花和手发抖的症状。其中一个医生把药给他的妻子用过后说："这个药我只会用一次，以后永远不会再用。这是一个非常糟糕的药。"格兰泰公司仍然不认可负面的回馈信息。甚至在这个报告之后，公司管理者写信给一个担心他的病人在服用后出现边缘神经病症状的医生："我们很幸运地告诉你，不曾有足以让我们关注的这类不良反应出现过。"1960 年开始的促销活动，公司甚至告诉医生和病人，非处方包装药是没有毒性的，即使给婴儿用也完全无危害。

在美国，第一个认真考虑开发沙利度胺的，是史克法兰西公司，这是一家正统的制药公司，有专家管理团队，对新药物开发秉持认真的科学态度。他们想通过自己的测试了解沙利度胺是否有效，以及它的副作用是什么。测试的结果与格兰泰公司热情洋溢的报告很不一样。他们发现该药在镇静效力上不能与巴比妥酸盐相比，而更像如眠尔通之类温和的止痛药，在高剂量使用它时就会出现不良反应。史克法兰西公司的专家评价，沙利度胺从各方面来看都是一个有缺陷的药，并不像格兰泰公司鼓吹的那样完美无瑕，公司决定放弃购买该药的美国销售许可。随后格兰泰公司转向莱德利公司，也遭拒绝。最后格兰泰公司找到了渴求销售沙利度胺的维克化学公司及其子公司梅里尔，1959 年 2 月 2 日，与该公司签了许可书。

维克化学公司不能算是一家专业的制药企业，它以制造维克咳嗽滴剂而出名，它的产品大多数不是药物，没有一流的科学研究人员，也没有实验室进行科学研究。但是它有大型的工厂和全国性的销售网络来经营它的咳嗽滴剂。维克化学公司的子公司梅里尔公司急于搞出更多的产品，以期获得更多制药业改革时代的利润。1958 年，当格兰泰公司找上梅里尔时，才遇到了气味相投的伙伴，它们有类似的特征：商业上活跃，没有药物工作经验，也不太关心医学问题。梅里尔希望不做任何试验就可以把药带进美国市场。

梅里尔公司是 FDA 有违规记录在案的企业，长期以来藐视法规，我行我素。它的另一个产品曲帕拉醇（MER‑29，三苯乙醇）的新药申请过程，就被 FDA 的工作人员视为一场噩梦。

早些年，梅里尔选择的第一种药为曲帕拉醇（MER‑29）。当时，医学研究发现心脏病与血液中的高胆固醇有关，虽然尚未证实是什么引起高胆固醇，但很多人猜测摄入过多的高胆固醇食物会直接导致人体的高胆固醇。梅里尔把曲帕拉醇称为"第一个能够安全阻止身体产生胆固醇和降低体内过量胆固醇的物质"。在后来的宣传中，他们甚至声称喜欢高胆固醇食物的人可以无所顾忌地放开吃，只要早餐前像服用维生素那样，吞服一粒 35 美分的曲帕拉醇就没问题了。

按照当时的市场估计，公司认为曲帕拉醇一年销售额可能达到 425 万美元。这个诱人前景驱使公司加快了上市前的准备。公司的研究人员用 27 只小鼠和 3 只猴子做了用药实验，然后，将药立刻送给医生，让他们给病人试用，在很短的时间里公司便把曲帕拉醇的新药申请送到了 FDA。

1959 年 7 月，医学官员弗兰克·塔尔伯特博士被分派负责曲帕拉醇申请案的审核。不久他接到药理学家高登·萨尔对曲帕拉醇的审阅意见汇报。高登·萨尔在阅读梅里尔公司报送的稀少的动物实验资料以后，认为资料不能证实药物的作用，相反对病人有很严重的风险。他指出该药"安全指数低，使用一个有潜在毒性的化合物以降低血液的胆固醇是非常值得怀疑的……这个化合物产生的毒性，即使是相对低的剂量，都可能损害眼睛、损伤肝脏、失去性功能，甚至导致死亡……"。他建议，在确定它的有效性和安全性之前，公司应该进行几年严格的试验。

高登·萨尔的否决意见没有被主审官员采纳，塔尔伯特相信这种药可能有效。他说，他在一个医药会议听到一篇论文演讲，讲到曲帕拉醇是降低胆固醇的最有效的药物之一。塔尔伯特决定批准该药上市，他这样解释他的决定："这是一种用于降低胆固醇的药。而高胆固醇是我们正在面对的一种非常致命的疾病，是男性的头号杀手。这个药可能会有所帮助。"

在当时，医学官员有权批准一种药，但是要推翻一种药，则需要医学官员、律师、药物审批部门的主管、医药部主任和局长全体一致的支持。这是根据 1938 年《食品、药品和化妆品法》的陈述：新药都被自动认可放行，除非 FDA 有很好的理由停止它。因此，若要否决一个药，举证责任在 FDA，需收集足够的反对证据，这当然不是一件容易的事。在接到申请不到 9 个星期时，塔尔伯特批准了曲帕拉醇。

1960 年 4 月曲帕拉醇被投入市场之后，引起一些医生和当时唯一的独立声音——《医疗来信》评论员的抗议。到 6 月，某大学动物实验室正在做曲帕拉醇实验的研究人员报道，他们的实验发现该药会造成动物白内障。第一份导致人体白内障的报道出现在 1961 年 8 月。第二份是同年 10 月，来自梅奥诊所。进一步的研究报告送达 FDA，显示当给予动物的剂量增加后，发生了大量的动物胎儿流产的现象。塔尔伯特而后得知，他在医药研讨会议上听到的那篇论文是错误的，作者已经声明放弃那些数据，论文从未被发表。FDA 副局长、医药部主任约翰·哈维后来也说，显而易见，这个药根本不应该得到批准。FDA 内部的医生开始向拉里克局长施压，呼吁把这个药从市场下架。

要由 FDA 出面，从市场上撤出一种药品并非易事。根据 1938 年《食品、药品和化妆品法》，只有在证实它有严重危害时，机构才能够把一种药品从市场上撤出。局长拉里克起先感到为难，FDA 还没有掌握充足的证据，他没有撤药的权力。他采取了与制药公司磋商的方式，要求他们在标签上陈述动物实验的结果。他也要求公司发函，预警医生注意类似的不良反应。直到 1962 年，曲帕拉醇还在市场上销售。

但是事情并未这样结束。到了冬天，一个不涉及药物业务的 FDA 稽查员，汤姆斯·赖斯和另一个不涉及药物案件的人卡森·乔丹，两人一起开车从俄亥俄州的辛辛那提市郊进入市区。乔丹在电话公司工作，在途中他说到他的妻子在梅里尔的实验室工作，但是她很反感公司的欺骗手段。这引起赖斯的兴趣，他问乔丹能否让自己与他的妻子聊聊她的经历。

2 月 27 日，赖斯把关于他和乔丹妻子的谈话内容写成了一个报告送到 FDA 总部。不出几天，两个 FDA 的专案调查人员——约翰·内斯特和高登·萨尔被派到梅里尔公司的辛辛那提工厂里。他们发现了伪造药物安全数据的证据：一些报告中引述了猴子试验，但猴子从未被服用药物；另一些报告，实际给予的剂量比报告的要少得多。报告说试验做了16个月，事实上只有7个月。服药动物产生血液紊乱和卵巢问题，导致生产的一窝幼仔发育不良，公司的报告却说幼仔都很健康。

有了重要的证据在手，拉里克局长能够说服梅里尔的执行官，自愿把药撤出市场。但是药物给服用者造成的伤害，就成了永远的后遗症。一个调查显示，曲帕拉醇的使用者白内障发生率比普通病人高出3倍。

不得已撤回曲帕拉醇的梅里尔，把赌注又放到沙利度胺上。梅里尔寻找那种不做任何试验就可以快速进入美国市场的药，从德国的格兰泰公司拿来的沙利度胺正合乎这样的要求，可以快速推出上市。不过梅里尔的执行长在复查格兰泰公司提供的资料时注意到，没有具体的人体安全数据资料。他提醒下面的人说："我们必须收集这些，一方面为了自己掌握信息，另一方面为了让FDA满意。"但是9天以后，甚至没有经过动物实验，公司就把沙利度胺给了病人，其中包括孕妇。

根据现行法律，医生可以拿新药在任何病人身上做试验，既无须知会FDA，也无须经过病人同意。很简单，就是给他们用药。

在公司开始把药分发给医生做病人"测试"时，动物实验的结果就回来了。服用沙利度胺的动物死得很快，第一批给药的11只大鼠中有6只死亡，随后的30只雄鼠中的22只在给药的当天死亡。怀疑大鼠对药物过于敏感，他们用一条狗试验，给药2小时后，狗开始发作并呕吐，一会儿安静，一会儿烦躁，第二天早上死了。

动物实验的严重后果没有让梅里尔停止计划，公司还是按照原定日程表准备在1961年初把沙利度胺投放市场。因此公司继续进行人体测试的计划。这个药在美国进行了最大规模的人体试验（在此之前的最大一次试验涉及5 000名病人和200名医生），250万粒片剂被送到1 267个医生处，那些医生给了约20 000名病人试用，这么巨大的试验说不定可以得到非常翔实的有关药物反应的细节，然而，公司并没有认真收集数据。

十分奇怪的是，运行临床"测试"的是市场部，而非医药部。公司对市场部销售员强调：“记住，这些药不需要做基础临床研究。我们有在国外和美国实验室的临床研究，已经有证明‘Kevadon’（梅里尔给沙利度胺的名称）的安全性、有效性和合适剂量的足够数据。这个计划只不过是它涉及广泛适用性的确认……另外，应该确定地让医生知道，如果他们不想报告试验的结果，他们不必报告。”

当梅里尔的执行官们决定将沙利度胺不仅作为普通镇静剂，而且作为用于治疗早期妊娠呕吐的药物销售时，他们发现自己没有关于药物如何影响妇女和胎儿的任何资料。他们决定用其他比较容易的方法替代耗时的实验，找个医生写一篇宣称药物对孕妇效果良好的文章，投到专业杂志发表。《产科和妇科医学》期刊编辑审查这篇文章时，提出了修改意见，认为该公司在宣称药物安全之前，至少必须了解药物是否会穿过胎盘屏障，从而影响胎儿。FDA也要求具有这方面的信息资料，但是公司推说没有做过这样的实验，也不知如何做。事实上，梅里尔曾经对MRE-29做过这类实验，并警示孕妇不宜使用该药。但是对沙利度胺，该公司却有意避开这样的实验或警示，用意令人怀疑。

在后来的法庭文件中，有出面写文章的妇产科医生纳尔森的证词。纳尔森医生是在辛辛那提市执业的产科医生，因为是梅里尔的朋友，所以他同意给他的病人用药。他发药给病人，但没有保存记录，给了谁和给了多少药片，均一概不知。他做证说是由“办公室的女孩”填写病人服药的情况。过了一段时间，公司要求他写一个报告给医学杂志，谈谈给孕妇使用沙利度胺的成功经验，他答应了。但纳尔森没有写文章，而是由梅里尔的医药部主任瑞蒙·博格博士写的，纳尔森仅仅是署了名字而已。他在做证时承认，文章中说他治疗母婴的数据不是客观实际的记录，而是通过电话，或一起吃午饭，或一起打高尔夫时交谈中提供给博格的。博格对杂志提出的问题答道：“众所周知，该药对胎儿是安全的，但并不确切知道是否会穿透胎盘屏障。”当时，杂志编辑接受这样的回答，没有再追究，就把文章发表了。

拒批沙利度胺

1962年之前，由于法律并没有规定新药必须做什么测试，所以，公司便采取各自不同的做法。就在德国格兰泰公司为沙利度胺寻找进入美国市场的途径时，另一家美国公司霍夫曼罗氏公司正在研发一个不同类型的镇静药氯氮䓬（利眠宁）。它是一种有效和副作用温和的镇静剂。考虑到药物可能被妇女甚至孕妇使用，霍夫曼罗氏还多做了一项测试，以确定是否会造成生育缺陷。在沙利度胺到达梅里尔手中的一年之前，氯氮䓬的生育缺陷实验已经做完，试验的结果证实该药没有这样的风险。

1960 年 9 月，梅里尔公司向 FDA 正式呈递在美国销售沙利度胺的许可申请，采用的药名为"Kevadon"。审核工作被分派给了 FDA 医药部新来的药理学家法兰西·凯尔西博士负责。凯尔西 1914 年出生于加拿大，在加拿大蒙特利尔市的麦吉尔大学获得药理学硕士学位，后在美国芝加哥大学取得药理学博士学位。凯尔西受到过良好的专业训练，深知药物开发中完善测试的重要性。因为她是新到工作岗位，上级派给她简单易审类的药物。沙利度胺只是一种在其他国家已经上市的镇静药，似乎没有看到任何问题。当然，这个案子后来的调查表明，为求获得快速批准上市，格兰泰和梅里尔两家公司都隐瞒了有问题的资料，没有如实地报告给 FDA。

凯尔西仔细阅读与"Kevadon"申请书一起送来的一堆资料，这是在欧洲所做的几年的动物实验和临床使用药物的报告。没有迹象显示该药物有任何副作用。但是，凯尔西不满意这样的报告。"申请书是用了不规范的行业术语填写，很离题。报告大部分的陈述没有科学数据的支持，只是些空洞的美言，"她说，"令我震惊的是他们的工作水平，以及那些放入申请书里作为支持安全性的陈述。他们实在更像做证而不像科学研究，完全依赖于从外国药物研究的文摘，缺少他们自己进行药物试验的关键信息。动物实验数据是粗略的，而临床报告也缺乏数据，更没有服用一年以上的长期试验研究的报告。"凯尔西怀疑梅里尔公司的人是否知道他们在说什么。报告中反映的实验结果使她感到困惑，药物对动物的影响不同于人类，该药物不能使动物睡眠，却能使人得到深度的睡眠。她认为应该了解动物和人类在药效上可能产生的其他差异。根据法律规定，如果 FDA 反对这个药上市，将有 60 天时间来告诉申请单位是什么理由。于是凯尔西要求梅里尔公司提供更多的测试数据。

1961年2月，正在等待梅里尔公司进一步试验报告的凯尔西，在搜寻世界的医学文献时，发现了《不列颠医学杂志》发表一位英国医生于1960年12月的来信，说他发现长期使用沙利度胺造成手指和脚趾的刺痛、麻木、灼痛。他推测，神经受损是导致这些症状的原因。这封信，立刻引起她的注意，先前她的某种直觉被医生的这封信证实了。"二战"期间，凯尔西在研究生院研究抗疟疾药物，以帮助在太平洋丛林战斗的美国军队。在实验中，她观察到奎宁透过胎盘屏障影响到胎儿，了解到成人和胎儿对药物代谢的不同，导致神经损害对成人可能影响不大，却可能是很严重的影响胎儿的信号。她怀疑沙利度胺会对胎儿造成有害的影响。凯尔西想弄明白，沙利度胺产生的这种副作用，是否会危害到胎儿？

凯尔西向几个同事咨询，她的想法马上得到同事的支持，约翰·阿切尔博士认为，伤害神经的药物，通常导致胎儿先天出生缺陷，像沙利度胺很明显地伤害神经，说不定意味着出现更多先天缺陷的可能性。凯尔西随即通过口头和书面形式向梅里尔公司要求，提供证实这个药对孕妇是安全的数据。

凯尔西的要求迅速引来公司的反击，他们非但不回答凯尔西的要求，而且派人在FDA上窜下跳，从人事部到凯尔西的部门向总监们施加压力，企图迫使她放行这个药物。这时FDA新药部的主管拉尔夫·史密斯博士顶住了上司的压力，明确表示支持他的部下凯尔西的做法。

申报受到阻碍，眼看原来1961年3月全面推入市场的计划泡汤了，梅里尔公司的行政官们十分焦虑，他们只得亲自飞往欧洲，去会见格兰泰公司和迪斯第乐公司的科研人员，听取情况介绍，希望取得有利的证据材料，以应付FDA的要求。但是情况确实没有他们期望的那么好。他们被告知沙利度胺有毒性，实验中的小鼠死亡率非常高。该药会导致周围神经症，目前只有34个报告的案例称神经损伤是可痊愈的。格兰泰公司隐瞒了他们收到的关于神经损伤报告已经有400余例之多的事实，而且大量案例是不能治愈的永久性神经损害。

梅里尔公司的行政官们再次与 FDA 官员会晤，反复强调神经损伤是可逆转的。凯尔西仍然不能相信这个药的安全性，她告诉他们，她现在就有一个来自加利福尼亚州的医生案例报告，病人在停止服药后神经损害没有痊愈。新药审核官员的意见很明确，这个药既不是那种可以拯救生命的药，也没有比其他已经在市场上的同类药显示更高的使用价值。因此，绝不允许这个具有潜在严重副作用的药被放行。

梅里尔公司没有就此善罢甘休，他们向 FDA 不间断地催促问询，要求知道什么时候可以放行。在这段时间，凯尔西记录到梅里尔执行官的电话、书信和面晤已超过 50 多次，他们甚至去局长那里告状，要求她辞职。这样的压力对凯尔西——这个看似瘦弱脯腆的女子丝毫不起作用。她有把握能找出梅里尔公司工作中存在的严重问题，因而必须延迟审批，一直站在凯尔西背后支持她的新药部主任史密斯博士，电话通知梅里尔的行政官，无法回答该药什么时间或是否会被批准，并要求他们再送给医生试用的药，必须在标签上加注警示，标明孕妇不应使用。

沙利度胺对新生儿造成的恐怖灾难，自格兰泰公司在德国上市的 1957 年，就已经悄然降临。第一个"沙利度胺孩子"出生在德国。这个婴儿出生时带有明显缺陷，他的手臂和腿缺少长骨，手指和脚趾直接长在躯干上。在医学上被称为短肢畸形，又称海豹肢。德国短肢畸形婴儿，在沙利度胺使用前，估计每 100 000 个出生儿中可能只有一个。但到了 1960 年，沙利度胺销售额直线上升的时候，短肢畸形的新生儿数目也骤然上升到每 500 个新生儿中就有一个，超过之前正常情况 200 倍。医生怀疑这是药物的不良反应，这样的报告开始于 1961 年春，接二连三传递到迪斯第乐公司和格兰泰公司总部，然而公司却一直对此保持沉默。

正当美国梅里尔公司发动它的销售员介绍沙利度胺时，两个短肢畸形案例，由德国汉堡的威德金特·楞次儿科医生，提交到世界儿科医生大会。一个美国医生后来转述楞次医生的报告："照片和 X 光底片显示，婴儿的手臂长骨几乎完全没有生长。他们的手臂很短，手掌几乎直接从肩膀伸出来。他们的腿受到的影响较小，但显示出类似的变形生长。这两个婴儿的面部都有一个大血管瘤，从额头上一直下垂到鼻子，再横过上唇。其中一人还发现有十二指肠狭窄，也就是说，小肠的起始端收缩。"医学名称"短肢畸形"是由两个希腊字"密封"和"四肢"组合派生的新名词，这类案例在医学史上曾非常罕见，大部分医生执业一生也从未遇见过。但在1960年前后，数以百计在德国出生的婴儿开始带有这种严重的畸形。

楞次医生反复地报告给格兰泰公司这样的案例，然而，没有得到公司的认真回复，反而是，他发现被侦探跟踪，又受到律师的骚扰，愤怒之下，他决定通过儿科医生大会提醒同行们关注。短肢畸形案例的数字在德国急速增长。他说自己的病例就有8个，在汉堡，仅1961年9月至10月就有超过40个病例。他发现这些病例唯一的共同点就是都与沙利度胺有关。查看过去的记录，从1930年到1955年，汉堡超过210 000新生儿中只有一个短肢畸形案例。他认为后来的案例与孕妇在妊娠期服用沙利度胺有关。

1961年11月18日，《星期日世界报》的一个记者在标题为"药片致畸"的文章中，报道了楞次医生的论文和关于短肢畸形的统计。

格兰泰公司和迪斯第乐公司不承认该药有问题，反而责怪是"愚蠢低能的"楞次医生和新闻界在哗众取宠。几个国家的科学家开始调查这个独特的事情，不久，这份调查报告被提供给很多期刊作为参考，其中的证据说明：大量短肢畸形婴儿的母亲服用过该药，大量的实验动物也都生出畸形幼仔。

真正的恐怖还在慢慢显露。从1957年开始，短肢畸形婴儿出生量大增，他们除了都有相同的严重畸形，还有许多其他问题。有些婴儿无肛门或者无耳洞，肠子分段的现象也很常见。全世界这样的婴儿约有10 000个，还有很多畸形儿出生时已经死亡，不在统计数字里。

清查沙利度胺

这一骇人听闻的消息最终在欧洲引起轰动。1961年11月27日，格兰泰公司被迫公开声明："因为新闻记者违背科学基础的讨论……我们决定立即从市场撤回沙利度胺。"格兰泰公司一边把药品从市场撤回，一边还死不认账。两天以后，梅里尔公司得到消息，公司的执行长默里在电话里告诉凯尔西，该药在德国已经停售。凯尔西问为什么。"新生儿缺陷，"他回答，又加了一句，"希望这只是巧合。"

FDA局长拉里克得到报告时，实在惊呆了。但是，考虑到该局并没有批准这个药上市，而且该药和畸形婴儿之间的关联尚不能确定。拉里克决定暂不采取危机处理措施。他问梅里尔公司将采取什么措施，公司告诉他，会先给医生们发一封信。信是这样写的：

"亲爱的医生：我们收到从国外来的信息，几个母亲在怀孕早期服用过沙利度胺，她们的后代出现先天畸形……目前虽然不能确定两者是否具有因果关系，但是，我们在有确定信息之前，作为预防措施，对使用"Kevadon"增加如下禁忌："Kevadon"不能用于怀孕或绝经前的妇女。我们会积极追踪这个情况，并会将最终结果通报给你。"

这封轻描淡写的信是在12月发出的，但只有百分之十的相关医生收到过。FDA局长拉里克对梅里尔大量售发未经批准的沙利度胺一无所知。他也相信梅里尔的说辞，以为他们已经向医生发出了警示。

1962年3月8日，梅里尔公司要求把"Kevadon"的新药申请撤回。此时，离第一次发信已经过了几个月了，才把同样的信补寄给其他医生。

然而，这些信息没有在美国公开。1961年11月，约翰斯·霍普金斯大学医学院儿科部的海伦·陶西格博士，从一个来访的德国医生那里听到关于欧洲的短肢畸形婴儿大量出现的消息，她放下工作，去欧洲走访医院和诊所，一探究竟。陶西格亲眼看到许多由沙利度胺导致的极其严重的出生缺陷案例。1962年4月回国后，她立即与FDA的约翰·内斯托尔联系。内斯托尔和凯尔西博士闻讯赶往巴尔的摩去会见陶西格博士，了解到更多令人不安的第一手情报。陶西格从FDA得知，梅里尔公司已经发放沙利度胺给医生做临床试验，她采取公开演讲和发送宣传单的方式，向全美医学界通报沙利度胺的可怕危害，警示正在面临着的灾难。

梅里尔公司并未把处理沙利度胺当回事，他们发放的药瓶，没有商品名称，没有任何警示标签，药片也没有特殊标记，受试者多不能从外形上识别沙利度胺药片，即使知道了沙利度胺有风险，他们仍可能在不知不觉中误服。凯尔西对此十分忧虑，她告诉 FDA，至少应该获得那些做"临床试验"医生的名册。在凯尔西的坚持下，拖了两个月之后，4月，梅里尔才交给 FDA 一份名单。让凯尔西吃惊的是，沙利度胺已经被送给了超过 1 000 名医生，事实上，梅里尔向 1 267 个医生分发了 250 万片沙利度胺，其中 241 名医生是产科医生，医生的人数已经超过以往任何药物临床试验的两倍。

凯尔西深信由儿科专家陶西格博士对沙利度胺的致畸的研究调查是可信的。她现在担心梅里尔发给临床试验研究者的轻描淡写的警示不起作用，于是向她的直接上司和拉里克局长提交了沙利度胺严重不良反应的证据，她和医药部的同事们据理力争，敦促 FDA 必须采取行动，召回梅里尔公司散发在外的剩余药物。但是他们说服不了上司，直到 5月，拉里克局长仍然按兵不动。

当沙利度胺的报道在德国愈演愈烈的时候，美国的报纸新闻也陆续有些报道，但没有引起社会的广泛注意。在华盛顿国会上，有人把消息传给了基福弗。这时候，基福弗正因为他的议案遭到几路政治势力封杀，几乎到了走投无路的境地，因此愤怒不堪，打算辞职。沙利度胺事件的出现，凭着基福弗的政治敏感，他从这个事件看到了扭转局势的契机。他的幕僚、首席经济顾问布莱尔立刻收集了有关这个事件的详细资料，包括沙利度胺和短肢畸形婴儿，以及凯尔西阻止沙利度胺投放到美国市场的事实。1962 年 6—7 月，基福弗得知参议院司法委员会主席詹姆斯·伊斯兰德召集包括两院议员、白宫政府和工业界在内的人士商议另拟修正议案，而他被排除在外，大为震怒。基福弗怀疑自己的议案将被全面封杀，决定把凯尔西与沙利度胺的事情捅给新闻界，争取获得社会舆论的支持。布莱尔把这些信息透露给了《华盛顿邮报》的记者伯纳德·诺斯特尔德。信息转到邮报的主编那里，主编被故事所感动，把这则新闻交给了以富有正义感、敢于揭露黑幕而闻名的记者莫顿·明茨来报道。

1962 年 7 月 15 日，明茨的文章以《FDA 的巾帼英雄阻止不良药物进入美国市场》为标题刊登在《华盛顿邮报》上，立刻引发全美国媒体的热烈评论和宣传。在美国，沙利度胺所致的短肢畸形婴儿案子开始曝光出来。具有讽刺意味的是，美国最严重的一个案例发生在辛辛那提的产科医生纳尔森的诊所，他就是给期刊文章鼓吹孕妇使用沙利度胺的安全署名人。他做证时否认他接生过任何沙利度胺致畸婴儿，但是调查显示，他给超过 80 个孕妇用过药物，并接生过 3 个沙利度胺致畸婴儿，而当时没有辨认出典型症状，还有两个出生前死亡的沙利度胺胎儿。

在明茨的文章发表以后，拉里克终于决定派出 FDA 的稽查员，去召回散发在美国境内的所有沙利度胺药片。约一个月过去了，FDA 收集到的药片还是很有限。根据清查统计，梅里尔公司从德国格兰泰公司进口 2 000 kg 沙利度胺，加上后来梅里尔自己在国内生产的 3 300 kg，总计 5 300 kg 合成药物原料。1962 年 3 月 8 日梅里尔撤回其许可证申请时，公司仓库所存原料 3 200 kg。在所谓临床试验的几年时间里，已经散发到医生们手中的有 2 100 kg。即有 2 100 000 000 mg 的沙利度胺已被分发到医生的手中。1962 年 7 月 27 日至 8 月 21 日，FDA 发动在各地区办事处的官员去医生的办公室查找剩余的药物，从 79 位医生那里共收回 25 096 粒还没给病人的药片。梅里尔公司的沙利度胺药片的最大含量是 200 mg，如果所有没收的药片都是 200 mg，就有 5 019 200 mg。那么其余的 2 094 980 800 mg 药片在哪里？会发生什么？

梅里尔公司没有完整的记录可追踪药物的去向，1 200 多名医生参加了这些试验，一半以上的医生没有记录他们收到多少药发出去多少药，追踪病人用药后情况的更是很少。调查员发现，在可确认的超过 250 万粒药片以外，梅里尔曾分发几万片没有标签的药片，也发现几百个"临床试验"的医生没有做关于沙利度胺的使用报告，1/3 的医生没有与服用过沙利度胺的病人谈话，或从病人那里回收药片。

在深入的调查中，梅里尔告诉 FDA，有部分药物被参加试验的医生出售给其他医生或药房。FDA 官员查到 36 个没有参与试验的医生向病人提供了沙利度胺。在召回行动进行数月后，在弗吉尼亚一个医生的药柜里发现了 1 000 粒剩余药片。

最后 FDA 所掌握的服用过沙利度胺的病人数是 19 822 人。其中有 600 多名是孕妇。FDA 公布，3 760 位育龄妇女、207 位已知怀孕者、部分得到沙利度胺的妇女可能会生产畸形儿。

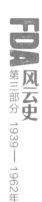
尽管没有精确的计数，但据 FDA 说有 17 个沙利度胺婴儿在美国出生，还有增加 9 个的可能性。另外还有 10~20 个可能胎死腹中，共约有 40 例案子。如果药物按公司原计划进入市场，估计可能增加 10 000 个出生有严重缺陷的婴儿。因为在德国和其他欧洲国家，沙利度胺的这场药物灾难，已经导致出生有严重缺陷婴儿的数量，保守估计约有 8 000 例，另外可能有 5 000~7 000 个畸形胎儿死于腹中。

面对舆论的喧哗和公众的愤怒，梅里尔公司不得不做出回应。他们发表了一份声明，申辩说，在凯尔西博士审核期间，他们耐心配合以满足 FDA 的要求。但是基福弗参议员在 1962 年 8 月 8 日的国会用一份记录文件驳斥梅里尔公司，这份摘自 FDA 的备忘录，逐一地记录了该公司人员与凯尔西博士的 50 多次电话或面谈的内容，其中诽谤和公开暗示的言论不在少数，甚至威胁凯尔西如果她继续拒绝放行，将要求局长拉里克解雇她，等等。

1962 年 8 月 1 日，肯尼迪总统在新闻发布会上，把沙利度胺事件作为保护消费者利益的现实案例，要求"要特别保护美国的消费者。对有害或无用的药物产品，美国有比世界上任何国家更好更有效的食品和药品法……"他告诫美国公众，这种危险药物也许仍然在很多美国人的药柜里，总统要求医生和公众送回他们的沙利度胺药片或销毁它们。

为表彰凯尔西博士的科学精神和强烈的责任心，肯尼迪总统在白宫专门举行仪式向凯尔西颁发了杰出公民服务奖章。但是凯尔西和 FDA 的官员、科学家们深感遗憾："如果国家的法律更健全，给予执法者更恰当的授权，将对人民利益更有利，那 40 个畸形婴儿的悲剧也不会发生啊。"

沙利度胺的危机，无疑地使立法者、执法者和专业的科学界人士都看到了药物监管法律暴露出的漏洞。一个公司在把一个药物投入市场之前应该做些什么？这成为公开讨论的问题。

美国医学会药物理事会发表公开声明说，虽然沙利度胺从来没有被准许在我们国家进行商业销售，但是自 1956 年以来，药物已经在试验性地使用。由于现有法律没有要求药厂对药物进行试验前知会政府监管机构，没有要求参加临床试验的医生告诉病人是被作为试验的对象服用药物，也没有要求医生报告药物的不良反应……就无法知道有多少药物会导致异常畸形的婴儿出生。

根据 1938 年《食品、药品和化妆品法》，药厂开发一种新药所进行的动物实验和人体临床试验，在申请销售许可证之前，是不需要向 FDA 通报的。因此，政府的监管机构不能监管药物试验阶段的安全问题。FDA 的哈维副局长在旧金山的一次演讲中提到，近期发生的涉及严重损害病人健康的三宗试验中的新药，一种治疗骨骼肌松弛的药物，自 1956 年以来一直在市场上，直到被 FDA 发现，制药公司隐瞒了该药物导致死亡案例出现已长达 5 年之久，且没有报告给 FDA；1961 年 10 月，FDA 了解到某种血液病与一种作用温和的镇静剂相关，该药物从 1960 年 4 月以来一直在出售，随后的调查显示，这种药物的制造商知道有 11 例损伤和 3 例死亡案例，但从未报告给 FDA；1962 年 1 月，FDA 第一次了解到，自 1961 年 4 月以来，在使用的一种提振精神的药物会引起血液疾病，这种药物已造成 4 例死亡，但是该制药公司从未咨询 FDA 的意见。

明尼苏达州参议员休伯特·汉弗莱（曾经是一名药剂师）召集他的政府工作委员会，听取 FDA 局长拉里克和药理学家凯尔西对沙利度胺处理的报告。

同一天，肯尼迪总统在一个新闻发布会上表态，为基福弗发声，他说基福弗议案的关键内容被删改，新的版本软弱无力。他希望国会议员制定更严厉的监管条款，让执法机构对危害公共健康的新药能够采取更强硬的监管措施。

时值美国兴起维护消费者权益的运动，沙利度胺事件也引发全国对药物临床受试者的权益保障的关注。有人提出建设性的建议：其一，任何人在被进行药物试验之前，应保证他本人对此有充分的了解，保障他的选择权；其二，临床试验药物应首先进行动物实验，以了解其使用的安全程度；其三，如果一个人选择参与试验，他应该得到政府和司法机构的确认，这个试验值得一个公民冒健康和生命的风险；其四，他应该得到保证，只要执法机构怀疑有任何危险，这个试验将被停止；其五，他应该被告知防护措施，并且能够被给予防护措施。

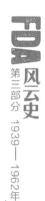

沙利度胺灾难在药品监管上产生了重大的影响，而且影响扩至全球范围。在1961年至1965年之间，澳大利亚、加拿大、捷克斯洛伐克、爱尔兰、荷兰、新西兰、瑞典、英国、美国和西德等国家都建立自发报告系统，以应对可疑的药物不良反应。现代药物警戒系统的基本原则已经被确定。1968年，10个国家同意共享信息，将所有报告发送到国家监测中心存入中央数据库，由世界卫生组织主管并建立信息交流中心。

一些国家修改了法规，增加了要求。譬如在英国，1968年颁布的药品法，赋予政府颁发制药公司执照的权力，从而能审查其产品和临床试验。它还建立了独立的咨询委员会——药物安全委员会，对政府如何行使其新的权力提供有关建议。多国的法律都增添新的规定，强调要求制造商在向市场提供一个新的可能被孕妇服用的药物时，提前做好某几个物种的妊娠测试。

2012年，在沙利度胺灾难发生50年后，FDA局长玛格丽特·汉鲍发表纪念文章，回顾这一事件的历史意义，她说："沙利度胺悲剧导致历史性的改变，从此加强了政府对医疗产品开发的审查监管和科学的管理。"

一部新法律的诞生

1960年6月15日，沙利度胺事件在美国曝光的两年前，参议院反托拉斯和垄断委员会主席基福弗第一次介绍了他的药品法修正议案S3677，议案主要内容是有关药品名称、药品价格管理和新药专利期限等方面的法律条款。这些内容与卫生教育和福利部以及下属FDA关注的议题不太相关，他们一直关注的是新药领域的问题，如抗生素、药物安全等方面的法律修正案。从部里的高级官员到下属的FDA的行政官没有人相信基福弗能够出笼一个真正符合他们要求的议案，因为，基福弗和他的幕僚团队，没有一个人是医药方面的专家。

按照立法的程序，任何一项新的议案被介绍给国会时，相关的政府各部部长和各部门行政长官会被邀请去听证会，为国会提供意见。弗莱明部长和拉里克局长受邀去基福弗S3677议案听证会，卫生教育和福利部认为，自己应该向国会提供一项议案修正意见，于是催促FDA拿出应急提案，该提案名为"工厂检验和药物修正案"，其主要内容有：①扩大 FDA 检验工厂的范围；②需要保持临床试验记录和报告，以及由制造商处获得"新药"的不良反应的其他信息；③任何药物如果没有在适当的监督下准备、制造或包装均被视为掺假；④所有抗生素，需要逐批认证；⑤审核新药的上市许可证时，要求证据显示新药不仅安全，而且须有效。1960 年 7 月 1 日，弗莱明部长把这个提案送交给议长。

1961 年 1 月，民主党的约翰·肯尼迪成为总统，入主白宫的时候，基福弗的听证会正进入它的第二个阶段。基福弗的首席经济顾问布莱尔创造出"两段式听证会"的模式：第一阶段是教育听证会，找出问题所在，根据问题准备立法；第二阶段是介绍法案的议案，然后，再次对议案听证。1961 年 4 月，他们重新介绍了经过修改的议案 S1552。基福弗开始向所有人喊话，他打电话给白宫、给卫生教育和福利部新任部长亚伯拉罕·利比科夫以及该部主管立法事务的助理部长威尔伯·科恩，争取他们的支持。在 S1552 议案里，吸收了前一年卫生教育和福利部建议中的不少东西，还加上了对药品广告管理的建议。

在卫生教育和福利部看来，基福弗的修改议案并没有覆盖所有的问题，可以说远远不够。卫生教育和福利部、FDA 的执法者，在 20 多年的执法中，知道 1938 年《食品、药品和化妆品法》的不足之处。协助科恩助理部长拟写议案的助理官员索瑙斯基谈到 1938 年《食品、药品和化妆品法》的不足："我们知道召回条款的不足，对工厂进行检查的授权不足，我们知道一旦核准的东西撤出市场的难度，也知道有关举证责任的整个问题。"但基福弗和布莱尔始终没有改变他们立法的初衷，在 S1552 议案中只关心药物功效，因为药物功效体现成本，而对安全的重要性视而不见，药物安全不能说明成本问题。然而，对于卫生教育和福利部，药物的安全性恰恰是他们最关注的立法议题之一。

他们对部里的议案被通过的可能性仍然持观望态度，部立法局副局长艾伦勃良已经在负责起草一项立法提案。他们不想马上表态，每个人都知道基福弗参议员不好惹，他与媒体有密切的联系，得罪了他，说不准哪一天，给你爆料一点什么在报纸上。9 月，利比科夫部长不得不出庭，向基福弗委员会提交卫生教育和福利部对这项议案的立场报告。当

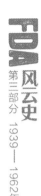

时部里的观点还没有统一，艾伦勃艮认为还难以表态。结果利比科夫在基福弗委员会前做证时说："我们支持您在做的事，但我们不支持您的议案。"

1962年3月，入主白宫一年的肯尼迪总统一直在推动一项保护消费者权益的计划"消费者信息"，以期在公众与政府之间建立更直接的联系。卫生教育和福利部的助理部长科恩那天在总统的办公室讨论正在进行的消费者信息计划。会议中肯尼迪总统忽然插了一句题外话，问他为什么不和基福弗一起解决关于专利-许可证-收益的法规。肯尼迪说的正是基福弗努力数年，四处寻求支持的药品修正议案。科恩解释说，基福弗的议案是对工业界过于严厉的管制法律，在委员会里不可能得到足够的支持票数。首先参议院司法委员会主席伊斯兰德这一关就通不过。

肯尼迪显然十分希望看到这个议案的进展，要求科恩与基福弗商榷，在专利期限和利润比率上做些放宽的调整。但是科恩认为，仅仅做这些让步不会令德克森或鲁斯卡这些代表工业界利益的参议员们满足。

当总统坚持要科恩去试一试时，科恩拒绝了他。科恩说："总统先生，除非你命令我去做，否则我不会去做……"科恩后来说，以他的级别，这是他第一次拒绝接受总统的指示。肯尼迪总统也没再强行命令科恩去做。

不久，参议院反托拉斯和垄断委员会通过了砍去大部分专利条款的基福弗议案，并呈送给它的上级委员会——司法委员会。1962年4月11日，肯尼迪写了一封信给参议院司法委员会敦促放行该议案。

某日，拉里克局长和他的几个副局长温顿·蓝钦、约翰·哈维和威廉·古德里奇一起来到部长办公室，带来他们的提案。这个提案是从上一个法案——1938年《食品、药品和化妆品法》发展而来的，FDA的执法者在工作中发现该法律存在某些缺陷，并因此造成执法困难，所以，他们一直在编写弥补法律漏洞的修正议案，一年一年地精炼。部分议题在1952年已经解决了，余下的继续修改发展。年复一年，他们提出修改建议，又年复一年地被拒绝。现在，他们觉得时机已经来临，期盼新一届政府能够支持这项提案，这些忠诚的执法者这次能否闯关成功，收获到他们多年努力的成果呢？这时，正在为如何弥补S1552议案的不足大伤脑筋的卫生教育和福利部立法局官员们惊喜地发现，FDA 的提案涵盖的许多议题正是基福弗提案缺少的。于是，FDA 的提案被作为蓝本，经过部立法局根据总统的指示精神整合后，覆盖了原法律中每一个存在的漏洞，从基福弗议案收纳所有可以吸取的新内容，确保在保护美国大众的健康和福利的核心原则下，对产品的相关要求都覆盖在里面，产生出一项综合性的提案。

5 月，卫生教育和福利部的提案通过众议院州际和外贸委员会主席奥伦・哈里斯被介绍给众议院。按照惯常的做法，卫生教育和福利部应该同时向众议院议长和参议院主席递送这样的提案，但是他们采取了一个策略，一个不同寻常的做法，把自己的这项提案只送给众议院。在参议院，基福弗的 S1552 正在全力通关。如果该议案最终得到通过，参众两院的两个议案将势均力敌，两案合一的可能性就很大。这样，完成一个综合性的完善新法的胜算就会更大。卫生教育和福利部的目标是修补存在于前法律中的每一个漏洞，这是科恩、索瑙斯基们的策略。

到了 5 月底，参议院司法委员会已经进入会期，基福弗议案在委员会里遭遇巨大阻力，议案的每一部分都要博弈。参议院司法委员会主席伊斯兰德希望了解，医药行业、卫生教育和福利部这两方与基福弗的立场有多大的差异。为查明这个问题，他提出把医药工业的代表和政府监管部门的代表召来一起讨论。从 5 月下旬到 6 月上旬，这样的会议在国会办公室旁边的会议室持续进行着。

索瑙斯基和艾伦勃艮来到会议室的时候，见到的不仅有伊斯兰德的助理，还有制药厂商协会的法律顾问劳埃德・卡特勒和马歇尔・浩博楼，但是基福弗的人员没有被邀请到场。

索瑙斯基清楚地知道基福弗的要求、肯尼迪政府的要求、卫生教育和福利部（代表 FDA）的要求，他现在要与制药业的代表面对面，了解他们想要什么。代表制药业的劳埃德・卡特勒律师是出名的民权律师，他曾在联邦法院为受到马丁・路德・金骚乱事件牵涉被关押的穷人们力争释放。科恩和索瑙斯基对他有信心，因为他是一个可以沟通的人。在一些针锋相对的观点和立场上，他能找到合理的妥协点。

制药业这时候已经决定了他们的一个提案，是关于药品安全和功效

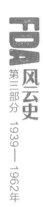

的提案，但是他们想要剔除基福弗的遏制制药利润的经济方面的条款。会议主要对阵方是卡特勒与索瑙斯基和他们的助手，他们一段一段地讨论，一直持续了一整天。

有些条款，双方争执不下。索瑙斯基说："我只是不明白作为律师，为什么你不能接受这个啊？"

卡特勒回答："我是为客户服务的，客户他们不想接受它。"

索瑙斯基说："我也是为客户服务的。"

"哦，那是谁？"

"美国人民，"索瑙斯基说，"我不是自夸，我认为我能代表他们所有的人说话，但是我有一种预感，他们不会接受你的。"索瑙斯基的这个立场从不含糊，他认为基福弗也是代表公共利益的。

但是卫生教育和福利部的官员能够体谅，一直试图在客户利益与社会责任两者之间寻找平衡点。

争论激烈的一个条款是有关良好的生产规范，它遭到制药行业的强烈反对。

行业同意有关新药疗效的条款，争议是针对"重要证据"的定义。

"工厂检查"条款以及"员工资格"的条款也遭到行业的强烈反对，还有"技术资格和专业技术人员"要求，关于新药的专利期限，关于新药的定义……

制药行业的立场在会场中占据优势。最终，卫生教育和福利部的代表接受了一个折中方案，包括：①一个条文，要求所有药品生产企业须在FDA注册，且每两年要进行一次复查；②FDA的检查将增加，但不会包括财务、销售、定价或人员数据；③FDA有权判定药物是否掺假，并对不符合良好生产规范的条件下的生产和库存提出异议。而卫生教育和福利部将有权通过法规确定这些规范是什么。

会议结束的时候，索瑙斯基收拾起所有的文件，包括制药业界带来的原始提案，一起带回了家。索瑙斯基和艾伦勃艮离开会议室时，一致认为在这个会议上大家的沟通是有成效的。行业代表同意修改的修正议案，尽管并非令人满意，但是可以共存。

索瑙斯基他们并不知道，就在这个周末，伊斯兰德把会议的修改内容整理成一份正式的修正议案。周一，在司法委员会开会的时候，埃弗里特·德克森参议员以伊斯兰德-德克森议案的名义，向会议提交这项附有行业界 12 项修正条款的议案。

德克森对基福弗说："卫生教育和福利部支持我的这些修正议案。"

基福弗不相信："你从哪里弄到它们的？"

"嗯，我们与卫生教育和福利部有会议记录。"

"啊哦，在哪里？"

"我们和索瑙斯基有会议，这是我们从那里得到的。"

这事基福弗从没有听说过，他认定所有的人在他背后搞鬼，秘密地搞出什么伊斯兰德-德克森议案来对抗他的议案！基福弗怒不可遏，他跳起来，冲向正在会场里的索瑙斯基。本来就不知就里的索瑙斯基对着怒气冲冲、指名道姓破口大骂的基福弗不知所措，他本能地回答："我在这里只是一个技术顾问。"基福弗又咆哮着，穿过大厅去打电话给科恩："这个秘密会议是什么？"

科恩一脑子的空白："没有啊。"

"你赞同这些修正议案吗？"

科恩还是不知道基福弗在问哪个修正议案："什么修正议案？你在说什么？"

"你有没有授权或者你知道这个秘密会议吗？"

"没有。"

"什么修正议案？我不知道。"不过科恩告诉基福弗，他确实被要求派人去参加一个会议，索瑙斯基和艾伦勃艮正是被派去的人。

怒气未消的基福弗又打电话去白宫问询，也没有人能给他明确的答复。

这场看似小小的风波带来的影响可不小。基福弗坚守自己的阵地，寸步不让，他的议案没有妥协的余地；制药行业特着伊斯兰德和德克森的背书，也不愿意放弃自己修正议案中的任何东西。卫生教育和福利部的官员们想驱动自己的提案，该提案简称为美国卫生和公共服务部/FDA 提案。这样的尝试在参议院还是失败了。或许白宫受到了基福弗的压力，利比科夫部长已经在公开场合表示："我们不支持所谓的伊斯兰

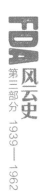
德-德克森修正议案。"事情传开，每个人都认为该议案即将寿终正寝。

在这段时间，布莱尔一直在利用一切机会向媒体透露消息，肯尼迪总统对他采取这样的手段非常恼火但也不予理会。眼看国会的会议季接近尾期，他与基福弗商量，决定把他已经掌握的沙利度胺事件的信息捅给新闻界，让公众知道这个正在发生的医药史上的大灾难，借助舆论和公众的力量，或许能够扭转整个局势。于是，7月15日的《华盛顿邮报》报道了"FDA的巾帼英雄力阻不良药物进入美国市场，使美国人幸免一场旷世的药物灾难"的事件。

历史何曾相似，美国食品和药品的前两部重要律法，1906年《纯净食品和药品法》和1938年《食品、药品和化妆品法》都是在立法推动者经过多年艰苦卓绝的努力之后，借助于一个社会事件，造成公众舆论的压力而被通过的。现在，1962年，又一次历史重演，沙利度胺事件使立法形势峰回路转。

那天，正在沮丧的索瑙斯基在家中看到《华盛顿邮报》，看到这篇关于沙利度胺的醒目报道，精神为之一振。第二天早上，他径直走进部长的办公室。两人互相对视着，他们都知道要说的是关于沙利度胺的周末新闻。

部长说："沙利度胺对我们而言是灾难，我们是赞同原提案的人之一。"

索瑙斯基指着报纸说："不，不，这正是我们一直在说的药物安全！不是药物价格！我们的法律不足以保护我们免受这类事情所害——不是专利。因为若根据基福弗的专利议案，沙利度胺会上市！"

这样的判断是正确的，一时间新闻舆论都在谈论一个议题：一个公司在把一种药投入市场之前应该做些什么？药品安全的重要性和监管的必要性，一时成为公众关注的焦点，被社会热议。同时，在国会，差不多仅剩余烬的药品修正法议案，重新煽起熊熊火焰。

这次肯尼迪总统做出一系列动作，频频亮相，他向全民呼吁，要有一个强硬的保护美国人民安全的药品修正案。根据总统的指示，必须尽快拿出一个修正议案，卫生教育和福利部以及FDA的法律专家——索瑙斯基、艾伦勃艮和蓝钦关起门，通宵达旦工作了两天，以哈里斯版本

（也就是他们的 HEW/FDA 版本）作为基础，把基福弗版本、伊斯兰德-德克森版本等所有议案中的好东西挑出来，整合成一个"白宫议案"。把他们过去曾分割或删除的东西，全部重新放回新的议案，这是一个空前完备的议案。对于食品和药品广告的监管条款，身为 FDA 副局长的蓝钦却有很大顾虑。在 1938 年的法律中，把广告管辖权给了联邦贸易委员会，从那时以来，FDA 和联邦贸易委员会一直在为管辖权争斗。事实上，FDA 由于没有管辖权，对不法广告误导消费者的行为无法直接干涉管制。而联邦贸易委员会由于没有医药专业的部门，不懂如何辨识和干预误导消费者的医药广告，造成监管疏漏。在修正议案中，把食品、药品广告管辖权拿过来，正是 FDA 的诉求，但是蓝钦深知在政治权益抗衡中，FDA 并非是强大的联邦贸易委员会的对手。3 个立法起草者在凌晨一点，讨论着如何取舍，他们做了个投票——集体决定，放进了这一条款。有了肯尼迪总统的公开支持，他们不再小心翼翼地担心这个议案能否通过。工作完成以后，科恩和索瑙斯基去白宫向总统汇报，肯尼迪说："美国人民期待着行动，不可以蹉跎时日，要让新修正案尽快通过。"这个送到国会的修正议案后来被称作"总统的修正议案"。

伊斯兰德已经得到了总统的口信，由沙利度胺事件所产生的新的政治气氛，使这位老资格的保守派政客感到除了支持别无选择。总统的新修正案在国会一路通行无阻。企业界的代言人参议员德克森和参议员鲁斯卡一直是基福弗议案的劲敌，即使沙利度胺案情正在持续升温，他们仍然顽固不化，试图砍除条款中一些对行业不利的内容。眼看国会的会期接近结束，他们俩却建议休会，企图把议案的表决无限期地拖延下去。当时，索瑙斯基在会场的旁听席，这时坐不住了，他走到后面打电话，要他的秘书立刻把准备好的最新报告——追查沙利度胺的新闻报道送 15 份复印件到会场，分发到议员手中。然后，他冲着建议休会的鲁斯卡大声说："不行，先生们，这样做就是不关心沙利度胺灾难，也是不关心总统的修正案。我们不能就此草草收场，先生们。"

索瑙斯基只是个顾问，在国会议员的会议上没有发言的资格。他的爆发使在场的参议员们吃了一惊。鲁斯卡恼怒了："你的意思是说我们对畸形婴儿问题漠不关心？"

"我没有这样说……"索瑙斯基回答。

"你说了!"鲁斯卡吼道,"你看着我!"

"对不起,参议员,我没有,"索瑙斯基转向德克森,"是吗?"

德克森没有回答,鲁斯卡不罢休:"行啊,你指责我不关心畸形婴儿?"

"好吧,参议员,"索瑙斯基说,"如果你这样认为……"

这时,伊斯兰德出来打圆场,打断会议厅剑拔弩张的紧张气氛,他宣布会议暂停,讨论将在明天继续。

行业界的支持者们显然感受到了压力,但是他们仍然步步为营,在每个会议中对每个条款讨价还价,针对一些关键条款的争论相当激烈,比如,安全性的标准怎样界定?沙利度胺的教训是一个新药上市之前,必须有一个良好的科学标准,它是以科学数据为基础,而不是凭印象或靠某些人做证或找到什么所谓权威来担保。

最终的妥协是:"确实的证据"的定义是,必须要有在充分、良好控制下的足够的科学实验数据,并且经由专业培训合格的专家执行。

革命性的条款,还包括在突发事件发生时给予监管机构采取暂时从市场召回相关药品的权力,虽然这是行业界反对的。

在给予病人一种实验性新药之前,必须告知病人并获得病人的同意。行业界试图移除这一条款,改成添加一句话:"关注病人的利益"。

行业界要求"禁止 FDA 对每一个广告文字的审查权"。8 月 28 日行业提出的修改意见有 13 页之长,但大部分被卫生教育和福利部拒绝。

众议院和参议院举行会议,设法消弭双方版本中有争议的内容。会议室坐落在国会大厦的参议院和众议院之间,会议桌的正中央恰巧在两院的中线上,这象征着两院的权力是平等的。经过两天的商讨,在 1962 年 10 月的第一个星期,国会两院投票一致通过了议案。这是《华盛顿邮报》关于"FDA 的巾帼英雄力阻不良药物"的报道发表后不到 3 个月内发生的事情,10 月 10 日,肯尼迪总统签署使之成为正式法律,就是后来被称为基福弗-哈里斯修正案的 1962 年《药品修正法案》。

新的法律对食品和医药行业给予更高标准的约束,这使许多既得利益者感到紧张。当议案接近通过时,在药品公司管理人员和其他依赖制药公司业务的公司负责人中进行了一项调查，医学界和工业界的一些保守派开始威胁说，该法律会导致药品的成本上升，新药物的发展将放慢。企业将不得不削减扩张计划，并有可能一起搬离美国。不过，持这种观点的仅限于企业中的少数人员。

1962 年《药品修正法案》的深远影响

法案通过后，在国会召开的全体会议上，基福弗发表了演讲，他回顾了这个法案的立法经历，毫不客气地批评 FDA 官员："在开始调查时，FDA 官员的态度使我们一筹莫展，他们对我们关注的问题没有采取补救措施，甚至视而不见。"而 FDA 的官员也直言不讳，承认对基福弗的立法提议最初并不热衷。直到 1961 年 4 月，基福弗介绍 S1552 议案，FDA 官员才开始相信，这或许是修改药品立法的机会，他们开始为自己想要的法案工作。FDA 的团队中，威廉·古德里奇是卫生教育和福利部的食品药品监督司的总法务顾问，专职处理与 FDA 有关的法律事务，常常需要进法庭与违法者战斗，对行政监管机构在法律上什么是可能做到的，什么是不可能做到的，有丰富的实践经验。他和副部长科恩的立法助理索璐斯基，立法局副局长、总法务顾问艾伦勃艮，在科恩领导下共同努力，依据 FDA 提供的提案建议，完成了众议院的哈里斯议案，从而成为基福弗-哈里斯法律的主体。

从 1959 年基福弗听证会开始，到 1962 年《药品修正法案》通过，历时 3 年。亲身参与法案起草工作的 FDA 副局长蓝钦事后有一个评论说：

"当试图把一个像 1962 年《药品修正法案》那样复杂的立法在国会通过，你得先下 5 ~ 10 年的工夫。如果没有基福弗先生的调查听证会和他的立法听证会，我们就不会在 1962 年通过《药品修正法案》。他的功劳在于用公众能够理解的语言，把这种性质的议题带给每个家庭的成员。基福弗先生对法案的通过居功至伟，否则，我们可能会有一个不全面、不那么有效的，迟至 60 年代末的某个时候才能通过的法案。当然，法案条款的成形，卫生教育和福利部的立法起草人功不可没，特别是艾伦勃艮先生，他用职业的语言起草复杂的法律，充分表达立法者的意

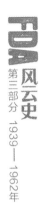
见，并呈上法庭……"

尽管，最后通过的 1962 年《药品修正法案》，实际上是以 HEW/FDA 更专业的版本为主体，基福弗参议员和他的幕僚团队为新法所做的努力是众所周知的。1963 年 8 月 10 日，基福弗参议员在参加另一次关系到航天工业反垄断的会议时心脏病发作，倒在国会会议厅的地上，两天后，刚过 60 岁的基福弗溘然辞世。这位曾经被人称为"孤独的狼"的政治家，赢得了美国全社会的敬仰。

1962 年《药品修正法案》被视为美国法律之中的杰作之一。它展现了一百多年以来国家与那些把无用和危险的物质推销给消费者以牟取暴利的庸医、医药骗子、罪犯长期搏斗的胜利，一改法律的软弱，完善了法治，体现了在法律之下，建立民主政府，为维持一个安全和公正的社会必须建立的规则。

这是又一部具有里程碑意义的律法，不仅为公众健康带来更强的法律保护，而且具有多项革新意义的条款，为 FDA——政府监管机构赋予更大的职能，扩大 FDA 管辖的权力，这一法律彻底改变了美国政府在药物管理上掣肘不前、难以作为的局面。

无疑地，本法律最重要的规定是对药物的有效性以及安全性的要求，要有科学性质的证据，这是关键。责任交给制药公司，它必须使用当代最新的技术手段，设置充分和合理对照的研究，科学地证明一种新的药物是安全和有效的。

革命性的条款还对新药提出更高的要求，使药品具有有效性和安全性，并依据一个黄金标准来衡量。随机的和双盲对照临床试验成为必要的临床证据。

新的条款规定临床调查的受试者有知情权，必须让病人知道接受试验的药物是什么，并同意作为临床试验者。

法律扩大了 FDA 检查的授权。由 FDA 制定良好的生产规范准则，并定期检查生产设施。FDA 有权使用生产部门的质量控制记录。

法律取消了审批的时限，要求 FDA 加强对临床调查监管的同时，临床试验需要得到 FDA 的批准和监督。在新药的开发、测试和生产整个过程中，FDA 与制药公司分享有关药物的安全性和有效性的记录。

法律更改很多审批药物的方式，除了建立审批药物的黄金标准。在药物评价过程中使用咨询委员会的制度，并聘请外部专家参与 FDA 的审批工作，这在后来都成为规范而沿用至今。

法律指定 FDA 对处方药广告实施监督管理，把联邦贸易委员会的这部分责任转交给 FDA。

法律授权监管机构根据新法律制定药物的制造、广告和标签法规，并有权立即召回危险药品。法律的这些巨变，把万亿美元的产业衡量权交给了 FDA。

沙利度胺灾难催生了基福弗－哈里斯药品修正法，1962 年的这部法律成为当时世界上最为严谨和严厉的食品药品监管法，尤其是在现代医药的监管史上发挥了重要作用，成为世界各国效仿的典范。

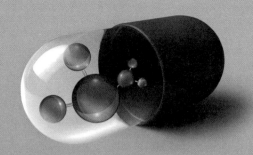

The History of
Food and
Drug
Administration

PART4

第四部分

1962
—
1979年

13　打击癌症治疗骗子

豪克西的癌症疗法

1960 年，华盛顿的立法者正为《药品修正法案》的通过而奋力争斗，此时，一宗打击抗癌假药的诉讼案，经过 FDA 十年奋战，终于在得克萨斯州法庭落锤定案。顽固对抗执法、经营抗癌假药的哈利·豪克西终于被法庭裁决禁止销售假药。

在伊利诺伊州一间农舍长大的豪克西，只读到八年级便退学了，后来从函授学校取得高中文凭，在家附近的塔勒韦尔煤矿工作，还兼职销售保险。约在 1922 年，豪克西开始用一个秘方给人治病。据说，秘方来自他的父亲。他的父亲老豪克西是一位自学成才的兽医，他在伊利诺伊牧场工作的时候，曾经观察到有一匹右跗关节长了肿瘤的佩舍种马在摩擦一种开花的灌木为自己治疗。后来，老豪克西用这种植物配制出一个治疗癌症的秘方，先是给动物使用，后来又给患了绝症的人用。老豪克西于 1919 年病逝，两年后他的妻子也去世了，两人均死于癌症。这些事实被哈利·豪克西掩盖秘而不发，因为时年 20 岁的哈利·豪克西已经雄心勃勃地想要继承父亲治疗癌症的衣钵了。

豪克西的癌症治疗诊所在塔勒韦尔镇正式挂牌开张，叫作"豪克赛德诊所"。在镇商会的支持下，他开始大张旗鼓地宣传："癌症……任何人都可能患上这种疾病……在塔勒韦尔镇，对于被可靠信息吸引而来的癌症病人，他们的治疗已产生效果——经过无痛、无创伤的医治，在恪守道德的医务人员的精心护理下，将会达到永久治愈的效果。"

癌症的成因复杂，许多病因仍旧未明，这给治疗带来难度，尽管投入大量研究，但迄今为止取得的成果非常有限，没有一种药物可以治愈癌症。因此，癌症成为威胁人类生命的杀手之一，在美国是排名第二的死亡原因，每 8 个美国人中就有 1 个因患癌症而丧失生命。

对于癌症的恐惧，人们忧心忡忡甚至疑神疑鬼，担心一些不明确的症状可能意味着癌症，害怕发现得太晚不能及时得到治疗。如果一个人被诊断是或可能是癌症，那么可能由于恐惧外科手术和放疗化疗，害怕无法预料的结果而使很多人失去了理性思考，不顾一切地去向那些巧舌如簧的庸医求救，这就造成了癌症骗术大行其道。

豪克赛德诊所的癌症治疗广告很能吸引那些在绝望中寻找替代疗法的病人。但时过不久，当地的报纸就开始报道发生在诊所的死亡事故。当地的医生担心豪克西的行为可能危及更多的病人，于是有医生把他一个曾经在豪克赛德诊所治疗的病人的病案反映给美国医学会。豪克赛德诊所给一个病人脸颊的肿块上涂一种酱状的药物。"两天前男子死了，"医生说，"我被叫去看他，发现他脸上的软组织坏死，颧骨也彻底损坏。这名男子被医院确诊死于大出血。"

这个情况引起美国医学会的关注，他们立刻派人到豪克赛德诊所查验给病人使用的药物成分。豪克西卖的是秘方，为了防止配方泄露，他使用的原料分别从不同的渠道采购。美国医学会总部从豪克西出售的药中检测分析出其主要成分是砷。砷是一种有腐蚀性的化学物质，会溶解肌肉组织。自古以来，常常有医生使用这种腐蚀剂治疗外部的肿瘤，并不是什么秘密。但是来自癌症治疗的权威警告，此类化学品无法区分癌变组织和正常的组织，因而使用该类化学品可能面临的风险是巨大的，它会损害健康的肌肉组织，甚至可能破坏血管，导致病人大出血而死亡。现代医学在癌症的治疗上首选手术，这比使用砷类化学品更安全，疗效更确定。

有位名叫亚瑟·克莱普的医生在《美国医学会杂志》上撰文，抨击豪克赛德诊所的治疗方法是"从绝望和盲目的病人身上榨取财富""悲剧等待着癌症病人"。

豪克西反击这样的指控，他起诉美国医学会诽谤，索要 25 万美元的赔偿金。不过豪克西打错了算盘，美国医学会毫不妥协，坚持要求对簿公堂，最后，豪克西的起诉被法官驳回。随后，豪克西从原告席移到了被告席，他被指控要对受害者的死亡负责任，同时被指控无执照从事医疗业务。他不得已认罪，并缴纳罚金 100 美元。

1928 年，豪克西被迫关闭在塔勒韦尔镇的豪克赛德诊所，但是他不甘心放弃生意，决计杀回老家吉拉德镇重新营业。在家乡，豪克西大受欢迎。吉拉德镇的商会期望豪克赛德诊所为小镇带来商机，协助豪克西

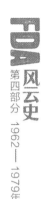

组织了一场大型的"豪克西日"活动。活动当日有吉拉德乐队演奏，还有牧师上台布道，他把豪克西赞美成像乔治·华盛顿、亚伯拉罕·林肯、伍德罗·威尔逊一样的爱国英雄。演讲的还有一个来自印第安纳州的糊涂医生，大力吹捧豪克西的疗法。烈日下，豪克西向聚集在城镇广场的观众发表演说，介绍他治愈的病人，然后他对美国医学会隔空叫板："所有人都在听我的声音，"他挑衅地说，"如果谁能在上帝的见证下证明豪克西疗法并没有 50% 以上的治愈率，或他们有另一种比豪克西更好的方法，便可以收到我们提供的奖励，我们在大海报上已经标明了。"

美国医学会没有放松对豪克西动向的追踪。克莱普医生对豪克西的这场秀提出尖锐批评："也许，吉拉德镇将有短暂的兴旺，特别是当地的殡葬业和那些拥有客房出租的人……如果当地市民就是想要这些的话，豪克赛德诊所的把戏将毫无疑义地满足他们。当然，他们所住的小镇也将会声名狼藉。一个不学无术的骗子，声称能够'治愈'人类最可怕的疾病，用虚假的广告吸引那些受病痛折磨的不幸的人。"

豪克西在吉拉德镇得逞确实是短暂的，这一次无牌照执业，他付出了比前一次多两倍的罚款。在接下来的几年里，豪克西辗转数州，经常迁移。在底特律、在威灵、在大西洋城，每到一处，只要他开张营业，美国医学会随即揭露，有时甚至提起法律诉讼。最后，在 1936 年，豪克西转而南下得克萨斯州，在达拉斯的一段时间里，由于美国医学会的监督暂时缺席，他趁此机会大展拳脚。

在达拉斯，豪克西先聘用顺势疗法和整骨疗法的治疗师坐镇诊所，自己退居二线。不久，他不甘放弃收入丰厚的老行当，遂又重操旧业治疗癌症，因此他再次被裁定无牌照执业。豪克西被地区法院判处罚款 25 000 美元及判处 5 个月监禁。但是，豪克西上诉以后，上级法院搁置了原判。上诉期间，豪克西设法搞到了自然疗法的名誉学位，并在得克萨斯州领取牌照成为自然疗法师，这使他侥幸躲过了处罚。

达拉斯的诊所直接用豪克西的名字命名，诊所刚开张就增加了内服药品，豪克西宣称内服药方也是来自他父亲的秘方，能治愈体内的癌症。他声称他的糊状药物对外部癌症有效，内服药则是通过化学手段治疗体内的癌症，这正迎合当时的潮流。在 20 世纪 30 年代治疗癌症已从手术、X 线等治疗手段向药物治疗、化学治疗方向摸索发展。"化疗"开始成为治疗癌症的新名词。豪克西当然紧紧跟随癌症治疗的新动向，马上制作出两种内服药——一种棕黑色液体，另一种粉红色液体。豪克西诊所的医疗部主任 J. B. 德基说："在我看来，X 线和镭疗在治疗癌症中没有作用……它们反而会进一步破坏正常的细胞。"豪克西告诉上门求医的病人，他的外敷药是用来治疗皮肤癌的，可以保持在不让癌细胞扩散的前提下消灭癌细胞。若同时服用内服药，两种液体混合将发挥核心作用，可以消除体内的毒素，增强人体免疫力，促进吸收和排泄，使肿瘤细胞失去活力。豪克西宣称他的药的药理作用是：改变体内由于化学物质失衡所造成的正常细胞变异成癌细胞的状态，恢复原本的化学环境，并起到识别和清除癌细胞的作用。那么，这神乎其神的豪克西抗癌药到底有什么成分？

豪克西内服药品的成分一直秘而不宣，直到法庭下达命令时才被迫透露，棕黑色的液体中所含有的是水、碘化钾、卡斯卡拉圣家（一种泻药）、糖浆、花椒、沙棘、紫花苜蓿和红三叶草花。其中，化学物质碘化钾在临床上主要用于祛痰，以及在治疗支气管炎时稀释气管里的黏痰。而粉红色的液体中含有乳酸胃蛋白酶，用来缓解肠胃的不适，以及缓解病人服用碘化钾时可能会发生的不良反应。

"我们一直忙于治疗癌症的受害者，同时在与法律诉讼作斗争，以使我们的诊所继续营业……"豪克西经过数年的经营，已经积累了相当丰富的经验，知道怎样获取病人的信任。他采用在吉拉德镇的方式，借那些相信他救过他们命的病人宣讲对他的疗法"满意"的心得。根据德基医生的讲话，豪克西"完全革命性的"内服药可以治愈许多癌症。以乳腺癌为例，治愈率为 50%~60%。随着豪克西的宣传小册子得以传发，成千上万的病人从全国各地去达拉斯登门求医。这些求医者有些人是自己认为得了癌症；有些人是被医生诊断为癌症需要手术，想找豪克西用替代疗法治疗；还有一些人已经经历了手术和 X 线的治疗，希望尝试其他的治疗方式。诊所的业务量日益增多，并且豪克西还在各地招收了一些医生和骨疗师进行培训，让他们回到自己的城市后征集癌症病人，用

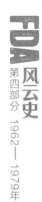
豪克西的方式治疗，而豪克西则邮寄自己神秘的棕黑色和粉红色药物供应给他们。

豪克西诊所接待和处理病人的方式简单而且类似，先是工作人员记录病人的病历，实际上都是病人的自叙，有些是病人自己的猜疑。同时还要记录下以往的诊断治疗经过和活检的结果，然后是一些实验室的检测，如血液分析、尿液检查、梅毒试验等。诊所的工作人员可以给病人做胸部和骨盆的 X 线和常规身体检查，只是基本不做活检。据医疗主任的审查记录，如果已被诊断出癌症的，就给予豪克西疗法；病人外表有肿瘤的，就给用豪克西的腐蚀粉剂；病人说患有内部肿瘤的，就给内服药物，通常先采用棕黑色的液体，一天三茶匙；再加上辅助的治疗，如补充维生素、服用泻药和防酸剂；最后病人去见业务经理付费取药。在达拉斯，第一次门诊基本费用 300 美元，后来增加到 400 美元，再加上其他一些费用，这在 20 世纪 30~40 年代的美国是相当昂贵的医疗费。不断增长的业务量使达拉斯的豪克西小诊所迅速扩大。生意的兴隆令豪克西有点忘乎所以，他试图争取在癌症医学领域的权威地位，他瞄准了美国国家癌症研究所。美国国家癌症研究所是资助美国癌症研究的主要机构，是美国国家卫生研究院所属的 27 个研究所中历史最为悠久的研究所。1937 年，美国总统罗斯福批准《国家癌症法案》，随后美国国家癌症研究所正式成立。1971 年，国会通过《国家癌症法案修正案》，扩大了国家癌症研究所的研究范围和工作职权，并制订了国家癌症研究计划，以法律形式保证了国家癌症研究所的权威和职权。

国家癌症研究所的主要任务是：建立一个健全的研究架构，并且具备面向未来发展的能力，对发展技术和培训人员方面给予优先考虑；努力寻找最可能促进和改善癌症的早期预防诊断、治疗和控制的机会；将持续评估各项业务和研究计划，对癌症以及其他有关疾病的特征进行深入的研究。作为国家癌症计划的领导机构，国家癌症研究所还担负科学普及的任务，包括向大众提供正确的资讯，以利于癌症的预防，满足癌症病人及其所在家庭的各类需求。国家癌症研究所的目标是鼓励和支持癌症研究并促进其成果得以应用，以使癌症在不远的将来变成少见而易治的疾病。

1945 年，在 3 个国会议员的陪同下，豪克西出现在华盛顿的美国国家癌症研究所。研究所所长 R.R. 斯宾塞博士表示，如果豪克西提供的治疗方法符合国家标准，他也可以将其介绍给咨询委员会。斯宾塞解释说，按照这些标准条件，他必须提供药品的配方并详细解释他的治疗方法，并且有 50 例以上的病例记录。而且每个病案必须符合这样的要求：已被确诊的癌症病人在接受医生治疗后被放弃，但经豪克西治疗，他们多活了几年。

回去后，豪克西寄来 60 例病案资料。这些资料在国家癌症研究所专家看来与要求的标准相差甚远，作为调查的依据实在过于零碎和不完整。然而，豪克西却不接受科学家的反驳，他又游说了俄克拉荷马州的一个名叫埃尔默·托马斯的参议员为他担保。托马斯选区的一个选民相信豪克西救过他儿子的命，便敦促托马斯到达拉斯诊所实地考察。托马斯果真去了，豪克西安排了一个正式的由法院记录的听证会。接受调查的证人都是由豪克西召集来的豪克西产品的粉丝，果然给托马斯参议员留下了深刻的印象。豪克西又拍胸脯保证可以把他的治疗方法提供给参议员安排的任何测试。托马斯承诺，当他返回华盛顿后，安排政府的医学专家进行测试。尽管最后没有什么测试，但是豪克西把他刻意安排的"听证会"记录印制成册，广为散发。

1947 年，在豪克西多次要求下，美国癌症学会派了两位科学家访问诊所。次年，他再次提交病例资料给美国国家癌症研究所，77 份病例报告中只有 6 份附有活检报告，其中两份来自病人，但都没有被判定有癌细胞。因此，经过再次评估，美国国家癌症研究所确定那些材料不符合基本要求。尽管如此，国家癌症理事会专家委员会的委员们还是仔细地逐一阅读了由豪克西记录的个案，结论是没有任何一个病例符合委员会的标准，豪克西的药品被拒绝进入临床试验。

这时，豪克西又游说了另一个参议员——北达科他州的参议员威廉·兰格做担保，兰格到达拉斯访问后，向参议院的一个委员会提出去做"一个全面和完整的研究和调查"，以确定豪克西的方法是否"能治疗癌症，并已被证明可治愈此类疾病"。

不断寻求政治人物支持的豪克西，实际上一直没有摆脱过官司的纠缠。一宗是被起诉无牌照执业，另一宗是被一个鳏夫起诉，指控他疏忽或不当的临床治疗导致其妻子死亡。但豪克西最后还是从这两个诉讼案中幸免脱身，他甚至还打赢了其他两个官司。其中一个被告是《美国医学会杂志》的主编莫里斯·菲什拜因。菲什拜因曾多次发表文章揭露豪克西的欺骗行为。1947年菲什拜因写过题为《豪克西——癌症骗子》《血钱》的期刊社论，严厉指责豪克西。为了提醒更多的读者，菲什拜因的文章反复使用"癌症骗子"来形容豪克西，他揭露豪克西的父亲是"一个半吊子兽医"，在声称已经找到了治疗癌症的方法之后，自己却死于癌症。豪克西立即起诉菲什拜因诽谤，要求赔偿100万美元。1949年，老法官威廉·阿特韦尔审理该案，他肯定了菲什拜因的社会责任感，但认为他推断有误，对豪克西实际上是构成了诽谤罪，但菲什拜因没有主观恶意，原告也并没有因文章而受到严重损害，因此宣判豪克西胜诉，收取象征性的罚金2美元，1美元为豪克西自己的诊所，1美元为他的父亲。

在审理所有与豪克西相关的案子时，豪克西都会集结很多证人来做证。这些人出庭为豪克西站队，有如游行队列般长，阿特韦尔法官对此情形印象深刻，似乎对豪克西完全信服。对于豪克西这样在得克萨斯州没有医学执业医师证还把他所谓的"治癌药"——棕黄色砷粉用于一个女病人的乳房造成其死亡，这样明摆着可以落锤定罪的案子，却被裁定为豪克西有权雇用医生，虽然这些医生并非满腹经纶，但是病人也有权利找他们治疗。证人们说，他们曾患了癌症，但已经被豪克西治愈。法官阿特韦尔说："这是患者自己的选择，并愿意付给报酬。"

最后，豪克西胜诉，这使他的"癌症治疗"生意如虎添翼。豪克西诊所在那个时候迅速壮大，成为当时世界上最大的私立癌症治疗中心之一。

十年斗法

1950年，FDA首次对豪克西采取行动，以违反有关标签法律中的"跨州贸易药品条款"为由扣押了豪克西从达拉斯运往丹佛的药品。根据1938年《食品、药品和化妆品法》处理违法的案例，法院扩大了对跨州贸易药品标签的解释。FDA认为这些案例适用于豪克西诊所案。但是，他们后来发现案件从法院转到了曾经多次宽容豪克西的阿特韦尔法官的手中，这使得先前一直对FDA的扣押行动沉默以对的豪克西态度变得强硬起来。

FDA大力收集证据，为开庭审判做准备。FDA派出专案调查员追查大量豪克西的病人的病历，不管男人、女人还是儿童，或是那些曾与参议员托马斯说过话的，那些名字曾被用在豪克西的促销活动中的，以及那些他们曾经提交给美国国家癌症研究所的病例，所有相关病人的病例都被列入了FDA调查的名单。专案调查员走访了病人，对仍然活着的病人进行面谈，已经死了的病人则访问他们的家庭成员。调查员也访问了那些曾经在病人去达拉斯诊所之前或之后为他们做过诊治的医生，检查了他们的记录。对能够找到的有关病人的所有医院记录、病理学诊断的记录，都进行了研究，包括豪克西诊所的前雇员也被查问了。综合所有调查获得的资料，可以指证豪克西诊所所谓治疗癌症的欺骗行为。

FDA将结果递交给法庭，他们很有信心把这个案子做成一个特别有说服力的案例，他们的目标是证明豪克西的抗癌药品治疗癌症无效，并反驳豪克西关于药品疗效的宣传，以及揭露那些谎称已被治愈的病例。

调查工作是全面的，甚至涉及豪克西以前的法律诉讼案件。他曾指控菲什拜因诽谤，该案围绕豪克西的父亲是否死于癌症而展开。FDA的专案调查员在老豪克西就医的医院——圣路易斯的巴讷斯医院查到他的原始病历记录，证实当时他确实患了癌症。

政府监管机构的证人约翰斯·霍普金斯大学医学院的教授和在药理学和实验疗法领域的著名专家大卫·麦奇博士出庭做证。当被地方检察官问到："医生，你们是否知道这些药品中的某一种成分，如碘化钾、卡斯卡拉圣家（一种泻药）、沙棘或其他成分，对癌症的治疗是否有公认的效用？""绝对没有，"麦奇回答，他又补充说，"我在此说这个话，不仅作为一名药理学家，还以作为一名美国内科医师学会会员的身份担保。"

事实上另一位专家的研究已经证明，碘化钾会加速癌细胞生长。

还有一位研究癌症的科学家受FDA委托，为豪克西的药品做了一项抗癌作用的动物实验。他向法庭报告说，给体内长肿瘤的小鼠施用豪克西的药物，在尸体解剖时测量到的肿瘤比开始时显示增大了许多，这项实验证明豪克西的药品对小鼠体内的癌症并没有起到作用。

政府试图在法庭上解释他们调查总结的模式。在豪克西散发的小册子上宣传的有疗效的 16 个病例中选择 9 个病例，召集相关的病人或他们的家属，以及曾经为他们诊治的内科医生、病理学家、外科医生和其他学科的专家到场做证。这些病人都是豪克西所声称的"被治愈了的癌症病人"。这些病人可分为三大类：一类是虽然他们在达拉斯的豪克西诊所被当作癌症治疗，但事实上并未患有癌症；第二类是病人在去豪克西诊所之前，他们的癌症已经治愈或已经得到适当的手术或放射治疗；第三类则是被确诊为癌症，但病人仍然受着疾病的折磨，或者已经死亡。

最令人心碎的案例是一个男孩的父亲做证，他上高中的 16 岁的儿子在一次踢足球受伤后发现一条腿骨上有恶性肿瘤。男孩的医生建议截肢，父母无法接受这样的治疗方案，于是他们把儿子带到豪克西诊所，医务主任向他们保证能够治愈。男孩服用了约 4 个月的豪克西的药水，根本没有什么好转。几个月后，他死了。第一次为男孩治疗的医生做证时指出，如果施行截肢手术，他的生命还有一丝希望。

豪克西召集了 22 个证人，出庭赞扬自己治疗的成效，其中半数人自称是采用豪克西的腐蚀粉剂和药膏治好了皮肤癌。体表肿瘤的治疗不是本次案件审理的范畴，这些做证本该被剔除，但法官阿特韦尔允许这些证人出庭。对此，癌症专家并不否认豪克西的含砷外敷药可能腐蚀某些皮肤癌，但是这种古老的民间土方法带给病人不必要的痛苦和巨大的风险，已被现代医学摒弃。采用现代外科手术和辐射治疗技术可以治疗 95% 以上的这类病例，而且更安全和人道。另外剩下的 11 个证人自称患有的内脏器官肿瘤被豪克西治愈了，其中 3 人并不能提供患癌证明，只是出于他们自己的臆想猜测；关于另外 4 人，政府则出示反驳证据证实，病人在去豪克西诊所之前已经被治愈；剩余 4 个人中，只有一个病人的病历资料里有癌症诊断证明，但那个诊断却出自豪克西诊所医疗部主任德基医生。检察官怀疑德基的资历是否能够判定癌症，德基从未经过正规的医学院的训练，他于 1941 年毕业于芝加哥整骨疗法学院，在内布拉斯加利福尼亚州的一个未经认可的小整骨医院做过不到一年的实习生，在那里他只见过四五个癌症病例。而后德基在得克萨斯州的一个村子执业了几年，遇到过 10~15 名癌症病人。1946 年，他加入了豪克西的团队。在豪克西诊所，他一天看 35~50 名病人，对每一个人的检查时间为 5~10 分钟。他做证时竟然说，诊断癌症不需要切片检查。他也承认自己很少使用技术手段。法庭要求他解释豪克西药剂的药理作用及豪克西的治癌理论时，他的解释含糊不清。这样的一位非常不专业的整骨师，却担任了豪克西达拉斯诊所的医疗主任。

尽管政府方面对该案件做了精心的准备，在法庭上几乎无懈可击，且辩方的应对如此混乱不堪，但法官阿特韦尔却完全视而不见，听而不闻。他不同意检察官认为豪克西的治疗是有伤害或是无效的结论，他判定豪克西的药水对癌症病人是"一些能治，有些不能治，有些能缓解"，法官判定豪克西药水的"有效率和成功率可与手术和镭媲美"。因此阿特韦尔法官否定了检察官要求禁止豪克西的药品州际贸易的禁令。豪克西又赢了。

这是令人十分惊愕的裁决，但是 FDA 官员对阿特韦尔法官的决定并不感到意外。法官的态度在他表示愿意听到豪克西的全部证人做证时就已经表现得很明显了。FDA 的官员们甚至怀疑阿特韦尔本人曾经是豪克西的病人。

FDA 向联邦第六巡回法庭提起上诉，上诉书直指阿特韦尔法官被不专业的证词左右，误解医学专家提供的证据以致影响判断。FDA 要求巡回法庭否决阿特韦尔法官的判决，准许行使禁令。由 3 个联邦法官组成的巡回法庭，经过对法庭证词的仔细审查，一致同意 FDA 的诉求。他们认为只有活检才能确诊癌症，只有手术、X 线和其他的放射性物质才可能治愈癌症——这样的判断是"压倒性的公正的证词"。一个法官"不应该这么视而不见、听而不闻，以致于不理解、不接受被公认的科学论断"。巡回法庭法官继续评判说："豪克西的整个促销活动，极力向癌症病人鼓吹他有一个很好的机会来成功治愈癌症。然而，政府曾就豪克西自己放在它的药品标签上的声明论证，棕黑色和粉红色药品并没有

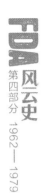
疗效。阿特韦尔滥用他的自由裁量权显然是错误的，他必须给予政府所要求的禁令。"

豪克西还没等阿特韦尔法官做出反应，即刻递上诉状到最高法院要求推翻巡回法庭的判决。最高法院驳回他的上诉，不予准许。阿特韦尔不得不顺应巡回法庭的要求发出禁令，但他阳奉阴违，在禁令中引用了半个世纪前一个案件中的判决词"允许该药跨州销售，只须在药品的标签下明示：对于它宣称的疗效，医学界存在争议"。于是这个所谓的禁令，仍然给豪克西的药品出售到外州留下了一扇方便之门。

这是豪克西的律师出的主意。这里便引出了美国司法体系中一个重要的原则——遵循先例原则，即类似的案件须得到类似的判决。先前的案例被称为"判例"，成为后世的范本，具有一定的约束力，但先决条件是，案件中的事实必须有很高程度的类似性，而且要解决的是相同的法律问题。阿特韦尔法官在这里引用的是半世纪前一个美国磁疗学校诉麦克阿奴第案的判决词，其事实部分以及面对的法律问题和目前的案件都大不一样。

这样的禁令不能使 FDA 满意，巡回法庭已经确认的事实，是豪克西的内服药不能治愈癌症，在法律上已经不存在对它的疗效说明有意见分歧，不存在所谓的"医学上存在争议"。因此，FDA 要求巡回法庭发一个训令状，要求阿特韦尔更改，发出适当形式的禁令。豪克西以法律操纵训令状为理由，再次向最高法院提出上诉，又再次被拒绝。巡回法庭采用一个比训令状温和的措施，但是明确地对阿特韦尔指出，在他的禁令中有争议的条款是与法院早些时候的裁决"直接冲突"，麦克阿奴第案裁决不适用于此，必须予以删除。1953 年 10 月，纠缠已近 3 年的案子又转回地区法庭开审，法官阿特韦尔不得已地发出禁令，删去了"医学上存在争议"那一条。

但是，最终问题仍然没有得到解决。豪克西再次来到法庭，恳求政府暂缓执行禁令，理由是他的宪法权利受到了侵犯，虽然政府称他的上诉是"无聊的"，但是走程序又拖了一年时间，最高法院再一次驳回豪克西关于重新审理巡回法庭否定的请求，并杜绝延长该诉讼。1954 年10 月，禁令终于开始生效。

FDA 赢得了禁令，为此付出的代价是巨大的。他们并没有感到轻松，FDA 公共信息办公室主任华莱士·詹姆森回忆说："其中最使我感到不安的，是在局长办公室的工作会议上，我们听到了处理哈利·豪克西案子时所面临的困难。我们的首席律师威廉·古德里奇报告豪克西案件的进展，在达拉斯的地方法庭找法官阿特韦尔。我们输了，因为阿特韦尔其实是豪克西的朋友，他相信豪克西的治疗，即使他的妻子接受该治疗后仍然死于癌症。而且，尽管我们终于得到了上诉法院发给阿特韦尔法官的禁令，但我们也不能指望他会去执行该命令。诉讼将会持续很多年，没有得到对政府和消费者负责任的判决，是非常令人痛心的。"

即使禁止了豪克西药品的跨州买卖，但并没有禁止他继续在诊所治疗癌症。豪克西每年大约从 8 000 个病人那里获取 150 万美元的毛利。豪克西放言："他们要永远关闭豪克西诊所只有一个办法，那就是用民兵包围它。"为了吸引病人来到达拉斯，豪克西组织了大规模的宣传活动。他从法庭审理的证词中摘出对他有利的段落作为广告，并将这些摘录和颂扬的评论登载在大众杂志上。豪克西继续到处演讲，他出钱让作家代笔为他写自传，并把复印件发送给每位参议员和众议员，几乎人手一份。

豪克西以及他的盟友组成的联合会，派代表游说联邦和州两级议会，要求调查 FDA 的政策和执行程序，试图获得一项禁止监管机构对有关案件进行宣传的法案。豪克西不遗余力地鼓动修改法律来抵制政府的监管，1957 年他在加利福尼亚州的联合会议上说，联合会要求调查 FDA，已经把近 20 万封请愿书送到了国会大厦。

FDA 一直在关注事态的发展，拉里克局长表示："豪克西在'科学讲座'的幌子下召开很多会议，与那些对公认的医学治疗怀有偏见的人一起组织了抗议运动。他们利用广播、电视、通告、宗教刊物，甚至巨大的路边标语牌，蛊惑公众写信给国会议员和总统，要求调查 FDA。"这个蓄意的有组织的活动不可避免地对普通民众产生了影响。

豪克西打算把癌症诊所向其他州扩张时，正好遇到宾夕法尼亚州的州参议员约翰·海鲁斯卡，两人一拍即合。海鲁斯卡原来是斯潘格勒医院的一名行政人员，他的母亲和一个年幼的儿子都因癌症去世。据他说，他妹妹也患有癌症，在正规医院的医生们放弃了她以后，是豪克西的治疗救了他妹妹的生命（她的医生后来证实她的肿瘤已经用 X 线治疗后才去的达拉斯）。海鲁斯卡成为宾夕法尼亚州拥护和推销豪克西治疗的领头人，他因为尝试把医院的护理院转换成复制豪克西形式的癌症诊所而被医院革职。于是海鲁斯卡在宾夕法尼亚州西部的山区煤矿小镇波蒂矶，把一家电器店和车库改造成诊所，聘用豪克西的一位前医务主任为癌症病人提供治疗。

豪克西来参加波蒂矶诊所的开业庆典，他受到一长列车队的欢迎，海鲁斯卡称赞豪克西是"现今国内最伟大的人，比罗斯福总统伟大，比杜鲁门总统和艾森豪威尔总统更伟大"。在州议会上，海鲁斯卡向他的参议员同事们特别介绍一位来自印第安纳州的小女孩凯西·阿利森。"主席先生，"海鲁斯卡把凯西抱在怀里说，"这是小天使，根据医学科学诊断，她很快会去见上帝。而今天，她能去上学，像其他正常的孩子一样玩。上周做了 X 线检查，并没有发现肿瘤。是豪克西治愈了她，神已救免她。"《参议员海鲁斯卡的伟大演讲》后来发表在联合会的主要成员杰拉德·温劳德的个人宣传工具《卫冕者》报上，印刷几千份后发往全国。

波蒂矶诊所于 1955 年开业，生意兴隆。不久，FDA 的专案调查员扮作病人来到了诊所。该专案调查员原本是个健康人，在诊所接受一两分钟的检查后就被告知他有前列腺癌。随后，FDA 官员和联邦法警稽查了诊所，扣押了检获的 50 万粒药丸，那些红的、黑的、绿的、黄的等各色药丸，是豪克西新开发的品种，成分是豪克西的老药水的成分。扣押行动进入司法程序。尽管豪克西声明在波蒂矶诊所只担任顾问，但最后还是作为被告人之一坐在被告席上，经历 6 个星期的陪审团的审讯。达拉斯法庭的双方对阵在波蒂矶又重新上演，检方采用的证人之一，就是在 8 个月前海鲁斯卡激情演说如何被豪克西治愈的小女孩凯西·阿利森，那时她在宾夕法尼亚州的参议院曾打动过很多人的心，但这个女孩已经死于胸部癌症。

6 个星期的法庭听证结束之后，陪审团宣告谴责波蒂矶诊所的行径，并责令诊所销毁那些药物。

在等待法庭裁决期间，FDA 采取了一个前所未有的措施。公共信息办公室主任詹姆森提出一个建议，采用类似 FBI 通缉罪犯名单的形式，把犯罪涉及的药品做成海报张贴在公共场所，用官方的正式警告告示公众、提醒公众，一个毫无价值的药是有巨大危险的。詹姆森建议的这个方式，援引自 1938 年《食品、药品和化妆品法》授权的宣传条款——在药物涉及紧急危害，并表现欺骗消费者的恶劣情况下才可以使用。这一条款一直没有被使用过，FDA 的局长拉里克和高层官员首肯这个建议，但是根据法律规定，必须得到部长的批准才能行动。FDA 拟定了一个正式的公开警告文稿，并附上使用它的理由。拉里克局长将此上报给部长办公室。此时，联邦政府的部级机构重整，FDA 归属于卫生教育和福利部，部长奥维塔·郝贝是整合后的第一任部长。按照她的行事作风，报告首先会送给总法务顾问帕克·邦塔审阅，邦塔先生对这个建议表现出非常消极的态度，他在报告中说："这无疑是合法的，但我怀疑它是否会有用。"他认为这将对豪克西带来良好的宣传效应，而不是阻止人们去他的诊所。文件转到主管卫生的部长伦纳德·希尔博士那里，他附和邦塔的观点，并签署了一份谅解备忘录，这反映了当时美国卫生教育和福利部的高级官员对于骗术的态度——忽视它。

拉里克从部里得到了这份备忘录，看起来 FDA 的建议已是胎死腹中。不服气的詹姆森要求拉里克直接找郝贝部长理论，但是老于世故的拉里克不想这样做，因为顶撞上级就会被炒鱿鱼。詹姆森觉得应该有一种道义上的责任，他说："如果你看到一个人即将被一辆卡车撞上，你会不会至少朝他叫喊？"这场发生在 FDA 工作人员会议上的讨论过去不久，郝贝部长被马里昂·福尔瑟姆替换，福尔瑟姆部长一上任就下放很多法定的权力给下级机构，如授权 FDA 可根据第 705 条款发出警告。拉里克局长在第一时间通知詹姆森，他将签署公开警告。

公开警告制作成新闻稿样，有几页长，标题用醒目的特大字号："公开警告——反对豪克西的癌症治疗"。

FDA 和美联社进行了一次特别的协作。作为消息源的美联社所发布的新闻会被大部分的报纸转载，但是美联社有既定的政策，在有关消息的电讯发布之前，必须向对立方核实，看他们有什么要说，以得到两方的完整信息。这使 FDA 官员感到有点犯难。如果从美联社发稿，消息首先会送到美联社所在的纽约总部，他们马上会找豪克西，那么毫无疑问豪克西会反击，这将会把消息转变成一场 FDA 与豪克西之间的争论，那么"公开警告"就完全丧失了警告的影响力。美联社驻华盛顿记者乔恩斯·麦克法兰非常熟悉 FDA 的活动，经过他的疏通，纽约总部同意破例一次，决定在查问豪克西之前先登出政府的一面之言。在"公开警告"登载的一段时间里，预警发挥了作用。根据 FDA 派出的稽查员每天的蹲点观察，自公开警告出来后达拉斯的豪克西诊所几乎无人来看病。

豪克西不甘坐以待毙，他开始反击，努力重建业务。一方面，豪克西聘请了《防御者》杂志的编辑杰拉德·温劳德做他的公关顾问。温劳德曾是亲纳粹组织银军和白茶花骑士的成员，这两个组织在"二战"期间曾以煽动叛乱罪被审判。豪克西付费给温劳德，在他的《防御者》杂志上宣传他的治疗，该杂志和《圣经》一起发行。豪克西又收买了《男人杂志》。根据法庭证词，他支付温劳德主编 87 000 美元的高价以宣传他的治疗，文章鼓吹豪克西的治疗可能给予一些癌症病人巨大的希望。温劳德的方法果然奏效，人们开始回到达拉斯，豪克西的生意再次回到以前的水平。

另一方面，有些听闻豪克西宣传的癌症病人或病人家属写信给 FDA，他们向 FDA 咨询这事靠不靠谱。FDA 官员注意到其中一封来信是在加利福尼亚州上大学的一个女孩写的，她来首府华盛顿学习一个学期的时候，听过一场由 FDA 组织的有关防止骗术的演讲。现在，她的父亲患了癌症并计划到达拉斯去。她希望"发现和了解事实"。那位做演讲的官员拍电报回答她，豪克西的治疗是"完全无效的"，并空运寄给她更全面的资料，告诉她已经将她父亲的情况告知美国国家癌症研究所所长，她父亲的医生应会很快给她电话。这件事使 FDA 的官员们意识到，可能单单靠一次报纸上的公开警告还不足以把预警送达更多的人。为防止他们浪费钱财且去冒生命危险，FDA 官员决定采取进一步的行动，一是抵消《男人杂志》和《防御者》中那些宣传的影响，另一个是把预警信息传达给尽可能多的民众。

FDA官员设法扩大预警信息的影响力，以每日新闻为依托，把警告通知传播到农村乡间和教会期刊，呼吁那些很想尝试豪克西治疗的人首先写信给FDA获取信息，得以充分了解事实。FDA重新设计海报，把原来的公开警告编写成醒目的"公众当心！"这四个字，改用红色和黑色印制。这些海报张贴在全国的46 000个邮局和邮政所，成为一场反对无良庸医的公众教育活动。他们根据庸医的动向变换新的版本，更新关于豪克西的治疗消息，以对公众进行警告。这样做效果显著，据FDA的保守估计，第一次警告在30周里，已经劝阻至少3 000个试图尝试豪克西治疗的人。豪克西再次寻求法律途径禁止政府发布警告，他说他的生意被摧毁，但最后没有得逞。法庭裁定：对这种治疗，政府不仅有权，还有责任提醒公众。

豪克西的合作者，宾夕法尼亚州州参议员海鲁斯卡输掉了扣押行动的诉讼。虽然他们提起上诉来拖延扣押的执行，但政府向法庭寻求强制令，以阻止波蒂矶诊所的州际贸易经营。政府把案子提交到法庭之后，波蒂矶的抵抗崩溃了。海鲁斯卡和他的助手们被迫接受禁令，承诺放弃上诉并表示愿意撤回他们对FDA进一步调查诊所的起诉。1957年10月，FDA发出声明，宣布政府日前对所有涉及豪克西癌症药品的联邦法庭行动已经获得成功。

宾夕法尼亚州裁决的关闭波蒂矶诊所一案，成为得克萨斯州对于达拉斯诊所案的判决范例。1960年，政府在得克萨斯州法院的诉讼也落锤定案，吊销了豪克西的医生执照并宣布永久禁止令，不准他在得克萨斯州行医。此后，豪克西把他的诊所租给别人。FDA再次封杀，推进并获得了补充永久性禁令的同意法令，要求经营者承诺写信通知所有1957年以来曾采用豪克西治疗的人，将不再提供这种治疗。1960年下半年开始，豪克西的治疗癌症的方法在美国本土的诊所已经消失了。1967年，豪克西被发现患有前列腺癌，然而他并没有采用自己的秘方疗法，而是去医院接受常规手术，7年后，豪克西去世。

从1950年到1960年，FDA与豪克西作战了10年，终于成功地禁止了豪克西的癌症药品在美国销售，并逼迫其关闭所有在美国的诊所。

政府对豪克西诉讼的 10 年间耗费联邦政府经费 25 万美元。

豪克西是 20 世纪 50 年代最大的非正统癌症治疗的推广者，FDA 最终赢得胜利，对以法律定义监管庸医假药树立了一个重要的案例。另外，在对豪克西采取行动的过程中，总结出一种颇有成效的方法来预警和教育民众远离潜在危险的医药，这也促进了 FDA 和美国医学会的合作，举行了反对医疗骗术的全国性教育会议。第一届会议于 1961 年 10 月在华盛顿举行，美国医学会出资，FDA 提供展品和宣传材料，由美国医学会出版印刷会议文件，包含所有发言的全文。官方的监管单位和权威医疗组织联合发布会议文件，在社会上产生了极大的影响。

14 国会大调查

汉弗莱的新药管理听证会

20 世纪 60 年代初，FDA 获得了几次重大胜利，包括豪克西案和沙利度胺案。特别是 FDA 拦截了沙利度胺，避免了一场可能给美国成千上万个新生儿造成残疾的灾难，这使美国人意识到这个机构对监督制药公司、保护公众健康的作用非同小可。1962 年，《药品修正法案》授予 FDA 更强大的监管权力，不过 FDA 的压力并没有缓解，官员们即将面临汉弗莱听证会。继基福弗听证会之后，国会对药物监管的听证调查再次升级，参议员休伯特·汉弗莱领导的重组委员会，接过参议员基福弗反托拉斯和垄断委员会的接力棒，听证调查 FDA 对行业的监管是否尽责。

1962 年 7 月 15 日，《华盛顿邮报》发表了记者明茨关于 FDA 官员阻止了沙利度胺灾难在美国发生的新闻报道。17 天后，汉弗莱的委员会启动了对 FDA 监管该事件的听证调查。

从 20 世纪 50 年代以来，新药开发的势头一直高持不下，仅 1962 年一年的统计，投入用作药物测试和新药研究开发的费用超过 2.5 亿美元，而且使用了 850 万只动物进行实验，测试了 168 000 种物质的药理学性质，有 1 295 种化学剂用于人体试验，其中包括 157 种精神疗法剂，111 种止痛药和麻醉药以及 104 种抗生素。面对这样的情势，政府监管机构的审查和监管机制是否足够完善？汉弗莱的听证深入到一些被召回的新药案件中。随着调查的展开，FDA 在评估审批新药方面的问题一一暴露出来。

汉弗莱听证会调查的药物之一是在 1952 年被批准上市的长效麻醉剂 Efocaine（依氟卡因），由易福盖公司出品。在该药上市当年，《美国医学会杂志》上就有医生陆续通报因该药而导致的神经系统损伤或死亡的临床案例。报告的第一个致死案例出现在 1953 年 10 月 10 日。1954年 5 月 15 日，该刊物的评论明确地指出："为病人的利益考虑，继续使用现在的配方剂量似乎是不合理的。"4 个月后，《美国外科》的评论更明确地表示："临床明确显示 Efocaine 会严重损害组织和神经本身，因此我们强烈呼吁——弃用 Efocaine，尤其禁止用于椎旁区域……这再次说明在未完成足够的动物实验时就将新药用于人体，会发生灾难性的结果。"由于 Efocaine 在临床应用中被发现毒性太大，最后易福盖公司不得不把它从市场上撤回。

调查发现，1951 年 8 月当易福盖公司提交 Efocaine 新药申请给 FDA 的时候，该药只完成了一个动物实验。做这个动物实验的是巴尔的摩西奈医院的病理学家温伯格博士。温伯格的研究从 1951 年三四月开始，7 月报告最后的结果，此后直到 1952 年 8 月，公司再没有针对 Efocaine 做进一步的动物实验。

FDA 的档案中唯一的动物实验报告，就只有温伯格博士做的，测试结果显示好坏参半。易福盖公司知道温伯格博士的实验报告中列出了实验动物的尸体解剖情况，检测出在注射 Efocaine 后这些动物的臂丛神经有非典型性的反应。但公司没有把这部分不利的内容报告给 FDA，也没有给正在做临床调查的医生任何提醒。

根据国家医学图书馆为委员会准备的参考书目，至少有 28 篇论文叙述了 Efocaine 的严重不良反应病例，但是汉弗莱查看 FDA 的官方记录时发现，从 1954 年 9 月 14 日至 1963 年 6 月 20 日的 9 年期间，这部分是完全空白的。FDA 的档案只有一个提及 Efocaine 不良反应的诉状，而且只是一个局部疼痛的诉状。

"这样的记录说明了什么？"汉弗莱在由他的委员会发表的备忘录里问，"Efocaine 从上市到退出市场的这一过程说明，直到 1964 年之前，没人知道有多少不安全的药物被市场放弃，而 FDA 没有得到通知，FDA 也没有关注。"

调查的另一个案例，涉及了长期服用药物的安全监管问题上的疏漏。塞尔公司的一种新型口服避孕药 Enovid（异炔诺酮）于 1960 年被批准上市，这是世界首创的口服避孕药，1960 年 5 月，FDA 的医药部主任威廉·科瑟尼克博士，呈送给拉里克局长一份关于 Enovid 的评审文件。科瑟尼克在该文件中总结说该避孕药是安全的。然而，就在同一文件中，他又说从这一整套的临床病例中，无法得出"安全"的结论。

在 Enovid 的临床试验报告中，总共有 132 名临床试验者，其中一半的人服用药片连续 12~21 个月经周期，另一半的人服用 24~38 个月经周期。按照一般的生育期年龄跨度，一个人服用避孕药可能会长达 29 年，塞尔公司提供的 1~3 年的试验数据，不足以说明在更长时间里摄入这种强力化学物质对身体安全性的影响到底如何。

汉弗莱在听证会总结时说，他发现 FDA 在监管上的混乱状态："我们审查 FDA 处理药物的案例越多，就越感到意外，越感到震惊和失望。……一天又一天，一年又一年，那些旨在治疗慢性疾病的药物，甚至在动物的慢性毒理实验还未完成时，就已被 FDA 放行。……临床试验中出现的那些令人震惊的关于受试者受伤害和死亡的报告，制药公司收到后常常不会通报给 FDA，或被轻描淡写、大事化小，或曾经向 FDA 准确地报告但被 FDA 忽略……一些药品过去批准上市的，而现在 FDA 认为不应该放行；一些药品一直在市场上销售，很久之后，FDA 才承认它们早就应该被淘汰。"

听证会暴露的药物监管上的问题归纳起来主要有：

1. 没有评估新药有效性和安全性的规范标准，FDA 也没有给予申报企业任何特定的科学或医学指导。

2. 缺乏对新药临床试验的规范管理，药品往往在动物实验之前就实施了人体临床试验，对这种具有潜在危害人体健康的做法 FDA 没有明确反对。

3. FDA 没有完善的机制管理上市药物。当药物出现了问题，监管机构往往是最后一个才知道，即使知道以后，采取行动的反应也是迟缓的。

4. 过于迁就制药企业，按照企业的要求处理事件。即便 FDA 接到某个药品有非常严重的毒性报告，如果制药公司不同意，FDA 就不会公开任何信息。在某一个案例中，美国国家卫生研究院按照 FDA 的要求开始试验某一治疗心脏病的药物，研究员向 FDA 了解该药物的档案中有关药物毒性的信息，结果被拒绝透露。

相关监管的法规上的缺陷，在 1962 年《药品修正法案》通过后得到匡正并给予 FDA 更有力的武器去实行监管任务。不过，国会和公众

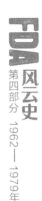

对这个机构的工作似乎仍不满意，听证会仍在继续。

1962年，有一个公民咨询委员会的评估报告指出，FDA缺乏足够的高素质的科学家。其实在1955年，公民咨询委员会曾两次建议加强FDA的建设，但是FDA的建设还是没有跟上形势的需要。

"二战"后，化学和医学领域的革命性发展，使制药公司认识到科学研究和规范标准所具有的经济价值，并开始招揽最优秀的科学家为他们工作。很多大学新增系科设置研究科目，学术界也顺应形势加强交流，组织新的专业学会，如1961年由在FDA任职的阿诺德·雷曼博士在内的8位最权威的毒理学专家发起，将毒理学从药理学中分离，组成独立的美国毒理学学会，以交流和评估药品食品中的毒性对人体安全方面的问题。在政府方面，美国国家卫生研究院正在建设成为一流的研究机构。作为国家的食品和药品监管机构，FDA的领导人对此的反应是迟钝的，没有对医学科学的新使命有强烈的紧迫意识。FDA有自己的医学部，里面有少数医学博士，但他们都有自己的私人诊所，只有少部分时间出现在FDA的办公室做兼职工作。

医学界和国会的批评者把这种状况出现的原因归结为，20世纪50年代FDA的最高官员没有受过正规的医学培训，所有的领导人都是稽查员出身。汉弗莱甚至指出FDA已经被看成是一个警察部门，而不是作为一个与健康有关的、科学专业的、具备各种广泛技术的机构。机构缺乏足够的科学素质来承担做出决策的重任，以致批准那些后来FDA承认不应该被批准的药物，因为那些药品的安全性并没有被充分地证实，并且当积累的证据表明药品有危害之后，FDA还准许其一直持续留在市场上很长时间。如果在做决策的过程中能够发挥科学家们的决定性作用，这样的错误就不会发生或少发生。

汉弗莱认为，虽然经过50多年的努力，但食品和药品的规范尚未被公众广泛认知，这说明FDA必须加强自身的建设，提升自身的功能。FDA应该有一些新鲜血液，一些新的努力，一些新的动作，一种新的精神。

但经过沙利度胺事件、新药品法的通过，社会认识到FDA这个联邦政府的小机构是一个能在紧急情况下保护公众、有权力对好争斗的制药公司的行为强制性地进行监督的政府机构，具有潜在的巨大威力，虽然 FDA 所做到的与社会大众所期望的还有一定距离。这让身在国会、新闻界和专业组织监督之下的 FDA 的局长拉里克和高层主管们倍感压力。

一个法庭的判决，重启对氯霉素的调查

自从 1952 年沃特金斯医生寻求氯霉素的不良反应真相以来，直到 1960 年参议院反托拉斯和垄断委员会的氯霉素调查听证会，氯霉素唯一的制造商帕克戴维斯公司总裁哈里·洛伊德才承认，已经造成至少 25 起氯霉素药物伤害诉讼案，其中大多数案件在法庭公开审理之前以和解告终。真正进入法庭审判的第一起有关氯霉素的诉讼案，是 1962 年由加利福尼亚州法庭的一个陪审团判决的。

这起在加利福尼亚州法庭审理的诉讼案，原告是居住在帕洛阿尔托的妇女卡尼·乐富。在拔牙后医生给她开了氯霉素治疗牙龈炎，接着另一名医生开了氯霉素治疗她的支气管疾病。处方续配了 6 次，她从医生办公室的护士那里拿了药物。而后，她出现再生障碍性贫血，在治疗中她接受了 60 次输血和大剂量的雄激素治疗，以致她肤色变红，长出胡子，她的脸被痤疮毁容。陪审团判定开处方的医生和氯霉素制造公司负有责任，须对受害人支付 334 000 美元的赔偿。

这一案子的审判，引起对抗生素使用的安全性和是否存在滥用问题的关注。加利福尼亚州参议院的一个委员会在举行听证调查时，授令州卫生局进行研究，以证实氯霉素与再生障碍性贫血之间存在着因果关系，即"确实有统计学意义的相互联系"。

1962 年 11 月，加利福尼亚州美国卫生和公共服务部公布了关于氯霉素不良反应的调查报告。该报告是以美国各地区氯霉素的销售率和再生障碍性贫血死亡率之间的比较为依据。报告在结论中说，保守估计平均每 60 000 个使用者中发生 1 例，这与帕克戴维斯公司的老总洛伊德在基福弗听证会上做证所给出的估计每 225 000 人中可能发生 1 例的说法相去甚远，报告指出实际的风险可能更高。在调查的死亡病例中，氯霉素经常用于抗生素效果不佳的病毒感染，而一般医院所做的再生障碍性

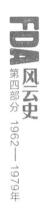

贫血死亡的正式记录上，并不一定会注明该病人曾经使用过氯霉素——许多医生不愿承担医疗事故责任。

一个医生在不必要的情况下给病人使用氯霉素，导致病人死于再生障碍性贫血，如果在死亡证明上如实地记录，该医生很可能会成为一桩医疗事故诉讼的被告，所以这样有意隐瞒的情况经常发生。沃特金斯医生在儿子死后追踪氯霉素的不良反应和死亡病例的十多年里，他查询医院药房的处方档案时常常被拒于门外。开了处方的医生不可能接受采访，甚至那些遭遇不幸的病人的家庭也不愿接受采访。他发现再生障碍性贫血的受害者的死亡被归因于脑出血但是没有进一步说明如何造成的脑出血。他不相信有如此多的婴儿和儿童会死于原因不明的脑出血。

1952年，鉴于氯霉素导致的严重血液疾病案例报告不断增加，FDA采取了停止销售该药的举措。在国家研究委员会的调查研究之后，决定要求制造厂商修改标签，让医疗专业人士谨慎使用，特别是对于那些严重的或是有致命风险的疾病。

1963年，FDA的拉里克局长在回答国会参议员汉弗莱的调查信中说，FDA的抗生素科考虑将氯霉素作为对付伤寒的首选抗生素类药物。国家卫生统计中心的全国健康调查处报告一年约1 000例伤寒，但提醒抽样误差很大，病例的实际数量可能比已报告的高出50倍或60倍以上。根据FDA掌握的信息估计，实际上一年可能有55 000~60 000例伤寒发生。

然而，国家卫生统计中心主任福瑞斯特·林德在1964年9月听证中告诉汉弗莱参议员，病例的实际数量可能比报告的多（或少）50%~60%。这意味着多则55 000或60 000例，少则500~1 700例。林德给出的数字来源于传染病公共卫生服务中心，在它每年公布的"发病率和死亡率"里有伤寒病例，应该是可靠的。其中报道了1961年发病814例，1962年发病608例，1963年发病566例。在1948—1962年中每年有大约30人死亡。依照这个发病和死亡的数据，氯霉素的实际需求并没有那么大。

实际上，氯霉素一年间约给400万美国人使用，远不止是给予几百例的伤寒病人，它更多地被作为其他疾病的替代药物。拉里克在给汉弗莱的信中说，氯霉素不建议用在轻微的感染或一些毒性较小的药物就能够有效治疗的疾病上，对新生儿也不建议使用。但可以作为一种"替代药物"用于革兰氏阴性菌引起的各种肠道炎症，如沙门杆菌、落基山斑疹热等立克次体属疾病，鹦鹉热等衣原体感染疾病，等等。这些疾病每年约有135 600例，大多数处方给予了近400万非伤寒病的病人，造成许多本可避免的死亡。

《美国医学会杂志》在1959年10月31日刊登了伯明翰大学医学院的西德尼·肯特医生和吉尔德·怀德曼医生所做的，针对早产胎膜破裂出生婴儿的一项研究报告。该报告指出1954年没有使用抗生素预防方案，婴儿的死亡率为2.9%，但在1958年用了抗生素预防方案后，死亡的发生率为14.4%，上升了5倍。1958年1—5月，160个新生婴儿因接受抗生素预防性治疗，死亡了25个，他们无一例外地都使用了氯霉素。自1958年6月13日开始，医院育婴室停止使用氯霉素，新生儿死亡率回落到使用氯霉素之前的水平。

许多医生用氯霉素治疗轻微感染的病人，加利福尼亚州卫生和公共服务部在他们调查的死亡病例中发现，氯霉素经常被用于抗生素无效的病毒感染。在很多另外的病例中，并没有证据表明其他毒性小的药物是没有效的，而病人被直接使用了氯霉素。

1959年9月的一个周末，加利福尼亚州《富勒顿新闻论坛报》的出版商埃德加·埃尔夫斯强上大学的女儿布伦达从学校回家，因为喉咙痛，医生给她开了氯霉素。几个月后的1960年1月，由于轻度的尿路感染，医生又给她用了氯霉素，到4月，为治疗喉咙痛医生又一次给她使用氯霉素。5月的时候，她在一次轻微的碰撞后出现大面积瘀斑，但是她没有去做检查，仅过了一个星期她已经无法吞咽食物。最终她被确诊为再生障碍性贫血，19岁的花季少女死于1960年6月8日。

这则登载在《纽约时报》1962年9月12日的报道，还引述了加利福尼亚州参议院证人的另一病例，证明埃尔夫斯强家庭的悲剧不是孤例。一个20岁的大二学生治疗痤疮后死于1960年；另一个年轻的女大学生在接受氯霉素治疗蚊子叮咬引起的脸部感染以后，死于再生障碍性贫血；还有一位30岁的年轻家庭主妇在接受氯霉素治疗肺炎一年之后，患上继发性血小板减少性紫癜，这是氯霉素引起的另一种血液病，必须

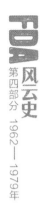

忍受不断输血的痛苦折磨以维持生命；而发生在另一个家庭，使父母悲痛至极的事情是，他们的女儿因为一次感冒、一次麦粒肿和手指的感染，接受了 5 次氯霉素治疗，小女孩死了，她只有 2 岁。

从 1950 年氯霉素与再生障碍性贫血相关的报告公布以来，尽管 FDA 采取了一些措施，要求生产厂家多次修改标签和包装的小册子，警告"对轻微的感染不能滥用氯霉素"，但这方面的作用微乎其微。在该药上市的 1949 年，氯霉素的销售额达 900 万美元，1960 年的销售额达到 8 600 万美元。

所有关于氯霉素的调查，归结为两大问题：一是药物使用后不良反应的通报体制不健全，政府的管理部门没有切实地掌握和了解真实情况；另一个是监督管理部门没有很好地管理具有潜在危险的新药，使得这样的新药被不恰当地使用或过分地滥用。

汉弗莱在 1964 年 6 月给他的委员会成员的备忘录中，阐述了他的看法：当新药被批准以后，很多公司认为如果药物（不安全）不能被证实为人身伤害的确定罪证和唯一原因，或者因果不详，他们就有充分的理由不报告。但由于提供这样绝对确定的报告可能性很小，因而公司可以把大量可疑的但未经证实的事件压住不报。在新法律颁布之前，FDA 只是要求上报已经证实病因的病例，而并非所有可疑病例。

调查 Flexin 召回案

国会众议员劳伦斯·方廷领导的众议院政府间关系委员会也加入了对药品监管的调查听证，列入调查的一个药是 Flexin。

1955 年 11 月 14 日，Flexin 的制造厂家宾夕法尼亚州福特华盛顿市的麦克尼尔制药公司向 FDA 提交了新药申请，声称 Flexin 是抗肌肉痉挛的全新药物。因此，在医学文献中没有关于 Flexin 的安全性资料，也不曾收到临床试验病人出现黄疸的报告。

12 月 2 日，新药申请书递上来不过十几天，费城杰克逊医学院为麦克尼尔公司做临床试验的博纳德·阿尔珀斯医生报告说，接受试验的一个女性病人死了。该病人死于急性黄疸肝炎，她曾经接受了几个月的 Flexin 治疗，每天给药 3 次或 4 次。杰克逊医院的病理学家威廉·德莱尼博士对死者做了尸检后，向麦克尼尔公司的临床研究部主任詹姆斯·谢弗出具了死亡鉴定："肝脏的变化可能是由于药物治疗导致，而且它看似与爆发性病毒感染引起的肝炎难以区分，我的上级主管也赞同这个结论。"

麦克尼尔公司在 1956 年 1 月 5 日收到这份死亡鉴定报告，但没有通报 FDA。毫无疑问，麦克尼尔公司不希望这个负面消息影响正在进行的 Flexin 的审批。1 月 13 日，Flexin 被 FDA 通关放行，上市后 Flexin 的用户迅速增长到 300 万。

1956 年 8 月 14 日，麦克尼尔追加申请 Flexin 的新剂量。公司在申请材料中随附 5 个版本的用药建议的小册子给医生，其中 2 个版本包含最初所声称的不曾收到临床病人出现黄疸的报告，其余 3 个版本已经删除了这个说法。但是在 FDA，没有人注意到这个变化或提出任何疑惑。

麦克尼尔的临床研究部主任谢弗博士收到哥伦比亚大学医学院医学神经学系和纽约长老会医院神经科学研究所的研究员阿尔伯特·达蒙、伯威廉·阿莫尔斯和唐纳德·赫鲁等 3 位医生合写的论文，这篇长达 16 页的论文是关于 4 个服用 Flexin 的病人肝损害的病例研究。文中说，截至 1956 年 10 月，没有肝损害的实例公布过。而他们观察的 4 名病人在使用 Flexin 几个星期后，每个人都出现肝功能受损的情况，停止给药后，肝损害很快消失。谢弗与论文作者之一的阿莫尔斯取得联系，一同讨论了他们的论文。12 月 14 日，谢弗专门就此事撰写备忘录报告给上级主管，公司的主管告诉他该论文已经交给另外的 3 个医生审阅，每个人都评论该文的证据是不确定的，引用的材料可能不会被任何在职的编辑接受。事实上，这篇文章和其他的不良反应报告送达到麦克尼尔公司的副总裁麦克尼尔手中之后就被他压下了，有关信息没有到达 FDA。

1958 年 6 月 11 日，麦克尼尔公司又提交了一份追加 Flexin 用于痛风的申请，声称 Flexin 用于治疗痛风病人后所收到的报告表明，并未引起任何的不良反应。然而，在随后的小册子里，又加入这样的文字：自 1955 年以来，偶有黄疸的报告。虽然 Flexin 只在极少数情况下可能会导致肝炎和黄疸，但也不排除是病毒导致的。

在当时，受痛风影响的美国人有 30 万，美国国家卫生研究院和其

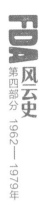

他的研究院一直在寻找有效的药物。1959 年 2 月 18 日，美国医务总监勒罗伊·伯尼博士在新闻发布会上宣布发现了一个功效强大的用于治疗痛风的新药物，国家关节炎和代谢疾病研究所的科学家正在做临床试验，这个药物是 Zoxazolamine（氯苯唑胺），或称作 Flexin。令人奇怪的是，这时麦克尼尔公司关于追加 Flexin 适用于痛风症的申请却已经在两个多月前被 FDA 批准通关。显然，麦克尼尔公司提前使用了公立和私立研究院的科学家的研究成果，但是公司没有就政府部门这种不寻常的消息作解释。大约 3 个星期后，由麦克尼尔公司的总裁亨利·麦克尼尔出面发给医生一封信，向他们保证该公司与这则新闻发布没有关系。

同年 9 月 29 日，公司又追加申请另一个含有 Flexin 的药剂。在这次追加申请中，他们承认在 Flexin 上市的 3 年半时间里已经收到 32 份报告，提到有病人出现黄疸性肝炎的情况。不过，病人每天服用已经超过 6 个月的时间，Flexin 没有产生不可逆转的毒性反应。但他们并没有提交这 32 份提到 Flexin 对肝有损害的报告。

《医疗信函》是一个非营利性的专业刊物，以权威的药物评价著称。在 1961 年 2 月 3 日的期刊中，就 Flexin 引起肝损伤的可能性提出警告：Flexin 没有令人信服的理由替代原有的丙磺舒作为治疗痛风的第一选择。后来，一个流通很广的医学期刊在同年 7 月发表了两篇有关 Flexin 服用者肝功能损害的报告。这次真正撼动了麦克尼尔公司，公司要求迅速安排与 FDA 的会议，这时他们不得不向 FDA 披露已经收到的 54 份关于 Flexin 使用者患肝炎的报告，其中 15 例是致命的，26 例幸存，另外的 13 例情况不明。公司建议在说明书上强化预警文字，可能情况就可以得到控制，但是 FDA 认为公司所使用的警告措辞很不到位，甚至对不良反应归于 Flexin 表示质疑，而且没有通告高发病率以及死亡率。

FDA 很快收到更多服用 Flexin 和服用含有 Flexin 的药物后产生不良反应的报告，比麦克尼尔公司报告的增加了 30 例，其中包括 12 例肝损害，2 例血液病。10 月 6 日，在 FDA 的建议下，麦克尼尔公司同意从市场上撤回 Flexin，并暂停新药申请。10 月 13 日，FDA 正式停止该药的新药申请。

1962 年众议院政府间关系委员会的调查指向 Flexin，众议员方廷安排委员会的工作人员唐纳德·格雷去 FDA 查阅两个从市场上撤下的药物档案，但是方廷似乎撞到一个软钉子。FDA 的局长拉里克在回答国会议员的信中说："我们拒绝把新药的档案提供给除了 FDA 雇员之外的任何人。"不过他保证将尽快提供一个摘要，包含关于两个药物的所有的重要信息。

FDA 的态度出乎意料，众议员方廷决定据理力争。6 月 20 日方廷向奥伦·哈里斯主持的众议院州际和国际贸易委员会做了陈述，驳斥 FDA 拒绝向国会提供调查信息的理由。"事实上，过去我们委员会的工作人员曾经查看过此类文件，FDA 以前没有宣称这些记录是保密性的，"方廷说，"根据 1938 年《食品、药品和化妆品法》，我们有权从机构获得任何信息。"在交涉中，FDA 助理局长蓝钦曾承诺机构重新考虑此事，但在随后的几周内，尽管委员会的工作人员多次电话联系，FDA 仍没有采取行动，也没有收到拉里克所说的摘要文件。"在我看来，这是不可思议的，不涉及商业机密的信息既然可以提供给卫生教育和福利部的官员、雇员以及法院，却为什么不能提供给为国家立法、为政府机构的营运批准拨款的国会呢？"在方廷的坚持之下，拉里克承诺的摘要终于送来了，但是委员会认为这样的摘要信息严重残缺，距他们所需要的还差很远。然后，拉里克重新考虑，同意向委员会出示在其机构管理内的所有法律文件。这段小插曲记录在国会听证中，为拉里克领导下的 FDA 带来失信的负面影响。

1964 年 4 月底，方廷的委员会花了两天时间调查 FDA 对麦克尼尔制药公司欺诈性申请案的知情程度以及处理办法，FDA 的官员被传唤到场做证。

局长拉里克是主要证人，他披露了从 1955 年 11 月申请新药开始至 1961 年 10 月从市场上撤回 Flexin 产品的几年内，该药物肝损害重症和死亡病例的报告一直被麦克尼尔隐瞒，FDA 在很久以后才知道。截至 1956 年 8 月 14 日麦克尼尔追加申请 Flexin 的新剂量时，已经收到 6 例肝损害的医生报告，其中 1 人已死亡。至 1958 年，麦克尼尔申请追加新药用于痛风时，公司已经收到 7 例死于肝炎和 29 例肝功能受损的报告。该公司对报告的许多病例并没有进行仔细查询，也没有向 FDA 如实报告这些病例。1959 年 9 月另一个追加适应证的申请，提到有 32 份可能伴有黄疸性肝炎的报告，但仍然否认有不可逆转的毒性反应。该公司当时已经得到 39 例服用者患肝炎的报告，其中 11 例已经死亡，20 例被医生认为直接由于 Flexin 导致，其中有 6 例死亡。诸如类似的报告，该公司收到后并没有通报给 FDA。

"那么，麦克尼尔公司是否提交了'欺诈性申请'？"方廷问拉里克。局长称很久之前就把整个案子交给卫生教育和福利部的总法律顾问处理。

但是在随后一天的听证中，方廷发现拉里克所说的"很久之前"不是 FDA 已经获知 Flexin 引起肝炎高发病率和死亡率后叫停的 1961 年 10 月，而是隔了 2 年以后，在 1963 年 12 月才将此案上报给上级部门。"为什么拖这么久？""机构需要有'完整的证据'。"FDA 的官员勃兰登堡这样回答国会议员。卫生教育和福利部负责 FDA 事务的助理、总法务顾问威廉·古德里奇被方廷问及卫生教育和福利部什么时候把该案移交司法部的？"大约 10 天前。""为什么这么慢？"古德里奇有点答非所问："诉讼时效是 5 年内……案子在司法部将如何运作，多少项罪或什么罪，他们会怎么处理，非我力所能及。"

临床试验造假

1964 年，参议员汉弗莱的听证调查还在进行中，联邦检察官起诉了制造"养生片"的厂商，指控其用虚假信息误导消费者。该案在纽约布鲁克林开庭，由大陪审团审理。"养生片"在 1957 年上市，作为非处方药的减肥产品，声称不用节食，30 天可减去 18.1 kg（25 磅）。FDA 自从发现该产品的临床试验报告系伪造以后，以标签误导为由采取了多次没收处理。政府方面采用了两个人的证词，这两个人都曾受厂商聘请为该药做临床试验。

一位是巴尔的摩的欧内斯特·布朗医生，他承认他所提交的有关 50 名病人的 43 份追踪记录中，有 30 份是编造的，他得到的工作费用是 1 000 美元。另一位是凯瑟琳·罗伯茨医生，她在旧金山和托莱多两地做"养生片"的临床试验。她在证词中承认，公司支付给她 4 000 美元让她对 75 个病人中的 57 个做追踪记录，是完全编造的。她的报告除了病人个人资料是真实的以外，"全部（试验）内容都是不真实的"。罗伯茨医生专做临床调查，她在旧金山医院里一直是国家卫生研究院两个研究项目的主要调研员，获取的研究经费，一项是10 292美元，另一项是33 120美元。美国国家卫生研究院后来发现，她又出现在俄亥俄州托莱多市一个医院的研究项目里，成为拨款申请者。

"养生片"的销售商、广告代理商、生产厂商、新药研究所的相关负责人，都成为联邦政府起诉书中的指控对象。该案在 1965 年 5 月被大陪审团判定为有罪。这是第一起联邦政府起诉广告代理商的案子，该案暴露的有关临床试验报告弄虚作假的问题引起了汉弗莱参议员的注意。

在 FDA 的内部档案中，志愿者约翰·内斯特博士早在 1961 年 8 月就已经发现临床试验报告中的一些造假的可疑迹象。

内斯特是儿科医生，他去 FDA 当志愿者是希望解决一些一直困惑自己的问题。他在诊所给病人开处方时，按照药物标签指示，婴儿的药物剂量是根据成人剂量体重差别比例换算而成的。他认为，用这种简单比例不可靠，这或许会加剧婴儿的病情。

内斯特进入 FDA 工作的时候，正好放行了新药 Entoquel，Entoquel 是怀特实验室的产品，用于治疗婴幼儿腹泻。几个月后，在 1961 年 4 月，怀特实验室报道一名儿科医生按照 Entoquel 标签注明的剂量给两个婴儿使用，他们曾经都出现不良反应，按 FDA 的说法，"可能会导致死亡或严重伤害"。内斯特仔细查看了该新药的申请材料，发现与他 20 多年的行医经验完全不相符。他决定去新泽西州的纽瓦克找那两个婴儿的儿科医生讨论病例。在他调阅了该药的临床试验调研者贝内特·罗宾医生的报告后，他认为一个调研者在如此短的时期内经手如此大数量的病例，来完成 Entoquel 新药申报书中声称的疗效是不可能的。

1961 年 8 月，内斯特博士向 FDA 的上级报告他的调查结果和想法，他认为，通过对罗宾医生的报告统计分析表明，在一般情况下，他的结果是不可能重复的，也就是说，这是一个骗局。FDA 要求怀特实验室从标签中删除"6 岁以下儿童使用"的建议，遭到该公司激烈抵制。直到

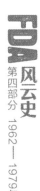

FDA 决定采取行动没收 Entoquel 库存，制造商才同意把药物撤出市场。

内斯特博士怀疑罗宾医生可能为制药公司编造过大量的临床数据并且已经被用在申请新药中，Entoquel 只是其中的一例。他对此做进一步调查，发现罗宾在医学杂志上吹捧他曾测试过的产品，这些文章经常成为新药申请的资料。例如 1960 年 12 月发行的《马里兰州医学杂志》，罗宾报告了他已就曲美苄胺（Tigan）和安慰剂在缓解恶心呕吐的症状方面作了比较研究。"曲美苄胺能有效地缓解症状⋯⋯在平均 80 分钟内，对 96 例病人中的 94 例有效。"Tigan 是罗氏实验室的产品，已经被FDA 批准向市场放行。

在联邦政府的起诉书中提到，罗宾医生经手的 3 个药物获得 FDA 批准。除了 Tigan，还有先灵公司的一个利尿药 Naquival 和先灵子公司怀特实验室公司的止泻药 Entoquel 与新霉素 Naquival 的混合糖浆。另外还有 FDA 没有放行的 2 个药物，欧文奈思乐公司用于治疗感冒症状的Rynadyne，温斯洛普实验室用于循环系统疾病的烟酸肌醇（Linodil）。

1963 年 10 月，联邦政府起诉了贝内特·罗宾，指控他伪造临床试验报告，导致制药企业提供了错误的新药报告。起诉书中提到的 5 款产品都是经罗宾医生临床试验后提交给 FDA 申请的新药。但事实上他在试验中却从来没有给那些病人做过检查。

1964 年 6 月罗宾被联邦法官马修·麦圭尔判定 5 项罪名成立。在宣判中法官指出：药物可能有很好的功效，但是同时可能会产生非常有害的、严重的，在某些情况下甚至致命的副作用。然而他的报告不真实，他的测试显示没有副作用或副作用不显著，他观察到的治疗效果是很好的，导致政府机构按此报告得出了错误的结论。

在 1958 年 11 月，罗宾收到第一笔付给他的钱。次年，他便承接了至少 4 种药物的调研。1960 年春，他写信给至少 16 个制药公司，表示愿意为这些公司开展临床研究⋯⋯

罗宾申明对 5 项控告不作争辩。法官麦圭尔告诉他："我认为没有任何理由能够为你开脱，这是一件非常非常严重的事情。"罗宾被判处2~6 个月的刑期，缓刑两年，罚款 5 000 美元。

在汉弗莱参议员的要求下，FDA 彻查了所有罗宾参与的试验，吃惊地发现，在医药行业中很多著名公司曾经在某个阶段使用了他的临床试验数据。罗宾为22家公司测试过大约45个产品，据称约6 400例病人参与了他的临床调查，为此那些公司总共支付给他32 110美元。罗宾案引发汉弗莱的疑问：为什么制药公司没有发现试验报告是伪造的？他想了解问题到底有多严重。

内斯特博士在1961年8月的工作备忘录中建议，每个临床试验的调研文件开头应该有一份调查研究员的履历，以备FDA了解其是否有承担临床研究的资质。排查不符合资格的调研员的原则是，该人被怀疑不诚实，有精神病，或危险的、不具备临床研究能力的和不负责任的行为存在。1964年2月，FDA开始对19名有嫌疑的临床调研员进行调查。这些人涉及30家制药公司的药物临床试验项目，但是有半数的公司拒绝提供有关测试费的资料。

拉里克局长给了汉弗莱参议员13家拒绝提供资料的制药公司名单，其中有许多大公司，如史克、普强公司、华纳兰伯特等。

汉弗莱向美国医学会的执行副总裁布拉辛格姆博士发出一封礼貌但措辞强硬的信函，请美国医学会就"属于专业基本管辖范围内的"3个问题提交一份书面回复：首先是药物临床试验的证据可能被伪造；其次是私人医生可能接受了过高的测试费；最后是一些处方药制药公司可能通过不当资助，把处方药的主治功能植入非专业的媒体（即做软文广告）。汉弗莱附上各种材料并解释了为什么这3个方面的问题引起他及一些医生的关注。

汉弗莱问美国医学会，如果他认为材料值得积极研究和被行业跟进，美国医学会对有关伦理问题的官方立场是什么？对所提及的问题协会能做些什么？联邦机构能做些什么？但是美国医学会无人能回答来自美国国会委员会主席的询问。

汉弗莱称呼这些人为医生商人，在他调查的资料中，有一个人没有出现在FDA调查的19个嫌疑人名单中，而他完全应该成为第20个有嫌疑的临床研究调研者。未公布姓名的这个医生经营着多家医疗机构，并为药物测试交易提供服务。他经手的几种药物在测试完成后由几个不同的制造商生产，并以非处方药的形式在市场上销售。

医生商人曾安排测试一个泻药，把约150名女性分成两组，一组有经前期紧张及痛经相关的便秘，第二组是孕妇。几天后，泻药制造商的一份内部备忘录就已经预测到结果，在一个月后提交的初步报告中写道："可以预见声明……早期的观测表明，该药（药名被掩盖）是有效、温和的泻药，可以在妊娠期使用……以及用于经前紧张相关的便秘。"为此他赚得12 000美元。后来测试的第二个药物，也是一种泻药，共100例受试者，他赚了3 000美元，这名医生商人在一家广告经纪公司做出安排后进行测试。其中一个案件里，临床调研医生写信给制造商，陈述试验中得到的数据和制造商想要的结果并不一致，参加测试的医生唯恐实话实说将断了自己的财路，他们甚至建议制造商写出报告样张，给医生们直接照抄。

FDA在收到参议员汉弗莱送来的大量机密文件以后，对该医生进行深入调查。FDA得知，从1960年以来，该医生曾经为8个药物做了测试，所有这些都是以前在市场销售的药物。非处方泻药的测试给他带来1.2万美元的试验费。而且他也曾经把活分包给另外两位同事，付给他们两人各1 500美元的试验费。

对这些医生商人的经营活动，汉弗莱提出的问题是："这种不合惯例的业务涉及多大范围？"1964年5月，汉弗莱在论述医生商人的一份备忘录中，提出了他的深层思考和担忧："由于我不知道答案，所以我保留我的判断。"

最近在每个令人痛心的药品案件被曝光以后，如MER-29的刑事起诉、马里兰州医生的欺诈行为以及两项养生法弄虚作假的案件等，我们私下里听到一些巧舌如簧的评论："每一个案子都是偶然的，可能仅此一例。"

然而，FDA已经告诉我们，他们非常怀疑不是一个或两个，甚至不止十个……所以问题是，如果通过FDA、司法部及其他机构的调查，还有多少这样不为人知的案子？

国会和公众有权利问：有组织的民间社团对清理门户到底真正做了什么？

（1）是否积极协助暴露这样的案子？

（2）如何采取坚定的措施来帮助避免这类案件再发生？

《华盛顿邮报》记者莫顿·明茨一直在跟踪报道国会的调查听证会，他在文章里直言不讳地批评欺诈行为是邪恶的。药物测试欺诈是一种罪恶，如果这一切在明天被制止了，我们仍然要应对那些合法测试中存在着的严重不合格的问题，如参议员说的，这是数量庞大的、更为普遍的问题。

对丁碘桂酸钠的处理

在参议员汉弗莱过问丁碘桂酸钠（Orabilex）的时候，医学界关于该产品能不能用的争议已经有几个年头了。丁碘桂酸钠是由易福盖公司生产的胆囊造影剂，一种吞服的液体，病人X线检查时用来增加胆囊影像的对比度。FDA在1958年7月7日收到该药的新药申请，经过很短的时间补充资料，在当年的10月24日给予通关放行。

丁碘桂酸钠上市仅几个星期，制造商就陆续收到疑似药物不良反应的报告。1958年11月和12月，马里兰大学巴尔的摩医院的医生报告了两例，两例都以死亡告终。1960年3月，密歇根州立大学放射科医生报告给公司一例死亡和两例非致死性病例。在同一个月，纽约哥伦比亚长老会医疗中心也通报了一起非致命的案例。接下来4月的另一例死亡报告来自哈佛医学院的外科医生。1960—1961年，乔治·华盛顿大学医院也报告过两例死亡病例，这些死亡和非致命的案例都是急性肾衰竭。所有这些报告都到了制造商易福盖公司手中，但都没有通报给FDA。

约翰斯·霍普金斯大学研究员约翰·温伯格博士在1963年遇到一个病例，一名中年妇女在手术治疗期间突然发生急性肾衰竭，以致不得不做透析治疗（当时透析疗法刚出现）。温伯格博士试图找到该病人的致病原因，最后认为可能与病人在手术前做X线检查时服用了丁碘桂酸钠有关。如他所说，其他的造影剂也有损伤肾的潜在可能性，但是丁碘桂酸钠的标签上自称"非常低的毒性"和"明显少的副作用"，温伯格决定自己来验证一下标签的可靠性。他给实验猫加量注射了丁碘桂酸钠，结果所有的实验动物都死于肾衰竭。他把实验结果报告给约翰斯·霍普金斯的行政管理人员，建议停止使用丁碘桂酸钠。

温伯格在后来给参议员汉弗莱的信中提道："到 1961 年夏天为止，至少有 7 所大学（医学院）的教员和至少一个私人放射科医生曾单独与制造商联系报告病例。显然每个人相信他的病例是个别的。"温伯格博士继续报告说，"到 1961 年为止，至少有 4 所大学的医院已停止使用该药物，因为它被认为太危险。虽然这些单位报告的病例包含至少 9 人死亡，但制造商没有向 FDA 通报这些情况。这种沉默，使每个个别的病例经验得不到互相交流，所以并没有影响该药的继续使用。"

制造商否认了医生所报告的这些案例与丁碘桂酸钠之间存在的关联性。易福盖公司的医疗主任山恩博士在一份给医生的备忘录中说："大规模的动物实验和丰富的临床经验排除了丁碘桂酸钠本身具有使肾中毒的物质的可能性。肯定是有其他原因而不是使用丁碘桂酸钠引起的肾衰竭。"

《美国医学会杂志》1963 年 11 月 2 日的社论批评 FDA 批准丁碘桂酸钠上市，认为基于类似的化学物质是安全的这个"假设"是错误的，所谓来自动物研究基础上的证据显然也是不充分的。

丁碘桂酸钠作为一个典型的案例也被纳入方廷主持的众议院委员会的调查名单中。乔治·华盛顿大学的药理学家克拉克·戴维森博士作为方廷小组委员会聘请的顾问，查看了丁碘桂酸钠的新药申请案卷，他感到十分惊愕。他评论说："我检查这个新药物的整份申请后认为，易福盖公司提交的证明药物安全性的信息是完全不够的。我也认为 FDA 依据这么少的动物实验和临床数据就批准申请，相当失职。"

易福盖提交的动物实验资料显示，所谓的"大规模"的动物研究事实上仅用了 10 只狗，其中只有 1 只作对比用不给药，其余 9 只给了丁碘桂酸钠。实验报告是由新泽西州的莱博科实验室编写后交给制药商。众议院委员会的工作人员唐纳德·格雷指出，实验数据中有一些令人费解的疑问，如 10 只狗的肾脏都受到了影响，哪怕未给药的那一只狗。再如，关于实验狗的尸检，说 10 号狗在实验的第 9 天死了，尸检无法执行，因为已经完全变成僵尸。但同一份报告中描述了 10 号狗的肾、脾、肝及其他器官的镜检结果为"正常"。格雷指出："如果狗没有做尸检，脏腑不可能被检查并断定是正常的。"对此，FDA 的毒理学评价部主任伯特·沃斯博士申明该情况是不可能发生的。但是，FDA审查的官员为什么没有发现申报资料中这样显而易见的问题呢？FDA申辩说在放行药物之前，公司补交了很多数据，都不能确定丁碘桂酸钠造成肾脏损害。FDA的药理学家审阅过数据，认定附加提交的肾功能检查表明这种药物是安全的。

"得出这样一个结论的依据是什么？在什么基础上他得到这一结论的呢？"方廷询问来做证的FDA代表团，没有一个人知道。

方廷委员会的调查进一步深入到应该以什么样的依据来审查药物的技术性问题。

委员会的医学顾问戴维森博士指出，丁碘桂酸钠的大鼠实验检查工作十分马虎，只有4类细胞组织做了检查，且没有一种是经过显微镜观察的。针对19名医生对757例病人进行的临床试验中，丁碘硅酸钠没有表现出严重不良反应的结论，委员会也不认同。事实是，临床试验调研的医生对一些有轻微不良反应的病人做了检查，而这些不良反应数据是由制造商提供。方廷询问FDA的新药审批部门主管拉尔夫·史密斯："临床研究者进行过针对严重不良反应的诊断检查吗？例如肾和肝功能、血常规等检查。"史密斯坦言："这种性质的测试没有进行过。"方廷问："你有任何信息或证据说明公司曾建议这样的测试吗？""不，我没有得到过这方面的信息。"史密斯回答。

委员会的格雷指出，在第一版的医生小册子中，已经说明丁碘桂酸钠不能用于肾功能受损的病人，FDA认为没有必要在人身上做简单测试来验证药物对肾脏的影响。

根据FDA的粗略估计，丁碘桂酸钠上市的头三年半，已经有270万人使用过，FDA的记录有25例死亡病例，其中与该药相关的是7例。对于FDA，这一证据是微不足道的。但是温伯格博士长期以来追踪查访丁碘桂酸钠的不良反应病例，他有不同的统计数字。援引华盛顿特区以及巴尔的摩地区17例死亡病例的报道，他推断全国共有至少100人死亡。

方廷委员会查阅FDA的记录档案，发现1961年5月31日和6月5日分别收到两例使用丁碘桂酸钠后发生急性肾衰竭的报告，这比FDA

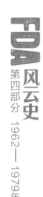
的副局长蓝钦所说的首次获知的时间早了 8 个多月。另有两份关于丁碘桂酸钠的备忘录是从 FDA 的研究部送到新药部的内部报告，注明的日期是 1962 年 1 月 10 日，也在蓝钦陈述的时间之前，这怎么解释？

在关于丁碘桂酸钠的听证会过去 10 周以后，蓝钦用书信回答，经过核查，1961 年来自外部的两个报告实际上是同一个案例，错误地编制了两次序列号。1962 年的内部备忘录是一个日期的错误，把 1963 年 1 月 10 日误写成 1962 年 1 月 10 日。这些错误没有人发现，直到方廷听证会之后，这让方廷感到十分惊讶，不得不关注 FDA 的行政管理是否出现了问题。

蓝钦解释对案例的处理意见：FDA 认为在这个案例的报告里，医生给予了明显过量（13.5 g）的丁碘桂酸钠，且根据医生描述像是药物过量的一种正常反应，采取进一步的行动被认为是没有必要的。由于过量给药造成医疗事故可作为个案而论，这是合理的。但是委员会的工作人员重新核查该案记录发现，给的 13.5 g 的剂量并不是一次性给药，而是连续几天给予的总量，每次 4.5 g。

令 FDA 的官员们尴尬的"包袱"还没有抖完，戴维森博士就发现易福盖公司上报 FDA 的文件中有一半内容出自该公司发给临床调研医生的原始信函，对丁碘桂酸钠有效性和安全性的内容总结，两者完全一样。FDA 新药审批部门主管史密斯面对众议员方廷的诘问，只能承认他们没有注意到这里面的问题是他们的疏忽。

新药申请的文件中出现这样的问题是偶然疏忽还是过于常见，以致 FDA 对这种情况反应迟钝？方廷公布了一份制药商和一名医生之间往来的信函。这名医生和易福盖公司的执行官克利福德·布兰德尼讨论，如何写出鼓吹药物丁碘桂酸钠的文章。医生在信中说："你编写初稿，而且要遵循《美国医学会杂志》的风格。"这种医生根据制造商的底稿而发表吹捧的文章，远不止这一例。方廷非常担忧地说："虽然这种做法可能不会违反任何法律或法规，但在我看来，它已经涉及了医德问题并动摇了科学精神的根本，即诚信和实事求是的态度。不幸的是，我们不知道这种做法可能有多么普遍。我认为，委员会要让这件事情引起科学机构的密切关注。"

1962 年 8 月，一份来自费城医生的报告直接送到 FDA，他的一个病人服用了双倍剂量的丁碘桂酸钠后引起了抽搐。此时，FDA 知道的非致死性案例已有 9 个，其中 7 个采用的剂量大于丁碘桂酸钠制造商推荐的剂量。这个报告终于让 FDA 下决心在 10 月着手检查该公司所有的档案，稽查员发现该药自上市起有 6 起死亡案例未向 FDA 报告。

FDA 检查过后不多久，乔治敦大学医院的肾科专家乔治·施莱纳博士向 FDA 报告了新增加 4 人死亡的事故。当时，施莱纳和其他 3 位专家都有共识，建议丁碘桂酸钠的标签应该增加一个警告：反对对男性肾脏疾病病人过量使用。后来施莱纳更明白地说，他相信 FDA 将有理由停止销售这个药物。

1962 年的最后一个月，华盛顿特区和巴尔的摩地区的肾病专家会议在沃尔特里德陆军医院召开，温伯格博士趁此机会对与会者进行了非正式的查访。发现该地区有 40 余例急性肾衰竭与丁碘桂酸钠有关。也在同一个月，FDA 要求易福盖公司向医生发出警告信，但遭到公司的拒绝。直到 FDA 警告它不发警告信就召回药品以后，公司才同意发信。拖到 1963 年 3 月 29 日，一封警告信发给了 136 266 位医生。信中警告当剂量超过 4.5 g 时会出现并发症。根据 FDA 的了解，警告信发出之后丁碘桂酸钠的临床使用率锐减了 83%。

然而，易福盖公司并没有接受温伯格和他同僚们的忠告。在警告信发出前的一个月，公司的医疗总监山恩曾经到巴尔的摩听取专家的意见。马里兰大学的博尔赫斯告诉他的两例急性肾衰竭中的一例之所以致命，是病人接受了单次为 4.5 g 的剂量。温伯格和其他人告诉山恩，他们认为 4.5 g 的剂量毒性就会造成肾衰竭。

1963 年 4 月，包括温伯格和博尔赫斯在内的医生们参加了由马里兰大学和约翰斯·霍普金斯大学举行的研讨会。那时 FDA 新药审批部门的主管已换成阿瑟·罗斯金，他也出席了会议。他被告知总共有 16 个不良反应案例，其中一半是致命的。但是，他不赞成温伯格认为应该从市场中召回丁碘桂酸钠的观点。而温伯格在 6 月写给 FDA 的一封信中总结了问题，他列举了在医学文献中出现的不利的报告，并呼吁停止销售丁碘桂酸钠。FDA 没有作答。

关于丁碘桂酸钠不良反应的医学报告还在不断发布，一些病人因为使用了制造商所声称安全的 4.5 g 单次剂量而受到伤害。随后，《美国医学会杂志》公布了受伤和死亡的报告，并直截了当地说："经过这次丁碘桂酸钠事件，我们发现，大量曝光药物危害性的做法，将成为使药物安全性获得保证的有效手段。"

同年 11 月 2 日，《医疗信函》建议："鉴于丁碘桂酸钠的危害，（信函）建议不使用它。"

这时温伯格了解到，单次 4.5 g 的剂量导致肾衰竭的病例在持续增加。由于他的建议在 FDA 受到挫折，这迫使他使用另一种沟通方式——转向国会。12 月，他第一次写信给参议员汉弗莱，信中说已经有 25 例急性肾衰竭病例与丁碘桂酸钠相关，其中有 11 人死亡，全国死亡人数可能超过 100 人。温伯格叙述的情况，参议员在马里兰大学医学院高血压、肾脏病科主任弗朗西斯·博尔赫斯给他的信中得到证实。博尔赫斯向汉弗莱表达了对丁碘桂酸钠安全性的担忧。根据他所查阅的医学文献显示，有 27 例病人在使用丁碘桂酸钠后导致致死性和非致死性急性肾衰竭。而且，他相信这些记录的资料只代表总数中很小的一部分。

汉弗莱把温伯格的信转给 FDA。1963 年 8 月，马里兰州弗雷德里克的一个非致命病例已报告给制造商，但 FDA 显然不知道新的病例，他们认为自 3 月发出警告信以后没有新的病例发生，因此拒绝采取进一步行动。12 月 6 日，汉弗莱向参议院报告了温伯格信中讲述的关于该药物的历史以及 FDA 的处理。然后汉弗莱转向白宫，促使总统科学和技术办公室对此事展开调查。

1964 年 1 月，温伯格又获知两例肾衰竭病例，1963 年 7 月一个致命的案例发生在巴尔的摩地区，1964 年 1 月 14 日又发生了另一个非致命性的病例。他再次通报给 FDA，时间赶在约翰逊总统的代表和 FDA 之间的预定会议前。这一次终于撼动了 FDA，要求制造商召回已经销售的丁碘桂酸钠。在接下来的几周里，由易福盖公司发送召回信件和电报。然而直到 1964 年 4 月，FDA 的稽查员还发现不少丁碘桂酸钠仍在销售，于是 FDA 要求该公司发出一个"附加的、更强的"召回通告。

丁碘桂酸钠事件调查接近尾声，参议员汉弗莱在给总统的信中写道："FDA 里一群前稽查员基本上执行的是警察式的操作。"正因如此，他请求总统帮助 FDA，使其能够达到科学监管机构的最高水准。

关于 5 个试验性药物的处理调查

1962 年以来，国会从来没有停止过对执法者履行新法的监督。担任众议院政府间关系委员会主席的众议员劳伦斯·方廷，更多地关注 FDA 是否履行了新法规定的新药申请条款，是否对新药的动物实验和临床试验材料有可靠的、严格的审查把关。

在新法生效之前，新药的临床试验不需经过 FDA 批准，全由研发药物的制药公司自行设计、自行开展。新法生效之后，FDA 设立药物调查科，专责审核并决定一个完成动物实验的新药是否能够以及以什么方式进行人体试验。根据新法制定的临床试验法规是为了给参与临床试验的受试者更多的安全保障措施。

1965 年 3 月开始，方廷主持下的众议院政府间关系委员会的听证会调查涉及 FDA 对 5 种试验性药物的处理。

第一种药，是宝来惠康公司的解热镇痛药，公司把该药作为一种抗抑郁症的药物进行测试。FDA 的一位药理学家向药物调查科主任凯尔西博士报告，他认为根据动物实验所获得的各种数据，都说明不能保证临床试验的安全性。

宝来惠康公司的临床申请是在 1964 年初向 FDA 提交的，在 5 月，公司收到临床试验调研者的报告，发现了一例肝炎病人，怀疑是由该药物导致的。1964 年 6 月 5 日，差不多是公司的申请已提交了 6 个月后，药物调查科的一名医学官员审阅公司申报的文件后否决了药理学家的观点，建议允许已经在临床试验阶段的药物继续照原计划进行试验。这个官员看到了公司有关肝损伤的案例报告，但没有做任何反应。然后，试验结果显示了动物在高剂量长毒实验时出现膀胱损伤，人体试验发现肝功能损害。8 月 19 日，宝来惠康公司通知 FDA，他们将停止人体试验。

第二种药，是塞尔公司降低胆固醇的药物，塞尔公司是在 1963 年 6 月提交的临床试验申请。FDA 的药理学家发现，此前的动物实验有肝损害的迹象，他建议塞尔公司应该做进一步的动物实验，在更确切的安全

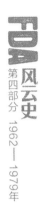

数据得到之前，任何的临床调查都应被终止。塞尔公司搁置了这个建议。

半年后的 1964 年 1 月，塞尔公司报告了在 50 个病人中出现一例肌强直（肌肉痉挛），过了几个星期又增加了一例。公司停止了临床试验。

直到 1964 年 3 月，FDA 官员才审阅塞尔公司的新药临床试验申请，但是，这已经是在药物调查科得到停止临床试验通知的一个月以后了。4 月，FDA 写信给塞尔公司，查询最初的肌强直案例资料，该厂没有提供所要求的信息。8 月，审查的官员提醒部门领导关注此事，并问是否应该按要求提供全部 50 名临床试验病人的资料。不过领导似乎忽视了这件事，进行听证调查的委员会工作人员在该科的文档里找不到任何回应这位医学官员要求的记录。

第三种药，是嘉基公司的心理治疗药物吩噻嗪盐酸盐，FDA 中曾处理 MER－29 案的药理学家高登·萨尔写了 3 页报告，详细分析嘉基公司提交的试验数据，认为还需要进一步的动物实验建立安全性数据，建议应该考虑停止临床试验。审查的医学官员看不出动物实验数据中有任何预警的东西，并批准了临床试验的方案。最终上司决定略去负面的药理报告，采用那位医学官员的意见，批准嘉基公司的临床试验方案。

在允许进行临床试验的同时，药物调查科主任凯尔西要求嘉基公司提供进一步的动物实验数据，这是 1963 年 7 月 9 日在第一份药理学报告中提到过的必须进行的工作。过了 7 个星期，嘉基公司回应她的要求，通知 FDA 人体试验已经被暂停。公司随即附送一份来自临床调查者的报告，报告说在被试验的 20 个病人中发生 2 例白细胞减少的血液病，其他 6 例也有不同程度的不良反应。对凯尔西的要求，嘉基公司说他们已经终止试验是因为药物缺乏有效性，而且可能存在一些不良反应。

第四种药，是普强公司的抗病毒眼膏。审阅的医学官员只写了一段简单评价，说对产品以及对药物试验调查的方式和调研者都没有发现任何不妥，可以进行临床试验。但是一位药理学家的详细报告指出，在动物实验中发生了 1 例骨髓抑制的血液病。他建议增加一系列指定的动物实验，等结果出来以后再进行人体试验。他的意见得到第二个药理学家的支持。可是医学官员坚持他原先的观点准许临床试验。过了几天，普强公司通知FDA，10个用眼膏治疗的志愿者中6个发生了刺激性反应，公司终止了临床试验。FDA索要更详细的信息，但直到8个月以后，普强公司才透露有11个健康的志愿者在先前的试验中，导致了暂时性的严重结膜炎和角膜混浊。

第五种药，是利尿药氨苯蝶啶和氢氯噻嗪的合剂。给1 000名体征衰弱的病人进行临床试验，其中8人死亡。制药商史克并没有按照1962年《药品修正法案》的规定，把这些死亡案例报告给FDA。一直等到新药申请提交后信息才被披露，于是申请被拒绝。1963年6月6日，FDA新药调查科收到申请，然而大规模的临床试验已经启动。当时FDA的药理学家指出史克提供的动物实验数据不够，不足以评估其安全性。而且他对临床病人接受氨苯蝶啶后的血液不良反应的报告感到担忧。在这样的情况下，审查的医学官员给出的建议是：采取某些预防措施后，临床试验可以继续。

之后公司提供追加的动物实验数据，在随后的评估中药理学家发现该组合药物可能导致肾脏和肝脏损害。药理学家敦促停止进一步的临床试验，除非某些临床数据可以立即提供给新药调查部门。

1964年4月15日，新药调查科副科长梅尔·吉布森博士书面告诉史克，没有对临床试验的病人进行足够的追踪观察。他要求史克经常性地提供试验病人肝、肾和骨髓功能的数据以供研究。6天后公司回答说，吉布森博士所要求的附加数据的种类数量相当大，将会附在新药申请里，在随后的几天内提交。

4月23日，史克交给FDA的新药申请文件披露了80宗死亡案例，病人的死亡分别发生在治疗进行中和治疗停止以后。公司报告说，有16起死亡案例是发生在停止服用组合药的半个月至9个月以内，公司分析认为这与用药没有直接关系，其余64起案例的死因是并发症。

1964年9月17日，审查的医学官员给出意见："申请（的数据）不能支持这个组合药物的安全性和有效性。在接近1 000个病人的临床试验报告中有80人死亡，虽然是使用了不同的剂量，但不能排除是这种药物导致了致命结果的嫌疑。"因此，医学官员建议不准许其上市。

方廷委员会的听证调查发现，这五种试验性药物中，前四种的经验与模式类似。归纳起来看，在 FDA 内部，尽管一些药理学家严重质疑动物实验数据的可靠性，但医学官员还是允许进行人体试验，直到出现严重的不良反应，厂家才不得不停止人体试验，并撤回申请。至于第五种药，虽然 FDA 否决了该药品上市，但是同样存在缺乏对试验性药物进行人体试验安全性的谨慎考量的问题。

FDA 的监管体制需要更新

参议员基福弗主持的反托拉斯和垄断委员会的听证会，从 1958 年开始调查医药行业的问题。接着，参议员汉弗莱主持的参议院重组和国际组织委员会从 1962 年开展听证调查，直到 1964 年底。后因汉弗莱成为副总统，才结束了参议员的工作。调查听证医药行业监管的重任，转到方廷领导的众议院政府间关系委员会。

基福弗在两年半时间的听证中，了解到有关 FDA 的情况，对这个与民众生攸关的政府机构的运行状态深感不安，对当时的 FDA 是否能够切实执行新的法律没有信心。他曾经对参议院的同事们说 FDA 需要注入新的活力。

同样，正在支持保护消费者权益运动的肯尼迪总统在沙利度胺事件以后，觉察到由于 FDA 对医药事故处理不力、管理不善频频曝光影响到政府的形象。他曾私下与参议员汉弗莱讨论，FDA 的拉里克局长日见力拙，是否应该考虑更新 FDA 的领导班子。汉弗莱不赞成撤换拉里克，他认为没有这样做的必要性。

拉里克局长一直采取与 FDA 监管的医药制造业友好相处的方针，获得行业界以及华盛顿政要的支持，制药厂商协会不久前因拉里克局长"致力于为公共福利服务"和"理解共同的问题"而授予他一张奖状。当时的卫生教育和福利部部长安东尼·塞利布雷奇公开告诉媒体："我无意摆脱拉里克先生，他有四十多年的经验，那正是我们需要的。"

然而，随着听证会的深入，FDA 现有体制存在的缺陷越来越多地暴露出来。参议员汉弗莱在听证会上总结说，他发现 FDA 在监管上的混乱状态，都应该归结到这个变得日益重要的监管机构本身的建设上来。

经过数年的调查研究，汉弗莱对 FDA 现有的体制可能比其他国会议员要了解得更多。1964年2月有人写信问他，对于修正法新增的"药效"的规定，谁能代表消费者执行？他的回答是："……迄今为止，除了FDA没有其他人（可代表）。但是根据FDA的记录看，在有关处方药的争议上，它没有一贯地站在消费者这边。"汉弗莱现在不得不感到怀疑，FDA过去监管不力的记录让人产生了很大的疑问，它是否能用强大的、有效的方式执行1962年《药品修正法案》这个关键的法律条款。

新法规出台及其争议

旷日持久的国会听证会耗费FDA官员们不少的时间，然而，更占据他们工作时间的是FDA面临的新任务。1962年《药品修正法案》授予FDA空前的监管权力，这有助于解决他们诸多的监管难题，但也给了FDA更多的责任和任务。该法要求FDA制作一套新药审查和监管的新法规，同时也要求规范和清理新法生效之前已在售的老药品。没有人能够像拉里克局长和他的副手们那样清楚地意识到完成这些新法指定的任务有多艰巨。

对历史上已经上市的药品按照三个时段区别处理：

——1938年以前上市的药品，根据1938年《食品、药品和化妆品法》，豁免安全性和有效性的显示。

——1938—1962年FDA批准上市的数千种药品，根据1962年《药品修正法案》，要求制造商对这些药品补充提供疗效证据，须符合1962年《药品修正法案》的规定。按照法律规定，这个时段的药品，必须在总统签署该法两年之后的1964年10月10日开始进行复审。

——1962年《药品修正法案》生效日是1963年6月20日，从此日开始，所有向FDA申请的新药，遵照该法的要求，必须有治疗功效和安全性的充分证据。

出于众多理由，核查第二个群组的药品对FDA而言是困难最大的。各方也在观望，FDA怎么接受挑战，怎么执行这项法律条款。

1964年2月，FDA公布了按照新的法律制定的法规草案。草案公布后，有30天时间公开听取意见。这是个具有深远意义的新法规。虽然媒体和产业界对此反应平平，观察家也多抱着谨慎乐观的态度，预测这

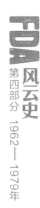

一法规可能会使相当数量的上市药物重新修改标识，但不会有多少药物被下架。

可是参议员汉弗莱凭着政治家的敏感，感受到一股强大的阻力。他说："这个国家没有一个医生或医疗群体写信来表达支持这些条款。"这是无声的压力。几个月前，制药厂商协会已经在放风声，不承认有无效药物。随后，美国医学会的代表机构甚至提出要求彻底废除1962年《药品修正法案》中关于疗效的条款。

1964年5月28日，FDA的法规草案经过修改后正式颁布。法规一些重要的改进如下：

——凡是《食品、药品和化妆品法》生效以后批准的药物，特别是抗生素，制造商必须检查其宣传材料及其临床记录，以确保药品真实的有效性和安全性，宣传材料包括所有必要的警告，如禁忌证、副作用以及药物投放市场后可能出现的不良反应。

——要求制药商在1964年9月25日前向FDA报告目前提供的药物标识、说明书和宣传的药物功效是否符合原申请中的条件范围。要求制药商公开披露药物上市以来曾经引起他们关注的任何副作用、不良反应或禁忌证，而不曾在标识和广告中充分说明的信息。

——截至1964年9月25日，制药商对于上述不符合原始新药申请范围的药物功效的宣传必须制订计划，明确是停止宣传，还是向FDA提供证实所宣称功效的证据，并将计划知会FDA。

——截至1964年7月27日，制药商必须报告FDA有哪些药品被批准而从未上市，哪些药品从市场上撤回和哪些药品仍保留在市场上。

——要求制药商准备年度报告，在新药被批准的周年日，提交给FDA。报告药品先前提交的信息是否有改变或增加以及它们在市面上的情况。

原来已经被机构批准上市的老产品和在法律上没有被划为"新药"的产品，需要重新提供功效的证明，估计至少涉及1 500个药品。不少贸易协会和企业担心这些药品将会被迫撤出，因此对这个条款提出抗议。但是FDA回应说，这是法律的要求，必须按新法规办。

拉里克告诉汉弗莱，美国医学会的药物理事会说，将会给已经被科学证实了的药品以"特殊关注"。因此，须优先处理的药品种类有：心理治疗的药物，包括大多数镇静剂；外用，眼用抗生素类固醇的组合；其他外用抗生素组合产品；儿科制剂；孕激素制剂；妊娠期使用的药物；外用抗组胺药；外用止痛药；口服和注射蛋白水解酶药；生物类黄酮药；非处方铁剂和一部分缓释药物。但是，拉里克感到一筹莫展，梳理这些流通在市场上的药品将是一个艰巨的任务：需要多少时间？有多少药品商会自愿或是被迫将药品撤出市场？多少标签以及多少宣称的适应证要修改？对这样的问题，谁都没有答案。

15　新法改革

FDA 新部署

1963 年 11 月 22 日，约翰·肯尼迪总统在达拉斯遇刺身亡，副总统林登·约翰逊接替其成为总统。约翰逊入主白宫的第 11 天，就召见了 FDA 负责人。约翰逊总统说他理解 FDA 经常面对政治的压力和他们必须履行的职责，总统明确表示了他对这一监管机构的重视。在外界看来，总统直接召见 FDA 官员是比较异常的举动，因为该机构是美国卫生教育和福利部的下属单位，并非联邦的独立行政机构，这可以解读为当时的医药监管问题在总统的日程表上占有重要位置。

一年以后的大选约翰逊胜出，他的副总统是前参议员汉弗莱。在组内阁班子时，约翰逊选择了德高望重的卡内基基金会主席约翰·加德纳出任卫生教育和福利部部长。一些新的人事任命和布局，显示这届政府整顿 FDA 的决心。

FDA 在半个多世纪的成长过程中，为了保护公众的健康，它曾经扮演着警察的角色，把稽查食品和药品的违法行为作为主要任务，对食品加工厂进行检查，对污染的产品予以查扣，对夜间越州偷运和掺假诈骗的不法分子进行阻截，与用骗术牟利的无良庸医进行不懈的斗争。"二战"结束之后，科学技术的进步引领着医药领域呈现革命性的发展，美国国会的立法者和白宫的执政者已经清楚地认识到，FDA 亟须从"警察"的身份转换成适应时代需求的具有高度科学、专业管理资质的监管机构。

1965 年 8 月，加德纳部长成立了一个由鲁弗斯·马埃奥任主席的咨询委员会，根据 6 年来国会对 FDA 一系列听证调查的结论，研究如何整顿机构，扭转士气低落的现状。咨询委员会向加德纳部长建议："局长、副局长及助理局长，作为一个团队应该在管理和科研能力方面体现最高水平。整个高层团队必须足够优秀以尽快赢得公众、业界、国会和科学专业社团的信心。"委员会认为，拉里克退休以后，如果按照 FDA 的传统提拔副局长约翰·哈维或者助理局长温顿·蓝钦等原班子的人员，在国会未必会赢得比对拉里克更多的信任。

不久，拉里克局长提请退休，新局长的任命成为各方关注的事情。从第一任局长威利博士以来，FDA 的上一任局长退休后一向采取内部提拔，由副局长自然接任局长。这项保持了半个多世纪的传统为 FDA 培养出熟悉业务的专门人才和对使命有献身精神的人，FDA 人一直以此为荣。但是这次根据咨询委员会的建议，白宫决意从外部物色局长人选，为 FDA 注入新鲜血液，重整机构，摆脱长年累月受到国会的听证调查和外界质疑的困扰。

1966 年 12 月的最后几天，美国的家庭都团聚在一起过圣诞节，加德纳部长把住在亚特兰大、时任美国疾病控制和预防中心主任的詹姆斯·戈达德博士召到他华盛顿的办公室长谈。加德纳告诉他，在部里考虑接替拉里克局长的人选名单上，戈达德是第一人选，问他是否愿意接受这个工作。戈达德本来有心争取晋升为"卫生教育和福利部"中主管公共卫生的最高长官，他已经酝酿了一个重组公共卫生服务的计划，试图把卫生教育和福利部下面的十几个健康研究机构与公共卫生医疗服务整合在一起，使之成为更有效的公共卫生服务系统。但是他还是被说服去接受一个对他来说相对陌生的领域——更具挑战性的 FDA 局长职务。

出生在俄亥俄州爱兰斯的戈达德，"二战"期间弃学从军，在战后返校，于 1949 年在乔治·华盛顿大学完成了他的医学学位。在家乡短期的行医后，于 1951 年加入公共卫生服务部门，1955 年获得哈佛大学公共卫生学硕士学位。

戈达德先后在多个公共卫生部门工作，诸如纽约州和联邦政府的高速公路安全计划部门、联邦航空管理局医务部，以及联邦传染病控制中心（现在的 CDC）等，率直干练的个性和积极进取的工作态度，使他在每一处的工作都交出了出色的成绩单，尤其是他在担任美国疾病控制和预防中心（前身是陆军防疫中心）的行政长官时，把一个原来以控制军队疟疾为目的的机构，转化成面向全国的具备流行性疾病控制全新功能的公共卫生机构。在短短 3 年时间里，他组建了一支高效率的专业团队，培养出大批年轻的专业人才分配到各州各社区实验室，随时调查分析疾病的起源、波及范围以制定防范措施。在戈达德领导下建立的全国

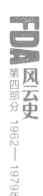

传染病信息系统和预防疾病传染的知识教育传播系统，创造性地发展了美国疾病控制和预防中心的科学管理模式。

戈达德是第一位来自局外的 FDA 局长，他也是担任该机构最高长官的第一位医学博士和公共卫生专家。瘦高个子、一头刷子样短发的戈达德博士，舆论评价其性格率直，思想开明，态度明确，作风清新，不被动荡时代错综复杂的社会关系所干扰，直面正在履行的职责，在联邦政府美国卫生和公共服务部门的官员中显得卓尔不群。因此，白宫和卫生教育和福利部部长期望戈达德能够为这个日益重要的行政机构带来新气象，真正担负起国家法律授予它的监管权力和责任。肩负加德纳部长的厚望，戈达德在 1966 年 1 月 17 日宣誓就职。新局长面临着相当严峻的形势，关注他的有来自国会的、媒体的、制药工业的、食品工业的，还有商业贸易的各式各样利益集团的人。拉里克时代 FDA 对行业界的亲善政策，将被戈达德的强硬态度一扫而光。

上任伊始，戈达德就面临了挑战，机构里包括副局长约翰·哈维在内的一批关键人物纷纷跟随拉里克局长退休或辞职，这给了新局长一个下马威。这个 5 000 名员工的机构行将瘫痪吗？不能！戈达德要把坏事变成好事。他要改变这个管理方式落后且责任感不强的机构，但要推动它向前，需要注入新鲜的血液，所以戈达德决定招募大批的专业新人。这批新人要具备专业知识，能胜任专业领域的工作，同时也要有为公共健康服务的信念。戈达德要彻底改变拉里克时代的妥协政策。

戈达德没有着急把家从亚特兰大迁来首都，在刚上任的几个月里，他让助理准备资料，利用晚上的时间独自在公寓里阅读大量 FDA 的文件，尽快熟悉和了解机构的所有事务，同时学习和研究新药申请的程序，每天带着问题向老员工请教。上任 11 周后，戈达德利用全国药品制药厂商协会会议把新 FDA 的信息传达给制药行业。制药厂商协会是有 140 家制药企业为会员的协会组织，这些企业生产的处方药占全美国市场的 90% 以上。在拉里克时代，制药厂商协会曾经与 FDA 关系非常融洽，曾经给前局长颁发过一个大匾。戈达德要传达给这个行业决策者们的信息听起来完全没有拉里克式的舒适感。

"我很不安，"他开诚布公地告诉制药公司的高级管理人员们，"我会相当坦诚地面对你们……制药行业，即如你和我所知，今后可能要做大幅度的改变，改变甚至会超出你们的预期。"

新的法规对新药的审核程序有了更严格的要求。关于新药临床试验申请：要求一种新药在完成动物实验之后应向 FDA 申请准许其进入临床试验的许可，这是新药批准的第一步。局长戈达德谈到 FDA 受理的新药案例："可以说我对提交给我们的许多新药临床试验申请文件的质量感到震惊。这些成箱地送来的所谓的调查资料和所谓的研究资料，明显不是出于专业人员之手，这是我深感不安的。我们的医学官员必须以非常认真的态度对待所有的申请案。但是，作为他们的领导，我不得不告诉他们，这些非专业的新药临床试验申请应该立即驳回。如果提出申请的公司是如此轻率地用低质量的工作浪费股东们的钱，那么这个公司必须承担这种浪费的后果。FDA 不会浪费公众的钱去审阅它。"

除了质量问题，戈达德举例谈到申报中的不诚实和弄虚作假的问题十分严重，他不否认在新药临床试验申请中有可以打擦边球的"灰色地带"，但是新的原则是"有意识地扣压对自己不利的动物实验或临床资料，不是一个灰色地带问题；临床调研者为了顾及与行业（雇主）的关系，不是从客观数据出发而是对试验结果刻意选择，这也不是一个灰色地带的问题；一个仍处于研究阶段的新药即开始商业化运作，谋划在期刊刊登文章，这更不是一个灰色地带问题"。

戈达德局长还关注"新药申请"这个最重要的议题。新药申请是新药在动物实验和临床试验已经完成以后，请求 FDA 最终批准药物营销的申请。这些申请必须包含最确凿的数据，证明新的药物是安全和有效的。

"但是再一次使我感到震惊，送给我们的材料具有明显的企图，企图让一些东西逃过我们的注意。一些行业代表不断地、直接地对我们的人施加压力，对此我深感不安。先生们，新药申请的情况现在需要引起你们的关注。"

在接下来的几个月里，戈达德会见了一个又一个的行业组织代表，发表了类似的演讲，强调现在是时候提高行业标准，终止欺诈行为了。在拉里克体制的 11 年里，前局长形成的信条是："大多数人是诚实和廉

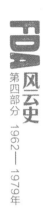

洁的，有出格行为的只是少数几个人，他们不属于这个群体。"戈达德则坦言："'不负责任的病'遍及整个行业。"后来，FDA采取的监管行动果然涉及不少正规大公司，包括华纳荣韶、帕克戴维斯、查尔斯辉瑞、宝来惠康、霍夫曼拉罗什、莱德利，等等。《科学》杂志的评论说，戈达德上任首先做的是改变药物监管中的游戏规则。

建立新秩序

局长戈达德上任伊始，就面临着一个案子需要处理。氨基-格鲁米特（Elipten），一种控制癫痫的抗惊厥药。当1959年西坝药业公司申请该种新药时，FDA的药理学家就建议做为期一年的大鼠实验研究。但是，1960年，在见到试验报告之前，Elipten就被放行上市，直到1964年，西坝才收集到部分研究结果提交给FDA。审阅该报告的约翰·内斯特博士了解到Elipten可能对甲状腺有影响，进一步了解后他发现FDA已经得到报告，在用过药的儿童中有10例出现甲状腺功能减退或甲状腺肿大，其中包括西坝报告的8例。内斯特指出该药的研究并不充分，没有受到有效监督就被放行了。另外，机构批准的标签也很马虎，而且没有告知医生有一个测试组90%的儿童发生了相当严重的皮疹。内斯特的报告转到了FDA医药部主任约瑟·萨德斯克那里就被搁置了，FDA没有采取任何措施，Elipten继续在销售。

6个月以后，FDA的稽查员在西坝设在新泽西州萨米特的工厂发现，大鼠研究记录显示Elipten不仅对甲状腺有严重的毒性和不良反应，而且对肾上腺、卵巢和子宫都有损害。西坝显然隐瞒了不利的实验结果。

这时，底特律的西奈医院出现一个病例，一个3岁的男孩被送进医院，他的症状是甲状腺肿大，皮肤呈深古铜色，病情很严重。经过儿科医生拉尔夫·凯旭的实验室检查，结果显示男孩的肾上腺不能正常工作，他的甲状腺功能也改变了。凯旭医生从男孩的服药史发现，在此前5个月，他服用Elipten来控制癫痫发作。为了证实对病因的猜测，凯旭医生和他的同事给大鼠做了Elipten实验，大鼠的肾上腺和甲状腺果然发生了明显变化。然后，他们又检查了底特律儿童医院肾上腺受到损害的另外两个男孩的病历，发现他们也曾服用过 Elipten。1965 年 10 月，凯旭医生向西坝通报了发现的问题，同月他在中西部儿科学会年会上报告了这个结果，但西坝没有采取任何行动。

西奈医院是 FDA "药品不良反应报告项目" 的参与医院。1966 年 1 月 25 日，一份调查报告由西奈研究部主任皮耶罗·佛奥博士和医院的内科主任赫伯特·瑞文博士直接送到 FDA。刚走马上任的戈达德在收到报告的 20 天之后公开宣布，FDA 要求停止销售 Elipten。他说："使用药物的医生报告给西坝一些临床经验，但是生产商没有按照法律规定向 FDA 报告。"戈达德披露 Elipten 导致儿童性早熟，甚至存在小女孩男性化的潜在可能，这样的风险值得关注。FDA 的官员认为，当时已经有十几种抗惊厥药上市销售了，如果 FDA 在 1960 年 5 月批准销售之前就拿到了西坝在 1959 年完成的大鼠实验研究结果，他们不会批准该药上市。

西坝发表了一份声明，声明中说："每年用 Elipten 治疗取得疗效的有 5 000 人。所以，是否使用 Elipten，最终决定权应该留给处方医生，他才是权衡病人应该用什么药及如何用药的最有话语权的人。"在该声明中，不仅强调了该公司对 Elipten 疗效的认可，也否认了有刻意隐瞒信息的行为。FDA 没有对西坝扣压数据的行为提起诉讼。

西坝的表态很能代表支持旧秩序的那个群体，业界整体对戈达德公开批评的做法持观望态度。一位高管私下说："如果公开批评的权力在一定程度上变大，是为了要创建一个新的 FDA 及其新形象，我们可以忍受，只要做得不是特别过分，不让公众的信心受到影响。"一些评论认为，业界似乎愿意对 FDA 私下妥协，以一些主动措施换取 FDA 对行业有利的态度。这些措施包括：由制药厂商协会提议，企业提交新药申请资料的同时附加经过认证的数据综述，企业将对综述的准确性承担法律责任，戈达德接受认证综述的建议。另一项建议是，改变公司每年给 FDA 提供关于其产品专业文献的年度报告的做法，利用国家医学图书馆自动化和全面的文献检索数据的资源，进行这项工作。

改变 FDA 根深蒂固的行事作风和盘根错节的人事关系并非易事。由于合规处主任艾伦·雷菲尔德离去，戈达德决定重新整合这个部门所掌管的 18 个区域办事处。他下到各个区域并召开了区域主任会议，发现前主任雷菲尔德领导下的合规处几乎就是"一言堂",没有人会表达自己的意见,18个区域主任几乎都是盲目服从雷菲尔德的命令。"那些深陷旧体制不能自拔的人必须离开,"戈达德说,"我认为,第一年的主要任务之一是重塑外场结构,由新人取代大部分区域主任,让新的区域主任和他的副手负责该地区的运作和人员的调配,处理他们地区发生的一些事情,担当起在过去不曾担当的职责。"总部和区域办事处之间安装了通信设备,装上电话,平时局长与地区主任每周通话一次,直接了解和随时解决出现的问题。

在旧体制时代,企业人员或行业的"联络人"几乎不受限制地访问FDA官员,外界人士可以毫无障碍地进入机构的任何办公室,随时要求开会讨论申请的药物。新药审查的官员们疲于接待不期而至的各企业代表,不但增加个人压力,而且严重影响工作效率,苦不堪言。

芭芭拉·莫尔顿博士,是在任5年的FDA医学官员,她用辞职抗议机构的政策。在基福弗参议院反托拉斯和垄断委员会的听证会上,她做证叙述了医学官员在1960年所受到的压力:"当药物公司提交一个重要的新药申请时,常见的做法是他们的代表会在提交后的几天内打电话给新药审批部门的首席官员,询问谁处理有关的申请,之后审查该药的官员名字会立刻被提供给对方。然后这位官员会接到电话,该公司要求及时安排会议与企业派的代表讨论申请事宜。如果他不这样做,即使出于非常合理的原因,譬如他还没来得及研究该申请,他都会被上司训斥为不配合。反正会议是由文员安排的,由不得他。新药审批部门很少有哪一天没有几次这样的会议,如果企业预期没有什么问题,他们就派来一个代表。但如果医学官员通过电话说那个新药申请可能不完全令人满意,就可能有四五个人出现在他的办公室据理力争。他也可能被邀请去参加一个医学会议,由该药物的临床调研员来讨论他提出的问题,这类会议都是由公司赞助的,公司一般不会邀请那些对新药没有表现出赞赏态度的临床调研员参加会议。如果审查的医学官员对所提供的药物的安全证据仍不满意,公司往往会找FDA更上一级的医药部主任会谈(即使主任没有看过该新药申请的资料,根本不了解所谈的药物),向他讲述他们一方的情况。据我所知这样的会议之后主任就会命令审阅的医学官员通过新药申请。FDA 医药部的官员没有一个人会否定偶尔与行业之间沟通的价值，特别是关于新药物应用的技术细节。然而，制药公司代表一个星期花费 3~4 天"泡"在新药审批部门，一步步地争论每一个细节，想要知道申请程序到哪一步了，以及在所有进程中哪个化学家、哪个药理学家在协助审阅，这种情况十分不正常。我认为，负责为公众利益做出正确决定的医学官员们正在受到难以排除的干扰。"

对于这样的状况，戈达德局长要求建立访客制度，并设置了新的安保措施。为防止企业干扰机构的正常工作，为了药物申报资料的保密性，FDA 规定但凡企业人员要与机构官员会面，必须事先预约，外人不经同意且没有获得有关负责人的签名批准，不得随意进入工作场所。

复查旧药

曾经令前任局长一筹莫展的重要任务，是 1962 年《药品修正法案》规定的，必须重新审查 1938—1962 年上市的药物，确定这些药品的有效性和安全性，把其中不合格的药品淘汰出市。1962 年，约有 40 000 种药品在市场上流通，大部分药品的功效或安全性从来没有被专业地验证过。有人估计，如果按照 1962 年以后的检测标准来评价，可能 80%~90% 的药品将被弃用。当时 FDA 正在疲于应付国会和行业界对新药审批拖延滞后的抱怨，倾其全力加快新药通关速度，难以再承担这样浩大的老药复查工程。更难的是，每否决一个药品都可能面临一场旷日持久的诉讼。有人比喻说："像有很多大狗把守着许多骨头。"而这些对于前局长拉里克而言，是不可能完成的任务。

当新局长戈达德考虑如何完成这个看似不可能的任务时，他首先与医药部主管萨德斯克博士讨论，想了解 1962 年《药品修正法案》生效有几年时间了，为什么复查的工作一直没有进行。但是他很惊讶地发现，阻力竟然来自这位执掌医药审查部门的主管，萨德斯克不认为这个审查应该进行，因为他认为执业医生才是判定药物是否有效的人。

萨德斯克在进入 FDA 以前的主要工作经历是在乔治·华盛顿大学任教，并负责门诊诊所。他有着严肃的外表，戴着无框眼镜，光亮的头发一丝不苟地梳向脑后。就像他的外表，工作时他也是一个典型的保守

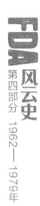

派，代表了美国医学会的主流观点。他坚持强调医生的个人经验对药物的判断，而不认可统计学对临床试验数据的分析结论（美国医学会曾经发起反对 1962 年《药品修正法案》中对 1962 年之前的药物进行复查的行动）。

戈达德在乔治·华盛顿大学医学院上学时，萨德斯克已经是该校的助理教授了。戈达德尊重这位前辈，但是他明确地告诉萨德斯克，完成这项复查任务是国会授予 FDA 的责任。对于固执己见的萨德斯克，他说："我给你时间考虑一下，到星期一，如果你不愿做这项工作，我将解除你的职务。"

萨德斯克选择了辞职。随后，戈达德聘请志同道合的哈佛公共健康学院教授赫伯特·莱伊博士担任这个面临巨大挑战的职务。

戈达德知道，完成这个"不可能的任务"单靠 FDA 内部资源是不行的。FDA 的新药审查已经严重积压，医药部首要的任务是解决积压的新药申请（按照 1962 年《药品修正法案》的规定，机构收到一个新药申请后必须在 80 天内给予答复）。这时戈达德获知局里本年度财政拨款有很多盈余，与其把没用完的资金上缴，不如用这笔资金把这项任务承包给外面的机构去做。这个想法确立了他们可以寻找外部合作单位的思路。

尝试与国家卫生研究院（NIH）合作的想法被驳了回来。主管 NIH 的詹姆斯·香农博士坚持他的原则，认为 NIH 是研究机构，不想牵扯政府。他始终拒绝任何与 FDA 合作的项目。但如果找大学的研究所、非政府的研究所或私营科研院所，戈达德担心这些单位因经常为医药行业服务，而有失公正立场。局长为此绞尽脑汁。有个顾问 H. G. 埃斯迪斯博士提醒他，宪章要求国家科学院协助政府机构做科学研究，为何不去找国家科学院？这个建议恰如漆黑的隧道里射入一束亮光。是啊！国家科学院，美国最权威的医学与科学机构，曾经协助 FDA 解决农药、食品添加剂和煤焦油等诸多问题。科学院的国家研究委员会经常召集全国顶尖的科学家去华盛顿协助审查技术性较强的学科情况。戈达德立即让人找出宪章和科学院章程做研究。

戈达德去会见美国国家科学院（NAS）院长弗雷德里克·塞茨，请求科学院提供人力支援，协助 FDA 完成这项巨大的工程。塞茨与国家研究委员会下属的药物研究委员会商量以后，给了戈达德一个充满热情的答复。他说这是一项重要的任务，关系到国家的利益，虽然他们还从未接受过如此巨大的任务，但他们很高兴能参与其中。1966 年 6 月，FDA 与 NAS 签署了合作合同。

消息发布后，制药厂商协会表示欢迎，赞扬这是一个卓越的计划，而那些资深观察员则对由药物研究委员会主导的这项计划有所怀疑，医药行业各个阶层的代表都是药物研究委员会的成员，是否会受利益团体的影响？但是戈达德对国家科学院的机制有足够的信心，信任国家科学院会维护科学家的形象。国家科学院和药物研究委员会认为有必要保护审评小组成员以回避来自行业的潜在压力，除了主席的名字公开以外，所有成员的姓名不向外公布，直至审查结果交由 FDA 发布以后。

戈达德说服美国卫生和公共服务部部长，从公共卫生服务部门正在培训实习的年轻医生中选拔一批人才参加这项工作。这些充满干劲的年轻人由 FDA 派出担任科学院设置的各种专业研究组的执行秘书。然后，戈达德和 FDA 退居幕后，让科学院全面主持和领导这项工作。

复查工作从 1966 年 7 月 1 日开始，超过 180 名全国顶尖的医生和科学家们被召唤到华盛顿参加首次会议。最终，科学院设立了 30 个专家研究组，每个组负责复查一个种类的药物——抗生素、镇痛药、循环系统用药，等等。审查要求有表明药物作用的基本证据。美国国家科学院、药物研究委员会把这项工作称为"药物效能研究（DESI）"。

受到复查的药物，生产厂商需在两个月时间里提交资料，后来这个时限被延长。每个专门的研究组收到成千上万页的资料，或取自科学类期刊的文章，或由制药公司提供的信息。FDA 医药部的拉尔夫·史密斯博士负责联络协调，向研究组提供他们需要的 FDA 存档的资料。

被复查的药物中大约 75% 是单一化学物质，具有一种特定的用途，20% 拥有两个有效成分，5% 有多达十几个活跃的化学物质。许多药物列出一长串不同的用途，这意味着有将近一半的药物必须被多个专门小组复查，因为每个小组只针对某一种疾病或人体的某一个部位开展研究。

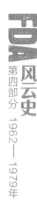

专门小组成员阅读资料、碰头讨论，最后确定药物是归入哪一类。评价结论分为4类，分别是：有效的，部分有效的，可能有效的，无效的。被归入"可能有效的"一类药则退出市场，最后一类更不用说了。

当工作向前推进，越来越多的评价结论出炉时，科学家们发现许多药物的情况适合归入两个种类。一类是"有效的，但是……"，这是指一个药物虽然有疗效，但是已经被更有效、更安全的药物取而代之。还有一类是"在一个固定组合之内无效"，纳入此类的大多是由两种或三种抗生素混合的复合剂。复合抗生素药是在对抗生素盲目迷信的时代的产物。临床试验已经证明两种以上的抗生素混合，非但不能帮助加强杀菌力，反而使抗生素相互干扰，每一种抗生素都有副作用，多增加一种就多一份风险，所以这类药品必然归入第4类，淘汰。

戈达德局长对陆续完成的审查报告非常满意，高度评价了这项工程，他称这是一项非常彻底的工作，一项公平公正的工作，一项有科学支持的工作，完全没有向制药业的压力低头的工作。

国家科学院承担的浩大的复查工作大约进行了3年。在完成的时候，国家科学院研究部主任杜克·阙科斯勒报告说："对占据当前市场超过80%的药物信息进行了复查，并加入了专业的意见。"意见分类之后交给药物监管机构，由他们做出最终的处置决定。

由这个计划引发的从市场撤下无效的处方药的执法行动，一直延续到1988年9月15日才结束。1984年9月16日《纽约时报》报道说，"22年后，联邦监管机构即将完成复查。迄今为止，被判定为无效的1 000多种处方药撤出市场。…… 因此，把参议员埃斯蒂斯·基福弗在1960年提出的立法议案作为起始，到本周一为止，标志着其行政和司法程序的结束"。实际上，由这一复查计划引发的从市场撤下无效的处方药的执法行动，一直延续到1988年9月15日才告结束。

FDA合规管理处处长罗纳德·威尔逊证实，已经对3 443种药品中的3 401种做了审查。其中2 302种药品被认定是有效的，1 099种被裁定为无效。只有42种未做最终裁决，它们大多是因为制造商要求举行听证会以期改变不利的结果。

威尔逊处长解释，导致后续监管行动缓慢和拖延的原因，是制药公司质疑初步调查结果，因为许多无效药被淘汰而使得工作态度消极，不配合。"我们收到 350 个听证的要求，"他说，"我们必须复审所有数据才能解决。"一些制药商使用拖延的策略，即使复查的结论是正确的，他们仍千方百计拖延时间，让药品继续留在市场上获利，直到用尽所有可能的上诉途径。

FDA 秉着"不想让一个可能有用的药物消失"的原则，不得不延长时间等待制药公司完成所有试验送来新的数据，"即使它进来晚了"。

拖延的时间已经超过协议规定的，须在卡特政府时期完成测试。如果不是两个民间组织——美国公共健康协会和老年公民全国议会起诉了 FDA，并于 1980 年 9 月 17 日迫使其同意在 4 年时间里完成工作，调查可能还会拖延更长的时间。

1988 年 9 月 15 日，FDA 宣布，依照 1962 年的《药品修正法案》对旧处方药的复查工作全部结束。这一巨大工程从约翰逊政府开始一直到里根政府时期才完成，整整 22 年。曾经担任公民集团律师的威廉·舒尔茨代表原告称："这也许是 FDA 在里根政府时期最重要的监管行动。"

新广告法规

药品广告是基福弗听证会的重点内容之一。在 19 世纪，招摇撞骗的专利药广告曾经充斥报纸和期刊，被哈维·威利博士斥责是赚取"血腥钱"。自从 1938 年《食品、药品和化妆品法》颁布以后，对专利药广告施加了有力的管制，使这类广告的登载比例相对减少。20 世纪 50 年代以后，进入了处方药时代，监管者面临的是如何应对改头换面的广告。

基福弗参议员在听证会上援引过一个数字，出自帕克戴维斯公司产品广告及推广部主任沃尔特·格里菲斯在美国药剂师学院的演讲，他估计处方药行业已经制造了约 38 亿页付费的期刊广告。

公众渴望从媒体上获得可以缓解疼痛、遏制疾病、挽救生命的药物信息。所有有关特效新药的新闻都吸引着公众的眼球，记者往往热衷于报道这样的消息。制药业利用民众的这种心理赚钱，提供消息给新闻媒体，让他们报道新药，即使这些药物正在试验阶段，疗效和安全性尚未被 FDA 确认，但有关信息仍被传播出去，急于求治的病人就能从电台听到或电视台看到关于新药的新闻。"把出现新药的消息带给医生提醒他关注，在医生还不十分了解新药的时候，要求他使用新药以代替医生很可能一直在仔细考虑的其他治疗方案……这就迫使医生放弃了他很了解的和正在使用的治疗药物，去使用他并不熟悉的药物或没有经验的治疗方案。"1962 年，西德尼·沃尔夫博士在美国科学进步协会的大会上这样说。他把这种不时出现在大众媒体上、实质上是制药公司精心策划的广告宣传称之为"撒盐作品"，他谴责这种植入大众媒体的新药报道往往误导不具备专业知识的公众。由此发生的悲剧，就如纽约州立大学医学院的佩林·朗博士告诉基福弗的参议院反托拉斯和垄断委员会的案例："一个患感冒和慢性哮喘的妇女，她强烈要求医生给她青霉素，我的同事拒绝给她，因为给哮喘病人青霉素并非好主意。病人非常生气，指责医生说：'我会找到一个医生，按照我说的去做。'她真找到了。一个医生给她注射了青霉素，不到 5 分钟，她死于青霉素导致的过敏反应。"

曾任辉瑞公司子公司 JB Roerig 的代理医疗主任哈斯克尔·温斯坦医生，告诉参议院反托拉斯和垄断委员会："知名报刊如《读者文摘》《时代》和《华尔街日报》虽然有一些合情合理的好报道，但是那些报刊公开出现的报道很大程度上都是制药企业的公关人员提供的。"

处方药是通过医生处方才可以购买的药品，所以制药商宣传推销的主要对象是医生。基福弗反托拉斯和垄断委员会曾经调查药物广告的现状。国会图书馆在基福弗要求下调查了截至 1959 年 3 月的这 9 个月期间刊登在 6 个全国最有影响的医学期刊的药品广告。调查覆盖 34 个重要的药物，总共发现 2 033 页的广告。经反托拉斯和垄断委员会的查阅，89%的广告完全没有提及副作用或只有很短的不经意的语句给予了警告。

基福弗委员会对药品广告的调查，促使 1962 年《药品修正法案》制定了相应条款，授权 FDA 对整个医药广告行使管辖权，全面监管广告的内容和形式。

《美国医学会杂志》是有着 20 多万医生会员的专业刊物，《美国医学会杂志》曾宣称自己是"世界上最大的处方药广告出版商",新药广告大多登载在《美国医学会杂志》的周刊以及美国医学会下属的四个医疗专业期刊上。1966 年《美国医学会杂志》的广告收入为 13 290 714 美元,占该组织全部收入的 47.9%,而来自会员费的收入只占 27%。虽然《美国医学会杂志》一直声称登载的广告经过审查,符合《美国医学会杂志》科学出版物广告的原则,他们的工作人员也是受过严格的科学训练的,与该期刊的 400 位顾问保持一致,并保持与医学院、医院、工业界、政府机构以及为军队兵种服务的研究中心的联络。但是在巨大的利益诱惑下,筛查委员会逐渐放弃了早先对广告的严格管控,对误导性的广告内容睁一只眼闭一只眼。

FDA 于 1963 年颁布两项重要法规,解释 1962 年《药品修正法案》对广告规定的"简要概述"条款。首先要求有合理的平衡,提供有效性、副作用和禁忌证的信息。其次,所谓"合理的平衡"是指陈述副作用和禁忌证的信息,在版面上对等地表述药物的正反两面的信息。

这个新法规显然没有对《美国医学会杂志》的广告运作起到规范作用。1965 年 12 月,新泽西州特伦顿地方法院受理了自 1962 年《药品修正法案》以来的第一宗广告诉讼案件。

华莱士实验室被政府指控违反广告法,涉及的药物是镇静剂 Pree MT,这个药是甲丙氨酯(镇静催眠药)与氢氯噻嗪(利尿药)的组合剂,适用于经前期紧张综合征、充血性心力衰竭、高血压。该药物的广告发表在 1964 年 6 月的《美国医学会杂志》上,连续刊登了 4 期。华莱士实验室精心制作了两页长的内容,却在禁忌证栏写着"未知"。Pree MT 的禁忌证从 1960 年以来一直被写入 FDA 批准的处方小册子,随附在每个药品包装内。每年发放 50 万份作为医生处方指南的《医生案头参考》中也注有该药的禁忌证。政府认为该广告隐瞒了副作用的资料,这将误导医生。删去禁忌证和警告是危险的,严重的后果可能致命。在地方法院起诉的 6 个星期以后,被告华莱士实验室愿意从无罪抗辩转换到无罪申诉,并且承认在刊登广告时报错广告类别,从而避免了牵涉到广告业。法官亚瑟·蓝以违规轻罪的最高处罚——两个每项 1 000 美元进行罚款。这样的罚款与华莱士实验室的母公司——卡特华莱士公司在1964年凭借登载广告所赚取的1 130万美元税后收入相比，不过是九牛一毛罢了。刊登广告的《美国医学会杂志》发言人表示，这根本是厂商的问题，他们完全推卸了自己的责任。

戈达德局长上任后，医药广告科的负责人鲍勃·麦克利里博士要求与他谈一谈。由于戈达德的时间表都已经满满当当，麦克利里主动提出为戈达德驾车，在送他去机场的路上，顺便报告有关医药广告存在的问题。

麦克利里是一个外科医生，在普林斯顿高级研究学院进行一项有关核战争中基督教道德的研究，后来在纽约麦迪逊大街的广告代理公司任医学主任，处理制药商客户的业务，对医药医疗广告非常熟悉。1964年麦克利里在FDA工作时曾经提出一个办法处置违反法规的药品广告，建议要求制药商写补救信，迅速地纠正误导性的广告，信件单独寄给每个处方医生。这个建议被上级批准，但是后来他发现这个建议又被拉里克管理体制的某位高层人物神秘地驳回。麦克利里急于把情况报告给戈达德，是期望新局长批准重新启用这一措施，加强监管医药广告的力度。

戈达德局长向麦克利里要来所有的广告参考资料和研究文献亲自审查，他发现麦克利里是个专业人才，对广告的分解剖析非常深入，于是大力赞同和坚决支持麦克利里的工作。

1967年2月27日，FDA采取行动，扣押了华纳兰伯特制药公司属下的华纳希尔科特实验室发运的一批名为Peritrate SA的药品，该药的化学成分是戊四硝酯，由瑞典药厂开发，被广泛用于缓解顽固的心绞痛、胸痛等病症。自1952年以来，已经处方给数以百万计的冠状动脉疾病病人使用。FDA扣押该药的原由是华纳希尔科特实验室刊登在《美国医学会杂志》的广告。这份广告从1985年12月6日起连续登了6期，篇幅长达5页多，介绍了Peritrate SA药品的新用途，说是该药通过降低后续疾病的发作，延长心脏病病人的生命。广告引用了一个"对100个病人的长期的生存研究"来支持这一结论：病人心肌梗死发作两年后，服用Peritrate SA的病人71.1%还活着，而服用安慰剂的对照组的病人的存活率是41.7%。以此说明使用Peritrate SA显示了显著提高生存率的趋势。

FDA反对这个广告，原因之一是它所声称的功效只是基于单一的研究，而该研究是制药公司出资，由纽约市皇后医院和联合健康中心心脏科主任亚历山大·欧雪勒夫医生执行的。欧雪勒夫医生本人看到广告后抗议说，他从来没有声称这个Peritrate SA是救死扶伤的药物，它的疗效没有像广告上说的那么富有戏剧性。FDA还指控，Peritrate SA广告伪造欧雪勒夫医生的调查。FDA提供给法庭的文件显示，在广告中以医生的名义表达有良好的对照临床调查。事实上，在临床试验最初设立的两个对照组，安慰剂组的病人年龄较大，一开始就比服用Peritrate SA的组有更严重的症状，因而生存的机会更弱，并非广告中声称的两组病人是"旗鼓相当"。所以拿两组的死亡率相比，不能算作是科学的结论。欧雪勒夫博士指出，该广告没有报告他第二次重复做的临床试验结果。第二次他同样选用了100名病人，与第一次试验的病人的主要体征和病情相似。两年的试验期结束以后，服用Peritrate SA和安慰剂的各组都有10人死亡，两组病人中死亡人数相同。

FDA认为该广告中的另一个误导是，它在注释中援引一项Peritrate SA刺激侧支循环的研究，声称这样的研究已经完成，但是该注释没有透露这项研究是在小猪身上做完的。一个动物实验的数据被刻意地置换成看似人体临床试验的数据。FDA指出这个数据"绝非人类疾病的情况"。

对Peritrate SA采取扣押行动，是1962年《药品修正法案》生效后FDA第一宗扣押的案子，华纳希尔科特实验室公司没有抗辩。但是，媒体的报道对正在服用这个药物的病人而言，引起的震动是很大的。医生们被恐慌的病人的电话困扰，接着紧张的医生们的电话又让FDA应接不暇。

戈达德局长刚上任不久，他从这样的执法措施中获得教训，即一个药物除非有安全问题必须从市场上清除，需予以查封，否则要解决的只是广告的误导，采取查封是不适宜的。非专业的记者报道和病人的惊慌，只会造成不必要的混乱，重要的是让处方医生了解正确的信息。FDA决定在这种情况下不再实行扣押，转而采用不同的方法。

FDA与华纳兰伯特和华纳希尔科特实验室的负责人举行会议，商谈解决问题的方法。华纳希尔科特实验室的总裁罗伯特·克拉克非常坦率地表示，他向下属询问以后确定了广告的信息是不正确的，他承诺尽快纠正错误。在商讨过程中，华纳董事会主席参加了与局长的会议，这在FDA是第一次与企业建立这样一种方式处理广告的问题。以前但凡发现问题，先召来公司的总裁，但通常来参加会议的只有律师、医疗主任、负责广告业务的副总裁等，FDA也是固定的一套人马——局长戈达德、法务总顾问古德里奇、医疗广告科主任麦克利里和医药部的主管莱伊博士等。FDA希望让企业的最高层直接了解他们违规的问题所在，并能够迅速决定他们要做什么。会议的结果就是相关公司根据FDA的建议，向所有的医生发出一封纠正的信函，明确地说明制作了误导性的广告。

在接下来近3年的时间里，FDA展开了一系列打击违法广告的行动。机构内把原来只有两个人员的医疗广告科扩充到6个人员。6个人要面对的是每年砸下8.5亿美元推广他们产品的行业巨头们。他们对违反法规的广告采取强硬的措施，并在这段时间内纠正了24家公司的产品广告。

1967年5月22日，FDA再次公布针对处方药广告的新法规。戈达德局长说，自1963年以来，医药行业一直要求说明1962年《药品修正法案》关于广告的条款，也抱怨法律条款是"模糊"的，难以作为准则，为此FDA制定了34项具体规定。如有违反的广告，FDA将其认定为"不真实，缺乏合理的平衡或以其他方式误导"的广告加以处理。

新的34项法规，明确列出了很多具体做法是违法的，并强调"合理的平衡"原则。如果一则广告有以下问题，将被认为是误导性的：

——使用（对自己）更有利的陈旧数据，而忽略新近的参考文献。

——声称无文献报告，而忽略已发表的详细说明副作用的文献。

——暗示有研究发现比目前表述的药物适用范围更丰富的使用经验。

——没有透露对自己不利的消息。

——不恰当地表明动物实验具有临床意义。

在此之前，对于刊登带有误导性信息广告的期刊，没有法律可以作为依据来进行管制。不过，差不多在 FDA 颁布规范处方药广告新法规的前一个月，国税局正式出台法规，对非营利性杂志的商业广告收入征税。这对凭借商业广告赚取数千万美元的《美国医学会杂志》将产生一定的约束。美国医学会对此表示，协会将拟定新的规则以适应新的形势。

戈达德的成就

加德纳部长交给戈达德局长的任务中，压力最大的是如何解决 FDA 日益严重的新药审批积压的问题。制药行业和其他批评者说："截至目前，FDA 有 150 个药物（申请）处于积压状态，剥夺了医生和病人使用这些药物创造治疗奇迹的权利。"面对指责，FDA 连同它的上级——卫生教育和福利部几乎毫无争辩的余地。

戈达德局长第一次造访医药部的新药审查部门，他的第一印象，那里简直是"地狱"。新药审查部的办公室到处堆满待审的资料，从地上垛到桌椅上、窗台上，工作人员只能在堆积如山的纸张中穿越行走。制药商送来的资料既没有分页也没有索引，情况确实如大家所说的一片混乱。虽然，待审的药物中，85%是老产品的新组合或分子操纵技术，真正的新药只是凤毛麟角，FDA 需要一套有效的运作机制来改变现状，让陷入困境的新药审查部门解脱出来。戈达德认为，这个部门除了需要一个新的有才干的领导人，还需要引进新的管理方法。

莱伊博士出任医药部主任后选定了专业研究和管理经验两者兼备的沃恩·乔特负责具体的新药审查部门的工作，到 1966 年的四五月间，新班子正式搭建完毕。莱伊设立了一个程序修改专项组，对内部的审查工作程序做了改进，实施开创性的跟踪系统。有人专门负责报告每周新收到的申请和已经完成的申请以及积压待审的所有数字。所有申请予以分类，分为临床前研究、临床试验 I 期、II 期和 III 期。这在两年多的时间里成功地解决了积压问题。从此可以保证依据 1962 年《药品修正法案》的条款，新药的申请在申请人提交后的 180 天之内，或通过，或补充，或退回，均给予答复。

规范药名也是 1962 年《药品修正法案》的一个新的规定。修正案要求药物的"通用名称"必须直接链接其商品名，须出现在每份宣传材料中，以提醒医生这两个名称之间的确切关系。制药商给药品的商品名称必须用括号括起来或前面增加注入"品牌"之类的词组。通用名称的印刷必须醒目，字号至少是商品名或品牌名称的一半大小。

一个独立的药物可有三类名称：化学名、通用名和商品名。化学名是列出药物的分子结构；通用名是化学结构组成的简略表达，医生仍可知药物的化学成分，使其能确定药物的作用。普药将只有一个通用名或称为非专利名；商品名或品牌名是一个药物销售时用以标识特定的制造商而设的，商品名传达的有关其性质或成分的信息很少，一些制造商常常用不同的商品名销售同样的化学物质。

经政府、民间组织和工业界商议，1961年由美国医学会和美国药典委员会组成了一个（药物）命名理事会，为药物确定"公认名称"或通用名的工作。1964年美国药学会成为第三个参与组织，理事会更名为"美国定名理事会（USAN）"。1967年，戈达德局长派唐·埃斯蒂斯作为FDA的联络员去USAN。实际上埃斯蒂斯去USAN是肩负任务的。制药商向USAN提出的通用名通常故意把名称编得冗长而不易使用，理事会只是接受，不作修改。这样，能够让医生记住的还是制药商的商品名。戈达德看破了厂商应付法规的招数，埃斯蒂斯的任务就是敦促理事会发挥作用，尽可能地简化厂商送来的通用名，使通用名真正具备法律赋予的意义。

戈达德局长致力于为国家做一件伟大的事情，一部《药品汇编》的编纂提上了日程。科学院主持的老药审评工作为《药品汇编》积累了宝贵的资料。这时，药品制药厂商协会的主席乔·斯泰特勒主动找戈达德局长谈论《药品汇编》的事。当时的法规要求州际贸易运输的每一种药品必须在每个包装中附有说明书。说明书的本意是为了向医生提供信息，但是如今的医药销售体系已不同以前，药品出厂后直接送往医院药房或药店，除了某些在医生诊所使用的药物，大多数药物的说明书在药房里就被丢入废纸篓。现实中，说明书并没有起到预期的作用。斯泰特勒说前任局长始终没有与制药厂商协会达成一致意见，现在制药厂商协会愿意承诺支付《药品汇编》的出版费用，以交换取消在每个包装中附加说明书的要求。行业在包装说明书上一年花费 600 万美元，斯泰特勒建议戈达德局长："请你允许我们出版《药品汇编》，并同时停止包装说明书。"戈达德看到这个法规的不合理性，当场表态接受斯泰特勒的建议。

戈达德局长设想中的《药品汇编》应该是一部全面的综合性的药品汇编，以解决现有的药品汇编存在的问题。如美国医学会编辑的《新药》，只涵盖在 10 年内上市的单一化学实体的新药物，不包括复合成分的药物，该书年销售量有 3 万多册。另一本《医生案头参考》是免费赠予的，发行范围最广泛，每年年初每个医生办公桌上都会有一本新的《医生案头参考》。但这只是一本付费广告的汇集，所有的药物都以商品名出现。戈达德总结专家和医生的意见，认为《药品汇编》的基本格式应该以每种药物的通用名为主，描述药物的化学结构、作用，然后列出它所有的商品名或制造商以及剂量，便于医生查找。这本汇编应该再一次使用国家科学院组织的学术力量来编辑，由 FDA 批准，制药厂商协会为出版买单，免费发给每一位医生。但是制药厂商协会担心，如果医生想找一个药，看到它的通用名下面有四十多个品牌名，他们如何选择？制药厂商协会不干。

1965 年美国国会通过了《控制滥用药品修正法案》，并由约翰逊总统签署。该项法律修改了原《食品、药品和化妆品法》，允许卫生教育和福利部指定对某些兴奋剂、镇静剂和致幻药物的控制，对这类药物的销售和分销实行许可证制度。根据法律，这类危险药物的使用未经特别允许，不得无证使用。依据该修正案，1966 年 FDA 成立了一个专职部门——控制药物滥用处，执行对药物滥用的监管。一年后，这个部门已经发展到 300 多人，分布在全国各地执行任务。其时，苯丙胺和巴比妥类危险药物的滥用已经成为很大的社会问题，查处非法买卖和使用这类药物常常牵涉到一些黑帮势力，或一些社会团体如嬉皮士。稽查员们佩带枪支、使用监控、电话窃听，甚至卧底，等等，几乎和缉毒没什么两样。FDA 发现这个工作和 FDA 传统的管理体系差别很大，而且稽查的案子常常与财政部的禁毒署交叉"撞车"。如追查致幻剂的案子到后来是大麻（毒品），或禁毒署查办毒品的案子是安非他命（属危险药品），

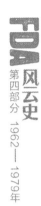

两个机构都在查办相同的案子。

FDA 越来越觉得应该把两个机构合并后交给司法部去管才更合理。戈达德向加德纳部长提出了这一建议，把这个控制药物滥用处划给司法部，加德纳很赞成。在外界看来，FDA 主动让出一大块权力有点匪夷所思，尤其是财政部禁毒署的署长佐丹奴，根本就不想让出他的势力范围，于是搁置了与控制药物滥用处合并这项提议。

一个进步的建议终究会被一个追求进步的政府接纳，FDA 建立控制药物滥用处两年后的 1968 年，约翰逊总统发布行政命令，把财政部下属的禁毒署（1930—1968）与卫生教育和福利部下属 FDA 的控制药物滥用处（1966—1968）合并成一个机构——麻醉品和危险药物署，归司法部管辖。

戈达德被媒体评论员称为是怒目而视，大胆地挥舞着战斧的十字军战将。以一个充满活力的医生为首的新的 FDA，强有力地执行科学证据的标准，成为公众健康的倡导者。他的清新形象和大刀阔斧的改革措施常常被媒体报道，但是他的直言不讳、锋芒毕露、有时甚至是鲁莽的公开讲话，给他招来越来越多的麻烦。1967 年 10 月，戈达德局长在明尼阿波利斯开会时接受记者采访，谈论到对私藏大麻的刑事处罚。他的评论原本是非常平常的医生在谈大麻和酒对人有伤害的看法，却被合众国际社误报道为戈达德宁可他女儿吸食大麻也不愿她喝鸡尾酒，也就是说他不反对他的女儿吸食大麻。报道一出，舆论哗然，"FDA 局长爱好私藏大麻"成了全国报纸的头条新闻。9 位共和党议员在 1967 年 11 月联名呼吁他辞职。虽然后来合众国际社收回这条新闻，华盛顿分社社长给戈达德写了道歉信，但是他不得不应付在 5 天里接受国会 4 个委员会的听证调查，负面影响的伤害已然造成。

在这场风波中，加德纳部长始终站在戈达德局长的背后，全力支持他。1968 年 3 月加德纳为争取一笔被预算局从卫生教育和福利部中削减的款项，与约翰逊总统发生很大争执，愤然挂冠而去。自此，胸怀保护公共健康宏大抱负的戈达德，失去了他在仕途上的坚强后盾。

戈达德的另一次演说，谈到医疗手段的不断发展将会让街角小药店在 20 年之内歇业。他说，或早或迟，街角的药店可能会关闭。对药剂师们的训练，不只是把药丸从一个瓶子装到另一个瓶子，他们应该在医生办公室给病人做服药的指导。这番言论引得全国零售药店协会在1968年1月发起了要求他辞职的另一次活动。戈达德的言论冒犯了该组织的主席威拉德·西蒙斯，西蒙斯与副总统汉弗莱关系密切，他的组织给政治竞选捐赠了大量款项。戈达德发现原先公开支持他的副总统汉弗莱现在似乎在一些场合躲避他。当戈达德问汉弗莱的助手到底发生了什么，助手提醒他是关于提升药剂师水平的演说。零售药店协会正捐赠100 000美元给1968年约翰逊-汉弗莱的竞选，并表达了他们的愿望——任命一位新的FDA局长。于是，副总统汉弗莱介入，他给了新近替任加德纳部长职位的威尔伯·科恩暗示。在1968年6月大选开始之前，因对政客极度的失望，戈达德提出辞职，白宫接受了。

1968年初，对1962年以前老药品的审查结论已经出来了，但艰难的处置工作才刚刚开始。为了确保正在进行的浩大的药品复查工程顺利完成，戈达德自己选定医药部主任赫伯特·莱伊接任局长。他故意把他希望的继任者名字提早透露给记者造成舆论压力，以此保证他指定的人会得到那个职位，继续未竟的事业。

戈达德作为FDA局长的短短两年半时间里，作出的贡献是卓越的。尤其是他选择落实1962年以前药物的审查工作，在FDA的历史上属于先例，影响深远。尽管戈达德经常尖锐地批评行业的许多问题，但是他在FDA施行的改革赢得了广泛的尊重和认可。资深的行业观察家指出，一个强大的FDA将有助于制药行业抵御来自国会的反复质询，改革催生出一代青年科学家和管理人员，社会广泛认为FDA已经焕然一新，是戈达德改变了FDA。在史学家的评论中，称戈达德博士是FDA历史上杰出的局长之一。"一个曾经与科学家们相抵触的，笼罩着警察局氛围的机构，转变成为一个吸引科学家的机构。"1968年莫顿·明茨写道。

创立生物等效性比较规则，制定知情同意原则

戈达德离任时，曾经给赫伯特·莱伊一个预警：民主党在1968年的竞选中不会赢，共和党入主白宫后，肯定会调换自己的人马担任政府

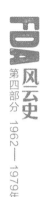
要职，莱伊的任期可能不会很长。莱伊没有政治野心，但是还有许多工作没有完成，特别是 1962 年以前的药物审查工作正进行到关键时刻，怎能放得下。

1968 年 7 月 1 日，莱伊正式接任局长职务的那天，他拜访了卫生教育和福利部部长科恩和分管卫生的副部长比尔·斯图尔特，讨论 FDA 需要的人员和资金。莱伊直率地告诉他们，他不想现在离开 FDA 的原因是还没完成的药物效能研究（DESI），因为有这么多的活动要创建，有很多朋友是小组成员，当时他们说："好吧，我们没有问题，但是在我们进行课题研究时，如果出现另外一个组织插足在 FDA 和卫生教育和福利部的中间，怎么办？"莱伊曾经承诺与他们一起完成这项工作。

莱伊在哈佛医学院取得医学学位后，于 1947 年进入军队，在沃尔特里的陆军研究所研究传染病的治疗，后来回到哈佛继续进修公共卫生和疾病预防学，一直从事热带病的研究和教学，堪称公共卫生领域的专家。莱伊行事细致严谨，表达直截了当，具有典型的科学家作风。在他加入 FDA 并担任医药部主任之后，曾经为解决执行一些重要政策的难题立下汗马功劳。

其中一项是关于保护人体受试者的知情同意权，1962 年《药品修正法案》增加条款，明文规定对于药物的临床试验，临床调研者必须征得受试者的同意。对这项法律条款，在很长一段时间里没有相关的正式法规在联邦公报上公布。纽约州参议员贾维茨把它列为优先考虑的事项敦促 FDA 实施。由于国会的压力，戈达德与莱伊等人商谈，如何恰当地表述这项条款的含义。他们最后确定，将援引 1947 年的《纽伦堡守则》和 1964 年的《世界医学协会赫尔辛基宣言》，"知情同意"原则就是病人在被给予一种还未经批准的试验性药物时，他们必须被告知，他们必须同意，并且不能有严重的利益关系。这个利益关系的限制对受试者更多了一层保护。莱伊说，例如在联邦监狱系统对囚犯进行有偿试验，这些囚犯同意成为受试者不是因为他们想清楚是否该接受试验，而是因为受不住金钱的诱惑。拟写法规的任务派给了莱伊。1966 年，这一项法规的初稿在《联邦纪事》发布。

1966 年的知情同意法规要求临床调研者告诉执行的受试者用药的剂

量和一切可能出现的问题和危害，包括该受试者可能接受的是安慰剂。"知情同意权"的定义说明是首次出现在美国的法规中，更重要的是，FDA首次要求《知情同意书》必须以书面形式完成。

法规一公布，来自医药行业的反对声浪如洪水一般，行业担心知情同意权法规将招致新药在美国的临床研究受到灭顶之灾。但FDA没有退让，法规的定稿保持了基本原则并增加了一个条件，即在临床试验项目开始之前必须通过设在当地机构审查委员会的接受和批准。

历史学家大卫·罗斯曼评论了1966年"知情同意权"法规，他认为："这是政府当局对于受试者的保护所提出过的最有力、最完整可靠的声明。""FDA的规定无疑代表调研者和受试者之间权力的平衡进入到了一个新的阶段。FDA关于'同意'的定义远远超出了美国国家卫生研究院含糊的条文，赋予该过程真正的意义。"

如今，在美国每年有数千个机构审查委员会考查超过20 000个临床研究计划，以及成千上万的人类试验对象，受试者被告知他们有合法的权利并签署知情同意书，表明他们理解这些权利，因而他们才会参与试验。

1968年在FDA处理的案件中，氯霉素是一个重要的案子。帕克戴维斯公司持有的氯霉素专利已经到期，有4家公司也推出了氯霉素产品。帕克戴维斯试图保护自己在氯霉素市场的利益，对氯霉素仿制药做了比较试验。试验结果显示，4个仿制药和原品牌药在病人体内的血药浓度有差异。他们把试验的结果送给FDA，FDA意识到仿制药没有达到规定的标准，血药浓度水平低反映总吸收少，这就对仿制药与原品牌药是否有同样效果有了结论。

FDA没有人真正希望打击仿制药产品，但是要求仿制药应该有与品牌药同样的质量。抗生素是比一般化学制剂复杂得多的制剂，要发现和确认问题所在不是简单的事。FDA在自己的实验室做研究，先让人喝稀释过的药剂，显示受试人的血液浓度是相同的，这样排除了含量不足的问题。FDA花了很长时间研究，仍然不能找到原因。莱伊知道，需要以健康人作为试验对象。但这对制药公司和FDA都不是容易做得到的事情。

莱伊过去曾经帮助军队做过预防细菌战引发疾病的研究，抗生素是主要的治疗药物。他知道军队实验室还在进行氯霉素的研究，于是他联系了在迪特里希的军队研究室。果然，军队非常关注氯霉素的质量和疗效，答应在他们自己的志愿者中进行一些测试科目。结果出来时，明确了仿制药与原版药在质量上的差异。

为此，FDA暂时取消仿制药的许可证，要求制造商解决质量问题。FDA正式出台一条新的政策，对抗生素和其他药物的仿制药（普药）必须做"生物等效性比较"研究。这项研究要求以健康人为研究对象，12~14人交叉测试血液中的药物浓度以及尿排出的药量。"生物等效性比较"政策的创立，对抗生素类和其他药物仿制药质量标准和疗效的控制起到了重要作用。

处置首批淘汰药物

国家科学院交给FDA完成的部分药物评价、药效研究，FDA立即复查、执行。尽管1962年《药品修正法案》已经授予FDA权力，但FDA担负的毕竟是开创性的执法行动，无先例可循。FDA的高层领导戈达德、莱伊，法务总顾问古德里奇等在一起商量如何处理被认为要淘汰的药品。FDA决定采取在《联邦纪事》登载建议的形式，陆续公布批准下架的药物。他们商议了一个策略，第一阶段将针对那些不重要的药品，科学界不能对此有异议；第二阶段针对的药品是制造商非常敏感的具有丰厚收益的药品。

1968年1月，FDA开始在《联邦纪事》公布建议下架的药品的通知书，有针对性地下架一类称为生物类黄酮的产品，约有21个药品。这些药品中的生物类黄酮均是从柑橘类水果皮中提炼而来，厂家销售时宣称用以缓解皮肤出血的情况，其药理作用据说是它们通过扩张血管改进循环，给四肢、皮肤和发育中的胎儿带来更多的营养。出售生物类黄酮药品的公司规格不一，从地方的小厂，如南卡罗来纳州格林维尔的桌岩实验室，到全球巨头，如雅培、百时美和默克等。

这类药品的撤回建议也遭受到阻力。最早的投诉来自全科医生和自由主义者，他们在全国媒体表达了诉求。一些社会人士也有响应，通过

《星期六晚邮报》在一篇题为《山姆大叔溺爱消费者》的文章中，表达了很有代表性的意见，文章攻击有关撤回生物类黄酮的决定，并把此比喻为侵犯病人的自主权和消费者的自由。

社会各界对此都做了各自的"努力"，一方面，曾经使用生物类黄酮的病人和他们的医生，开始游说国会，试图逆转 FDA 的决定，国会的共和党人则用这些投诉和批评鞭笞戈达德。另一方面，药理学教科书作者写信给 FDA 医药部，要求快速更新那些会被取消的药物名单。由药物疗效争议引发的政治斗争迅速变得更加明显，更加两极化。

1969 年，莱伊局长领导的 FDA 工作有条不紊地进行，但是清退那些复查中确认为无效药物的行动，把 FDA 推到了风口浪尖，从而招致利益集团强烈的反抗，因此，这场战斗才刚刚开始。

1969 年的春天，国家科学院否决的一种药品被送到局长的桌上。这种药是普强公司出品的 Panalba，是一种由四环素和新生霉素组合的混合抗生素。研究表明四环素本身是相对安全和有效的，然而加入比四环素毒性更强的新生霉素，这个产品就具有了不同的光谱活性的化合物的特性，这导致大约 1/5 的使用者出现了不良反应。虽然大部分人的不良反应仅仅是轻微的，然而对有些人则是严重的，包括肝损伤和血液疾病。FDA 记录在案的有 12 个死于该药的案例，专家估计这个数字应该更多。国家科学院审评的专家问，如果医生决定一定剂量的四环素将是治疗病人感染的最佳剂量，那么增加新生霉素的目的是什么？专家们认为："从执法的合理性来看，没有使用 Panalba 的理由。"所以，他们的意见与 FDA 一致，Panalba 这种组合抗生素显然是无效的，这个药应该被撤出市场。

普强公司要求 FDA 举行听证，莱伊作为听证官员，亲自审查普强公司提交的所有在 1938—1962 年的原始临床试验资料，而这些数据都源自于实验室试管或动物研究中，莱伊没有找到一例临床研究案例。

1969 年 3 月，FDA 的稽查员在普强公司查阅文件时发现，该公司自己做的研究中有资料显示新生霉素有抵消四环素效果的作用。因此，最后的结论是组合的药比单独使用四环素效果更差，一些病人使用了组合抗生素后病情加重甚至死亡，而公司早在 10 年前就掌握了这个情况。

但这些内容从来没有向 FDA 报告。

固定组合抗生素的临床应用价值一直受到药理学家的质疑，此类产品在科学院复查中都归到无效一类。《联邦纪事》公布了两个系列，一个是在 1968 年 12 月，另一个在 1969 年 4 月，莱伊和 FDA 其他领导人提出，共 85 个组合抗生素产品从美国市场撤出，这类药品都是被医生大量采用的，同时是很多大药厂的主要产品和主要的利润来源。FDA 当局和观察家知道，即将面临的是来自 20 世纪后期两个政治上强大和组织良好的团体——全科医生和制药公司代理商的直接对抗。

莱伊局长的办公室和医药处官员选择这次攻势的首要目标是普强公司的药物 Panalba。1968 年 12 月 24 日，FDA 宣布其与国家科学院的调查结果一致认为，Panalba 是无效的，而后发现的证据表明新生霉素存在严重的风险，本案的证据是相当确凿的，对 Panalba 采取行动是出于安全和功效的双重考量。1969 年 4 月 30 日，莱伊给卫生教育和福利部部长罗伯特·芬奇发了便笺，通知他 FDA 正打算把 Panalba 从市场上召回，并要求普强公司向全国的医生发出信件，提醒该药物的危险性。

Panalba 的销售占据普强年收入的 12%，在 20 世纪 60 年代末期，每年有 23 000 名医生在使用，普强每月的收入约 150 万美元。获得召回的消息后，普强公司召开了一次特别的董事会会议，考虑了通盘利弊，投票决定忽视 FDA 的警告。他们决定再组织一场政治战役，抵抗 FDA 的决定。

普强搬出众议员加里·布朗担当调解人，布朗派人在普强公司所在地密歇根州地区安排了一个会议，普强的总裁、华盛顿顾问、卫生教育和福利部部长芬奇和副国务卿约翰·维尼曼到场。会议结束后，维尼曼与 FDA 副局长蓝钦通电话，建议对 Panalba 的行动采用新的处理方法：不再做宣传，也不给医生发预警信，让药物留在市场上，并举行一个听证会审查 FDA 提出的证据。

莱伊被激怒了，第二天他给部长办公室发去一份备忘录，信中说："在某种程度上我们的基本问题是，政府是否准备按照国家药品法律采取行动，及时停止使用一种危险的药物。当事实很清楚地显示出 Panalba 有严重的危害时，那是任何利益都无法弥补的。"信中隐含的信息是，当举行公众听证会时，莱伊或他的一位同事将被迫同意芬奇部长要保护一种危险药物在市场上流通这样的结论。有两个国会听证会已经在安排中，一个是参议员盖洛德·纳尔逊，另一个是众议员方廷，听证会上完全可能把事情的真相揭露出来，这将会对芬奇的个人诚信产生极大威胁。

3 天后，卫生教育和福利部的总法务顾问罗伯特·马迪安打电话给 FDA，要求莱伊局长对事情保持沉默，听证会必须举行。在同一个上午，方廷委员会的中坚人物唐纳德·格雷来 FDA 准备听证会。他要求查阅关于抗生素组合药物的文件，问机构计划对 Panalba 怎么处理，莱伊和副局长蓝钦不知道该不该或能不能给文件。咨询了法务顾问古德里奇后，莱伊认为没有理由隐瞒事实。他告诉格雷，几周之前 FDA 已经把禁止 Panalba 的决定上报部长。他答应在 1 小时内把众议院委员会要的新的抗生素文件送到格雷的办公室。但是，莱伊不知道部长有个不成文的新规定，要求将"可能引发状况"的事先送给部长办公室。文件被部长压下。格雷转向部长芬奇，问他新规定是否意味着必须让尼克松总统行使"行政特权"以保留文件。芬奇部长最终收回他的新规定，同意撤下 Panalba。

普强公司最后走了司法的路，提起一个联邦诉讼。在普强诉讼之前，许多公司已经恭顺地服从 FDA 的处理，撤回他们的产品。一般来说，企业会对 FDA 撤回的提议要求一个听证，大多数的听证结果是自愿地撤回产品，或者宣布对标签进行修改，普强显然走了不同的路线。他们挑战 DESI 的审查程式，质疑 FDA 使用简易判决绕过审判的合法性。简单来讲，就是政府是否有权用简易判决的方式消除一个药品？每个具有疗效的药品被撤回是否需要正式的司法程序？总之，制药公司正在陈述一个更广泛的问题——行政机构撤销一个具有广泛医疗用途的、已经使用和经受几十年考验的产品，是否合适？FDA 的医学顾问委员会指出："整个医药行业正在以浓厚的兴趣观望着这个案子。对美国国家科学院（NAS）/国家研究委员会（NRC）小组的攻击是可预见的。"就因为这个原因，古德里奇说："机构再也找不到比 Panalba 更好的例子来证明 NAS/NRC 小组的出色工作和潜心研究的结果。"普强公司反映了药品制药厂商协会的观点，多数公司认为对每个药品应该有法律约束力的听证会，这样可以拖上几年。这也代表美国医学会的观点，他们强调医生有权力自主开具处方。他们代表制药公司和医生的权利。在对立的另一方，FDA、公共卫生组织以及消费者辩护人代表着的是病人的权利。

Panalba 案件一直决战到最高法院，最高法院裁定 FDA 具有禁止销售 Panalba 的权力。Panalba 案件的胜利建立了法律的范例，给后面扩大撤药规模铺平了道路。持续 3 年多的药物效能研究，让 300 多个药品在美国市场上消失，其中包括了"组合抗生素"范畴的药物。

从戈达德到莱伊，FDA 在解释和执行 1962 年《药品修正法案》的过程中，把科学实证为基础的原则强化、细化到法规之中。这些具有开创性意义的法规政策，不但牢固地扎根于美国的食品药品法规之中，还成为世界上许多国家的食品和药品监管部门参照效仿的范本。

然而，戈达德的预言应验了，莱伊仅仅在局长办公室待了一年半时间。1969 年底，莱伊连同两位副局长温顿·蓝钦和肯尼思·柯克被上级通知走人。

16 现代药物审查体系的形成

政治动荡中的重建

　　20 世纪 60 年代，美国历经了该世纪最严重的社会动荡。越南战争成为不受欢迎和赢不了的战争，反战和抵抗应征入伍的运动席卷全国的学校。民权运动爆发，从非暴力发展成为严重骚乱。1967 年，马丁·路德·金率领华盛顿游行示威，左派的民主运动汇合成空前强大的力量。

　　1962 年《药品修正法案》的通过、国会监督 FDA 贯彻执行该法所展开的长久的听证会，以及戈达德局长领导的 FDA 内部大刀阔斧的改革等许多具有里程碑意义的事件的发生，与时代的大背景息息相关。

　　60 年代末期，社会的冲突回落，保守势力壮大。1969 年，理查德·尼克松赢得大选，入主白宫，在政府运作上试图重回共和党的路线。他首先有计划地把大批的共和党保守派放置到各个重要的政府职位上。美国 FDA 原本是个非政治性的专业机构，很少受到白宫领导人党派替换的影响，现在第一次遭受党派政治的严重冲击。尼克松认为 FDA 在过去 40 年的大部分时期里是民主党经营的，在那里任职的人大多具有民主党倾向。撤换 FDA 高层官员，成为尼克松布局新政府计划的一部分。等不及那些官员自然退休，索性来个突然袭击，一道调令把局长莱伊、副局长蓝钦和助理局长肯尼思·柯克连同公共信息办公室的三位官员调离他们的职位。尼克松开创了把美国 FDA 局长的职务作为一个政治任命的先例。

　　尼克松政府想要物色一个了解"商务需求"的人，尼克松竞选重要的捐款人和筹款人福斯特·麦高推荐了他的好友查尔斯·爱德华兹博士。爱德华兹是外科医生，曾经在梅奥诊所执业，20 世纪 60 年代他担任过美国公共卫生服务的顾问，1962 年成为美国医学会（AMA）医学教育和医院部副主任，管理美国医学会的项目，之后被波斯艾伦咨询公司招募为卫生和科学食物副总裁，带领团队为保健品企业做顾问。他的履历正符合白宫的要求。当卫生教育和福利部的芬奇部长约他面谈的时候，问他："你知道 FDA 吗？"爱德华兹的回答是："知道一点，没有太

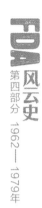

多。"经过一天简短地了解后，他决定接受这个任命。

1969 年底，查尔斯·爱德华兹被任命为局长，接替了莱伊的位置。爱德华兹接手的 FDA 当时正处在戈达德-莱伊的改革转型过程中。戈达德的蓝图是把 FDA 建设成一个类似疾病控制和预防中心那样的公共卫生机构，但是由于资金得不到落实，改革的进度非常缓慢，远远达不到那些机构的科学标准。加上员工严重不足，医药部在 1965 年只有 14 位医药审评官员，却要应付 2 500 个申请，到 20 世纪 60 年代后期，这种情况仍然没得到多少改善。

爱德华兹局长请了来自梅奥诊所的罗伊·里奥斯博士和另外 4 位外面的专家组成一个委员会，对 FDA 的现状做个评估。他们给爱德华兹的报告认为，实验室的管理非常差，科学家似乎无法有条理地进行他们的工作。实验室设备老化，很多是损坏的且不安全的。委员会甚至认为科学家们被要求在这样的条件下工作简直是耻辱。委员会建议增加外部顾问委员来获得最新的科学信息。爱德华兹局长从报告中意识到，他首先需要解决的问题是争取国会给予更多的拨款，财政完全被国会预算委员会忽视，经济上得不到支持，机构无法正常运行。他设法把这份报告的内容提供给媒体，如《纽约时报》，以此来引起大家足够的重视。

爱德华兹局长知道若要争取更多的拨款，需要国会拨款委员会的帮助。他开始寻找路子，去找那些能够发挥关键作用的议员。他在乔治敦美国中央情报局工作时的一个老朋友佛罗伦萨·马奥尼，通过关键的国会议员，帮助他成功地解决了财政上的困难，且在两年里 FDA 得到的拨款翻了一番。这在 FDA，乃至在华盛顿都是罕见的政绩。

随后，FDA 的内部又进行了一次大的重整。爱德华兹的高层管理团队有来自波斯艾伦咨询公司的副局长舍温·加德纳和药品部主任亨利·西蒙斯博士，以及食品公司的资深经理维吉尔·华迪卡出任食品和农药部主任。法务部门聘请了华盛顿最强势的食品和药品工业的律师，科文顿柏林事务所的彼得·赫特，赫特曾经参与 1962 年《药品修正法案》的工作，出任总法律顾问。整个 FDA 组织结构的重组，体现了 FDA 已将功能重心转移到工业产品领域，而并非前局长定位的公共卫生。

爱德华兹以产品划分组织机构，原来的医药部一分为三，即药品部、食品和农药部、兽药部。后来生物制剂和放射线归入，成为第 4 个部。

药品部下辖科学评价办公室和合规办公室。

科学评价办公室再以学科划分成心肾药品科、外科和牙科药品科、代谢和内分泌药品科、神经药理学药品科、肿瘤和放射药理学药品科、肺与过敏和麻醉药品科、抗感染药品科，共 7 个科。合规办公室划分成 4 个科，合规项目科、业界联络科、监管业务科、药品广告科。

机构重新整合后突出了分工明细化和运营一体化，爱德华兹局长在行政机构管理中引入了许多企业元素，这样的经营理念由他的继任者亨利·西蒙斯和药品部主任理查德·克劳特进一步地贯彻下去。

评论家认为，这些改革中最重要的是改变了 FDA 药物审查部门的组织和程序，即 1970 年重新命名的药品部。名称的改变标志着关注的焦点从医疗专业的"药物"转变到医药工业产品的"药品"。不过实际上由戈达德开始的振兴 FDA 的计划，经由他的继任者赫伯特·莱伊、爱德华兹正在坚持进行，并使其更加具体化。

从 1968 年戈达德辞职到 1969 年年末爱德华兹接管，期待放松监管的业内人士和商业报纸做出轻松喜悦的反应。但却很少有人察觉到，FDA 医药部门官员的权力非但没有被减弱，而且经过调整重组后，执行效率还有所提高。现代药物审查和监管的行政组织已然形成，它的影响持续到今天。

保护消费者运动

20 世纪 60 年代，消费者运动兴起，至 70 年代更加蓬勃发展，运动倡导关心公众利益，积极游说国会，并经由媒体宣传推动社会舆论，同时采取法律诉讼的形式影响和改变国家的政策。在消费者运动的影响下，国会创建了包括环境保护局、职业安全与健康管理局、国家高速公路交通安全管理局等在内的 10 个新的联邦监管机构，有人将此喻为"资本主义改革的第三波浪潮"。这个运动产生了著名人士拉尔夫·纳德和他领导的"社会公民"团体。20 世纪 70 年代，还有一位活跃在保护

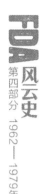

消费者健康战线的著名人士，就是西德尼·沃尔夫博士，他曾协助摩根女士起诉政府，以求获得口服避孕药的信息。

沃尔夫在克利夫兰的凯斯西储大学医学院接受训练的时候，是在本杰明·斯波克博士门下。斯波克主张，医生必须首先认识到病人也是人，他们也有许多待解的日常生活问题，而不仅仅是医疗问题。斯波克要求学生访问贫民区的家庭，去观察他们的生活方式以及生存背景。1971年沃尔夫在克利夫兰的大都会医院完成实习之后去了美国国家卫生研究院（NIH）的血液研究室，开始从事医学研究。但一件事情的发生改变了他的职业生涯。

1970年12月，弗吉尼亚州医学院附属医院冠心病重症监护室内，在短短几天里不少于5例病人得了败血症。翌年1月，败血症病人的数量不断上升。在底特律亨利福特医院的报告中，1971年前3个月有8人死亡，并有45例败血症追踪到雅培生产的输液品。丹佛的圣安东尼医院报告了24例败血症，其中1人死亡。美国疾病控制和预防中心（CDC）认为，在死亡的病例中至少有5人的死因应归咎于被污染的输液品。

沃尔夫在NIH接到克利夫兰大都会医院的同事打来的电话。这人现在在亚特兰大的疾病控制和预防中心工作。他问沃尔夫是否知道正在各地医院发生的由于静脉输液品受到污染而引起的大规模感染的消息，CDC收到21家医院的报告，累计已经有350人被感染，其中9人死亡。沃尔夫已经在CDC的每周报告中读到过有关的报道，据称所有输液品都是由雅培制药公司制造的，CDC建议停止使用。

但是，他的同事担心的是雅培公司正试图使FDA和CDC相信，召回会引起市场上静脉输液品出现短缺。他们坚持认为在调查进行的同时，应该让输液品留在市场上。雅培是美国最大的输液品生产厂家，供应45%的输液品。FDA正在犹豫，如果果断采取行动，切断雅培输液品的供应，是否会造成医院急救必备的输液品断档。

沃尔夫和他的同事认为，这次大规模的污染可以确定是由一种非常不寻常的细菌引起的，导致感染的根源是雅培采用的输液品密封瓶。如果FDA和CDC不下令立即召回雅培所有的输液品，后果会更严重。

沃尔夫决定先和其他输液品生产厂家联络，查询他们是否有足够的产品可以供应以填补雅培产品召回后可能会出现的输液品短缺。他获得非常肯定的回答，其他公司有大量的库存，供应不是问题。沃尔夫给社会公民团体的领导人纳德博士打了电话，请教他该怎么做。纳德建议他给FDA爱德华兹局长写一封正式的信函，同时将这封信的副本给记者。沃尔夫采纳了纳德的意见，给爱德华兹局长写了一封信，要求FDA让制造商召回输液品，并且附带了调查的证据，同时交给媒体公开发表。

爱德华兹局长感到这个事件已经把FDA推到很被动的局面，他亲自打电话给雅培公司的首席执行官。次日，雅培公司的首席执行官以及他的全部随员来到爱德华兹的办公室。爱德华兹以他惯有的风格接待了他们，缓和了他们之间的冲突，甚至把关系转换为合作伙伴。雅培花了十多天的时间来检查所有生产和销售环节，确定了问题是出在输液瓶的瓶盖。这种有缺陷的螺旋盖带有一个塑胶垫衬，细菌沿着盖圈渗入瓶口，混入液体。雅培纠正了这个问题，把瓶盖改成瓶塞，在此期间，雅培拖延了长达3个月，才最终完成了在FDA历史上最大规模的召回，并关闭了生产线。迫于外部监督的压力，FDA提议司法部对雅培公司及其5位高管提起刑事诉讼。

沃尔夫在雅培事件中起了积极的推动作用，这使他感到十分高兴和充实。在拉尔夫·纳德的支持下，沃尔夫创建了"健康研究团体"，这是一个为解决公众问题而工作的组织，保护民众的利益，监督政府的作为和行业的行为，它比消费者联盟更加勇敢和积极。随着工作量的不断增加，沃尔夫的大部分时间都倾注到公共卫生工作上，而不是他的实验室科学。他决定放弃国家卫生研究院的工作，并全职服务于健康研究团体。此后的30年间，沃尔夫一直是FDA医药方面最成功、最有教养的监督者。

沃尔夫和他的组织作为保护公众利益的科学中心，通过多种途径公开讨伐危害公众健康的药品，发挥了非常有效的作用。第一，他善于利用20世纪70年代细化了的行政程序，包括《信息自由法》和公民请愿等法律赋予的权利，从政府机构中获得重要的药物安全信息和审批流程信息，把有争议的和疑似有安全问题的药品列入审查议程中。第二，利用公共评论的机会。在 FDA 对药物的诘问会议期间，有一个公众评论的程序，虽然给予的公众评议期很短暂，但沃尔夫不会放过。第三，沃尔夫经常作为特邀嘉宾出现在国会委员会听证会上，国会委员会的主席和其他工作人员与他的联系密切，经常向他咨询。借着这样的机会，沃尔夫的意见和建议才得以在国会委员会中产生相当大的影响。在 20 世纪 70 年代和 80 年代间，沃尔夫曾与多个委员会主席，如众议院的劳伦斯·方廷、亨利·维克斯曼、特德·魏斯，参议院的爱德华·肯尼迪、亚伯拉罕·利比科夫等都有过交集。第四，沃尔夫与记者保持着密切联系，经过几十年时间，新闻界正在形成专业报道的记者群，他们长期关注某个领域的事情，追踪和研究报道的对象。如《华盛顿邮报》的莫顿·明茨报道基福弗听证会和沙利度胺事件，他也全程追踪汉弗莱听证会、方廷听证会等所有与医药有关的国会调查。他的报道和相关书籍陈述了翔实的信息，揭露了很多制药商显然不想让外界知晓的药品内情。后起之秀如记者威廉·汉斯、朱迪斯·兰德尔、克里斯汀·罗素、菲利普·希尔茨等，他们的报道日益频繁地出现在报纸上。沃尔夫通过这些记者宣传他们组织的举措，其中很多是不易让公众关注到的事件。第五，沃尔夫和他的组织也使用法律武器，对一些威胁到公众健康的药品直接进行法律诉讼，敦促 FDA 采取行动，促使其制定相应的法规。运用灵活的策略进行活动，这使沃尔夫对 FDA 的敦促作用更显功效。

沃尔夫的活动树立起一面旗帜。随着许多其他团体的成长，消费者和公众健康游说组织在国会大厦周围安营扎寨，对企业用金钱影响国策的这一行为提出了强烈抗议，从而形成不可忽视的"第三种力量"。就如理论家们常说的，在成熟的资本主义社会，必须有人讲道德和人生的价值，反对赤裸裸的、绝对追逐金钱利益的行为。

在共和党执政的 20 世纪 70 年代和 80 年代，沃尔夫的个人声望节节上升。在尼克松、福特政府和里根政府期间，沃尔夫频繁出现在白宫和国会，寻求对政府某些行政机构的调查。在里根和布什政府时期，他尖锐地指责共和党总统任命有利于企业利益的人到公众健康部门工作。虽然活跃在药物安全领域的还有其他人，但沃尔夫凭借着大将之风，以他的勤奋、能量以及在国会、新闻界和华盛顿所占据独特优势的关系网，从而在美国的制药监督方面有举足轻重的影响。从 20 世纪 80 年代开始，几乎没有任何人比他在公开辩论药品安全方面的声音更加强大。

2009 年，沃尔夫被任命为 FDA 药物安全及风险管理委员会委员。在他的努力之下，多个具有安全问题的药品最终被 FDA 撤出市场。

膳食补充剂法规

膳食补充剂（俗称保健品）介于药品和食品之间，被定义为有保健作用的天然产物，代表产品之一就是维生素。复合维生素是 20 世纪 30 年代出现的，据说，创造复合维生素的卡尔·冉伯格博士曾经作为一家美国公司的业务员在中国生活过 10 年之久，他观察到中国农村的生活条件虽然贫困，但是农民们会用中草药来补充缺乏的营养。这段生活经历，让他认识到维生素和营养物质对健康的作用，从而萌生出制造复合维生素的念头。回国后，冉伯格建立了研发复合维生素的实验室，1939年，他把公司更名为纽崔莱。

冉伯格试着销售他的复合维生素产品，在 1945 年，冉伯格发现用面对面直接销售分配佣金的方式很有效，他用这种销售方式建立销售系统，后来演变成金字塔销售法。冉伯格把经销总代理签给了加利福尼亚州的两个人，曾经是墓地推销员的迈廷格和心理学家卡森伯瑞，他们成立了迈廷格和卡森伯瑞公司（M&C 公司），策划新的营销方案开始宣传纽崔莱。纽崔莱产品有一种绿色片剂和一种红色胶囊，是用苜蓿、水芹、欧芹、维生素、矿物质和酵母制成的，一个月的服用量售价 19.50美元。

他们后来编写了一本《如何得到健康和保持健康》的小册子，但没有拉动销售。他们又修改了几个版本，继续宣传他们的产品。后来在1947 年的版本中列出了可以想到的所有病症的名单：低血压、胃溃疡、抑郁症、佝偻病、扁桃体炎、头痛、肥胖、高血压、关节炎（风湿）等。小册子说纽崔莱可以极大地改善或治愈这些病症。

借助这本小册子的宣传，公司很快发展出 15 000 个销售员，纽崔莱每月的总销售额也飙升至 50 万美元。

由于没有明确的法律条文管制膳食补充剂产品，很多情况下被膳食补充剂制造商钻了空子，在销售中夸张地宣传补充剂的作用，糊弄无知的消费者。FDA从机构成立的第一天起就没有间断过与冒充医疗专家卖假药的人作斗争。因此，对纽崔莱这样的产品的销售也是相当警惕和关注。1948年，当FDA的食品监管部门官员获得宣传纽崔莱的新版小册子后，认为该承销商已经踩到了法律的红线，决定对发运中的纽崔莱产品扣押。依附产品的小册子在法律定义中是作为标签的一部分，误导的标签可招来刑事起诉。在遭到FDA的扣押以后，M&C公司修改了小册子，具体的病名和夸张宣传被删去。他们采用新的隐晦的语言，提到由"化学失衡"所带来的所有的"非健康的状态"，病人都可以使用纽崔莱，并附加了个案的说明。虽然在FDA的持续压力下，M&C被迫删去所谓的个案说明，但小册子依然存在严重的误导。

对M&C公司的产品扣押先后有11次之多，FDA的计划是以强力高压执法迫使他们纠正违规行为。但迈廷格和卡森伯瑞抢先把FDA告上法庭，控告政府机构不合理的扣押，不给他们作出必要修正的机会，这是要把他们赶出生意场。

M&C公司聘请了著名的华盛顿律师查理·赖恩，并且FDA遇到了一个有敌视FDA倾向的地方法庭法官戈尔兹伯勒来审理案子，FDA面临非常不利的局面。法官戈尔兹伯勒发出了对FDA扣押禁令的临时限制令。接下来的审理，法官只采用起诉方律师查理·赖恩提供的调查结果，抓住每一个可能的证据反对政府机构，FDA在地方法庭输了。

对于FDA来说，纽崔莱案在当时是最难的案子。FDA的官员们知道，要推翻地方法庭的判决，除非拿出证明M&C公司在法庭上提供虚假事实的证据。于是他们派出特别调查员进入M&C的推销队伍里收集证据，在一些推销场所录下销售员说的话，这些推销员承诺纽崔莱可以治疗任何病。不管迈廷格和卡森伯瑞怎样在法庭上信誓旦旦地宣誓绝对没有违规的推销，而带到最高法院的这些录音成为铁证，在高院，终于推翻了地方法庭的判决。为打赢这场官司，FDA花费了4年时间。

在20世纪50年代，膳食补充剂产品常常是持续和反复地违规。但是，对这类产品规管的法律授权是脆弱的。克劳福德局长曾经为此设立专门的部门，集结一些专家，从调查到上法庭，把他们所有的时间和注意力都集中在发展和处理最复杂的监管行动上。

　　FDA 的法律总顾问古德里奇提出，能否设一个膳食补充剂的标准，把它放在产品的标签上作为使用指南，提醒消费者不要盲目地滥用。在 1968 年的春天，FDA 提出美国人每年在膳食补充剂上浪费数亿美元。这些所谓的膳食补充剂中的维生素和矿物质，在普通食品中已经足够充足，除非有特殊医疗需求的人，否则没有科学依据建议人们需要日常服用膳食补充剂。

　　FDA 为此举行了公开听证会。反对的声音来自保健品生产厂商以及支持他们的制药厂商协会。还有一个非常奇怪的反对者，是当时的加利福尼亚州州长罗纳德·里根。代表共和党鹰派的里根州长，在 1968 年 6 月借一次医药广告俱乐部讲话的机会，抨击 FDA 对维生素丸的"进军"是"监管噩梦"在华盛顿扩张的进一步证明。里根善于使用那个年代时髦的语言——为消费者利益着想——来博得人心。最后，FDA 设立膳食补充剂标准的计划遭到威斯康星州参议员威廉·普罗克斯迈尔等人的干预，这个倡议只得搁置。

　　到 20 世纪 70 年代，局面已经不一样，法律对 FDA 职权的赋予使得其对膳食补充剂的监管法规又一次提上日程。在爱德华兹局长的支持下，1973 年 8 月公布了 14 项对监管膳食补充剂的最终法规和 5 项建议规则。1973 年 8 月的法规与 1968 年的不同之处，是规定了产品维生素和矿物质含量的最低和最高标准，这两次标准是以美国国家科学院推荐的"每日摄入量（RDA）"为依据。一种被作为膳食补充剂销售的物质应在 RDA 标准的 50%～150% 的容差之内，并符合联邦标准的纯度、特性和质量。那些超过 RDA 标准 150% 的产品，在 FDA 用药效评价模式分析研究其安全性和有效性期间，将被允许继续留在市场上。新规定还禁止保健产品的制造者声称膳食补充剂可以预防或治疗任何疾病。

　　FDA 这次招来更猛烈的反击战。全国健康联合会向法庭起诉，制药厂商协会也代表小型的药物和维生素生产商起诉，以致联邦法院阻止规则实行并发回 FDA 要求重新审查。另外，保健品制造商和狂热的支持者开始在国会、州议会和一般公众中组织联盟。该联盟通过众议院的 165 位议员发起一项议案，要求除非有安全受到威胁的案例，否则将禁

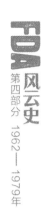

止 FDA 限制维生素和矿物质的使用。

尽管 FDA 在 1976 年发布新的法规，国会还是在同一年通过了由参议员威廉·普罗克斯迈尔牵头的 1938 年《食品、药品和化妆品法》的修正法案。普罗克斯迈尔修正法案把"公认安全"的豁免范畴扩大到膳食补充剂中的维生素和矿物质。

过去 20 年里在 FDA 对膳食补充剂的规则制定上所付出的努力，在反对派发动的全线反击中收获甚微。前首席法务顾问古德里奇曾经无奈地说："从经济角度来看，从健康预算中拿走一大笔本可用在其他更有价值的事上的资金，已然构成明显的欺诈，但对于诸如此类的事情，我们只得忍受。"

药品审批滞后

在保护消费者健康运动十分活跃的同时，对立的声音也在 20 世纪 70 年代前期渐渐变强。1972 年罗切斯特大学的威廉·沃德尔博士在澳大利亚和英国工作时，注意到那些国家已经使用一些美国目前所没有的新药，他和同事提到这个事，同事嗤之以鼻，认为美国的医药发明制造是世界领先的，如果这些药品不在美国销售，它要么没有效，要么不安全。怀着对这个问题的好奇心，沃德尔博士决定对此进行专题研究。他从 1962—1971 年在英国和美国批准上市的 180 种新药中发现，其中有 43 种首先在英国上市，39 种首先或同时在美国上市。这个比较没有太大的差距，是否能说明美国有药品审批拖延滞后的问题？沃德尔无法查明美国的药品审批滞后的原因是什么，他只是在文章中提出了这个问题，发表后引发了关于"药物滞后"的大论战。

"药物滞后"这个问题其实是一个伪命题。这不是药物种类多少的问题，如果投放市场的新药中有 95% 是仿制药，多一种和少一种有什么影响呢？这也不是越早就越好的问题，一项研究说，药物上市以后，由于伤害或致死等安全问题召回的，在同一个时期英国有 20 种，而美国只有 10 种。

药物滞后的其他原因出于制药企业本身，他们选择在哪个国家先销售要考量诸多的因素。尤其是当公司意识到某些新药有明显的安全问题，他们可能会考虑在美国之外的其他国家先申请。

尽管沃德尔最初提出的问题是合理的，在他的论文里并没有归结到美国严格的法规使新药的批准"滞后"。保守派经济学家的反应，则是尖锐地指出 FDA 的行政系统才是药品评审缓慢的原因。持这一派观点的代表是芝加哥大学的山姆·佩茨曼，他写了几篇论文，认为药物滞后主要是由于 1962 年《药品修正法案》增加了对药物安全和疗效的苛刻的法律规定。该修正法案的产生和通过是源于防止沙利度胺这样的悲剧再次发生，而沙利度胺只是罕见的医药事故。新法规要求制药公司对每个新药实施额外的安全测试，且拖延批准的，不但包含有害的药物，也包含救命的药物。病人由于得不到这些药物而在等待中死去。佩茨曼在论述中采用了一项比较数据，在新法实施之前和之后，1959 年批准的新药是 315 个，1966 年则只有 80 个。

反驳的人很容易发现佩茨曼观点的谬误。第一，1962 年《药品修正法案》的真正影响是在 1970 年之后，随之新法规的实施才出现。采用 1959 年和 1966 年批准的药物数字作比较，并不能反映和证明是新法造成的结果。第二，大部分新药是 20 世纪 40 年代末到 50 年代初科学发现的产物，到 50 年代的中后期新药趋势明显减缓，制药公司的新药申报数量已经开始下降。第三，真正的新的实体药的申报比例是相当小的，在 1960 年批准总数的 306 个药品中真正的新药只有 4 个，大量的是仿制药，从医学上讲意义不大。这在 1968 年开始的药物审评中，已经被科学证实，1962 年前上市的药品中，1 000 多种是属于盲目仿制或者多种成分混合且无效的药。

事实上这种情况直到今天仍然存在于医药行业中。许多的药品生产并不是出于医学的必要，而是商业的目的。当今世界有 10 000～15 000 种药品在市场上流通，世界卫生组织认为，药房的常规配置其实只需要 350 种。

这一波社会舆论的大论战给爱德华兹局长的有利影响是，帮助他争取到更多的拨款用以改善机构陈旧的设备，扩充药物审评员的队伍，提高了机构本身的工作效率。而另一个方面，也带来更大的压力，比如想办法解决如何加快新药审批的速度，解决工作积压的问题。

FDA 内部重组之后，新的药品部招募了一批新人。首任主任是亨利·西蒙斯，副主任是理查德·克劳特，后来西蒙斯跟随爱德华兹去了卫生教育和福利部，克劳特成为主任。克劳特是从国家卫生研究院来的临床病理学家，还有一个由白宫任命的乔治·理昂博士也被安排在领导层。

加快审评工作速度的最佳办法，是将更多的审批权下放到医学评审官员手中，这是考虑到了新药临床试验申请和新药申请在审查内容上有很大程度重叠的情况。初步审查的医学官员可以对一个新药的申请作出肯定或否定的决定。到 1975 年，只有经过部门主任最后拍板，审查部门才能决定正式终止临床调查中的药物。不过，在 FDA 将采取行动以前，医学评审员和官员往往可以劝导一个公司自动放弃其药物，以免受到官方的强制命令。在药物评审过程中评审官员自行设置一些标准和概念，后来成为正式的、公认的标准被学术界接受。彼得·赫特后来不无夸张地评论说："FDA 的下级医学评审员对一家制药公司的前途有着与公司的 CEO 一样大的权力。"

新的领导班子很快感受到来自企业界的强大压力。企业界有人指控，态度强硬的医学评审官员蓄意损贬申请的药物。新领导试图化解与业界的紧张关系，却与坚持原则的老职员产生尖锐的冲突。

最强硬的老职员之一是约翰·内斯特博士。内斯特是儿科心脏病专家，1961 年进入 FDA，曾经在调查查理森梅勒公司的 MER－29 案中揭露该企业的欺骗行为；在沙利度胺案中，他在国会听证会上的直言不讳，使得他受到全社会的尊敬。但是也因为敢于在听证会上做证，所以他被当时萨德斯克主管的医药部以粗鲁的方式驱逐出华盛顿总部，调往偏远的区域办事处。

内斯特在戈达德时期回到总部，成为新药办公室的心肺和肾脏药物科的审查官员。内斯特认为 FDA 和产业界是天生的对头，因为当新药物被评审时，医学和商业对于药物的理念是相冲突的。"你必须做出选择，是在商业和商业伦理下为股东赚钱而运作，还是要为有利于病人在科学伦理下做决策而运作，你不可能同时站在两边。"出于对科学伦理的追求，内斯特不避讳地使用审评员的授权，在企业申请的报告中寻找到足够多草率工作导致的模棱两可的结论，严厉地责备他们，并拒绝帮助他们改善工作。内斯特作为一名评审员，由于他观点鲜明、诚实、业务能力一流而获得许多支持者。但是由于内斯特激进和执拗的性格，常常使他与新上司发生冲突。特别是乔治·理昂主任，他的观点正与内斯特相反。理昂曾经明确表达过他保守派共和党人的观点。他说："FDA药品部的主要作用是确保美国公众可得到安全和有效的新药物，而不是无故地过分地拖延放行上市。"

在部门里，和内斯特抱有相同理念的同事，是那些20世纪50年代后期改革派队伍里留存的员工，很多是弗朗西斯·凯尔西招募来的。尽管凯尔西不再参与新药的审查工作（她成为科学评估办公室主任），但她的许多追随者仍留在药品部成为与内斯特结盟的强硬派。而在新领导班子看来，他们是一个对业界存有偏见的团体，是机构内部产生矛盾的中心。新领导决定打散这个团体。在1972年和1973年药品部主任亨利·西蒙斯和副主任克劳特、理昂将内斯特和温克勒突然调出部门，温克勒的助手理查德·邓纳姆被降级调离。此后采取进一步的清除行动，又有几个"维护消费者利益的积极分子"评审员被调离，先后有11名工作人员被突然调离，领导隐瞒了调离的真实原因。

1973年2月，爱德华兹离开了FDA，升任卫生教育和福利部助理部长，主管卫生，并直接负责和领导FDA，他在他的局长任期内，对FDA这个政府的行政机构采取了企业的管理模式，人们贴切地形容他是"兼备经理、外交官和医生这三者的专长"。他选择的接班人亚历山大·史密特局长，继续坚持着他的路线。

1973年夏，FDA的内部纠纷变成了一场公开混战，不服被调遣的评审员认为自己是由于坚持原则而受到不公平的处罚。内斯特和其他的评审员把他们的案子交给了消费者保护活动家西德尼·沃尔夫。沃尔夫写了一份8页的报告送往国会和媒体。1974年8月，就在"水门事件"导致总统尼克松辞职后的某天，参议员肯尼迪意外地举行了一个听证会，听证这个看上去似乎与"水门事件"相关联的事件，调查11位FDA官员被降职处罚是否受到了党派政治的左右。听证开始时参议员肯尼迪介绍了11位FDA医学官员的杰出的资历，陈述了他们的遭遇——因为发现一些药物申请不符合法规、科学标准的要求而不予以批准后受到威逼施压，最后被迫离开他们的岗位。其中9位原药品部评审员出面做证。工作中他们都有相似的经历，当他们同意通过一种新药的申请时，没有受到上级领导的阻挠；但当他们发现一种药物的严重缺陷，做出劝告拒绝或延迟申请的建议时常被上司驳回；当他们质疑并坚持己见时，他们有时会被从审查有问题的药物项目上调走。内斯特的批评是最尖锐的，他说，他刚看到一个局长和三个高级官员出于政治的原因被解雇，因为他们是被产业界否决而出局的。他认为机构受到行业的操控，食品和药品法从来没有被真正地执行。肯尼迪听证会和其他的指控结合起来，造成了FDA行政领导的公共关系危机，而且很快在华盛顿传播。

这场听证会让完全没有思想准备的FDA领导人十分被动，局长施密特很快宣布，将在国会任命的小组监督下对此事进行调查。施密特的调查报告结论是：有冲突，但没有不当的药品审批，没有有利于行业或新药物的有意为之的系统性偏向。国会任命的小组结论与施密特的结论则有所不同，结论说：从1970年起，药品部曾经本着"与药品生产企业少些对抗多些合作"的立场，试图纠正评审医学官员的与之不同的"理念"。为此，FDA有意识地采取一系列措施，例如从特定的药物审查中将某些人调离，或者有计划有步骤地把有不同"理念"的在职人员非自愿地转移到别的工作岗位。

当时，药品部对用于抗心肌梗死的β受体阻滞药的审批产生了争议，这些争议主要在标准上。内斯特关注的是这类心血管药物在动物实验中没有得到足够的安全性证明。温克勒等也认为，公司没有按照已经生效的新法律做必要的科学研究。心肺和肾脏药物科拒绝在没有得到足够的科学试验证据之前批准药物上市的申请，因此该药物被搁置了。然而，β受体阻滞药早在10年前已经在英国上市。主任克劳特曾经在美国国家卫生研究院从事心脏病研究，在杰出导师阿尔伯特·肖兹马和西德尼·乌敦弗兰的手下工作，所以对心脏病的药物有权威的专业意见。他和科学评价办公室主任马里昂·芬克尔一致认为，β受体阻滞药比以前的药物有明显的进步，加之来自外部批评者的巨大压力，最终克劳特拍板，批准该药上市。后来的大量研究证明，该药物是有效的。

参议员肯尼迪是善于做政治秀的人，他的听证会不像同时期众议员方廷听证会那样务实。在历经 3 年时间里共有 3 次调查报告，雷声大雨点小，最后几乎是不了了之。最后一个调查报告结论说，首先药品部并未批准任何不安全或无效的药物。其次，芬克尔和克劳特没有将调离内斯特等人的理由告诉被调遣人，应该受到谴责。于是，芬克尔和克劳特向当时刚走马上任的新任局长唐·肯尼迪做了口头检讨，并且让内斯特回归他的岗位，这一 FDA 人事调动纠纷画上了句号。

创建审批分流制度

1973 年，新接任药品部主任的克劳特面临的第一个挑战是如何解决新药申请的积压问题。在戈达德-莱伊年代，曾经暂时解决了的问题现在又"旧疾复发"。新药审批的速度非常缓慢，审批的时间平均为 3 年，批准的数量也很低，譬如心血管病的新实体药，5 年里不曾有一个批准上市的。第二个大问题是有待实施的无效药品清除工作。从 1970 年起，相关的数据在《联邦纪事》陆续公布，但实施却是极其复杂的事情，需要面对厂商要求的听证或标签的修改，以及对补充的实验数据的审阅等。

FDA 在司法支持下赢得胜利，逐步建立了一个相对稳定的处理程序，无论在爱德华兹时代还是整个 20 世纪 70 年代，凡是 DESI 评审无效的药物，FDA 始终坚持严格的政策。

克劳特和他的副手杰隆·霍尔珀林在研究中发现，真正重要的新药通常花 3 年的审查时间，这比仿制药长得多。因为新药的药理学和治疗学的数据都需要从无到有地建立，临床试验需要更多的病例。他们设计了分类处理的方法，A 类是具有先进治疗效果且十分重要的新药，B 类是适度超前的新药，C 类是没有进步的仿制药。然后，再分"1"类是新的分子，"2"类是新的盐或酯，等等。

药品部建立的分流制度在 1974 年启用，目的是给重要的新药优先审查的通道。尽管企业界批评这个系统，说优先与否应该由市场决定，而不是由政府机构来选择，但是这个制度一直坚持不变，到 20 世纪后期，简化为"A"类优先和"B"类普通两类。

为增加实施新法规的技术实力，克劳特聘请国家卫生研究院的临床试验专家罗伯特·坦普尔博士加入团队，坦普尔在指导新药临床试验的研究设计和执行，特别是临床试验中对照组的选择和活性对照试验的评价等多项工作中，发挥了重要作用。克劳特聘请的另一位重要科学家詹姆斯·比尔斯蒂博士，后来主持生物制剂评估程序。

法庭的海森组案裁决维护了 FDA 的权威性

1970 年初，普强公司与 FDA 抗争的 Panalba 案由联邦最高法院做出有利于 FDA 的裁决，确认了 FDA 有权简化药物撤回程序。此裁决为 1962 年《药品修正法案》的法律条文补充了司法解释。经过 Panalba 案在司法战场的胜利后，FDA 加快行动，依照新颁布的法规，对 DESI 第一批审查的 900 个药品中的 40% 无效药品运用简易程序进行处理。"我们跟着它（简易程序）一起前进得非常快，这使我们有可能看到隧道的尽头，也就是我们将能够通过这件事情避免卷入 1 001 个听证会，那将没完没了。"曾经主导设计简易程序来处理无效仿制药品的前首席法务顾问古德里奇回忆说。

1970 年 5 月 8 日，FDA 公布了它的最重要的法规之一——"设置充分和合理对照的研究"的规定。对于 1962 年《药品修正法案》关于药物有效性须有"实质性证据"的条文做出明确解释。在规定中运用了 FDA 官员在普强公司 Panalba 案件中的法庭证词，对"实质性证据"定义的阐述，明确地排除了"单一的病例报告、随机的经验和缺乏科学评价的报告"。就如在 Panalba 案中，普强公司试图采用医生和病人的感言作为证据，将被视为非实质性证据不予采纳。

古德里奇在 FDA 担任首席法务顾问的 30 多年里，对该机构各项法规的起草以及相关诉讼案的胜利都起到了不可或缺的作用。他在 1971 年离职以后，局长爱德华兹委任另一位精通食品和药品法律的彼得·巴顿·赫特为总法务顾问。赫特上任时，正好面临 FDA 进行法规制定的复杂情况，他需要立即处理数家企业对抗 FDA"药品下架裁决"的诉讼案。

其中一宗是针对海森公司，他们的一个产品叫作 Lutrexin，被 NAS/NRC 审评认为没有证据显示该药是有效的，FDA 拒绝该公司的听证要求。

第二宗是针对本特克斯制药公司，他们的药品含有戊四氮，这是被普遍认为是安全的、在"祖父条款"① 下可以得到豁免药效要求的产品。他们的诉求代表了 20 多家销售类似的仿制药的公司。

第三宗是针对 USV 制药公司（海森的母公司），同样是依据"含有柑橘生物类黄酮的仿制药品祖父条款豁免权"而抗诉 FDA 的撤回令。

第四宗是针对西坝公司的，他们在 1959 年提交 Ritonic 胶囊的新药申请，被 FDA 撤回，因为该药对所声称的适应证无效。西坝争辩说该药不是新药……

制药厂商协会也提起司法诉讼，声称虽然 FDA 拥有审查申请文件和有关药物疗效的评估权，但是对其是否有权将 NAS/NRC 药品评论和建议付诸行动表示怀疑。在 FDA 官员们看来，这波法律纠纷背后更深层的挑战，是针对 1962 年《药品修正法案》阐述的"把疗效标准使用到 1962 年前的药品中"的概念和 1963 年法规，挑战"设置充分和合理对照的研究"的法规，挑战 FDA 不经过听证会即可撤下一个药品的权力。

1973 年，威廉·道格拉斯大法官代表最高法院做出最终的裁决。在海森案中，最高法院支持 FDA 的规定，当药品提供人（制造商）未能提供任何正式的符合法定质量要求的药效证据时，FDA 有权力拒绝给予正式听证的机会。也就是说，必须符合 1970 年 5 月 8 日颁布的"设置充分和合理对照的研究"标准药效，才有权获得正式听证的机会。法庭肯定 FDA 具有管辖权，这是 FDA 有效运作必不可少的权力。最高法院同时否定了企业所争取的药品审查豁免权。

对于其他三个类似的姊妹案件，道格拉斯大法官肯定了 FDA 以科学管辖权保护公众的行为。强调 1962 年《药品修正法案》授予了 FDA判断个别药品或一类药物的疗效的权力。

---

① 作者注："祖父条款"在法律中相当于"追溯法令"，是代表一种在旧有建制下已存在的事物不受新通过条款约束的特例。

这一组案子在最高法院的胜诉，是 FDA 和指挥这场司法大战的总法务顾问赫特取得的近乎完美的胜利。这一组诉讼的裁决被合称为"海森裁决"，它成为推动 FDA 审查和撤除非处方药行动的动力。美国的司法是判例法法系的，判案遵循先例。随着简易判决程序在海森案裁决下合法化，以及"设置充分和合理对照的研究"法规的实施，在随后的70 年代清除无效的非处方药时，发生政治和司法争议的诉讼少了许多。

1973 年，药品审评的诉讼案在联邦最高法庭上取得节节胜利，与此同时，联邦贸易委员会的一宗官司也引起 FDA 法务顾问的关注。20 世纪 60 年代末和 70 年代初，联邦贸易委员会制定了一条法规，要求所有加油站张贴汽油泵的辛烷值水平，以替代传统的逐案裁决的管理方法。为此，全国石油炼油协会在联邦法庭提起抗诉，声称联邦贸易委员会缺乏制定贸易管理法规的权力。联邦法庭在华盛顿特区巡回法庭法官斯凯利·赖特代表 3 人法官小组给予最终裁决，认定依照《美国联邦贸易委员会法》，联邦贸易委员会具有制定法规的权力。裁决也阐明美国国会实际上把这项权力授予各种政府机构，联邦法庭在先前的裁决中就表示同意这一法规制定的权力。这项裁决被称为"斯凯利·赖特裁决"，受到联邦政府机构律师的重视，之后精明的赫特和他的 FDA 法务团队的律师们对此进行了仔细研究。

"斯凯利·赖特裁决"启发了赫特对 1938 年《食品、药品和化妆品法》及其修正法案的深层次解读，他宣称这些法律授予 FDA 广泛的权力，以实现"一系列基本目标"，FDA 应该有权力去做任何法律没有明文禁止或限制做的事情。如果法庭接受赫特对该法的解读，那么，FDA 只需要证明法律没有明文禁止其不能制定什么样的法规，那么 FDA 所制定的法规就是合法的。赫特对法令的解释，招来那些被监管行业的律师们的攻击。1975 年，第二巡回法庭的裁决认可了赫特对 1938 年《食品、药品和化妆品法》及其修正法案的这种解读。

20 世纪 70 年代，一系列的联邦法庭裁决维护了 FDA 的权威性和公权力。司法上取得的关键性胜利使 FDA 的职能发生了转变，法规的制定成为其政策制定和监管规划在管理方面的主要方式。它的现实意义是提高了疗效审查 DESI 实施处理的效率，而从更深远的层面来看，这被认为是 FDA 职能上的分水岭。从一个解释规则制度、制止违规者采取行动的执法机关，进阶到具有实质性权力、能够制定规则和制度的行政机关。法律史学家评论认为"司法上的认可明确了 FDA 在行政法领域的特性，在一定程度上可以说是独一无二的"。

《信息自由法》的修订奠定了信息开放的基础

汉弗莱委员会成员、阿拉斯加州参议员欧内斯特·古鲁宁在 1963 年指出，对于药物治疗来说，没有什么信息比在研究阶段所获得的动物实验和临床试验资料更为重要。然而，在长达 25 年的时间里，FDA 却将多达 13 000 种新药资料封闭在几乎完全保密的申请档案中。

但此事的责任却不在 FDA，因为 FDA 曾试图将新药的信息公开，却因受到行业界的抗议而被否决，他们迫使 FDA 对信息的保密到如此程度：一个制药公司正在试制一种新的化学剂，如果发现危险并向 FDA 报告了，FDA 也不能把这样的信息通报给做同类药物试验的其他制药公司，而只能听任这些公司继续进行并遭受同样的危险。

拉里克当政时期把保密做到了极致，即使总统的科学顾问委员会或国会委员会向卫生教育和福利部的下属机构 FDA 调取其封存的文件也会遭到拒绝。对于国会议员和媒体的批评，FDA 回答说："自 1938 年以来一贯遵循保密的规定，保密是我们的政策，没有人可以改变这个政策。"

1962 年《药品修正法案》的信息保密条款中，FDA 被特别豁免，不向外披露企业申请的药品中可能危及贸易和制造秘密的信息，也包括机构内部的备忘录。

20 世纪 60 年代日益高涨的消费者运动促使国会通过一系列新法律，这些法律直接影响到食品和药品的监督管理政策。1967 年《信息自由法》给予公民获取政府会议和记录信息的权利。1972 年《咨询委员会法》为专家委员会制定规则，确保他们的大部分会议是开放的，且有消费者代表参加的。《阳光政府法》要求政府运作更加具有开放性。

戈达德是性格直率的领导，曾经试图让 FDA 的工作更为公开。他与负责教育和信息工作的助理局长西奥多·克朗试图删去不必要的保密条例，并通过演讲与公众建立良好的信息沟通。但是顾及到新药申请的许多信息可能影响企业股票价格在金融市场的波动，戈达德决定关起门与企业讨论新药的问题，严防泄密。

戈达德时代的一个典型事例，是1967年4月4日在亚特兰大，戈达德在美国计划生育协会会议上发表讲话，指出媒体对口服避孕药（和其他药物）的副作用报道不足。他说："公众对药剂信息的缺乏是一个严重的问题。"然而直至1969年，FDA 90%的文件仍然是保密的。

信息的真正公开，是在1971年受到一宗诉讼案所推动。卡罗琳·摩根为了不要生更多的孩子，想服用口服避孕药。她想确定哪些避孕药是最有效而且安全的，于是写信给卫生教育和福利部，希望获得避孕药详细信息的书面资料，包括品牌名称和雌激素的剂量等。她的问询被FDA信息资料办公室的公共服务处拒绝了，接着她又收到来自卫生教育和福利部助理部长罗杰·艾格伯格办公室的信。艾格伯格的一个助理回答说，摩根问询的问题涉及商业机密，凡是内部通信、医学文件和其他有关药品的信息都属于商业机密，受到法律的保护，FDA不能透露。而后她又被告知，这些资料都被存封在不对外开放的1 900个档案中，若要取出来将要花费12 600美元的人工费和复制费。如果摩根坚持要，卫生教育和福利部可以协助办理，但是她必须先预付5 000美元用以支付初步的费用。这位助理部长的助理还告诉她，这些初步的信息包括8个避孕药的印刷标签，连同咨询委员会的报告和参考书目索引的4 000篇相关论文。摩根没有接受这样的建议，也没有善罢甘休，她在健康研究团体的协助下，对政府提起了诉讼。这起诉讼的目的是要求开放更为广泛的FDA存档的记录。FDA把几乎所有的档案放置于"商业秘密"法律的条款之下不能公开，激起了像摩根这样的仅仅想要知道如何安全地采取口服避孕药的消费者的强烈愤怒。

众议院的政府运营委员会对FDA执行《信息自由法》的现状举行听证，从1972年3月6日到4月19日长达6个星期的听证会期间，FDA受到严厉批评。对此，爱德华兹局长采取了一系列的措施。其一，创建一个新的消费者事务办公室，并把FDA的刊物《FDA论文》改名为《FDA消费者》，开始直接地解决消费者利益的问题，比如几十年来的最大话题：

口服避孕药。其二，安排总法务顾问着手拟写信息开放的新法规。其三，设立国家药物咨询委员会（NDAC），成员来自行业和公益消费者组织。1972 年 4 月 20 日，爱德华兹主持了国家药物咨询委员会的第一次会议，新发现的低剂量口服避孕药也被列入会议议程。设立 NDAC 的宗旨是将其作为一种"科学法庭"，或者说一个中立的论坛，参与者在专家的指导下加深他们对问题的理解，FDA 提供一个新的平台对当前的重要问题进行公开讨论，表达了 FDA 愿意探索彼此沟通的新形式。

FDA 首席法务顾问赫特花费近一年时间大量修正《信息自由法》法规，这个修正法规于 1974 年获得通过。FDA 在《联邦纪事》上承诺会公开更多信息。其中有一组新的法规表示 FDA 会将先前雪藏的绝大多数文件对外开放。

虽然卡罗琳·摩根的诉讼在法庭上没有赢，她提出的上诉也没有使她得到她所寻求的新药的信息，但这个案子和其他案子促使 FDA 开放了更多的机构文件。新法规的设定，可以帮助她得到所需的信息。

信息政策的改变只是爱德华兹当政后一系列的新举措之一，他于 1973 年离开 FDA，接任的新局长亚历山大·施密特将继续推动和完善各项新政策，试图以更开放的服务满足消费者的需求。在施密特任期内，围绕口服避孕药的安全问题解决得比较好，最突出的就是通过修改包装标签，并在包装中附带给病人的说明书给消费者带来实在的好处。例如，1973 年 FDA 要求医生和供应商在给病人的药品包装里提供药品功能等相关信息，有个处方药是"事后"起效的口服避孕药，这很可能是许多妇女第一次通过药物包装附加的信息知道"事后"服用避孕药也可以防止怀孕。

1974 年，《信息自由法》修正案的公布，意味着 FDA 90%的存档文件须向公众和业界开放，这是一个具有里程碑意义的改革措施。许多消费者希望从 FDA 处得到更多信息，以致 1975 年成千上万索求资料的来信纷至沓来。FDA 为回应诉求增加人力花费大约 100 万美元，而 FDA 每年所收到的诉求信件很快就达到了 45 000 封。不过，国会没有因此为这项 FDA 实质性的新责任而增加拨款。

17 GMP、GLP 法规出台

《生产质量管理规范》（GMP）的最终修定

FDA 的法规《生产质量管理规范》（GMP）的第一部分正式颁布于 1963 年。此前没有药物生产方面的法律，那时 FDA 只是通过稽查员巡察各个厂家来实行监管。"二战"后，医药工业突飞猛进，这种形式已显落伍。监控的漏洞可能出现在生产的各个环节。严重的案件如 1955 年发生的儿童接种脊髓灰质炎疫苗后患麻痹性脊髓灰质炎，造成 51 人瘫痪，10 人死亡。问题追踪到一个制造商使用了没有正确灭活病毒的疫苗。这起事件和其他类似事件的发生，促使监管当局加强对工厂的巡察，并且要求制药厂在药品出厂前做产品安全检测。

在 GMP 法规公布以后的很多年里，药品质量问题仍然层出不穷。FDA 设有一个药品问题报告程序，根据调查报告，1977 年 3 月至 1978 年 3 月一年里，FDA 收到 6 100 个有关药品质量问题的报告，大部分问题是片剂、胶囊和溶液的质量问题：在溶液药物中可见析出物或沉积物；粉碎的片剂，或破裂的玻璃安瓿；缺失或不当的标签，或失效的日期；空的或填充不准确的剂量单位；异常气味或味道；疑似药效的问题和有不良反应的问题。

被召回的药品有时数量巨大，如 1971 年地高辛药片被召回 9.57 亿粒。FDA 的抽样检查所发现的药品质量问题也十分严重。一份调查报告说，批准兽医使用的一个肝制剂贴错标签，销售给人类注射。在 FDA 抽样检验的药品中，发现一些药品的含量严重不足，大大少于标签标示的剂量，硝酸甘油片（用于心绞痛）含量仅有标示量的 16%，泼尼松（关节炎、哮喘和其他病症）30%，利血平（高血压）25%，吗啡 68%。在对其他药品的检验中发现，如眼用软膏含有金属微粒，注射用维生素 B_{12} 含有金属和玻璃的碎片，磺胺类药有霉菌，激素溶液有不明物的污染，等等。更有甚者，某批次的瓶装抗组胺溶液在运输过程中发生爆炸，据说是由于受到细菌污染的气体聚集在瓶内而导致的事故。FDA 抽查某一产量高达 100 多万片的洋地黄药品批次时，检测报告称药效无法确定，不明干扰物质引起了实验动物非正常死亡。

某些具有代表性的质量问题涉及的企业往往是产品领域的主要生产商。比如发生在雅培的输液品质量问题就是其中之一。

20世纪60年代和70年代，雅培是世界上最大的无菌静脉注射液生产厂家。静脉注射液常用于危重病人，所以产品质量必须保持高标准，然而雅培产品的安全问题却频频发生。一项由经济重点理事会展开（1973年）的调查发现，雅培是美国制药行业中产品安全记录最差的，在7年中有38次召回，其中一次涉及93种不同的产品。1964年，曾紧急追查召回11 000瓶氯化钠溶液，因为被误标为"5%葡萄糖"。这场危机过后不久又发生另一个标签误标，把"10%葡萄糖氯化钠"贴上了"2.5%葡萄糖乳酸林格液"的标签。

1964年10月至1965年4月期间，有些输液瓶被发现含有霉菌。这是由于螺旋瓶盖的塑料内衬有缺陷造成。雅培公司并没有召回可疑的存货，也没有通知FDA。FDA稽查员在由芝加哥发往俄勒冈州的静脉输液品密封瓶中，发现瓶中的溶液有可见的杂质，追查下来是雅培的静脉输液品密封瓶的瓶颈热处理工序造成污染所致。然而，直到1968年12月，FDA派人检查库存之前，雅培一直采用目测检查，如果溶液中没有肉眼可见的污染证据，就当作合格的成品。

当时的FDA局长赫伯特·莱伊，在一次向制药工业协会的讲话中，公开点名雅培公司对质量管理的草率态度："雅培发生的事故令我怀疑，制造商是否对公司名誉的维护比对产品的安全更为关注？对自己的利润比对病人的健康更关心？我相信，这不是制药业刻意建立公众信心的故事。"

在FDA对雅培公司的"关门"听证会上，该公司同意斥资数十万美元加强其质量控制程序以换取FDA的不予法律起诉。然而，雅培公司许下自行更正错误的诺言仅一年以后，其受污染的输液品密封瓶所引起的灾难性中毒事件就爆发了。

前述的输液瓶盖设计缺陷迟迟没有得到纠正，造成细菌渗漏进入静脉注射液，终于爆发了导致病人败血症或血液中毒的严重事件，在这一次事件中，至少波及21家医院的350名受害者。这一回FDA抵挡不住舆论的压力，建议司法部以犯罪起诉，向一个大陪审团以刑事犯罪起诉这个大型的跨国制药公司和 5 位雅培公司高管，这是 10 年中唯一的一次。

遗憾的是，政府的起诉在法律上有难以逾越的障碍，由于现行 GMP 法规不完善，控方无法证明雅培"非无菌"生产与涉嫌违反 GMP 法规之间的因果关系。辩方律师抓住这个最关键的问题，咬定 FDA 无法指证被告违反哪条特定的 GMP 法规，终使被告被判无罪。

尽管被法院判决无罪，雅培也受到影响。雅培公司的高管称，他们对 1971 年 FDA 的监管行动付出 4.8 亿美元的代价，这可能是一个过于夸张的数字，不过可以肯定雅培工厂停工的成本将会远远超过刑事定罪的罚款。

而另一类植入型医疗仪器存在的质量问题也令人不安。心脏起搏器是一种植入病人体内帮助恢复正常心跳的仪器，全球已经有约 25 万名心脏病病人在使用这种装置。保护消费者活动家西德尼·沃尔夫博士在 1973 年参议院健康委员会听证会上公开曝光了他调查获得的这类产品的诸多质量问题。沃尔夫谈到美敦力公司，世界上最大的心脏起搏器制造商的产品，在 1970 年至 1973 年出现电源故障，外部起搏器因电池的放置问题和晶体管的开关问题，成千上万台起搏器发生指示信号失灵的故障，因此近千台产品被召回。

出现质量问题的并非美敦力一家，FDA 检查了从病人体内取出的 97 个有故障的起搏器样品，其中 60 个是由科迪斯公司制造的，37 个出自其他 9 家。

科迪斯公司是起搏器行业的第二大制造厂家，美敦力公司占有 50%~60% 的市场份额，科迪斯公司占有 20% 的市场份额。其余的是 5 家国内和 4 家外国的小公司，市场供应量远不能和美敦力或科迪斯公司相比。

FDA 派往科迪斯的专案调查员发现，该公司的工厂生产没有书面作业程序，没有规范，没有校准程序，也没有机器的维修计划。所有存在的问题中最关键的是氦泄漏测试，有问题的起搏器曾显示有湿气漏入组件，所以对产品的氦泄漏的检测是至关重要的质量把关环节。专案调查员的报告列出不符合质量控制标准的操作有 148 项，其中指出：组装的工序不规范，有时给操作员的图纸上布满手写的且未注明日期的变更内容。有时操作员根据来自技术科的一个口头或电话指示，就要对规范进行修改，甚至操作员在组装同一种产品时，给的是不同试剂盒的示意图。

另外，检验的工序也不规范。起搏器是用环氧树脂封装好几层，该公司的书面要求是，采样频率和测试是传入环氧树脂的夸脱①数的平方根。例如，当一个 964 夸脱批次进来，应该被检查 32 个样品。而实际上，操作员对每批次的采样仅 1 夸脱。

零件存放的环境不符合要求，放入焊接机中的清洁液和油的纯度没有做检查。

对产品规范的标准形同虚设，很多地方存在不符合规范的情况。

FDA 认为科迪斯公司整个的生产质量马虎到了危险的程度。1975年，FDA 向佛罗里达州南部地区的区域法庭要求发出禁止令，关闭科迪斯公司起搏器生产线，直到符合要求的质量控制措施完全被落实。

一种制造上有缺陷的心脏起搏器意味着什么？政府证人之一，科迪斯公司的杉特博士，在禁令听证会上陈述了起搏器缺陷造成的严重后果。

植入人体心脏的起搏器只要有一次失灵，就会导致严重伤害或死亡。如果你有一个失控的起搏器，它每分钟运作了 600~800 次将瞬间导致死亡；如果你有一个心脏起搏器，每分钟运作 150 次，病人没有意识到是起搏器的问题，但感觉不舒服，这些心脏病病人不能耐受这样的心率，经过一段或长或短的时间，最后将导致心脏衰竭而死亡；如果你有一个间歇性失灵的起搏器，它们可能仅仅由于机体运作中断片刻而失灵几秒的时间，病人就有可能跌倒，或者颅骨、肢体骨折，这是十分痛苦的。如果失灵的间歇时间比较长，由于心脏速率不能及时恢复正常，病人可能永远失去生命。

政府指控科迪斯已知道有问题却没有给予应有的重视，没有积极充

---

① 夸脱为容量单位，美制：1 夸脱等于 0.946 L。

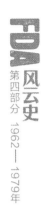
分地解决产品的缺陷问题。

　　早在 1972 年 10 月，该公司采用的 CTS 牌电阻器的电阻率就出现了问题，但是没有及时处理，直到 1974 年 12 月，一个主要代理商赫尔松去该公司了解 CTS 电阻器到底发生了什么问题。这个时候科迪斯才开始行动，召回了有问题的 CTS 电阻器的起搏器。他们决定只召回特定批次，而实际上同一种电阻器也用在了其他的起搏器上。

　　科迪斯公司发出一封《致医生的信》，说到关于心脏起搏器的质量问题。信中写道："我们预计，上市的起搏器只有一小部分会发生故障。因此，我们建议保守地管理，在这些病人植入后的前 14 个月每月进行监测，以检测是否有潜在故障。"

　　在法庭上，控方要求杉特博士解释如何理解"这些病人植入后的前 14 个月每月进行监测"。他说："实事求是地讲，是没有办法充分按月监测每个病人。如果心脏起搏器出了问题，你在 2 点钟检查病人，一切都是完美的，第一次故障可能会发生在同一天的 2 点 15 分。因此，你约见的病人是不是能够再过一个月（检查）就成了问题，有可能他病情迅速恶化，或是缓慢地恶化，如果在当时没有及时采取措施，那病人可能会有生命危险。"

　　因此 FDA 认为，从保护病人安全考量，需要申请一个法庭禁令，责令关闭科迪斯公司的生产线直至情况改善。

　　被告方律师声辩，市场上 20% 的起搏器由科迪斯供应，如果 FDA 的禁令被准许，目前有新植入和更换心脏起搏器需求的人将无法得到满足，这会造成非常严重的短缺问题。

　　此外，植入了科迪斯公司特定的心脏起搏器的人，其中 4 万 ~5 万人在其他国家和地区，如果从科迪斯公司的心脏起搏器转换为其他心脏起搏器——假设有一种将是可用的，我们不得不提醒，将会有其他的额外的医疗问题。

　　法官伊顿决定采用辩方的建议，拒绝批准 FDA 的禁令。由于不能关闭科迪斯公司的工厂，当时在肯尼迪局长领导下的 FDA 出于对法律在管制企业产品质量上的局限性的考虑而决定退出诉讼。这是 FDA 所做的为数不多的一次对一个中等规模的公司停止法律行动的决定。FDA

转而努力去制定更具体的医疗器械质量控制法规。

20世纪60~70年代发生的一系列产品质量造成的受伤和死亡事故，导致了对《生产质量管理规范》法规的修改，包括对操作程序标准、系统验证和大量的记录文档的修改。1978年7月21日《联邦纪事》发布了对医疗器械《生产质量管理规范》的最终规则。

GMP提供了一套确保制造过程和生产设施符合适当设计、监测和控制的系统。FDA执行GMP法规，规范食品、药品、生物制剂和器械等产品的制造，保障产品的质量。科迪斯禁令的失利，成为一个有益的教训，从另一个角度推动GMP的修订，完善了对医药工业生产的现代化管理。

《药物非临床研究质量管理规范》（GLP）的颁布

美国大型制药公司塞尔公司，在1975年至1977年期间受到一连串的指控。国会参议院司法委员会下设的健康委员会的主席是参议员肯尼迪，在他主持的听证会上，FDA局长施密特做证说，他们在审查塞尔申报新药的安全性数据资料时发现诸多疑问，使FDA认为塞尔的安全检测程序中普遍存在不实和弄虚作假的行为。

令FDA感到不安的是，已经被批准的新药螺内酯（Aldactone，塞尔公司的畅销产品之一），后来发现有一个试验报告明确地显示该药剂量不当有增加肝脏和睾丸肿瘤的概率，报告评价认为数据已经具有统计学的意义，而公司没有按照有关的法规将这个具有潜在危险的发现向FDA报告。

除了隐瞒不报的问题，实验检测程序中存在的不规范和混乱问题也十分严重。一项为期78周的大鼠长毒研究，从其中3只动物肿瘤上取下活体组织切片后仍然让动物继续留在研究中（按操作规范，这3只动物应该从研究中去除），而且其中两只大鼠的肿瘤鉴定为恶性肿瘤，但这个结果没有报告给FDA。

经由另一个合同实验室——黑泽尔顿实验室进行的一项为期104周的实验中，组织病理学检测只做了70%的动物，也没有做动物总损伤的组织病理学检测。按照合同，这些都是必须完成的。

施密特局长还提及塞尔的另外一个畅销药甲硝唑(灭滴灵)，被纳德健康研究团体发现该药涉嫌致癌，因而从市场撤回。此前在塞尔的安全性研究中，两个病理学家对组织切片的显微镜检查报告了两个不同结论，然而塞尔没有向 FDA 提交两份意见相左的报告，也没有找第三个病理学家审查前两位对切片的不同意见，而只选择提交了一份对该药物有利的报告。实验操作程序中暴露的问题还有显微镜检查结果的记录中不显示日期和研究人员（即没有日期和签名）。同时他们也无法解释为什么在原始数据和向 FDA 提交的最终报告之间出现了差异。

在听证会上披露的草率的实验工作还出现在塞尔的甜味剂阿斯巴甜、抗心律失常药 Norpace 等许多研究中，常见的严重问题如把已经列为死亡的一些老鼠后来却又出现在记录中，然后再次死去又再次复活，一只老鼠反复"死活"数次。

曾经是塞尔首席病理学家的约翰·萨格茨做证说，上司不顾他的反对意见，指示他用早已死亡了一年多的实验动物去编造有利于公司的尸体解剖结论。

由于问题接连地出现，FDA 为此组成专案小组，对塞尔所有新药的动物实验研究工作进行调查。结论是，塞尔发生的已经不是个别的错误或疏忽，而是大问题："调查结果揭露了塞尔的行为模式，是一种损害科学完整性的研究。"

对塞尔在药物测试上的行为模式，FDA 的总法务顾问办公室建议追究塞尔的刑事责任，但是司法部有不同意见，他们认为，因为现行的刑法和民事法存在的缺陷，对这些案件的起诉难度很大，将会使有限的政府检察资源（经费和人力）负担过重。虽然公司一些具体的一线操作员工有可能被定罪，但无法证明高级管理阶层对其负有的罪责。让员工当替罪羊扛起所有责任，并非伸张了正义，这不是 FDA 寻求法律诉讼的本意。因此，对塞尔的处理没有走司法程序。

塞尔躲过了政府的刑事起诉，但是参议员肯尼迪的听证会带来的轰动效应是躲不过的。据称当时塞尔的研究工作中止了，高层官员除了应对持续的调查几乎做不了更多的事情，最终导致公司领导班子重组，总裁被撤换。董事会任命了前国防部长、白宫办公厅主任，拉姆斯菲尔德出任塞尔公司总裁。

在调查塞尔公司时发现的问题，以及医药行业中发现的多起科学研究数据被篡改和伪造的情况，大都与合作实验室的测试报告有关，这些大型制药公司和合作实验室之间的关系问题引起了 FDA 的注意。事实上，某些合作实验室为了获得这些大药厂的实验业务合同以及商业利润，不惜编造数据或更改实验结论以迎合雇主的期望。

1977 年 1 月，美国环境保护局也发现伪科学研究的证据。FDA 决定对收到的企业上报的检测报告做抽样检查。

其中抽查到的一个文件是 IBT 实验室为新药萘普生做的研究报告。FDA 的病理学家阿德里安·格罗斯博士注意到，表格中动物死亡率一栏写着"没有大鼠患上癌症"。凭着丰富的经验，直觉告诉他这是虚假的。他说："现在，任何病理学家都知道在研究中被长期使用的大鼠和小鼠患上癌症是当然的，应该有一定的死亡率。然而 IBT 实验室的研究报告竟然说老鼠都是健康的。"于是，1976 年 4 月 11 日，格罗斯走访了坐落在芝加哥北面 40 公里外的诺斯布鲁克的 IBT 实验室，想查阅萘普生研究报告的原始资料。由于格罗斯博士的访问，这个合作实验室触目惊心的黑幕开始浮出水面。

在肯尼迪听证会上，FDA 对 IBT 实验室提出严正指控成为听证会最引人注目的内容。FDA 调查人员揭露了 IBT 做假的问题：有的宣称已经进行了的实验项目测试，事实上根本没有进行过；将那些已经长肿瘤的动物隐瞒不报或少报数目；员工指控他们被雇主要求伪造数据。调查人员也发现实验室管理十分混乱：同一动物被记录为死亡的不止一个日期，常常使用不同版本的尸检结果；据报道尽管所有的动物都接受标准照护和施药，体重却差异极大，无论是同一组动物的连续称量还是同一组动物在同一时间段称量，都有互相矛盾的数据记录。当 FDA 调查的时候，发现 IBT 实验室正在销毁 FDA 索要的原始资料，被粉碎机粉碎的包括 X 线胶片、心电图、成册的数据或文件夹中的部分数据记录，等等。

IBT 实验室事件的暴露，促使行政机构采取多方面的行动。与 IBT 实验室有牵扯的所有新药受到特别严格的审查，有疑问的如萘普生，由

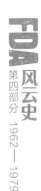

其生产厂商新泰克斯公司在自己的实验室重新做实验，证明产品的安全性后才能被 FDA 接受。

IBT 实验室当时是美国最大的独立化学测试公司，包揽的业务不但包括医药工业、农业等，而且也承担政府的许多研究，包括国家环境保护局、FDA、劳工部职业安全与健康管理局以及美国消费品安全委员会等机构的产品安全测试。它从 1952 年成立到 1978 年联邦司法部关闭该实验室为止，26 年的时间，IBT 实验室曾经为客户做过重要的研究项目超过 22 000 多项，这些项目来自美国主要的化学和药物制造商、数十家外商和几个联邦机构。差不多半数的研究是为在美国联邦注册的数百种药品、食品添加剂和农药所做，这些产品仍在美国和国际市场上销售。若要彻底搞清楚经由 IBT 实验室完成的研究中究竟有多少有问题，这恐怕需要政府花更多的时间和精力，否则将永远不得而知。

一个积极的结果是，肯尼迪听证会对 IBT 实验室丑闻的暴露催生了《药物非临床研究质量管理规范》（GLP）法规的颁布。FDA 于 1976 年开始着手制定 GLP 的详细条例，使实验室的研究计划、执行、监控、记录报告和归档等形成一个规范性的实验质量体系。经过 3 年时间的违规合规调查以及对条款的细化，1979 年 6 月正式颁布最终规则。接着，环境保护局也颁布了自己的 GLP 最终规则。

制定《医疗器械修正法》

20 世纪 70 年代，发生事故的植入式医疗装置除了心脏起搏器，还有一个叫作达尔康盾牌的宫内节育器（IUD），曾造成严重恶果。

20 世纪 60 年代后期出现了一种叫达尔康盾牌的宫内节育器，这个年代是妇女经济和社会地位独立运动兴起的时代，同时也由于公共健康的倡导者企图阻止"人口过剩"，所以避孕技术和相关产品有了大的发展。1961 年 FDA 开始批准口服避孕药，而这些高剂量的合成雌激素和黄体酮避孕药虽然有效，但在接下来的 10 来年里有越来越多的关于服用者出现血栓栓塞、心肌梗死和卒中等严重不良事件的报道。常见的不良反应，如恶心、呕吐和腹胀等，在使用者中引发较高的停药率，这迫使许多妇女转而寻求更安全的替代品。于是，宫内节育器便成为妇科医生推荐的避孕产品。

约翰斯·霍普金斯大学的休·戴维斯博士是公认的计划生育领域的专家，他对宫内节育器的作用机制做过专门研究，并与一位工程师欧文·勒纳合作，在市场现有产品的基础上，设计出一款改良型的宫内节育器。这款塑料材质的装置形似盾牌，内侧附有一层薄膜，用以增加与子宫内膜的表面接触。两边各有五个爪子般的翼片用来加强 IUD 的附着力，防止其脱落。为了方便日后移除，IUD 带有一根尾绳伸到宫颈内。考虑到这款 IUD 有较强的吸附功能，戴维斯采用了一种力度较强的复合丝手术缝合线取代单丝线作尾绳，以便取出装置。这种线绳由光滑的尼龙外壳包裹着数百根细尼龙纤维制成。最后，这款新型 IUD 被命名为"达尔康盾牌"（以下简称盾牌）。

1968 年至 1969 年间，戴维斯在巴尔的摩进行了盾牌的功效临床测试，并于翌年 2 月发表了测试结果。报告称，试验期间共有 640 个妇女放置盾牌，累计使用了 3 549 次，其中失误（怀孕）率 1.1%，去除（自行掉落）率 2.3%，再减去由于医疗原因取出或自行取出的少数案例，（继续留置宫内的）净保留率高达 94%。与其他 IUD 相比较，由于出血性并发症大大减少，盾牌显示出其优越性能，因此具有非常好的前景。

1971 年，罗宾斯公司买下盾牌作为该公司旗下的产品。当时罗宾斯公司是《财富》评比的美国 500 强企业之一，虽然该公司没有针对妇女健康的产品，但是看好这块市场的前景。罗宾斯发动了大规模的促销宣传活动冲入市场，其中包括向消费者直接发布广告宣传盾牌的优势。他们不仅针对经验丰富的妇科医生，而且也针对经验不足的家庭医生，做了最大化的市场渗透。在接下来的三年中，罗宾斯公司成功地拿下了美国 60% 的 IUD 市场，在美国销售了 220 万个盾牌 IUD，另外还在国外销售了 170 万个。

随着盾牌使用人数的增加，相关医疗问题的报告不断出现。首先，临床医生反映安装这款节育器时会产生严重疼痛，而且取出也很困难，给使用者徒增许多痛苦。公司宣传的避孕效果也并不可靠，事实上的避孕失败率高达 5.5%。更严重的是成千上万使用了盾牌却又意外怀孕的妇女，发生自发性晚期流产的概率高达60%。

1973年在亚利桑那大学图桑分校医学中心妇产科，有一名妇女在放置了盾牌不久之后又怀孕了。那时在怀孕期间将宫内节育器留在子宫内是常见做法，这名妇女在妊娠中期出现流感样症状，她在19周大的胎儿流产72小时后死亡，死因是全身细菌性感染，感染从子宫开始，扩散到身体的其他部位。

唐纳德·克里斯蒂安医生是妇产科的负责人，他认为这则病例非同寻常。在与其他地方的同行交流信息时，他惊讶地发现这些特殊的症状在盾牌用户中似乎很普遍。1973年春，他联系了国家疾病控制和预防中心、FDA以及罗宾斯公司，他们的回答不能令他满意。于是，他写了一篇题为《与宫内节育器相关的孕产妇死亡》的研究报告，详细描述了4名使用者死亡和6例严重感染的案例。这篇报告于1974年6月在《美国妇产科学杂志》上发表，明确指出这篇报告中的盆腔感染、严重感染导致的脓毒性流产以及孕妇死亡与盾牌相关。

国家疾病控制和预防中心于1973年6月展开对IUD使用的调查，对IUD和其他避孕方式相关的死亡率风险作了比较。这项面对34 544名妇科医生发出的全国性调查结果显示，妊娠并发症与盾牌的使用有关。

1974年5月，美国计划生育联合会提出禁止使用盾牌并建议使用这种装置的人应取出。FDA要求罗宾斯公司停止发售盾牌并建立召回产品的病人登记系统。

罗宾斯公司断然否认盾牌与盆腔感染有关，面对越来越多的诉讼，他们认为如果停止销售就意味着承认有罪。罗宾斯决定拒绝FDA的建议，直到克里斯蒂安的报告在医学杂志发表后，公司扛不住越来越大的压力，不得不停止国内销售，但是仍然坚称没有理由相信已经放置在人体内的盾牌需要取出、召回。盾牌在海外的销售仍在继续，待到10个月后全面停止出售的时候，盾牌总共已售出约450万件，遍及80个国家。

后来的研究表明，从1972年到1974年，那些怀孕后继续使用IUD且发生自然流产的妇女，其死亡人数比没有IUD的高出50倍。报道证实盾牌已经造成了数十万的不良反应病例，包括盆腔感染、脓毒性流产、异位妊娠、子宫切除术和至少 18 例死亡，由于缺乏在发展中国家使用盾牌的数据，实际数据应该更高。

1975 年《美国医学会杂志》发表了塔图姆、施密特等人关于争议中的盾牌 IUD 尾绳的结构和细菌学的研究报告，认为该产品使用的复丝尾绳原本是为了增加其强度，但尾绳长期在宫颈中，由于芯吸效应，阴道液和细菌通过未经密封的缆线末端顺着丝束渗入子宫，缆线的尼龙外壳则保护细菌躲过了宫颈黏液的杀菌作用，造成更高的子宫感染率。

盾牌停止销售以后，那些体内仍然滞留着这款 IUD 的人的不良反应继续在发生，针对罗宾斯公司的诉讼案件如雪球般越滚越大。代表个人受害者的律师们通过相互交流、分享资料，与来自罗宾斯公司的强大律师团队抗争。面对受害者的诉讼，罗宾斯多年来一直试图逃避法律责任，他们做伪证，并无视法庭命令销毁原始档案。1980 年，哥伦比亚广播公司的《60 分钟》调查了盾牌的高感染率以及使用者的持续死亡事件。在节目行将播放前，眼见事情已经掩盖不了的罗宾斯，迫不得已地给近 20 万名医生发出通知，建议仍然在使用盾牌的妇女去除该装置。罗宾斯也不得不承认，盾牌和用户的身体伤害之间存在着因果关系。

在后来的法庭调查中发现，盾牌的原始临床研究就存在着很大缺陷。所谓的为期 12 个月的研究既没有足够的参与者，也没有足够长的时间来确定妊娠或不良事件的发生率，而且该产品从来没有做过安全性试验。事实上，罗宾斯从一开始就知道，尾绳可能导致盆腔感染。当时担任盾牌的首席顾问萨德·厄尔博士曾经预警，怀孕后盾牌滞留在子宫内可能导致败血症或流产。同时也指出，随着时间的推移，尾绳的外部尼龙护套将会恶化，并建议每两年更换一次 IUD。这些意见被公司管理层忽视，并且解雇了坚持要求将尾绳予以改变的质量监督员。原创人戴维斯和罗宾斯公司对盾牌已知的问题一直保持沉默，而打着避孕性能优越的幌子继续蛊惑销售。

盾牌涉及的人体伤害最终酿成超过 32.7 万名妇女对罗宾斯公司提起索赔诉讼，这是美国有史以来最大的人身伤害诉讼案。1984 年，明尼苏达州联邦法官迈尔斯·洛德接手审理这宗十来年都没什么进展的大案，他严厉谴责罗宾斯的高管推卸责任的恶劣行径。数十亿美元的诉讼费和赔偿款导致罗宾斯公司申请破产。

在盾牌上市的 20 世纪 70 年代前期，美国还没有一部完善的医疗器械法，FDA 为争取医疗器械监管的立法经历了漫长的过程。

当 1906 年开始立法时，医疗器械只有手术刀和听诊器，这些简单的器械对人们来说并不用担心有什么安全隐患。十多年之后，诸如鼻子矫正器、身高伸展机器甚至治疗前列腺疾病的橡胶喷雾器等所谓的医疗器械大量出现。眼看一些游离于监管之外的欺诈性的医疗器械充斥市场，FDA 没有法律授权不能采取执法行动。认识到法律应该扩大到包括医疗器械的监管，1917 年 FDA 在向国会提交的年度报告中指出，1906 年的法案"有其严重的局限性……以致于无法预防用于治疗目的的欺诈性机械装置的出现"。

20 世纪 30 年代推动修法时，国会对医疗器械是否划归与药物同等管辖范畴的意见不一，1938 年通过的最终法律，授权仅只是禁止医疗器械"掺假"或"错贴标签"，没有要求上市前的测试、审查或批准。FDA 的执法行动只能针对发现有缺陷的、不安全的、在不卫生的条件下生产的产品或材料，以及针对虚假的或误导性的陈述、设计或标签有缺陷的产品提起诉讼，再经由法庭的裁决，决定产品的去留。若要成功地从市场上剔除一个产品，需要消耗机构巨大的人力和财力资源。

20 世纪 60 年代科学技术的巨大进步使得医疗器械从边缘走向舞台中心，医疗和诊断设备已经引发了一场治疗革命。肯尼迪、约翰逊和尼克松等几任总统都认识到需要更全面的法律来管理医疗器械。1962 年《药品修正法案》在酝酿的时期，肯尼迪总统的提案提议改变医疗设备进入市场的方式，要求医疗器械应与新药有类似的审核，但采用不同的规定。国会在通过 1962 年《药品修正法案》的过程中考虑了类似的器械法，然而，由于对如何管控医疗器械的意见仍未达成统一，最终从议案中删除。

1970 年，国会成立了专门研究医疗器械立法的委员会，由时任国家心肺研究所所长西奥多·库珀博士担任主席。库珀委员会在 1970 年 9 月发表了报告，建议在联邦法律中更明确地区分设备和药物，因为医疗设备所出现的问题与药品不同，应该有适合医疗器械的独特性的监管制度。他还建议将医疗器械分类，并根据设备的新颖性对所涉及的潜在风险进行监管控制，并对部分器械进行预审，扩大 FDA 对医疗器械的审批权。FDA 积极响应委员会的建议，对使用的所有医疗器械进行盘点，然后根据其潜在风险作了分类。

1972 年和 1973 年，就在国会对库珀委员会的建议进行辩论期间，国会对心脏起搏器故障报告和盾牌宫内节育器造成数千人受伤害的报告，举行了听证会。这两起事件突显了"医疗器械修正案"的必要性，"这最终引起了众议院和参议院的注意"。当时担任 FDA 首席法务顾问的彼得·赫特说。

《医疗器械修正法》议案由众议员保罗·罗杰斯和参议员爱德华·肯尼迪牵头推出，终于在 1976 年 5 月获得国会两院的通过。杰拉尔德·福特总统在签署法律时发表的演讲中，用了很形象的比喻赞扬这一法律，一举改变 FDA 不得不用"落后"的制度处理"先进"的问题的尴尬局面。他说："1976 年的医疗器械修正案消除了 FDA 授权上的缺陷，在此之前，FDA 只能用'马车'应战'激光时代'。"

1976 年《医疗器械修正法》采纳了库珀委员会的建议。法律确定医疗器械类似于药物，又有别于药物。应针对器械设备的风险程度建立三级制度从而分别进行管制。

第一类属于一般管制类型，如压舌板；第二类高于一般管制，这类产品必须受到执行标准的限制，如轮椅；第三类是用于支持或维持生命，或用于防止健康受损的产品，如人造心脏。

第一类器械不需要额外的审查，一般控制措施足以保护公众健康。第二类器械只需要有限的补充评审，验证是否符合既定的性能标准。第三类器械，是对健康构成重大风险的新颖装置，是国会希望上市前 FDA 进行审查的唯一类似于新药的装置。

《医疗器械修正法》制定的三级制度对医疗器械的监管是一个重大突破。除了授权 FDA 对第三类医疗器械的新产品进行上市前审核，还授予了 FDA 权力，通知并要求相关公司修理、更换和退还有缺陷的器械，授权 FDA 禁止任何具有重大欺骗或严重不合理伤害或疾病风险的器械出售。因此，法律最终极大地巩固了 FDA 对医疗器械进行管理的权力。

1976 的《医疗器械修正法》是一部专门的医疗器械法，它为 20 世纪 80 年代以后医疗诊断设备的快速发展奠定了有效的监管基础。虽然这部法律后来又经过多次修订，但是都没有改变 1976 年《医疗器械修正法》的基本管理制度。

糖精之争

1974 年以来，国会参议院的健康委员会在肯尼迪主持下，持续数年地对 FDA 展开一系列调查听证。尼克松-福特政府任命的两任局长，以改革 FDA 为使命，寻求更有效的方法运作机构的业务，减少把违反法律的人们投入监狱，增加教育和行政的替代政策，很多时候与被监管的行业保持比较友好的关系。而接替爱德华兹的施密特局长在上任伊始，却不得不应对国会的调查。

施密特局长在任职期间，一直无法摆脱国会听证的困扰。在肯尼迪听证会中 FDA 受到严厉的敲打，批评的焦点是 FDA 没有采取足够积极的措施对膳食添加剂实行监管。1976 年民主党的吉米·卡特赢得竞选成为总统后，施密特离职。接任局长的唐纳德·肯尼迪博士进入 FDA，他明显地感到，听证会的批评严重地影响了机构里那些非常能干又努力工作的人们的士气。

卡特政府选中唐纳德·肯尼迪担当 FDA 局长在外界看来有些意外。肯尼迪博士是神经生物学家，曾任斯坦福大学人类生物学科主任，也曾长期担任福特总统的科学技术政策顾问。肯尼迪博士既不是医学博士，也非药理学专家，与制药行业以及监管机构完全不沾边，据说是由于西德尼·沃尔夫的竭力推荐才被选中。沃尔夫认为，肯尼迪没有受过医学训练，他对药物没有先入为主的偏见，因此他将会更客观地看待药物。当然，肯尼迪曾担任过国家科学院世界食品和营养研究执行委员会委员，负责多项替代化学物在病虫害防治和环境污染防治中的使用。他的知识与禀赋是毋庸置疑的。即使非常重视这一任命的药品制药厂商协会也说，肯尼迪博士"不是我们意料之中的人选……但据我们了解，他的各方面情况都是不错的"。

唐纳德·肯尼迪预定 1977 年 4 月走马上任。就在他行将出发去华盛顿前的几个星期，他接到当时的副局长舍温·加德纳的电话，说 FDA 正掀起一场关于糖精的轩然大波。

糖精，是煤焦油的衍生物，1878 年由约翰斯·霍普金斯大学的艾拉雷姆森实验室首次生产。第一次世界大战期间，由于糖的短缺，人们普遍使用糖精替代糖。到 20 世纪 60—70 年代，代糖的甜味剂在节食者中大为流行。

糖精对于 FDA 来说并不陌生，早在 1907 年《纯净食品和药品法》生效以后不久，哈维·威利领导的农业部化学局就开始调查厂家用相对成本低得多的糖精替代天然糖制造甜玉米的欺诈行为。威利认为糖精没有食用价值，而且对健康非常有害。正是由于他对糖精的态度，导致他与总统奥西多·罗斯福发生争执，被偏好糖精的总统愤而斥之："如果谁认为糖精有害健康，就是白痴。"威利与罗斯福关于糖精的不同态度，加深了他们相互间的不信任，但是威利没有停止对食品中添加糖精产品的关注。

1972 年至 1973 年，有人首次发表研究报告，声称糖精为致癌物之一，之后相关的研究证据在增多。FDA 开始提醒公众，同时也给了糖精行业时间去收集"有利"证据来证明糖精有益于人类健康。

1977 年 3 月，FDA 获得了由美国和加拿大合作研究的最新结果，该结果显示糖精在实验动物身上诱发膀胱癌。3 月 9 日 FDA 宣布它的决定，禁止在饮料和其他食品中使用糖精。FDA 在宣布禁止使用糖精的同时解释说，加拿大的研究并不证明糖精对人类健康有相关损害，因为要达到加拿大实验小鼠的剂量水平，人将要每天喝 800 罐可乐。但是，做这个决定是没有选择的，根据《德莱尼条款》的法律规定，要求禁止"对人诱发癌症的物质或者测试后发现对动物诱发癌症"的食品添加物。FDA 有几个月的时间听取公众的意见和辩论。

70%的糖精用在饮料中，其余的用于食品、牙膏、漱口水、口红产品中。饮料公司用来制造软饮料，3.8 L（1 加仑）的饮料中糖精的成本只有 6 美分，而用糖的成本则要 1 美元。饮料行业对禁用糖精的反应可想而知！捍卫糖精在市场上的行动是迅速的，密集的广告、付费的评论

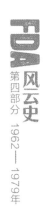

随处可见，他们捏造和渲染弃用糖精后可能会出现健康问题，如肥胖的问题会加剧，糖尿病病人的饮食会陷入巨大困境。他们营造出没有糖精以后，食用糖的毒性会导致失明、肾脏疾病、心脏病和肺损害等恐怖气氛。

新局长肯尼迪甚至没有做准备的时间，就被推到一百多个记者和电视摄像机镜头前。FDA禁用糖精的决定被认为是FDA那几年中最广为人知和最有争议的行动，在社会上引起巨大的反响。围绕着糖精是否对人的安全有影响，禁用糖精会产生什么后果，社会各界都参与了辩论。

不久，由美国企业研究所的健康政策研究中心牵头，在华盛顿专门组织了一场电视公开直播的名为"禁止糖精的风险和利益"的政策讨论会。参加的有政府机关、行业组织、消费团体、科学机构、新闻媒体和国会议员，等等，论坛给予各方一次集中辩论的机会。

FDA副局长舍温·加德纳首先说明，糖精的测试是普通程序，没有什么奇怪的。试验包括重量喂食——测试其是否是诱发癌症的原因，轻量喂食——评估什么剂量能诱发动物的癌症。

对于糖精是否有潜在危害性的科学问题，会议主持人ABC新闻首席主播戴利指出，来自欧洲的8项研究结果表明，尽管使用了多年糖精，但并没有发现健康问题。美国癌症协会的弗兰克·劳舍尔博士反驳说，肿瘤可能有20~30年的潜伏期，而糖精很可能让你提前患上肿瘤，而相关研究并不能排除这个危险。

持"不禁论"的北卡罗来纳的众议员詹姆斯·马丁认为，实验室的实验提供了最好的科学证据，显示正常人类食用糖精是安全的。他认为他的选民依赖于减肥产品，而糖精是重要的内容。

西德尼·沃尔夫博士争辩说："如果糖精真的是一种预防性药物，真的能够预防体重的增加，那是没问题的。但我认为是没有甚至可能永远也不会有这样的证据。"

沃尔夫提醒大家，糖精是否有风险并非一目了然，根据目前的证据让我们无法立即判定，所以需要动物实验作深入了解。以前这类实验曾发现某些化学物质疑似导致人类肿瘤，如氯乙烯和雌激素，后来都被证实。

劳舍尔说，他对禁令不持反对态度，但担心禁令可能使公共健康变得更糟糕。他说研究表明，糖精不能帮助减肥，但是他不能确定它是否有助于防止体重增加。根据一些研究，肥胖可能同时导致心脏病和癌症。事实上，研究从未显示糖精可以帮助人们维持体重。劳舍尔的结论说明，糖精还没有明显的危害。

但是对于另外一些人来说，糖精是有价值的，它使那些食用的人感觉很好。人们只是冒一点险，但可以喝喜欢的减肥可乐，吃利于节食的电视便餐和甜点，那些食品没有热量，这种不用担心会长胖的饮食方式为成千上万的人带来愉悦的感受。

戴利总结这场讨论，"让我们回到国内，"他说，"科学还没有先进到总是能够提供绝对正确的答案。"

众议员马丁警告说，如果糖精被禁止，民众和国会的一些成员的反应也许会更极端，他们会提出重新修改法律中的动物实验条款，也许会重新设计 FDA 本身。

《芝加哥太阳报》的记者威廉·汉斯谈到最近的辩论说："似乎给公众一种感觉，即任何东西只要给到足够的量，都可能导致癌症，那么水也会引起癌症。而且，一个人一天喝 800 罐软饮料的想法是荒谬的，所以令人怀疑动物实验的有效性。"汉斯的话反映了当时许多美国人的观点。

讨论糖精是否该被禁止，实质是讨论健康危害和公共政策的关系，这是当时最引人注目的案例。当一个抵制禁令的公共关系运动正在进行中，科学证据是很难传达给国会和公众的。在这种情况下，众议员马丁的观点占上风。

1977 年 11 月国会通过了《糖精研究和标签法案》，该法规定不准禁止糖精。

肯尼迪局长在国会会议委员会做证时告诉委员会成员，他们的行动将会违背法律：如果他们想这样做，也就相当于告诉世人食品中可以存在任何少许的致癌物，只因人们很喜欢它。

后来，在通过的法令中包含了警告标签的要求，提醒这种非营养性甜味剂在实验动物中已经被发现有致癌作用。同时要求对非营养性甜味

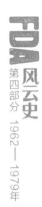

剂的潜在杂质、毒性和致癌的问题进行科学观测。

国会的决定让肯尼迪局长逃过一劫，不过沃尔夫对肯尼迪没有在糖精案件中表现强硬态度很不满意。FDA已经提议把糖精从食品中去除，但允许它单独包装出售，因为还是有人需要使用它。

对糖精的监管产生的影响，是对某些科学上尚未明了其利弊的东西进行风险评估。就如美国最有声望的科学机构美国国家科学院最终倡导，FDA不仅仅是可以禁止或者允许一个产品，它应该能够给风险分等级。这个观念在食品药品的监管方面是开创性的，甚至在20世纪70年代前是不可想象的。

加拿大政府根据糖精的科研结果而做出的政策调整似乎更合理，政府规定限制糖精的使用。软饮料产业快速做了调整，提供"普通糖""低糖"和"无糖"的饮料形式，让加拿大人自己选择。无糖型——如果他们想使苏打水变甜，消费者可以自行添入包装的糖精或糖。低糖型——从普通汽水每罐586.2 kJ（140 kcal）的热量减少到20.9 ~ 251.2 kJ（5~60 kcal）。

苦杏仁苷引发的监管行动

20世纪60年代，FDA经过长期鏖战，终于把治癌骗子豪克西案终结在美国境内。20世纪70年代，又冒出个苦杏仁苷治癌案，从发生到高院裁决，监管与反监管的角力历经了十多个年头。

苦杏仁苷又称为"杏素"和"维生素 B_{17}"，化学家恩斯特·克雷布斯自称最早从杏仁中分离出这种化合物。克雷布斯猜测该化合物到达肿瘤部位时，肿瘤组织中富含的酶使苦杏仁苷释放氰化物分子，氰化物分子的毒性破坏癌细胞。克雷布斯是怎么找到苦杏仁苷的治癌功效，说法不一，在此不一一陈述。有个叫迪安·伯克的苦杏仁苷信徒，他曾经是国家癌症研究所的研究员，负责监督苦杏仁苷的动物实验。1971年，他宣布发现分子模型显示苦杏仁苷的抗肿瘤活性，即苦杏仁苷分子的氰化物和苯甲醛活性的结合能有效对抗肿瘤细胞。

克雷布斯的儿子小恩斯特·克雷布斯继承父业，四处推广苦杏仁苷。他与安德鲁·麦克诺顿相识，麦克诺顿的麦克诺顿基金会当时正在寻找投资项目，两人一拍即合。

麦克诺顿基金会委托旧金山的 SCIND 实验室做动物实验，给大鼠注射相当于给人设定量的 20~30 倍剂量，结果均为阴性，但是这个结果没有阻碍他们申请新药研究。

1970 年 4 月 4 日，作为主要赞助人的麦克诺顿基金会向 FDA 药品部提交了苦杏仁苷的研究性新药申请表，试图通过简易审批。FDA 以常规信件形式给予许可，按照惯例，同时将由新药临床试验申请的专家研究以后做出进一步答复。这份允许进行临床试验的通知在 4 月 10 日到达，然而不出 10 天，麦克诺顿基金会的好消息被随后的新药临床试验申请专家的意见书取代了。意见书指出原始申请材料存在的严重缺陷，并规定他们在 10 天内补充材料。没有等到麦克诺顿的回复，5 月 12 日 FDA 的癌症专家厄尔·迈尔斯发电报给麦克诺顿，通知他们 FDA 终止苦杏仁苷的新药临床试验申请。FDA 在回复麦克诺顿的上诉时说明了终止的原因：申请书未能提供充足的临床试验前研究的数据，即不足以证明可以进行临床试验；在临床 I 期协议中缺乏真正充分和合理对照的研究；从调研者收到的证据看，它的安全性和有效性没有受到专家监测；也没有进行过 I 期肿瘤化疗研究；而且所有相关的研究设施和调查人员是否符合标准也没有得到合适的鉴定。

根据法规要求，麦克诺顿找一家已获公认的保荐机构（如美国国家癌症研究所或大学癌症中心），提名合规的药理学家和肿瘤学家来监督试验，并公布制造苦杏仁苷的方法和地点。但麦克诺顿和苦杏仁苷的支持者们都很难满足这些要求，他们不想透露自己的供应来源，也不愿意把试验拿到第三方研究机构做，他们希望自己找人检测苦杏仁苷，因此，放弃走合规的审批途径。

在厄尔·迈尔斯宣布 FDA 苦杏仁苷新药临床试验申请后的几年中，苦杏仁苷的支持者开辟其他途径继续推广。许多顺势疗法的医生，甚至不少临床肿瘤学家支持使用苦杏仁苷治疗。在一些宣扬自助治疗观念的书籍里，这些作者把苦杏仁苷当作治癌的神奇药物，如《免于癌症：苦杏仁苷的神奇故事》（1977），《维生素 B_{17}：禁止武器对抗癌症》（1974）。

有一个苦杏仁苷的狂热支持者，联系癌症病人并组织了癌友国际协会（IACVF），IACVF的目的是要教育广大市民为癌症病人尤其是晚期癌症病人提供选择的可能性。协会与保健品产业联手，每年在洛杉矶举办年会，吸引了成千上万的人。无论是谁，都可以在这些会议上宣传或销售那些不被科学界认可的治癌药物，克雷布斯经常在这些会议上演说。

苦杏仁苷支持者大多数讨论的核心问题不是经济的自由，而是治疗的自由。这个问题似乎又回到20世纪早期的那些非正统医疗者反对政府对医疗规管的立场。不同的是，在20世纪70年代，对医疗和药物监管的法规日趋完善，最困扰苦杏仁苷支持者的不是药物市场缺乏苦杏仁苷，而是由于没有许可证进行测试。他们挂上自我治疗、民粹主义和道德正义的幌子，并以学术和思想自由、研究和思想探索的自由为借口，抵御更进一步的规范措施。

FDA药品部坚持法规的原则，回应说，如果苦杏仁苷支持者能找到一个合格的机构主持临床研究，苦杏仁苷将可以被批准作为适用于减轻疼痛的试验。"合格"在这里意味着技术上被FDA核准、符合FDA主持新药临床试验申请要求的科研实体。

美国监管机构禁止销售苦杏仁苷，催生了境外的苦杏仁苷生意。在墨西哥紧靠美国的边境城市蒂华纳，埃内斯托·罗德里格斯医生的诊所生意火爆。罗德里格斯的诊所同时提供放射治疗和化学治疗，并由墨西哥政府支持和监管。他招聘了翻译人员，专门接待大批涌来的美国病人，满足他们采用苦杏仁苷治疗的要求。估计当时有15 000美国人在进行以苦杏仁苷为基础的治疗。罗德里格斯曾是墨西哥军队的病理学家，随着业务量迅速增加，他建造了新的医疗中心和医院。

成千上万的美国人寻购苦杏仁苷，他们中有一些试图走私这种化合物进入美国，自用或分销。在1977年2月，联邦检察官报告说，圣地亚哥海关官员每个月都查获近40 000瓶3 g装的苦杏仁苷。

罗德里格斯医生在1974年说过，每个月他要看100~120个新病人，还有更多的复诊病人返回来希望获得更多的苦杏仁苷。病人1个月的用量通常需花费150美元。罗德里格斯承认，他的一些癌症病人被苦杏仁苷所"控制"。虽然他承认 40%的病人显示没有任何效果，但 30%的病人对药表现出"最明确的回应"。然而，这些统计数据并不可靠。1979年，他声称自己 16 年来已经治疗了 26 000 例癌症病人。然而，当 FDA 要求他提供成功的例子，罗德里格斯居然说没有保留病人治疗的记录，后来勉强拿出 12 份病历。FDA 查询这 12 名病人，其中 6 名病人已经死于癌症，另外的 6 名中，一名曾用传统的癌症治疗方法治疗，一名在手术切除后死于其他疾病，一名仍然有癌症，其余的 3 名下落不明。

FDA 加大了打击走私苦杏仁苷的力度，与海关和州地方政府合作缉拿越境的经销人员，并协助州和联邦检察官对违反者提起刑事起诉，打击走私活动和用苦杏仁苷治疗病人的医生。政府的理由是，苦杏仁苷不但对癌症治疗无效，而且出售苦杏仁苷已经成为谋取非法利润的手段。FDA 的发言人韦恩·派恩斯谴责推销苦杏仁苷的人，称苦杏仁苷比海洛因的价钱还高。

到 20 世纪 70 年代中期，苦杏仁苷支持者把自己描绘成"小人物"，与"大政府"进行斗争。弗兰克·所罗门以旧金山为基地的"自由选择癌症治疗委员会"的副总裁说，对于任何绝症病人，自由选择治疗方式的权利是至高无上的，而 FDA 法规干扰了医生与病人的这一权利。他们发起了要求苦杏仁苷合法化的立法运动。1976 年，阿拉斯加州成为第一个批准苦杏仁苷合法化的州。1977 年 4 月，印第安纳州议会通过一项更进一步的法案，不仅使苦杏仁苷使用合法化，而且还使州内生产和出售合法化。最终，27 个州通过了允许苦杏仁苷在本州境内出售和使用的法律。但联邦法律仍然禁止苦杏仁苷的州际运输。由于联邦法律的限制，州法律对生产商少有作用或没有实际作用。支持者认为，如果有足够的州批准苦杏仁苷使用合法化，美国国会也将会改变联邦的法律。

1977 年初，所罗门组织的"自由选择癌症治疗委员会"已有 400 个分会和数千名成员。另外，为苦杏仁苷摇旗呐喊的其他组织还有"癌症控制协会"、"敦促测试苦杏仁苷联合会"和纽约的"替代治疗癌症基金会"等。"约翰·伯奇协会"是资助和鼓动苦杏仁苷合法化的组织之一，该协会于 1958 年在印第安纳波利斯成立，其成员曾积极反对《平等权利修正法案》，并曾反对美国加入联合国，是一个极其保守的群体。

加利福尼亚州是全美人口最多的州，也是孕育反政府政治家和自由主义组织的温室，因而成为苦杏仁苷运动的象征性中心和主要网站，组成"地下通道"装运药物从境外进入美国。

在美国国会众议院，来自爱达荷州的议员史蒂夫·塞姆斯举行关于苦杏仁苷的听证会，而后塞姆斯发起一个名为"自由选择医疗"的议案，该议案提出废除1962年《药品修正法案》中要求新药在投放市场之前必须被证明是有效的规定。1977年5月塞姆斯议案获得140名国会众议员联合签名，虽然它最终没有出笼，但仅就其在众议院令人意外的人气响应，也足以引起FDA高官们的关注和警觉。

1977年，美国参议院委员会由参议员爱德华·肯尼迪主持举行了苦杏仁苷听证会。苦杏仁苷拥护者的证词引人发笑。约翰·理查森医生，最早与小克雷布斯合作，他们在旧金山的诊所用苦杏仁苷治疗癌症病人并发了财。他做证时声称，FDA、美国医学会、美国癌症协会及洛克菲勒家族、主要的石油和制药公司全都联合起来反对苦杏仁苷。罗伯特·布拉德福德说，他欢迎大家对苦杏仁苷进行测试，但正统医学是没有资格做的。不过，他和小克雷布斯、理查森在苦杏仁苷配方上无法达成一致，言下之意，没有标准的配方，也做不了测试。肯尼迪参议员得出的结论是：这些苦杏仁苷的领导人是一群油嘴滑舌的推销员，使得癌症病人产生了希望的错觉。

但是真正威胁到FDA执法合法性的，是联邦地区法庭对卢瑟福诉讼卫生教育和福利部一案的裁决。

住在堪萨斯州的55岁的种子推销员格伦·卢瑟福，1971年被检查出结肠有葡萄大小的息肉，活检显示是癌变息肉，医生建议他做结肠手术。由于害怕手术，他去了墨西哥蒂华纳的罗德里格斯医生诊所治疗。罗德里格斯（根据他后来向法庭报告）对卢瑟福进行了治疗，他首先采用了苦杏仁苷、维生素和蛋白水解酶，然后把剩余的息肉烧灼掉。虽然癌症专家指出，这种类型的息肉切除术是主要的治疗方法，但卢瑟福坚信是苦杏仁苷治好了他。回家以后，他想继续获得苦杏仁苷，于是在1975年加入一宗有关联邦政府的集体诉讼，期望法庭迫使FDA允许绝症病人获得为自己所用的苦杏仁苷药品。卢瑟福是该案件中的唯一活着的原告。

该案件在俄克拉荷马西部的美国地方法院由路德·博汉恩法官审理，博汉恩非常同情卢瑟福希望获得苦杏仁苷的愿望。1977 年，博汉恩法官发出法庭命令，如果卢瑟福和其他病人得到医生的书面陈述，说明他们是患了"绝症"，就允许他们进口供个人使用的针剂和口服剂型苦杏仁苷。

卫生教育和福利部决定上诉以纠正法官博汉恩的裁决，理由是苦杏仁苷是一个新药，对其安全性和有效性还没有被证实，因此无法进口或在州际贸易分销，但是上诉在丹佛的第十巡回法庭被判维持原判。他们认为 FDA 的行政记录并没有明确苦杏仁苷的新药状态。也许是药物已经使用了足够长的时间，已成为"祖父级"药品，法庭依据 1938 年和 1962 年的法律，免除了苦杏仁苷作为新药物通关的审批手续。法官博汉恩发出了延长晚期癌症病人获得苦杏仁苷的权利的强制令。

FDA 以局长的名义回答了上诉法庭：无论是在 1938 年还是 1962 年的法律之下，苦杏仁苷都没有成为"祖父级"的药物，专家们不认为其可以作为任何安全或有效的处方药来使用。此外，该报告还指出，苦杏仁苷的组成成分难以定义，因为有很多不同的化学物质使用同样的名称。FDA 的报告反驳了苦杏仁苷所声称的在癌症效力上的各项功能，说明那些力挺苦杏仁苷的病例报告都存在事实不清、效果不明的特征。该报告直接否定了被迪安·伯克等人解释为有利于苦杏仁苷的很少的几个动物实验，认为事实上苦杏仁苷的试验已经失败。报告还指出，苦杏仁苷支持者上诉的性质体现了病人和他们的亲人夹在癌症危机下的破碎心理。"苦杏仁苷支持者发动蔑视传统治疗的运动，这是药物推广模式中最应该在道德上受到谴责的方面。""这种蔑视导致病人远离成熟的医疗，在几乎可以肯定的灾难来临前使病人失去一些可能的机会，即便是短暂的延迟也可能意味着生与死的区别。"

肯尼迪局长的结论和 FDA 提供的所有证据都没有说服俄克拉荷马州的这位法官。他坚持裁定，免除苦杏仁苷上市前的审批，禁止 FDA干扰其进口和州际贸易运输，更不能干扰持执照的医生在治疗癌症病人时使用该药。博汉恩法官断言，FDA 可能有"好心"，但在谋求杜绝使用无毒的物质，以及个人健康护理方面的权利，该机构已经触犯了隐私权。苦杏仁苷是一种"无害的药物"，不是一种像"游走四方的蛇油"的商品。

第十巡回法庭审议 FDA 的上诉，法官删减了地方法官判决词中的慷慨陈词，但仍许可苦杏仁苷可为部分人群使用。法官下令，对不安全和无效药物的法律禁令不适合用于正在死亡线上挣扎的人。只要医生证明他们是癌症病人，可以合法进口苦杏仁苷，但只用于静脉注射，而不是口服的形式。

1977 年，来自挺苦杏仁苷派的攻势、民间组织的舆论、国会（众议院）的议案和地方法庭的支持等多方面的压力，同情 FDA 立场的观察家担心 FDA 不妥协的立场能够坚持住吗？恰在此时，另一个法庭给予了 FDA 支持。

同年，FDA 查获威斯康星州马尼托瓦克的一家曾经的奶制品工厂，正在加工处理杏仁内核制造苦杏仁苷胶囊，这是美国境内最大的苦杏仁苷加工厂。该公司已售出 200 万美元的非法产品。1978 年 8 月在该案上诉中，第七巡回法庭裁定，苦杏仁苷在被证明安全有效之前将禁止在州际贸易。肯尼迪局长受到这一裁决的鼓舞，他把第十巡回法庭的意见上诉到最高法院，敦促最高法院在第十巡回法庭和第七巡回法庭的相悖意见中做出选择。1979 年 1 月，最高法院宣布将听取政府对第十巡回法庭裁决卢瑟福一案的上诉。

在审查第十巡回法庭的裁决过程中，大法官几乎被苦杏仁苷派要求开放药物的来信所淹没。但是这个国家的法律最高裁判员保持了理性和冷静。

联邦检察长韦德·麦克利在法庭辩论时出示了几个新的证据，证明苦杏仁苷的毒性。FDA 收到两宗报告，病人采用苦杏仁苷治疗后因急性氰化氢中毒而死亡。1978 年 3 月，《美国医学会杂志》公布的一项研究结果，加利福尼亚州大学戴维斯分校的医生进行的以狗为对象的实验表明，当常见的健康食品与苦杏仁苷一起服用时，苦杏仁苷引起的氰化物中毒致狗死亡。在驳斥苦杏仁苷无毒性的论调时，科学家提出一个可信的假设来说明为什么苦杏仁苷这种毒性对癌症病人引起氰化物中毒的可能性更大。因为癌症病人经常服用抗呕吐药物以防止化疗产生的呕吐，用止吐药阻止呕吐，意味着身体就不会通过呕吐排出有毒物，那么苦杏仁苷所引起的氰化物的毒性积累可能会达到致命的水平。

1979 年 6 月 18 日，最高法院的裁决成为头版新闻，裁决推翻了第十巡回法庭的裁决，认为在法律中安全和有效性的标准仍然适用于晚期病人。大法官瑟古德·马歇尔的判辞写道："像癌症等疾病，常常无法确定病人是否已病入膏肓，只能在事后。"他指出："如果一个人患有潜在的致命性疾病而拒绝常规治疗，却寄托在一个未经证实的药物上，其后果可能难以想象。使苦杏仁苷合法化，将打开骗术瞄准的临终病人的闸门。"什么都可能发生，马歇尔法官援引了一个世纪以来荒谬的、给病人带来更多痛苦的癌症治疗欺诈者的名单。

尽管法院的裁决带有"意见"的口吻，但评论家指出："坚持禁用苦杏仁苷，这毫无疑问地表示了最高法院的决心。"上诉法院完全接受了 FDA 的立场，其中包括了否定所谓触犯宪法隐私权的说法。原告又一次向最高法院提起上诉，却被拒绝再审。

那位博汉恩法官最初的判决影响已经远远超出了苦杏仁苷的问题，而是把整个药品监管体系置于危险境地。就如两位律师所说："如果宪法的隐私权利提供给任何有行为能力的成年人，让他从有执照的医生那里获得任何想要的物质，不管有没有获得 FDA 批准，或者是否背离了FDA 的'安全和有效'的标准，1962 年《药品修正法案》都无法生存。"最终，通过最高法院对于卢瑟福案子的裁决这一强有力的影响，把这种威胁拒之于门外。

就在最高法院裁决的同一个月，FDA 的局长肯尼迪不堪重负而辞职了，他回到阳光西海岸，接受了斯坦福大学校长的职务。加利福尼亚州大学旧金山分校药学院院长杰瑞·戈杨博士，被卫生教育和福利部部长约瑟夫·卡利法诺任命接替局长职务。戈杨是药物代谢动力学专家，他是历届 FDA 领导人中的唯一一个药学家。1979 年 10 月戈杨局长上任时，已经接近大选年，卡特政府为了提升自己的形象推出了"科学执法，节制权力"的竞选口号。

戈杨局长对苦杏仁苷问题的处理，比他的前任更显灵活。1980 年 1

月，他宣布将批准国家癌症研究所进行苦杏仁苷的新药临床试验申请，在完成一种动物（兔子）的实验以后，可以进入临床试验。他巧妙地否定对苦杏仁苷的承诺。他宣称："所有的数据到今天为止，表明苦杏仁苷对癌症没有任何作用，但我们会客观、及时地评估由国家癌症研究所研究产生的所有数据。在此期间，我提醒癌症病人不要把苦杏仁苷作为一种替代方法而抛弃或耽误传统的治疗。"

为了应对政治压力，美国国家癌症研究所做了两项涉及苦杏仁苷的研究，第一项是对用苦杏仁苷治疗过的病人进行回顾研究，信件写给在美国的 385 000 位医生和 70 000 位其他卫生专业人员，要求提供被认为是使用苦杏仁苷受益的癌症病人的病例报告。另外，其他团体也可以提供此类病人的信息。

国家癌症研究所估计至少有 7 万美国人曾使用过苦杏仁苷，却只收到 93 个病例，其中 25 个病例的文件缺乏足够的资料做评价。对其余 68 例，则选择另外 68 例接受过化疗的类似病人，以双盲形式，将这两组病人的资料交给一个专家小组进行审查，而专家并不知道哪个病人接受了哪种治疗。小组最后评价 68 例接受过苦杏仁苷的病例，认为有 2 个病例表现出疾病完全缓解，4 个显示部分缓解，其余 62 例没有显示出可测量的效应。没有任何证据支持病人可能从苦杏仁苷的治疗中受益，也就是说，没有明确的结论支持苦杏仁苷的抗癌活性。

另外，美国国家癌症研究所还收到约 220 位医生提交的超过 1 000 名病人接受苦杏仁苷治疗的数据，仍然没有显示任何有益的效果。

1980 年 7 月，美国国家癌症研究所开展了对 178 名癌症病人的临床试验，并将病人安排在梅奥诊所和其他 3 个著名的癌症中心接受苦杏仁苷、维生素和酶的测试。参加这项研究的病人，都没有得到过有效的治疗。所有病人都有肿瘤块，可以很容易地被测量出，但大部分病人目前身体状况良好。由于苦杏仁苷的支持者从未有一个一致的配方，国家癌症研究所决定采用与墨西哥主要供应商、美国生物制药供应的物质对等的制剂，苦杏仁苷的剂量根据小克雷布斯和布拉德福德基金会公布的建议，由美国国家癌症研究所医药资源处提供，并经过多种测试验证。

试验获得明确结论，没有一个病人的病情得到控制，更遑论被治愈，此外，一些病人出现氰化物中毒症状，血液中氰化物水平接近致命程度。

好莱坞影星史蒂芬·麦昆，1979年12月被诊断为患有间皮瘤，1980年7月他在达拉斯一个牙医唐纳德·肯尼的指导下开始用替代法治疗。当麦昆治疗的时候，肯尼医生已被列入美国癌症学会的黑名单，执照被吊销。肯尼的治疗药物中有小部分苦杏仁苷的成分，其中还包括胰酵素。治疗方式包括咖啡灌肠、每天50粒维生素、心理治疗，以及牛、羊胚胎细胞制剂的注射。在那个夏天，麦昆公开承认他接受癌症治疗（几个月前他曾经否认了），他更含蓄地批评美国的医疗机构监管当局："墨西哥通过非特异性代谢治疗向世界展示抗癌的新方法。"然而所有的宣传说辞及他接受的替代癌症治疗方法，都没能挽救麦昆，不到一年他就去世了。苦杏仁苷捍卫者试图淡化麦昆之死的影响，称他是因手术后心脏病发作而死，但有媒体报道称，在麦昆去世前，墨西哥外科医生为他切除了一个2.3 kg重的巨大肿瘤。

麦昆去世半年后，美国国家癌症研究所报告了第二阶段的试验结果。梅奥诊所的查尔斯·莫特尔医生在美国临床肿瘤学会年会上很直白地总结："苦杏仁苷已做过测试，它是无效的。"

随着卢瑟福案的裁决，史蒂芬·麦昆的死亡和美国国家癌症研究所的试验结果公布，名噪一时的苦杏仁苷走下了神坛，政府赢得了这场战争。最大的胜利是在法律层面建立了一个对于替代疗法药物的处理范例，即FDA有权力撤销任何声称对特定疾病有治疗效果而其实无效的这类化合药物，不仅不让其进入市场，而且可以制止对其进行研究。

评论家认为FDA对苦杏仁苷一案的胜利不只是科学上的，还是法律上的、政治上的和文化上的。

处方药包装信息法规

在卡特年代，自由主义派的卫生教育和福利部部长约瑟夫·卡利法诺选择了勇于改革、坚定保障病人权利的杰瑞·戈杨接任FDA局长。戈杨博士在加利福尼亚州大学旧金山分校的药学院任院长时，从根本上改革了总课程，为了培养未来的药剂师，他撤销了约四分之一的课堂课程，要求以一年的临床经验替代。他上任的第一次新闻发布会，直言不讳地阐明他的理念："我们已经成为过分用药的社会，我们对于药物的使用已经变得太随意，我指的是合法的处方和非处方药品，而不是非法毒品……太多人服用大量药物却没有正确理解它们潜在的有害影响……我是一个非治疗主义者，我的观点是人们使用的药物越少越好。"他补充说："我强烈地认为病人应该有知情权，尽管这使得医生和我的一些同事表示不安，但公众的健康是最好的利益，这个观念应该强制推广。"

戈杨的同事们评价他是一个有远见的巨人，他的思维大胆，并且意志非常强大，是"药剂师要保护病人"理念的倡导者，在药学专业里是最有说服力的人。他提出的"临床经验应该是药剂师培训和实践的一部分"是开创性的理念，现在已经被世界药学院普遍采用。

戈杨局长在 FDA 设立了消费者事务办公室，开创了联邦政府里首个直接面向公众的办事机构。

由于关注药物的临床使用，他批评制药公司倾向于强调药物的销售而不传达它们的信息。他批评某些医生的疏忽，经常给错药，在错误的时间用错误的量而不考虑成本。研究证实，大约有1/3 的医生会把药物的不良反应信息传递给病人，而在药店，只有不到一半的销售人员会把关键信息传达给病人，那些服用强效和有潜在毒性的药物的病人极少能够得到有关不良反应的信息。

当时，药店里出售两类药物——处方药和非处方药。病人可以自己从药店的货架上拿到非处方药，包装上有用法说明及关于不良反应的信息，然而从柜台上拿取的处方药却没有这些说明。戈杨认为处方药也应该让病人直接获取药品信息。

他上任之后首先提议每个处方药瓶子应包含一张给消费者的必要的文献信息，说明药物的特性是什么，最严重的危险是什么，如果有反应，什么症状出现需要注意。这些明确的保护措施可以弥补那些医生和药剂师没有交待病人服药注意事项的工作疏忽。

FDA 出台了这个处方药附加信息的提议，遭到美国医学会、药剂师和制药公司的强烈反对，但是这不能阻止戈杨局长推行的决心。处方药包装必须附有药物信息成为法规，于1980年1月实行。

接着戈杨局长将注意力转向食品加工及包装的商标。目前，包装上的说明大多不易看懂，厂商不愿把一个产品的健康价值与另一个相比较，也担心把食品中的脂肪、糖、盐等含量如实标注，会影响消费者购买的意愿。而戈杨认为这很重要，厂商应该告诉消费者他们正在购买的食品的关键信息，包括热量、脂肪、维生素的含量等。他提议明确加工和包装食品的标签也引起了激烈的反对，直到选举日还没有成为法规。

1981年1月，罗纳德·里根宣誓就任总统，戈杨结束了他的短暂任期回到学校。在他离职的时候，FDA作为一个完整的科学监管机构的许多基本要素已经被确定。其一是最重要的，机构可以在产品上市之前审查它们的安全性和有效性。其二，科学基础已经奠定——它以法律要求的"充分和合理对照的研究"为绝对标准。其三，公共卫生被放置在机构工作的中心位置，FDA的工作不是服务于行业，而是服务于民众，机构已经专业化并对公众开放。

当然，挑战依然存在，提供给公众的食品和药品信息仍然太少，FDA还没有建立良好的追踪系统来跟踪食品和药品的效果，也不能有效监测由上市产品所引发的不良反应，FDA的管理仍然有待与时俱进。

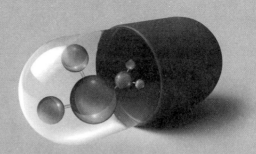

至

PART5

第五部分

1980年
至
当今

18　现代药物审查制度

向癌症宣战

20 世纪 70 年代初，癌症成为美国人最关注的威胁健康的疾病。1970 年 3 月 25 日，国会参议院表决通过一项提案，授权劳动和社会公益委员会进行一项研究，要求政府和非政府机构提供有关治疗和消灭癌症所进行的科学研究现状的报告，并为此项调查研究拨款 25 万美元。这项研究的目的是找出致癌的原因，从而发展治疗的手段，直至治愈和消灭癌症。这年年底，委员会将专家小组的调查报告和建议上呈给参议院。

报告认为：癌症的发病率正在增长，已经成为美国人的头号健康问题，但医学界对癌症的性质还没有完全了解，花费在癌症研究上的经费严重不足。1969 年美国用在癌症研究上的人均费用尽管只有 0.889 美元。癌症治愈率却在逐步上升，1930 年的治愈率约为 1/5，现在约为 1/3。如果更好地应用今天所知道的知识，治愈率将可得到进一步提升。

专家小组建议有必要制订征服癌症的综合性国家计划，但是缺乏实行此计划必须具备的 3 个关键条件：具有明确权力和责任的有效管理，一个全面的国家计划，必要的财务资源。

专家小组的建议被得克萨斯州参议员拉尔夫·亚伯勒采纳，并用于他的癌症议案中。但当时第 91 届国会已将近结束，等到 1971 年第 92 届国会开始，一个类似的议案又被重新提出。5 月 11 日科罗拉多州参议员多米尼克和密歇根州参议员格里芬联合介绍的议案叫作"行动起来，征服癌症"。

1971 年元月，尼克松总统回应了国会及劳动和社会公益委员会的这项努力，在国情咨文中发表了著名的"向癌症宣战"的演讲："我将要求一个额外的 1 亿美元拨款，用来发动寻找治疗癌症的方法的专项行动……在美国，征服癌症的时代已经来临，当凝聚力强大到能够分裂原子和把人送上月球时，也应该努力征服这种可怕的疾病，让国家做出承诺来实现这一目标。"

《国家癌症法》旨在修改公共健康服务法，加强国家癌症研究所的研究，以"国家的努力"更有效地开展预防癌症的行动。此法案在美国参众两院通过，并于1971年12月23日由尼克松总统签署生效。

国会和白宫大张旗鼓地向一种疾病开战，联邦政府投入巨大的财政预算资助对癌症治疗的研究，这在美国国家历史上是开创性的举措。受惠于这项法案的国家癌症研究所得到来自联邦政府的专项拨款，从1946年的175万美元至该法律通过后的3年里（1972—1974年）飙升到15.9亿美元。自此，国家对癌症研究的拨款额一直在持续增加，至2005年已经投入高达2 000亿美元，对健康研究的扶持资助已经成为国策。

1971年《国家癌症法》这项具有里程碑意义的法案的通过，必须要提到的是推动这项立法生成和确立的医疗慈善家和健康活动家玛丽·拉斯克女士。

玛丽·拉斯克是一个成功的实业家，一生热衷于公共健康事业。1942年，她与她的丈夫阿尔贝·拉斯克一起成立了拉斯克基金会，创建了美国最负盛名的医学基础和临床研究的奖项和医疗新闻奖，以个人的力量推动对重大病的研究。当时人们普遍认为医学研究都是大学、非营利机构和民营企业的工作，然而他们已经提出要争取联邦对医学研究的资助。他们推动政府资助的第一个项目就是重整癌症协会，发展癌症研究。1952年阿尔贝·拉斯克本人因癌症去世，拉斯克夫人承袭亡夫的遗志，继续致力于大规模的筹款，发动媒体的宣传。拉斯克夫人建立的征服癌症公民委员会于1969年12月在《纽约时报》和《华盛顿邮报》上用整版篇幅登出"尼克松先生：你能够治愈癌症"的广告，同时发挥她卓越的"现代政治游说技巧"，频频活动于国会和白宫之间，促使这项开创性的法案得以通过。美国国家癌症研究所20世纪80年代后期的所长塞缪尔·布罗德博士称赞玛丽·拉斯克是一个天才，是她促使联邦政府大力开展癌症的医学研究，造福了所有的美国人。

法规的冲突与变通，产生快通道政策

国家癌症研究所是国家卫生研究院（NIH）的下属机构，成立于

1937 年。由于《国家癌症法》赋予它独特的自主权以及获得特别预算的权利，又受惠于国会和联邦政府的巨额拨款，因此国家癌症研究所在 20 世纪 70 年代得到了长足的发展，超越 NIH 的其他研究机构，如国家老龄化研究所，国家过敏和传染性疾病研究所，国家心脏、肺和血液研究所等，成为 NIH 中最具公众声望的研究所。

长久以来，治疗癌症是医学上的难题，1950 年以前大多数医生治疗癌症的方法是手术。20 世纪 60 年代，在美国和西欧，随着放射治疗的细化和直线加速器的出现，癌症的核能治疗成为一种比较常见的选择。由于恶性肿瘤具有适应能力，即使被以前的方式有效地控制，肿瘤仍可能复发。尽管寻找可以扼杀癌细胞的特效化合物的研究一直在进行，但这方面的进展却十分缓慢。

到 20 世纪 70 年代初，化疗开始表现出一定的疗效，用在攻击转移性肿瘤。然而，进展主要局限于对白血病和淋巴瘤的变体，并没有普遍适用于癌症（肺癌、乳腺癌、前列腺癌、睾丸癌、卵巢癌等）中最常见类型的实体瘤。全国抗癌战线的许多观察家认为，这类化疗药物从总体上看意义有限：对最常见的恶性肿瘤并没有显著地改善。在美国国家癌症研究所，研究人员反复地经历由希望到失望的过程。干扰素的发现曾经为科学家们带来兴奋，当时能够合成的干扰素是如此稀少，只够给一个病人使用。经过反复的讨论，决定让一个患癌症的科学家使用，在举世瞩目之下，这位受试者完成了试验，但是试验的结果并没有把他从癌症中解救。人体试验的失败使得希望变成沮丧和绝望。

但是，在挫折中转化出乐观情绪，是科学家天生的特质。新化合物的筛选方案和试验不断地在进行。其中，由物理学家巴尼特·罗森伯格领导的研究小组在密歇根州立大学实验室发现和开发的铂类化合物，经过多年实验室的实验，确定了一种特定的铂基质的分子顺铂，显示出最大的抗癌活性。1972 年，在国家癌症研究所的指导下，顺铂进入Ⅰ期临床试验。几年以后Ⅱ期和Ⅲ期试验是在国家癌症研究所和 FDA 的肿瘤学和放射性药物制剂产品处的监督下进行的。受到顺铂前期试验结果的鼓舞，这项研究计划得到国家癌症研究所领导的强有力的支持，他们对这个药物寄予很高的期望。因为经过长时间的努力，都劳而无功，大家太需要有好的消息了。

然而，当研究所和负责试验的布里斯多尔实验室开始筹备为顺铂做新药申请的时候，在国家癌症研究所和 FDA 之间发生了一场激烈的争执。FDA 药品部的医学官员罗伯特·杨对该药的新药调查研究申请提出很多质疑，多次打电话要求停止临床试验。他认为，对抗肿瘤药物的新药临床试验申请实验方案，应该与其他任何药物一视同仁。他对《蓝版》的记者说："我们须在可能给病人带来的各种危险中做出对风险与收益的平衡评估。但是在国家癌症研究所看来，癌症是毁灭性的，我们对癌症药物风险的容忍程度，理应比对其他药物大得多。"

杨不是第一次与国家癌症研究所主导的抗癌药物研究发生冲突，在顺铂之前，唐松草碱、蛇形菌素、美坦新这 3 种药物在休斯敦的 MD 安德森癌症中心试验，这 3 种抗肿瘤药物都受到国家癌症研究所支持但被杨横刀阻拦，因为他断定，所有这些药物的实验方案都有缺陷。后来，由此引发了国家癌症研究所官员连同 MD 安德森癌症中心的研究人员与 FDA 之间的对立。最后国家癌症研究所主任劳舍尔和癌症治疗部门的主管文森·特德维塔亲自出马，到 FDA 总部抗议杨对他们已经提交的新药临床试验申请横加干涉。

国家癌症研究所对 FDA 官员一再拖延批准临床试验的做法已经忍无可忍，他们想打破僵局，为临床试验的设计和审批标准争取更宽松的政策。因此，国家癌症研究所联合了美国癌症协会和参与研究工作的权威人士推翻 FDA "监管" 癌症药物的意见，直接投诉到国会议员和总统的癌症委员会。

1976 年 10 月 1 日，在福特总统的癌症委员会的公开会议上，MD 安德森癌症中心的著名肿瘤学家埃米尔·弗莱雷克告了 FDA 一状："他们打电话给（临床）调研员说：'停止你正在做的（试验）。'没有任何书面材料，没有任何文件。有时候等上两三个星期，我们才获得信件……而当你拿到信，你会发现那些意见是没有实质内容的。我不认为我们曾从 FDA 那里得到过任何实质性的评价。然后，你用 9 页的信件回应，却没能促使他们重新考虑。你看，一旦他们提出了一个问题，就没有办法再打开（申请案），除非去找国会议员，强制要求药物通过。"

　　FDA 负责此项审评的主管是威廉·贾法斯，贾法斯是 1963 年弗朗西斯担任药物调查处领导时亲自招聘的首批员工之一，他得到弗朗西斯的支持。贾法斯反驳弗莱雷克的说法，认为他是以批评 FDA 来掩盖自己研究机构里的问题。

　　杨仍然继续积极地努力，试图修改监管组合化疗临床试验的规定。1977 年 1 月 13 日，杨在美国 FDA 肿瘤药物咨询委员会会议上介绍了一份关于癌症组合药物临床试验的书面建议。他试图在建议中放入新的规定，其中一个要求说："所有的组合剂，包括可能干扰组合中的细胞毒素剂分解代谢的药剂，必须经过临床前研究，以界定相关药物的相互作用。"咨询委员会的一个成员对杨的建议提出了质疑，他说，药物剂量的确定主要依据组合化疗方案的临床测试得出的数据，然后进行调整，然而按照杨建议的规定，则会把变动药物剂量的依据来源排除了，这是不合理的。咨询委员会成员投票一致否决了杨提出的组合化疗研究规定的书面指导。

　　FDA 与国家癌症研究所、美国癌症协会之间的冲突引起杨的上司、药品部主任克劳特的关注。他知道这场冲突已经给 FDA 的监管权威带来危机。众议院卫生委员会主席保罗·罗杰斯公布一封 1976 年 12 月 3 日来自美国癌症协会的信，要求由国家癌症研究所全面控制新的抗癌药物的检测，而不是由 FDA 控制。美国癌症协会代表纳撒尼尔·波尔斯特希望通过修订国家癌症法案实现这种权力的转移。对于这样明目张胆地要求解除 FDA 的法定监管权的主张，大多数国家癌症研究所的人都保持沉默，只得到 MD 安德森癌症中心弗莱雷克医生的呼应。他公开呼吁进行深层结构性变革，使 FDA 不能再关闭合法的癌症研究项目。FDA 的领导们担心，一旦针对某一类疾病在临床研究的监管权力从 FDA 中被划分出去，那么来自其他疾病的代表也会很快效仿，要求自行管辖。情况证实了这种担心不是多余的，来自一个叫作"征服癌症公民委员会"组织的所罗门·贾波抓住国家癌症研究所与 FDA 的争端，呼吁结束 FDA 的裁决权——在临床试验中，当病人发生不良反应时，FDA 终止该试验的裁决权。征服癌症公民委员会是个联盟组织，是由科研人员、企业、科学界和公民领袖参与的结合体，代表了更广泛、更强大的政治群体，影响力更大。

在这场癌症药物的监管权博弈中，FDA并非孤军作战，维护消费者利益的团体，如健康研究团体驳斥了国家癌症研究所-美国癌症协会的建议，指责这一建议的存在就是对FDA作为美国医药实验"合法总督"形象的严重打击。

为了阻击剥夺FDA对癌症药物开发的监控权，克劳特毅然决然地介入与国家癌症研究所的谈判。他亲自出马，从自我批评开始与国家癌症研究所的主任德维塔对话。双方第一把手决定每两周会面一次，以敲定一个跨机构的特殊协议，从而得以放宽法规使国家癌症研究所顺利进行临床试验。经过4个月的定期会议，协议最终出炉，双方一致同意，只有药品部主任（当时是克劳特）或副主任（当时是马里昂·芬克尔）才能对身患绝症病人的试验项目使用"停止令"。这一新程序让国家癌症研究所可以绕过FDA的官员罗伯特·杨，甚至肿瘤药物科的主任威廉·贾法斯。国家癌症研究所官员因此将更直接地与克劳特和芬克尔打交道。1977年10月，国家癌症研究所与FDA的对抗以一个和平的行政协议而告终。国家癌症研究所得到癌症研究试验的优惠政策，换取这样的许可，研究所必须改变过去的宽松做法，采取一整套新的新药临床试验申请监测和记录保存系统。FDA得到的是保留癌症试验完整的控制权，这不能不说是双赢的结局。

对国家癌症研究所实行的新程序，显现了快通道审核政策的雏形，后来发展成为FDA的一项正式的政策。

里根的收缩监管政策

1977—1981年，美国陷入经济萧条的困境，高利息、油价上涨，人们饱受通货膨胀之苦，这给共和党里根的胜选，以及以他为代表的新右翼保守派施展政治理念带来机会。里根上台的时候，遗产基金会为他制作了一份近3 000页的运行保守型政府的蓝图，并发行一本《领导的使命》政府政策的指导，其中包含了2 000多项建议，包括提高国防预算、减低个人所得税、削减监督机构的预算，等等。这本建议书在里根内阁的首次会议上人手一册。里根总统任命编写这本建议书的关键人物比尔·贝内特为国家人文基金会主席，其他很多参与写作这本书的人被招募为白宫行政人员。在里根执政的第一年，2 000项建议中已有60%被实施或启动。里根政府的政策，基本上影响了整个20世纪80年代。

《领导的使命》纲要中有一条是解决"过分规管的危机"。里根总统就职9天以后，就下令在60天内冻结所有的新法规，不久又签署行政命令，规定任何机构试图实施法规之前必须向白宫管理和预算办公室提出申请，同时要求该机构对他们的法规作出解释、评论及分析。

FDA在里根政府的第一波收缩监管的行动中就受到了打击。FDA的执法预算被削减，直接影响对违规案件的调查和处理。有个正在进行的案子，一家为大型披萨连锁店生产罐装蘑菇的公司，被FDA的稽查员发现他们减少了一个安全处理的步骤。罐装蘑菇在罐头里保存太长的时间会产生肉毒杆菌，以前对于这类保存时间过长的罐头的处理是重新用高温杀菌，但是现在他们只是把这类罐头的蘑菇倒入循环线而不再加热。发现工厂的伎俩以后，FDA派出稽查员收集证据。经过一段时间的观察，他们找到了可以证明罐头是否重新高温杀菌的证据。重新高温加热会使旧包装的罐头标签的黏胶出现融化和流动的现象。FDA的指控遭到该公司的否认和反驳。正当FDA的律师日夜加班进行案件的诉讼准备工作时，突然间上级通知他们放下案子，不要继续调查。

经费被削减到了如此严重的程度，甚至包括把FDA区域办事处的用车全部收缴挪走，执行巡查任务的稽查员只得使用自己的汽车来开展他们的工作，或者徒步工作。机构的律师被迫自己掏钱复印法院的文件和购买所需的文具用品。当然使他们最痛心的是，眼看着那些给公共健康带来致命伤害的案子被上级命令取消处置，非常令人沮丧。

亚瑟·海耶斯博士被新的卫生和公共服务部部长理查斯·施韦克任命为接替戈杨的FDA新局长。海耶斯是临床药理学家、医学博士，宾夕法尼亚州立大学医学院的赫尔希医疗中心高血压治疗部主任。海耶斯长期担任多家制药公司的顾问，他的立场更倾向于对产业的规管应在其自愿同意和合作的前提下。《福布斯》杂志把他划归为"温和的反向规管者"。

海耶斯上任的首要任务是执行里根政府的治国方针，首先他重新审议 1980 年前任戈杨签署的药物说明书法规。这条法规曾遭到制药企业的强烈反对，海耶斯担任过顾问的罗氏制药公司即是反对者中的一个。封杀一个已经实行的联邦法规相当难，新局长煞费苦心地想出一个反向规定来抵消前面的法规。其次，海耶斯认为当时 FDA 正在努力拟订的对加工食品标签的新规定走得太远，他坚持应该由企业自愿制订食品标签。

毕竟海耶斯是个受过医学专业教育、在医疗机构工作多年的医药专家，在监管和反监管的博弈中，他选择支持以科学为标准的立场。曾有人提议，要求让私立的机构审查委员会（IRB）作为唯一的机构评审一种新药是否可以进入人体临床试验。海耶斯断然否定这个提议，他说，他本人曾经服务过一个 IRB，这个组织会检查道德规范的问题，但不是做毒理学检测，而且 IRB 没有这方面的专门技能，不适合评审新药临床试验申请。他强调所有的药物试验必须达到自己所声称的疗效；他也强调了临床药效的试验次数不能减少，相关部门不能等到药品投入市场后再收集病人的数据，他强调临床试验是十分必要的；对有人提议把 FDA 的评审药物的责任交给外面的委员会，他的回答是，他足够了解这样的委员会，那不是一个好的选择。

但是不久，海耶斯发现里根的白宫政府更多地介入到 FDA 的行政管理中，干涉对一些案件的处理，他作为局长，并没有以医学科学为基础去制定政策和发展计划的自由。

1982 年 9 月，在海耶斯局长的任职期间，芝加哥发生了泰诺投毒事件，有人在上架销售的泰诺胶囊中置入氰化物，致使误食的 7 人死亡。因此 FDA 设定了一条新法规，规定上架的药品必须制作防篡改的包装，以防止类似泰诺胶囊中毒死亡的事件再发生。

瑞氏综合征与阿司匹林

瑞氏综合征是一种致命疾病，主要发生在儿童患流行性感冒（简称流感）和水痘等病毒感染时，临床表现为皮疹、呕吐、肝损伤，严重的导致昏迷、肝衰竭死亡。

医学科学家一直在寻找瑞氏综合征的病因。1963年，道格拉斯·瑞医生和他的同事在《柳叶刀》上发表对该综合征的研究，这是该病症首次见诸医学文献，因此以后被称为瑞氏综合征。1979年，卡伦·斯达克医生和他的同事在亚利桑那州的凤凰城做了病例对照研究，首次运用统计学的数据发现服用阿司匹林与瑞氏综合征之间有显著的关联，在俄亥俄州和密歇根州两地的研究，也很快证实病人在上呼吸道感染或水痘感染时期服用阿司匹林可能引发这样的病症。

1980年，美国国家疾病控制和预防中心（CDC）公开宣布阿司匹林可能和瑞氏综合征有关联，当儿童患流感或水痘时，家长必须小心使用阿司匹林。1981年10月，CDC汇总了国内4个不同地区从1978—1980年的研究结果，组织了一个专家小组对资料进行分析。专家吃惊地发现，数据足以强大到让他们得出结论：儿童在患流感或水痘期间，不应该服用阿司匹林。专家们提出，应该在阿司匹林的药瓶标签上注明这个警示。

阿司匹林制造商对此反应迅速，他们敦促CDC在复查相关的数据之前封存所有的原始数据以及访谈、医疗记录等资料，不得向美国卫生和公共服务部官员透露。到12月，CDC主任转送一批文件给FDA局长海耶斯，他希望FDA知道这些新数据以后可以使用管辖权，并采取相应的措施。

与此同时，非常关注此事的美国儿科学会任命了一个委员会来调查这件事。一个月后，调查委员会起草了一份意见书，甚至表达了比CDC专家小组更强烈的意见，敦促医生指导病人在冬季流感季节不使用阿司匹林，改用乙酰氨基酚。1982年1月14日，美国儿科学会的《每月通讯》即将发行的前3小时，先灵葆雅公司的3名代表直奔美国儿科学会执行委员哈利·杰尼森博士的办公室。先灵葆雅是专门生产儿童用橘味阿司匹林的公司，他们得知当期通讯有一篇报道，会指出患水痘或流感的儿童服用阿司匹林有导致瑞氏综合征的危险。先灵葆雅的代表警告杰尼森，如果发表这篇报道，美国儿科学会将会面临非常严重的官司。杰尼森在当期通讯中抽掉了这篇报道，但是在下一期上发出了一个专门咨询。

1982 年 1 月，CDC 的律师告诫他们的高层官员不能无所作为，必须发布某种形式的警告，不管对阿司匹林制造商有什么影响。果然，不久后西德尼·沃尔夫获知了这个事情，他对阿司匹林制造业隐瞒这份关系儿童生命的报告感到愤慨。随即，在 2 月他就公开了信息。同时，他声称如果 FDA 没有行动，他将采取法律行动起诉 FDA。美国公共健康协会也在 3 月份要求 FDA 行动。最终 CDC 发布了公开警告。

先灵葆雅的应对行动，是向所有的儿科医生发出信件说：没有有效的科学数据直接证明阿司匹林和瑞氏综合征有关，因此，应该有信心继续推荐阿司匹林用于儿童退热。

同年 6 月，传染病研究所的委员会也建议，必须在所有阿司匹林药瓶上有警告标签。6 月 4 日卫生和公共服务部部长理查德·施韦克表态说，现有的证据足以要求所有的瓶装阿司匹林产品须贴上警告。他也要求卫生和公共服务部筹划一个较大的指导家长的教育活动。到了 9 月份，FDA 终于敲定一个官方定调标签的建议。

从施韦克部长表态开始，美国阿司匹林基金会立即展开了紧张的游说活动。根据里根总统的行政命令，所有的新法规必须通过白宫管理和预算办公室（OMB）对成本效益进行评估。阿司匹林游说团体的主席约瑟夫·怀特博士会见当时 OMB 负责信息和监督事务办公室的官员詹姆斯·托齐，这个办公室是掌握着实施规管措施生杀大权的地方。托齐的反规管政见早年就受到尼克松的青睐。他委托一个外部机构审查阿司匹林游说团体的投诉，对证据做评估。托齐的结论是 FDA 没有足够的证据证实阿司匹林会导致瑞氏综合征。

OMB 的官员，包括统计员和科学家在内，已经研究了瑞氏综合征的资料，其中一个专家给 OMB 的最高领导建议，认为资料非常可靠。采用一种警示标签是审慎的卫生规管措施，他甚至建议警告表示可以更明晰些。托齐扣下了专家的意见，向上级克里斯托夫·德穆斯报告说如果使用标签警告可能会产生反作用。德穆斯依据托齐的报告通知施韦克部长，要他取消警告标签的规定。美国儿科学会的调查委员会也在这时突然反戈一击，转而反对对阿司匹林的警告标签。

1982 年 11 月 18 日，施韦克部长宣布收回他的建议，他引用儿科学会调查委员会的反对意见作为关键原因，称标签预警的做法为时过早，拟将推动一项深入研究的项目。施韦克不久后离职。在1983年初，玛格丽特·赫克勒接任美国卫生和公共服务部部长职务。10月，阿司匹林基金会与赫克勒部长会面，商议对付FDA即将发行的针对瑞氏综合征的教育小册子。会议的第二天，赫克勒下令停止小册子的发行和电台广播宣传。

47万册印制好的小册子被搁置在仓库，后来被销毁。FDA被迫对原版做修改，将原文中"许多医学专家认为这种明显的关系不容忽视"改成"一些专家对这些研究的有效性提出了质疑"。原来警告说："在大多数情况下，给予患病毒感染的孩子阿司匹林是不明智的，而且是不必要的。"修改以后，对父母是否应该避免给有流感症状的孩子服用阿司匹林的问题，回答为："不一定。"即使新版的小册子的内容已经被修改得含糊不清，阿司匹林制造商仍然不满意。有一个由行业支付高薪的儿科医生团体，名叫"关怀儿童委员会"，给全国的广播电台发出律师信件，要求他们不要播放FDA关于瑞氏综合征的公告。

1983年秋季，统计数据显示，1981年11月至1983年11月，至少有361个新增瑞氏综合征病例，113个儿童死于瑞氏综合征。对此，有两个专家小组呼吁立即采取宣传教育行动。以后，由于媒体的新闻报道和公共卫生组织持续的教育宣传，瑞氏综合征的发病率逐渐下降。由1980年报告的550例，到1985年报告的少于200例。

海耶斯局长于1983年离职，接任的弗兰克·杨局长在1985年试图推动阿司匹林制造公司在他们的产品上添加警示标签，卫生和公共服务部赫克勒部长援引公共卫生服务研究的初步数据，要求所有阿司匹林厂家开始自觉使用警示标签。阿司匹林基金会的8大阿司匹林供应商并没有重新标记所有的产品，基金会主席怀特声明，公司决定在标签上不提瑞氏综合征，因为"关于是否把不正确的东西放上标签有一些分歧"。

1985年8月27日，《新英格兰医学杂志》即将公布政府初步研究的结果时，收到了来自先灵葆雅的信。信中建议，公布之前，公司需要查看数据，这样杂志的信誉才不会因此受损。杂志社的副主编玛丽亚·安吉尔回答说，该文章"通过了常规方式的审查，它的发表，不是因为阿司匹林制造商做了什么或者没有做什么"。随后，怀特上书给赫克勒部长，指责政府的研究人员，故意歪曲最新的调查结果，他认为该结果不足以成为最终的定论。

健康研究团体起诉FDA，联邦法官斥责政府监管机构应该及早采取行动，但是法官以不能介入政府规管的决策为由，拒绝下令使厂家在阿司匹林瓶上贴标签。1985年底，FDA最终决定采取强制性措施，要求阿司匹林瓶装上必须贴警示标签，这项规定于1986年5月30日生效。

警告标签实施后的1986年，瑞氏综合征的数量下降到36例，随后，这种病症完全消失。1992年，美国国家科学院和公共卫生学院及加利福尼亚州大学伯克利分校研究人员的共同研究发现，很多儿童在关键的1980—1987年间死于瑞氏综合征，这1 470个鲜活的幼小生命本可以免于夭折。作家帕特里夏·比夫莱和岱弗拉·戴维斯写道："1 470个健康的孩子因此而夭折，这无疑是一场悲剧……"

发现艾滋病

20 世纪 80 年代初，在旧金山和纽约等地同时出现一些特殊病症的病人。

1981 年 6 月，美国疾病控制和预防中心（CDC）第一次发布了有关这种全新疾病的官方通报，详细叙述了从 1980 年 10 月至 1981 年 5 月洛杉矶 3 个不同医院的 5 个症状相似的病例。病人患有严重的肺孢子菌肺炎（卡氏肺囊虫肺炎）、巨细胞病毒感染和传染性念珠菌感染，其中两人已经死亡，他们都是年轻的男性同性恋者。

不出一个月，《纽约时报》报道称共有 41 位男同性恋者被诊断患有卡波西肉瘤，其中 8 人在诊断后不到 24 个月就死亡了。到 1981 年底，每周增长 5~6 例同类病症的新病例。

起初的病例报告显示，该疾病似乎集中出现在四种类型的人群：海地人、血友病病人、同性恋者和吸毒者。根据这四种高风险感染的群体，CDC 创造了"4-H 病"的名称。

但到了 1982 年年中，CDC 收到来自 20 个州的报告，有 355 例曾经健康的年轻人很可能患上或是感染卡波西肉瘤，也出现了女性病例。超过半数的病例是被确定为异性恋的，曾在某些时候静脉注射过毒品。公共卫生研究人员发现，随后的报告显示这种疾病也发生在受感染的海地移民和曾接受输血的婴儿身上。1982 年夏天，CDC 在华盛顿举行了专题会议，与会者认为，因为这些新病症的突出特征是患病者免疫系统都受到毁灭性损坏，原先对该病症的称谓 GRID 和 4-H 病并不能准确定义疾病，建议把这种病症统称为"获得性免疫缺陷综合征"，以缩写"A.I.D.S."作为名称，很快地，"AIDS"（中文简称艾滋病）的名称被普遍地使用。

AIDS 疾病正在迅速扩散，人们越来越担忧，1982 年 12 月，CDC 报道 3 名异性恋血友病病人在出现肺孢子菌肺炎和别的机会性感染以后已经死亡。这几个病人并非同性恋者，也不是静脉注射吸毒者，但病人都接受过一种血液输液——因子Ⅷ浓缩剂的治疗，这种血液制品是采用数百个献血者的血液制造的。

大多数研究艾滋病的科学家已经有很充分的理由，怀疑艾滋病是与性接触和受污染的血液传播有关，但是他们需要找到确切的证据，证明这是传播的唯一途径。1984年4月，法国的研究人员宣布他们分离出导致艾滋病的病毒，并命名这种与淋巴结相关的病毒为"LAV"。1984年4月23日，在《纽约时报》报道法国的消息后，美国卫生和公共服务部部长玛格丽特·赫克勒在新闻发布会上也宣布，美国国家癌症研究所已经证实 HTLV-Ⅲ（即法国人命名的 LAV）是导致艾滋病的病毒。HTLV-Ⅲ以后改称为 HIV。赫克勒部长说将很快提供商用的测试用来鉴定病毒，艾滋病疫苗将在两年内可供临床使用。

对于病人来说，国家卫生和公共服务部门对艾滋病的反应是迟缓的，甚至是冷漠的，这种状况可能出于多方面的原因。对于医学科学界，艾滋病的出现，是一种完全陌生的疾病，病人表现出的免疫系统缺陷似乎是被后天获得的病毒所引发的。病毒进入人体的细胞潜伏数年，直到一些信号使它增殖，一旦触发，即刻摧毁人体的免疫系统。这种状况下人体的每个部分都变得容易感染，五官、皮肤、关节、肌肉和各种腺体等，在受到细菌、真菌、寄生虫和其他病毒感染时都毫无抵抗能力。更可怕的是，这种致命的免疫缺陷综合征像传染病那样蔓延。上报给 CDC 的病例数字在快速上升，死亡人数也在不断地增加。1983年底，报告的艾滋病病例上升到3 064例，其中1 292名病人已经死亡。医疗人员对这种从未见过的凶猛病症几乎束手无策。

随着疫情的扩大蔓延，这种尚且不清楚原因，也无法有效控制和治疗的病症加深了民众的恐慌。但是除了 CDC 的疫情公告之外，里根政府在相当长的一段时间里保持着沉默。不同于其他影响公共健康的传染病，由于伦理观相悖，同性恋者受到社会的歧视，罹患艾滋病从一开始就被视作极大的耻辱。这样的偏见阻碍了国家发力来应付这种"现代瘟疫"。在"疫情"开始的前5年里，里根总统内阁没有对病人的请愿运动做出任何回应，同样的冷漠也反映在其他政府机构中。

"整个的政治运动在里根政府的沉默中发展起来。艾滋病病人采取维权行动，他们的口号是'沉默等于死亡'。""里根政府的沉默，导致了全国各地社区里成百上千的男性同性恋者死去。"多年后，在 AIDS 病受难者纪念大会上有人这样回忆说。

自救自助的民间组织首先在艾滋病的重灾区出现，旧金山卡波西肉瘤研究和教育基金会（后更名为旧金山艾滋病基金会），纽约的同性恋男性健康危机组织，从 1982 年开始编辑关于 AIDS 的信息免费发送给医院、医生诊所和国会图书馆。

1984 年，一个艾滋病治疗的倡导者马丁·德莱尼创建了"通告工程"，这是一个关注 HIV 和 AIDS 的教育和公共政策宣传的组织。德莱尼通过"通告工程"提出 HIV 和 AIDS 相关的问题，以唤起公共政策制定者和公众的关注，争取对艾滋病投入研究，呼吁监管机构加速针对艾滋病药物的批准。

现实的情况是，在这个致命的流行病出现的最初六年里，科研人员包括资深的科学家承认对这种病了解得太少，不了解 HIV 病毒的生物学特点，不知道如何治疗。这种病毒能够快速地改变，难以给出解决方案，眼下基本上没有可用于治疗的药物。他们认为可能在长达数十年的时间里不会出现有效的药物。

面临死亡威胁的艾滋病病人疯狂地四处搜罗灵丹妙药，这给提供各种江湖疗法的方士和制造工厂带来赚钱的机会。

"癌症的骗局，现在成了艾滋病的骗局。"苦杏仁、大蒜丸、蛇油、灌肠和冥想等都成为艾滋病的治疗之方。有人出售小牛胚胎细胞提取物，称作活细胞疗法；有组织卖人尿的注射剂。未经批准的药物包括 HPA-23、舒拉明钠（苏拉明）、利巴韦林、异丙肌苷、硫酸葡聚糖、雾化喷他脒、更昔洛韦、复方 Q 液体和口服 α 干扰素，还有一种含有 AL-721 的蛋黄奶昔，等等，这些药物在地下流通，通过"灰色市场"买卖。

每当一种新的药品或治疗方法走红，假冒药的制造商就会迅速跟进。

HPA-23 和苏拉明是由法国的研究者推出的，马上吸引美国病人去巴黎并带回美国。但是经过半年的研究，FDA 发现 HPA-23 不但没有起到抑制病毒的效果，反而导致病人更快地死亡。苏拉明的药效同样不佳，医生发现它对肾上腺有破坏性，使用该药有更大的风险。这两个药很快就消失了。

利巴韦林和异丙肌苷是美国药厂生产的药物，利巴韦林是 FDA 批准治疗特定呼吸道病毒的，制药公司尝试抑制艾滋病病毒，FDA 认为公司的临床试验报告并不能证实利巴韦林对艾滋病病毒有效。于是，病人设法从墨西哥的药店购买不需处方的利巴韦林。走私团伙运送大批量的利巴韦林进入美国，致使利巴韦林的价格一路飙升，1987 年墨西哥利巴韦林的价格上涨了 3 000%。

另一个和利巴韦林同时期被疯狂抢购的是异丙肌苷，该药的开发商曾经申请将其作为治疗多发性硬化症、肝炎和麻疹相关的脑炎等的药品，但是并没有被 FDA 核准。后来该公司又试图申请异丙肌苷作为提高免疫系统对艾滋病有效用的药品，也遭到 FDA 否定。在新闻发布会上 FDA 公开批评该公司，虚假声称该药物对艾滋病有效。

接着被追捧的是 AL-721，这是从蛋黄中提取的三种脂肪的组合。由以色列魏茨曼科学研究所在肿瘤的研究中开发，他们把 AL-721 的全球经营权许可证卖给美国加利福尼亚州的一家公司。1985 年，几个科学家包括国家癌症研究所的反转录病毒学家罗伯特·加洛在内，给《新英格兰医学杂志》写了一封信，报道高浓度 AL-721 体外阻断艾滋病致病病毒的结合靶细胞，AL-721 顿时被作为治病的营养补充剂销售，艾滋病病人纷纷飞往以色列求购该药。一时间来自以色列、南非、美国本地的其他制造商仿制 AL-721 产品，并通过买家俱乐部、地下分销商等各种渠道销售，甚至有人在家中用浓缩卵磷脂、水和油配方自产自销。有一段时间，AL-721 被病人疯狂地追捧，旧金山医疗替代品买家俱乐部每周有 1 000 多个熟客以每千克 155~175 美元的价格获得这种东西。

1987 年，艾滋病社区资助 AL-721 在纽约的圣路加·罗斯福医院开展临床研究。随着实验研究的深入，研究项目主任发现，早期的那些令人鼓舞的迹象在减弱。不久，国家过敏和传染病研究所的丹尼尔·霍斯宣布 AL-721 基本上没有疗效的凭据，它的作用几乎为零。斯坦福大学的临床试验项目负责人，也对这种口服形式的蛋黄脂肪是否会抵达被病

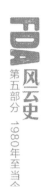

毒感染的细胞表示怀疑，因为这种物质在小肠中就被消化掉了。

还有一种来自日本的药物硫酸葡聚糖，在 1986 年底又成为地下渠道的新畅销品。

直至 1984 年底，出现的艾滋病病例已经超过 10 000 例，不过对制药公司来说，这是个小众群体，市场仍然太小。按照经济效益准则，开发一种药物治疗某类疾病，如果患病的人数不到 20 万，产生的收益回报相对于投入来说就显得不合算，没有人有兴趣投资开发这类被称作"孤儿药"的小众药品。

危机中的主帅更替

20 世纪 80 年代初期，饱受社会歧视和政府冷漠对待的艾滋病病人在恐慌和绝望中挣扎，乞求政府的帮助。在纽约的一次烛光游行中，一个年轻人鲍勃·捷克对里根总统喊话："作为我们的总统，你是这个国家的父亲，我向你诉说你的孩子正在死亡，你听到了吗？我的诉求超越政治，也非乞讨金钱，我只求一个关爱的行动。就如你是我的父亲，总统先生，我是你的儿子，请帮助我、拯救我的生命。"然而，如泣如诉的呼喊，并没有得到里根总统的回应。

而掌握医药生杀大权，直接影响艾滋病病人生死存亡的政府机构FDA，这时的处境也极其困难。1983 年秋，亚瑟·海耶斯局长辞职，出任纽约大学医学院院长。在这个艾滋病蔓延而 FDA 的经费被大量削减的当口，FDA 迫切地需要一位新局长挑起大梁。寻找新的 FDA 局长一时成了里根政府的一大难题。代理局长马克·诺维奇从 1979 年至 1985 年一直是副局长，在先后几次局长空缺的时候，多次担任代理局长。诺维奇是一位难得的受到制药厂商协会和公民利益维护者支持的最佳人选，但是他是民主党人，不合里根的意，致使这位负有神圣使命感的公共卫生官员最终也非常失望地辞职离去。经过差不多一年时间的物色，至少有 6 个被提名的人选婉拒接受这份吃力不讨好的公职。

然后，提名委员会的主席吉姆·魏因加藤博士推荐了罗切斯特大学副校长、医学院院长、遗传学专家弗兰克·杨博士出任 FDA 新局长。杨博士当时领导的实验室是美国最大的细菌和生物细胞克隆实验室。正在基因工程技术横空出世的当口，在第一次重组 DNA 的研讨会阿西洛马会议中，卫生和公共服务部部长赫克勒直截了当地问杨博士："来当 FDA 的局长，把你正在实验室工作的技术带上线，如何？"杨博士没有答应，他了解到现任 FDA 的代理局长是个优秀的人选，他请求赫克勒部长考虑马克·诺维奇。部长第二次打电话给他，他又推辞。当第三次接到电话的时候，杨博士终于决定接受。杨是个虔诚的基督徒，他把接受这项职务看作是神的指示，让他为公众服务。杨不是药物方面的专家，他对 FDA 的工作完全是未知的，上任之时没有包袱。1984 年 7 月，杨博士上任，他声称要振兴 FDA。他提出一个"行动计划"，制定了包括生物技术在内的新目标。新任局长面临的局面远比他想象的要复杂艰难得多。

快通道放行制度的确立

弗兰克·杨局长面临的更严峻的形势是艾滋病疫情的蔓延和治疗乱象，以及艾滋病病人旨在敦促加速批准治疗新药的诉求越来越强烈。

艾滋病疫情出现 5 年之后，里根总统首次公开谈论到政府对艾滋病的态度。在 1985 年 9 月 17 日的新闻发布会上，里根总统被问到援助艾滋病研究的资金，他回答说："在过去 4 年里，它一直是我们的首要任务之一，我们提供给研究艾滋病的拨款，包括 1986 年的预算在内，将达到 5 亿美元以上。此外，我确定有些其他的医疗组织也正在进行研究。"

事实上，里根政府拨给的预算款大多花在疾病控制和预防中心（CDC）的日常跟踪传染病业务上，并没有使用在研究艾滋病的工作上。公共卫生官员一直没有获得那些迫切需要应对疫情、预防和治疗艾滋病的款项。国家卫生研究院（NIH）要求增添 127 个新职位研究艾滋病的防治，但只批了 11 个职位的资金。FDA 的预算不但没有增加反而被削减，机构被迫减员，1978 年有职工 7 850 人，1981 年只能维持 6 800 人，锐减了一千多人。

FDA 面临的紧迫问题有如何保证血液银行（血库）的安全，使其不被艾滋病病毒感染；解决艾滋病的测试试剂；在遏制非法治疗诈骗活动的同时推荐治疗药物。局长杨几乎从任职伊始就为了填补资金的缺口到处奔波游说。他携带着论文图表，从一个会议转到另一个会议，解释FDA捉襟见肘的窘困状态。自1979年以来有21个新的联邦法律通过，给FDA分配越来越多的任务，也有越来越多的新药申请，却没有增加预算让机构有钱聘用足够的工作人员。

国会参议员爱德华·肯尼迪，众议员亨利·维克斯曼和众议员特德·魏斯分别在参众两院举行听证会，推动政府给予预算积极应对艾滋病。做证的专家们批评政府以偏见看待艾滋病病人群体。

在道德上对艾滋病有成见的里根政府和在艾滋病药品开发上无法取得丰厚利润的制药企业，皆对艾滋病疫情持冷漠态度，但许多在政府和大学工作的科学家可是坐不住了。国家癌症研究所的塞缪尔·布罗德博士说："我们被热情所驱使，想看看是否能找到一些正面的结果，那应是一个以科学试验为依据的矫正方法。"布罗德和其他科学家去制药公司，一家一家地说服他们，劝说那些公司在其所拥有的成千上万的最具有生物活性的化学物质中尝试寻找可能有效的治疗药物。

1984年秋天，美国惠康制药公司的子公司宝惠公司在几次试验失败以后，决定找研究机构合作，借用研究机构高水平的科学人才和实验室，对宝惠提供的化合物进行检测。测试危险的艾滋病病毒必须在特殊的试验设施里进行，预防试验过程中病毒粒子可能飘浮到空气中。当时谁也没有这样的设施，经过多次的研究讨论，由NIH的布罗德和杜克大学的达尼·博洛涅西博士领头的科学家们担负起这项在当时是高风险的实验工作，因为要把病毒带进他们的实验室。

首府华盛顿郊外的布罗德实验室接收了宝惠公司从北卡罗来纳州的实验室送来的化合物，这些未透露名称的化合物被编合成一个个包裹。布罗德实验室有位年轻的研究员博明三矢，他设计出一种灵巧、快速的方法可以同时检测很多种药物对抗艾滋病病毒的效力。三矢每天坐在那里，一小时又一小时，一天又一天地重复同样的动作，把病毒和药物注射到微型小孔或盘子里。到第二年的2月，三矢发现一种化学物似乎显示凶猛地攻击艾滋病病毒的迹象。这种被标记"复合物S"的化学物是齐多夫定（AZT）。

1985 年 4 月，宝惠在与 FDA 进行关于 AZT 的"新药临床试验申请预备"会议时提出了临床试验计划。宝惠是最有信誉的国际制药公司之一，通常试验计划在提交到 FDA 之前就已经做得相当周全了，在新药调查研究期间，他们与 FDA 配合默契。1985 年 6 月，宝惠正式提交了新药临床试验申请。FDA 在一周内审核完成批准了临床试验，随即，第一批招募的 11 个病人在布罗德的实验室开始小剂量试验，接着在杜克大学的博洛涅西博士的实验室又有 8 个病人同意试验 AZT。

1 期临床试验是为了确定药物原料对人体的安全性和毒性，初步的试验显示药物顺利地被人体吸收，19 例试验者中 15 例显示了 HIV 的复制已经停止，T 细胞计数明显跃升。随后展开 2 期大样本的随机（双盲）临床试验。这个试验必须有数百例病例，且必须是年龄、背景和病情状况相似的病人。试验的病人分成两组，一组 145 例病人服用药物，另一组 137 例病人服用安慰剂。这次试验在 1986 年 2 月开始，按计划持续到 1987 年。

AZT 的 2 期双盲试验进行了 3 个月后，安全和监控委员会已经看到了数据，137 名服用安慰剂的病人中有 19 人已经死亡，而 145 名服用 AZT 的病人中只有 1 人死亡。双盲试验随即被叫停，大家认为这种情况下不给安慰剂组病人提供 AZT 是不人道的。1986 年 9 月，FDA 基于"富有同情心"为出发点，给予宝惠特许，直接把药物给了 4 500 个艾滋病病人，在当时占全美国艾滋病病人的 1/3。

按照新药试验常规程序，应该开展 3 期临床试验，这一步是至关重要的。药物在更大数量的人群中使用以确定其有效性，并观察其不良反应以及和其他常用的治疗方法做比较、收集整理相关信息。但是这次 FDA 冒着风险，让 AZT 跳过第 3 期临床试验，提前批准上市。1986 年 12 月，宝惠公司向 FDA 递交它的数据资料，新药可以用于治疗"HIV 感染的严重症状"。AZT 被送到 FDA 的抗感染药物科，该科主任爱德华·泰伯把审核的工作分配给埃朗·库珀博士。库珀是 1982 年进入 FDA 的年轻官员，之前她加入国家医学中心儿童医院做了 5 年儿科和传染病研究工作，之后在抗感染药物科负责审核治疗艾滋病和其他形式的预防艾滋病病毒感染的药物。

　　早在宝惠1986年12月提交新药申请之前的几个月，库珀就已经开始密切地追踪AZT的临床试验进程并参与中止2期试验。实际上她已经提前开始了AZT的医疗审查，按照药物审核法规衡量的"充分和合理对照的研究"，新药试验必须经过两个临床研究和一个长期持续的研究。AZT目前仅有一次临床试验，而且还是一个半途中断的试验，不符合法规的规范。但是库珀知道，艾滋病病人正当生死攸关的非常时期，对AZT必须采取一种非常的措施，这种措施如果成功，将"可为其他治疗HIV感染的药物的开发、评估和批准建立先例"。在局长杨和科主任泰伯的积极支持下，破例准许宝惠公司在新药申请尚未进入常规程序的状况下，将此药提供给4 000多名病人使用。

　　快捷的临床试验、药物提前上市会有什么样的风险？FDA的官员们是很清楚的。没有足够长的时间测试，服用的剂量无法正确地评估。剂量过高会产生严重的过敏反应，反之过低，病毒可能复活。服用时间的最合理长度是多少？是否在某种程度会失效？长期服用的副作用是什么？是否会对病人的其他疾病有影响？是否会导致某些病人出现严重的甚至是致命的后果？……泰伯和库珀把这些问题带到感染药物产品咨询委员会，他们期望获得这个由权威专家组成的委员会的坚定支持。

　　这场关键的会议在1987年1月举行，库珀以首席审查官员的身份向咨询委员会（审批委员会）阐述了核准AZT上市的意见。库珀介绍了艾滋病药物的独特情况，强调她和其他同事采取的措施的性质。AZT通过"同情使用条例"已经发放给绝望的病人，但是该药仍然处在审批的程序中，最终的决定需要得到咨询委员会的认可。库珀的演说是成功的，最后投票的结果为12票赞成批准，只有咨询委员会主席伊扎克·布鲁克持异议。布鲁克博士担心加速的后果，一旦放行AZT，医生和他们绝望的病人会失控地大量使用甚至滥用，进而酿成灾难。

　　1987年3月，AZT被准予发售。3月10日下午，在临时召集的新闻发布会上，杨局长宣布FDA将很快发布法规提案，放宽对艾滋病、肿瘤和其他危及生命的疾病的试验药物的审核限制。FDA从1983年开始酝酿的关于快通道的政策，经过反复辩论，并随着审批抗艾滋病药物AZT的实践案例，已然成为一种新模式，正式成为一种规范程序。这种

"新药临床研究"和"治疗"同时进行的模式，被称作"治疗新药临床试验申请"。法规定义说，一种药物如果在前期测试中已被证明其性能的安全性并显示出有效性，且当前"尚无其他替代疗法"，有望成为重要的备用药物，治疗某种"生命危在旦夕"或"严重"的疾病，这种药物将被允许在常规核准程序完成之前提前销售用于治疗。如果 FDA 拒绝批准，须承担举证责任。该法规最终得以确立，并公布在 1987 年 5 月 2 日的《联邦纪事》上。

艾滋病病人群体事件

新政策造成了分裂，不仅医生、科学家和监管局内部的意见相左，而且艾滋病激进分子中也出现了截然不同的意见。旧金山的马丁·德莱尼是偏激的一派，他发起给杨局长写感谢信的活动，纽约的《华尔街日报》社论版赞扬 FDA 的新政策是"关怀重病和临终病人的巨大进步"。该报在对里根政府政绩评论排名中把 FDA 的这项新政策列在仅次于大规模减税和导弹防御系统（"星球大战"）之后，是最伟大的决定。据说，这项新政策是由时任副总统并身兼总统的监管救助特别工作组主席乔治·布什向 FDA 提出建议，从而促使"治疗新药临床试验申请"机制的产生，且敦促同类政策的进一步改进。

对立一派对新政策持怀疑态度。"全国男性和女性同性恋特遣部队"的负责人杰弗里·利瓦伊指出，这样做是危险的。理论上，一些药物在早期的测试中看似是安全的，但是在后来被证实是灾难性的。如舒拉明钠，在实验室中显示攻击人类免疫缺陷病毒有效，但在后来的临床试验中（2 期），有两例死于肝衰竭，其他几个有严重的肾衰竭，并且没有显现对抗艾滋病病毒的效力。

伴随着赞同与反对、认可与怀疑的争论，AZT 由宝惠公司正式销售，但让急切等待救命药物的艾滋病病人始料未及的是 AZT 的销售价出乎意料地昂贵。一个病人服用一年的药物需要支付 10 000 美元。据说，宝惠公司在该药的开发和销售上投入了 8 600 万美元，他们要赶在其他公司的药物上市之前尽快收回成本。事实上，他们从第一年销售中就获得了 1 亿美元的收入，已经收回了投资成本并从中获利。

AZT 价格过高还不是唯一的负面因素，没有来得及完成的科学试验不久即显现出恶果才是最致命的：由于原定剂量过高，虽然显示一些作用，但它却引起严重的不良反应，甚至由于危及生命的贫血和心脏病发作，迫使许多病人完全放弃使用 AZT。同时，新生的艾滋病毒株已经具有了抵抗 AZT 的耐药性。

1987 年底，艾滋病感染者已经达到 71 000 人，其中 41 000 人已经死亡。愤怒和恐惧在同性恋人群中日益高涨。艾滋病活动积极分子、剧作家拉里·克莱默说："我的皮肤、骨骼和大脑充斥着愤怒和失望，这种情绪进出了身体。我在睡梦中见到了失去的朋友，备受噩梦折磨。我的日子在葬礼和追悼会上被泪水淹没，还要每天探望生病的朋友。我们中有许多人必须死在我们活着的人的行动之前吗？"这正是当时艾滋病病人群体普遍的情绪写照。

早在 1987 年 3 月，在克莱默的鼓动下，艾滋病群体已经成立了一个组织叫作"行动起来"，他们的座右铭是"沉默 = 死亡"，他们的任务是代表艾滋病联盟去展示力量，震撼社会。组织成立两周以后，发动了第一次行动。示威者抗议 AZT 的价格，他们阻断了纽约华尔街的交通，把 FDA 的局长弗兰克·杨的模拟像挂在三一教堂的绞刑架上。那次示威抗议活动有 17 人被捕。

1988 年 4 月，杨局长在波士顿举行的同性恋卫生工作会议和艾滋病论坛上发言时，示威的人们在讲台旁列成三排躺倒在地，演示垂死的状态，周围有标语牌围绕，指向杨局长是罪魁祸首。敌对气氛吓得安保人员不知所措。1988 年 10 月，"行动起来"组织决定再发动一次更大规模的抗议活动。这次抗议示威将在首府华盛顿举行，在总统罗纳德·里根（白宫）、卫生和公共服务部、FDA 三个目标中，他们最后选择了FDA。尽管杨局长曾经在示威发生前友好地会见了组织者，希望劝阻他们，但是未能如愿。10 月 11 日那天，来自全国各地的 1 000 多名示威者一早就集合在首府华盛顿郊外的 FDA 总部大楼前面，示威者身穿白色外套，戴着橡皮手套，手套上涂满红色颜料，看似鲜血。人们躺在街道上，粉笔勾勒出他们身体的轮廓象征死亡，标语牌写着"AZT 是不够的"。总统里根的肖像被吊在旗杆上焚烧。经过精心设计的示威活动希望吸引媒体的关注，并使政府的药物监管机构更快地给予更多治疗艾滋病的药物上市。果然，示威活动现场的照片、标语和辩论被电视网络和主要的报纸登载，引起了社会舆论的广泛关注。来自艾滋病组织的各种压力，引起许多观察家的重视，成为 FDA 在新药审批政策上重大修改的决定性因素。

其他批评来自不同的团体，包括联邦机构之内和之外的科学家、制药公司的高管、经济学家、保险业领导者、商业媒体主编、替代医学的拥护者，甚至 FDA 前局长耶利·戈杨，都在各自的文章中指出 FDA 需要更新它的标准来判断药物的有效性，常规的严格的临床试验对艾滋病药物是不现实的。

在这样的形势下，艾滋病活动的积极分子与政府监管机构都在尝试寻找一个比"治疗新药临床试验申请"的措施更开明的政策，让那些针对危及生命的或严重疾病的药物在测试伊始，就可以采取快速程序进行。美国东部"行动起来"组织的吉姆·艾高和西部"通告工程"的马丁·德莱尼，找国家卫生研究院的安东尼·福西商谈，福西被这两位抗艾滋病积极分子说服。当福西拿着计划与制药公司讨论可行性时，公司的态度是谨慎的，显然缩短临床试验的做法意味着更大的风险。这份计划后来被送到杨局长那里，最后 FDA 采纳了他们的计划。

1988 年 10 月，就在艾滋病组织在 FDA 总部前示威活动结束 1 周之后，杨局长宣布将为治疗艾滋病相关的药物开放一项特殊政策，这项政策使用"平行轨道"模式，在"治疗新药临床试验申请"法规的原则下减短审批的时间。这一政策要求对这类药物的动物实验和临床试验进行特殊设计，把常规临床试验的第 2 期和第 3 期压缩成一个阶段，来获取评估所需要的数据。那么按照这样的方法，常规研发需要 8 年的周期，就至少缩短了 2 年时间。

但是对"平行轨道"加速审批政策的赞成方和反对方的辩论仍然十分激烈，一直持续到 1992 年春季才算尘埃落定。

在艾滋病病人索求治疗的抗议活动中，FDA 首当其冲地成为攻击目标，这在 FDA 的历史上是头一遭。有些观察家甚至认为艾滋病组织过激的恐吓威胁或将导致 FDA 瘫痪。但是，这时候 FDA 的官员们，特别是杨局长，担惊受怕之余仍然保持着清醒的头脑，对艾滋病受害者的攻击以极其同情的态度回应。

这时 FDA 基本上不干涉个人通过地下诊所分销从国外带回的有限的治疗艾滋病的产品，同时放宽对从国外邮寄来的药品的管制，只要不是欺诈性的或危险的东西。不过，一旦有未经证实的艾滋病药物被发现，FDA 有义务采取行动。监管工作主要是依靠教育活动，提醒公民认识到那些打着治疗艾滋病旗号的江湖骗术的危害性。深入到艾滋病组织的活动中访查也是监管行动的一部分，如 1988 年堪萨斯城会议，FDA 委派一个国家健康欺诈调查员到现场观察。他在 1989 年的报告中曾指出，那些声称预防和治疗艾滋病的产品已经成为"该机构有史以来遇到的最猖獗的健康欺诈案件"，每年地下市场经营的金额已经飙升到数十亿美元。为了更好地打击艾滋病治疗的商业欺诈活动，FDA 制订了一项防止艾滋病欺诈工作组计划，有联邦和州的官员以及艾滋病社区的成员参与，在艾滋病病例占 90%的 19 个区域形成监督网，只要发现可疑的促销和传播有关的欺诈产品，马上向全国各地的健康机构发出预警。

1988 年 6 月，布什副总统建议"总统的癌症工作组"成立一个全国委员会来检查现行的癌症和艾滋病新药审批程序，该委员会由路易斯·拉萨格纳主持。经过两年的听证和讨论，他们于 1990 年 8 月发布总结报告，同时赞扬了 FDA 对艾滋病和癌症的有效药物加快放行的措施，报告也敦促 FDA 能更大限度地加速并放宽审批的尺度。

在 20 世纪 80 年代的宽松政策下，多个艾滋病治疗药物准许以"治疗新药临床试验申请"的形式给病人使用。其中有个注射剂叫潘他密汀（Pentamidine），这是一种强力抗生素，1984 年批准用于治疗肺孢子菌肺炎。潘他密汀同时具有很大的毒性，常常引起肝肾损害。在未经批准的情况下，一些医生开始用喷涂潘他密汀雾气的形式来预防艾滋病。由于潘他密汀是合法上市的药物，医生可以处方，这种做法很快蔓延开来。当时雾化潘他密汀既没有申请"治疗新药临床试验申请"，也没有作为新药申请。FDA 还没有处理这种情况的先例，不过他们对此高度重视，并依据疗效持谨慎乐观的态度，让国家过敏和传染病研究所（NIAID）主管部门将该药的临床试验放在重中之重。FDA 通过旧金山社区联盟的协助，组织一个有经验的医生团队进行临床试验，并得到制药公司的支持。

另一种在地下广泛流通的药物是更昔洛韦。由于免疫功能受损，病人往往会失明，而更昔洛韦可以减缓眼睛感染的进程，该药的情况和雾化潘他密汀相似，是一个公认的成功案例。FDA 核准 NIAID 采用"治疗新药临床试验申请"和制造商共同进行临床研究。由于有利的试验结果，FDA 于 1989 年 6 月批准了更昔洛韦投入使用。该药物使一些病人出现抑制骨髓造血功能的严重不良反应，而有的病人则没有反应，FDA 要求对服药的病人必须进行密切观察。

同时，出现了另一个未经证实的药物，被称为化合物 Q。1989 年 4 月加利福尼亚州大学旧金山分校的研究表明，这种从中药栝楼根中分离出来的植物蛋白质，叫作天花粉蛋白。它可以在体外抑制艾滋病病毒的复制，因此可能对抗体内的病毒有效。美国 FDA 快速批准在旧金山总医院进行临床试验，由美国加利福尼亚州的公司资助，他们开发设计了一种纯化的形式 GLQ223，确定了其安全性。天花粉蛋白在自然状态下存在于中药栝楼根里，为中医常用药，有清肺化痰、宽胸散结等作用。FDA 在宣布批准其进行安全性试验的同时，警告中药也可能含有毒性，不要不加鉴定地乱用。

化合物 Q 的出现又使艾滋病病人兴奋起来，他们跃跃欲试。马丁·德莱尼领导的"通告工程"组织，很担心有人未经 FDA 授权不加鉴别地从中国私自带来这种药，尝试自己做试验会有很大的风险。他们派出两位经验丰富的艾滋病药品走私者去了中国上海，物色制药厂加工生产天花粉，订货供应。

"通告工程"组织采用了比 FDA 批准在旧金山医院进行临床试验的更高的剂量水平，在加利福尼亚州、纽约州、佛罗里达州等地自己开展试验。然而，测验过程中有两名病人死亡，其他人有严重的不良反应，FDA 介入调查。FDA 一方面对私自携带天花粉的粗制产品发出进口警报，强调随意使用天花粉是非常危险的。另一方面把调查的结论书面通知德莱尼，FDA 希望"通告工程"停止单干的试验，邀请其合作开发1990 年 3 月已经批准新药临床试验申请的 GLQ223 的研究，以期完善和最终通过天花粉蛋白药物。经过 FDA、加利福尼亚州制造商和"通告工程"三方代表协商，他们制定了协议，让旧金山艾滋病团体中的一组早先使用过"通告工程"的未经纯化的进口天花粉产品的病人，改用 GLQ223 重新进行临床试验。"通告工程"组织的社区研究联盟的一组病人分别进入"治疗新药临床试验申请"计划，对 GLQ223 进行更广泛的临床研究。对天花粉一案 FDA 大幅度放宽监管的决定受到艾滋病领域一些研究人员的抗议，他们认为这会促使某些没有资质的临床调研员对其他可能有害的药物在未经授权的前提下冒险测试。"它打开了潘多拉的盒子，"旧金山综合医院的唐纳德·拉姆斯批评说，"而最终将要受到伤害的是那些我们正在为他们努力寻找答案的人。"

1990 年有份非洲的医学杂志宣称，来自肯尼亚的 α 干扰素研究有了发现，口服小剂量的 α 干扰素的所有艾滋病病人症状有所减轻，其中 10% 的病人感染有被控制的迹象。尽管世界卫生组织赞助的其他非洲试验认为没有取得这样乐观的结果，尽管在美国的艾滋病社团内外的科学家持怀疑意见，但使用口服 α 干扰素立即在激进的组织中热传，有些病人抱着治愈的希望急匆匆赶往非洲。FDA 很快地批准 α 干扰素在纽约市西奈山医疗中心进行临床试验。

"快通道"政策评审通过的第一个药物是由国家癌症研究所的布罗德和三矢开发的药物"地达诺新（DDI）"，这是一个与 AZT 非常相似的药物。三矢发现人体保留 DDI 时间比 AZT 长，甚至效果更好，似乎也没有那么大的副作用。DDI 可能没有使用 AZT 所导致的那些致命虚弱和贫血症，但它确实也有自己的问题，因此他们提出仔细地研究以测定其不良反应的严重程度的要求。

FDA 很快同意 DDI 测试和发售并进，同时也同意"生存"不作为试验成功的唯一衡量标准。FDA 选择一个替代指标去测试 DDI——该药是否能保持或恢复人体免疫细胞（CD4 细胞）的正常水平。大多数健康人的血液中每立方毫米有 500~1 600 个 CD4 细胞。当艾滋病加重时，这些细胞被耗损。一旦 CD4 细胞低于 200 个，人就极其容易反复感染，甚至死亡。因此，如果一个抗病毒药物能让病人的 CD4 细胞数回升或停止下降，它应该被算作是成功的治疗。

到 1991 年有几千个病人已经在用 DDI 测试。试验正在进行的同时，DDI 的制药商百时美施贵宝免费发放药物给 3 万多名病人。DDI 研究结果显示：人体的免疫防御 CD4 细胞增加了，不过平均只增加 11 个细胞数。这样微弱的效率不足以让病人活得更长久。这次 FDA 搁置了并行轨道政策中原本的权衡要素，尽管疗效非常微弱但还是批准放行了DDI。快通道审批的药物往往带着一些棘手的问题，这些问题需要好几年的时间去答复。对 DDI 的审核处理，是 FDA 在非常形势下采取的非常政策。专业评论家注意到其中的一个重要变化，那就是 FDA 在评估药物的准则观念中，接纳了"缓解症状"的疗效，而不再把传统的"治愈"的疗效作为唯一标准。

20 世纪 80 年代，由于艾滋病疫情引起的对于药物的疯狂索求，打乱了原有的药物监管秩序。大量药物在人们对其还没有足够了解的情况下直接用于病人。经过短时间的临床使用后，一旦药物出现危险信号就立刻摒弃，以避免酿成大的灾祸。最终，激进分子们不得不承认在艾滋病危机的这几年，他们一直过度地渴求治疗药物，现在到了退后半步的时候了。"我们已经抵达地狱，"艾滋病治疗行动团体的葛雷格·贡萨尔维斯承认，"多年来艾滋病激进分子和政府监管部门一起工作以求加速产生新的药物。然而，我们所做的却是将具有不良反应且还没有获得严格的临床疗效数据的药物释放到市场里。"

在这场危机中，FDA 采取了变通措施，开创了快通道审批的先河，同时邀请激进分子参与研究，使他们学会尊重科学。在处理行政监管的危机方面，FDA 已经表现得极为成熟。

生奶销售禁令

1984 年 9 月，一宗关于禁止生奶的案件使得 FDA 受到健康研究团体和美国公共卫生协会起诉。这两个民间组织在哥伦比亚特区的地方法庭对 FDA 一直拒绝下令在全国禁止销售未经消毒的生奶提起诉讼。

生奶是指未经高温消毒的天然牛奶。美国卫生和公共服务部提倡巴氏消毒以杀死生奶中存在的可致病细菌。巴氏消毒即高温杀菌法，是世界通用的常规处理生奶的标准方法，用以防止生奶被沙门菌等细菌污染。20世纪70年代以来，崇尚天然食品的消费者认为巴氏消毒会破坏人体需要的营养成分。全国奶制品的大供应商，位于南加利福尼亚州的阿尔塔德纳乳业公司（加利福尼亚州90%的生奶供应来自该公司）更是积极地支持使用生奶。它强调，巴氏杀菌的热量会破坏酶、维生素和矿物质，使蛋白质变性和改变脂肪的性质，影响人体的吸收。

健康专家反驳这种说法，他们认为牛奶在加热过程中被破坏的营养成分是微量的，但安全更重要。虽然，在巴氏杀菌过程中可能破坏10%~30%的热敏维生素（维生素C和维生素 B_1），但牛奶不是这些营养成分的主要来源食品。

根据美国疾病控制和预防中心收到的报告，感染沙门菌和弯曲杆菌与特定的病原体奶牛的生奶有关。在加利福尼亚州、亚利桑那州、科罗拉多州、佐治亚州、堪萨斯州、缅因州、俄勒冈州和宾夕法尼亚州等都发生过因贩售生奶而引发了弯曲杆菌病暴发的情况。仅加利福尼亚一州因食用生奶中毒或死亡的病例，在1981年和1982年分别达到了46例和70例，而到1983年更是上升到了123例。

1973年，FDA曾经制定了禁止生奶销售的法规，后来据说是因为来自供应商的压力，法规未能实施。1981年，FDA决定把生奶作为潜在的不纯净的食物禁止其出售。对于这个决定，不论是医生、科学家还是美国卫生和公共服务部的公共卫生官员们，都表示这是很正确的，没有理由销售生奶。然而，阿尔塔德纳乳业公司所在选区的共和党国会议员比尔·丹内迈耶出面为乳业公司辩护，他曾经是该公司的总法务顾问。他在白宫、美国卫生和公共服务部和FDA积极地活动，并且动员了34个来自加利福尼亚州的国会议员反对对生奶的禁售规定。结果是美国卫生和公共服务部送来"不同意"的命令，要求FDA取消行动。尽管当时的海耶斯局长坚持向上级提交了禁止生奶的理由，最后白宫行政和预算办公室仍然命令FDA不得行动。

到1984年，有20个州的政府认为生奶危害健康而禁止销售。另外30个州，其中包括加利福尼亚州在内把经过认证的生奶，贴有"CRM"标签字样，仍许可在零售商店销售。何谓认证的生奶？是按照医疗牛奶委员会、美国商会、行业组织制定的标准生产的生奶。美国的CRM牛奶由三个大的乳制品公司生产，在 24 个州的零售食品店销售，在另外 6 个州仅限于农场直接销售。未经认证的无证生奶，通常是在个体奶牛场小批量销售或送货上门。

1983 年，为了敦促 FDA 加速实行全国生奶销售的禁令，健康研究团体呈交了一份请愿书。一年后，仍然不见 FDA 行动，健康研究团体说服了联邦法官点燃向监管机构开火的引线，迫使 FDA 做出回应。

为此，FDA 举行了一场公开的听证会，目的是帮助卫生和公共服务部部长决定是否施行新法规。听证由杨局长与卫生和公共服务部的法务顾问弗雷德·岱格门共同主持。预先公布的两个听证议题是：

（1）生奶（包括认证生奶）是否成为公共健康的隐患？

（2）要求生奶巴氏杀菌是否是合理的法规？

做证支持的人包括了 FDA 的官员和协会的代表，国际牛奶食物环境保健专家协会，全国州际牛奶出货量会议组织和全国牛奶生产者联合会等。

1984 年 10 月公开的听证会后，杨局长在给赫格勒部长的备忘录里提出禁止的意见，但是赫格勒部长拒绝了这个意见，并下令让杨局长否决健康研究团体的请愿书。

不得已，杨局长给沃尔夫写了信，不否认健康研究团体关于未经高温消毒的牛奶是有风险的观点。他也同意"生奶，包括认证的生奶，是传染性疾病传播和扩散的载体"的说法。但拒绝实行联邦禁令的主要法律理由是，因为几乎所有的生奶都是在州境内销售的，各州可以更好地处理这件事情。杨局长还认为，FDA 没有足够的法律授权来禁止州内销售未经高温消毒的牛奶和牛奶制品。

沃尔夫反驳了杨局长所给的理由，指出这是对卫生和公共服务部和业界的压力的一种妥协与屈服，他说："这是纯粹的政治行为。"

健康研究团体和美国公共卫生协会再次起诉，扬言 FDA 有足够的权力同时在州内和州际禁止生奶贸易，美国儿科协会也支持禁止生奶贸易。1985 年法官格哈德·格塞尔裁定卫生和公共服务部与 FDA 必须对生奶贸易采取行动，批评"该部为其继续延迟（行动）辩解的理由，是站不住脚和不负责任的"。法官在裁决文中还指出，1973—1985 年，

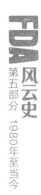

FDA 虽提出禁止销售生奶，但其并没有贯彻执行，这一不负责任的行为使得各地出现了数以百计的死亡案例。

法庭的博弈一直持续，1986 年联邦法官诺玛·约翰森下令 FDA 禁止允许各地出售未经高温消毒的生奶，因为这种产品已经被确凿的证据证明是不安全的。法庭同时认为赫克勒部长的申辩是武断、任性的且没有必要的。对她的论断，法官不予接受。而如今，FDA 在全国禁止销售生奶的法规终于得以实施。

1985 年在加利福尼亚州，消费者联盟和美国公共卫生协会对美国生奶的主要生产商阿尔塔德纳乳业公司提起诉讼，指控该公司在 20 世纪 80 年代错误地宣传其生奶产品比巴氏奶更健康、安全。后来，阿拉米达郡的地区检察官加入对阿尔塔德纳的控告。1989 年，加利福尼亚州最高法院裁决：①有确凿的证据证明，阿尔塔德纳的生奶经常含有有害细菌，引起严重疾病；②公司必须停止发布虚假广告；③公司的牛奶容器和广告必须附有醒目的警告，期限 10 年。法庭命令乳业公司缴付 10 万美元赔偿金并以此成立一项基金，用来反对对消费者健康的欺诈行为，另有23 000美元的民事处罚。阿尔塔德纳不服，提出上诉，但 1992 年加利福尼亚州最高法院驳回上诉，维持一审判决。

仿制药审批手续的简化及其积极影响

仿制药是指某个有专利的品牌药在专利保护期过期以后，由其他制药公司仿制，在剂量、强度、质量和性能等方面皆与品牌药相同的药品，且以品牌药原有的化学名称销售。仿制药又称普药。

20 世纪 70 年代，FDA 根据 1962 年《药品修正法案》对市场上的药品进行复审，发现市场上没有经过任何新药批准手续的仿制药品达数千种。在 DESI 的复查过程中，FDA 对仿制药建立了简化申请的新规定，以使其快速通关。在后来的发展中，对仿制药的申请有法律和科学两方面的要求，不仅需要完成新药申请的申请程序，而且要求申报人出具对仿制药的生物等效研究资料。

由于法律没有明晰的陈述，处方仿制药的申请是否必须经过生物利用度和生物等效性测试成为争论的焦点，甚至在 FDA 内部也存在分歧。

当时的法务总顾问倾向于放宽处方仿制药的审查，而新药审查科的官员则强烈主张凡是处方药只能有一个标准，既然仿制药属于处方药范畴，就必须有一个包含生物利用度和生物等效性的试验结果，以便接受 FDA 的审核。到 1975 年，FDA 做了件令人匪夷所思的事情，它宣布推出一项为期 6 周的临时执法政策，在这段时期内，不仅让那些已经上市的处方仿制药产品留在市场上，而且也允许新的处方仿制药产品不须经过新药申请申报程序直接上市。设立这项临时执法政策的目的是尝试把仿制药的评审发展成类似对待"公认安全和有效"的非处方药品的政策。

这项临时执法政策立即受到正规制药企业的抵制，霍夫曼罗氏起诉了 FDA 并赢了官司。法官裁决说，让没有经过新药申请批准的处方药上市，违反了法律的明确要求。FDA 选择的这项政策不是 1962 年《药品修正法案》的本意和所体现的立法精神。案子看似输了，FDA 的大部分人却举双手欢呼法官的判决。他们需要的就是司法给予明确的判例以弥补 1962 年法案中不明确的条款，从而为执法提供依据。罗氏案裁决以后，仿制药行业的产品被名正言顺地纳入监管。

在接下来的几年中，被 FDA 查封的仿制药因为生物利用度和生物等效性问题，引发过几宗大的诉讼案。在法庭上，FDA 的专家们从医学科学角度解释这些研究对仿制药产品的重要性，结果大获全胜。1980 年联邦上诉法庭撤销地区法庭对普莱默有利的裁决，再一次明确 FDA 确实有权力要求所有这些仿制药产品必须提供简化的新药申请材料。一个仿制药品如果不能精确地复制已批准的（品牌）药物，则有潜在的危害，会极大地影响公众健康。

在制药行业，仿制药对抗品牌药是一场仿制药制药企业对抗行业巨头争夺市场的战争。由于仿制药的价格只有品牌药的 10%~50%，得益的是消费者和医保系统。因此，几乎所有的州都制定了维护仿制药的相关政策，用以防止专利品牌药挤走仿制药的市场份额。

构成一种药物制品 90% 的成分是非活性的物质，如拌合剂、涂料、胶囊剂等，化学活性成分仅占药品的 10%。仿制药重复原始品牌药的化学活性成分，而要证明与品牌药同等的生物利用度和生物等效性是一件不容易的事（生物利用度是保证药品内在质量的重要指标，而生物等效性则是同一药物的不同制剂质量一致性的主要依据）。因为创新专利药物的公司在他们申请新药时提供的纸质资料中并不完全公布说明药物安全性和有效性的所有科学文献以及生产药物的每一个细节。

1979 年 FDA 向法院起诉，要求禁止佛罗里达的经销商销售 Generix 公司的未经批准的仿制药品。1983 年 3 月 22 日，这一宗历经几个年头的司法诉讼，由联邦最高法院给予最终裁决。大法官们一致认为：尽管仿制药是重复那些 FDA 已经批准的药品中发现的有效成分，但是若没有得到 FDA 的批准不能销售。由此 FDA 又获得一项法庭判决支持的记录。

一年以后，国会通过了 1984 年《药品价格竞争和专利期限补偿法》。这一法律补充了 1962 年《药品修正法案》缺少的关于仿制药的报批规定，正式地把"简略新药申请"嵌入法律。该法确定了仿制药品与品牌药在生物等效性等同的条件下，可以不做动物实验和临床试验就给予批准上市。

1984 年《药品价格竞争和专利期限补偿法》同时修改了美国法典的专利法对创新药物专利有效期的阐述：药物在根据 FDA 的要求进行测试和接受审查所消耗的时间，将追加到药物专利有效期上，追加顺延的时间最长可至 5 年。另一个修改是关于仿制药侵权的规定：凡仿制药为了提交申请而使用了（原始的）发明信息，将不视作侵权行为。

该法也要求 FDA 把所有批准的仿制药名单和治疗等效性评价及每月的补充量等信息公开发布，发布的列表内容还包括要求仿制药与品牌药在适应证上的一致性，以及药品的专利生效日期等信息。这份列表是为医疗服务者提供仿制药品替代原始专利药品的信息，FDA 公布所有这些内容的手册后来被称为"橙皮书"。

1984 年《药品价格竞争和专利期限补偿法》为仿制药的批准使用和销售设立了明确的法律条文，通过国家立法建立了仿制药替换专利药使用的一种规范秩序，在推动仿制药产业的发展、降低医疗费用、减少民众医疗经济负担等方面的现实意义无疑是巨大的。1984 年该法案生效以后，仿制药品的申请书数量出现爆发性增长。

由于将仿制药的报批手续予以简化，并免除了昂贵的开发成本和冗长的测试时间，再加上仿制药品是由药房直接采购，基本上不需要花费巨额的广告费用来宣传，因而仿制药市场有相当大的利润空间。从医疗保险公司和药房的经济效益角度看，他们都更愿意病人使用价格相对低廉的仿制药品替代高价的品牌药品，医疗保险公司也能节省医药费用的支出，药房则可以提高药价，获取更高的销售利润。一个非常有效的替代营销和分销体系很快在全国的药房建立起来。更确切地说，仿制药从真正意义上成了"普药"。1984 年《药品价格竞争和专利期限补偿法》对节省财政资源所产生的巨大效果，大大出乎立法者们和全社会的意料。

从 1984 年《药品价格竞争和专利期限补偿法》生效日起，更多的仿制药申请书蜂拥而至。FDA 奉行"先到先批"的原则，法律给予第一个提交仿制药简化申请的药品享有 180 天独家营销权，这意味着第一个进入市场的仿制药品将可以优先拿到大部分的市场份额，而且也得到优先定价的机会，因此抢第一名成为仿制药商的竞争游戏。据报道，1984 年 11 月 23 日开放登记的那一天，波拉制药公司冲进 FDA，一口气提交了 40 个仿制药的简化申请。

在法案实施后的 8 个月里，FDA 收到近 500 份仿制药的简化申请。仿制药市场的迅速发展，给制药公司带来巨大的经济效益。许多小型的仿制药公司几乎一夜之间长大，以致制药业的巨头企业也纷纷建立自己的子公司生产仿制药。这样的繁荣景象延续到 1987 年，由于专利到期的品牌药越来越少，仿制药生产商的竞争日益激烈。

仿制药业的丑闻和"打虎行动"

匹兹堡的玛蓝制药公司是美国最大的仿制药公司之一。1987 年，他们发现新仿制药的审批变得困难重重，向 FDA 提交的新药申请被搁置一旁无人理睬且投诉无门。玛蓝的人听到有关公司给 FDA 评审员送礼，以金钱换取快速审批的传言，但他们不愿意采用腐败的手段贿赂联邦政府官员，可是面对新药申请在 FDA 被无限期的搁置，公司的经营受到严重损失以至于忍无可忍，玛蓝公司遂作出了一个不平常的决定，委托律师瓦尔·米勒调查原因。

米勒找到一个从 FDA 离职几个月的原仿制药科评审员，她在谈话中透露，有些制药公司向她的上司查尔斯·张赠送昂贵的裘皮大衣、VCR 等礼物。张的评审小组下设有 3 个评审员，她和另一位工作速度慢，而第三个人特别快，每年能审评 200 个申请药。张组长会拿走她正在审核的某些卷宗分配给速度快的评审员，制药商送给张礼物是为了把他们的申请交给快速审阅的评审员办理。这位仿制药科的前雇员对这种事情的发生表示担忧。米勒核查后认为她的话是可信的。于是米勒决定雇用私家侦探搜寻官员受贿的证据。

收礼的官员是小组领导人查尔斯·张和大卫·布兰卡。调查人员跟踪这两个官员，检查他们丢弃的垃圾，每周两次从垃圾中翻找有用的证据。终于，经过 6 个星期的耐心筛找，从查尔斯·张的垃圾里拼出一张被剪碎的照片，照片上张与一个仿制药公司的总裁和一个行业顾问三人站在香港的某个旅游景点前。这是张接受贿赂、换取快速审批的一次旅行。另一份证据似乎更有价值，那是一个环游世界时所住酒店的收据，账单是由玛蓝公司的竞争对手支付的。

玛蓝公司把收集到的证据转交到了国会。1988 年 5 月，众议员丁格尔领导的房屋能源和商业委员会组成一个监督和调查委员会，开始针对此事举行听证会。国会从调查贿赂开始，随着内幕的揭露，司法部、卫生和公共服务部也介入调查。调查人员发现，制药公司不仅仅使用成千上万美元和礼物贿赂 FDA 官员，更涉及一些仿制药公司的造假和欺诈的违法行为。

事情的严重程度远远超出人们的想象。1989 年 9 月 11 日，FDA 的稽查员和仿制药合规人员在国会听证会上做证说，经过一年多时间，FDA 检查了一批重点可疑的厂家，13 家仿制药制造商中有 11 家存在违规问题。

发现的问题包括一些厂商曾经购买别家公司的品牌药灌入自家的胶囊里，重新包装后，冒充自己的样品提交给 FDA 做生物等效性检测；一些工厂把药物重新配方制造，而不是 FDA 核准的生产方式；记录保存不完善；库存管理不良；等等。

国会监督和调查委员会的调查导致了对涉案的 FDA 官员、制药公司以及公司高管的司法起诉和定罪。违法行为最为严重的是波拉制药公司，该公司在1984年11月23日一天内向FDA申报的40个仿制药的简化申请文件都是编造的。波拉制药公司的主要负责人罗伯特·舒尔曼下令让公司的化学家以品牌药替代该公司的样品，并制作虚假的药物试验资料。他因此被判处5年有期徒刑，并罚款125万美元，波拉制药公司被罚款1 000万美元。

"这些检查反映出非常严肃的问题，即行业在他们的新药申请中是否给FDA提供了准确的信息，以及在批准出售给美国消费者的仿制药后是否仍然保持着这些准确的信息。"委员会主席丁格尔说。

"FDA并不知道这些药物的生物利用度究竟如何，然而这些药品却已经出售给不知情的民众，"丁格尔说，"这是迄今为止本委员会所发现的（工业界）最腐败的现象。"

调查持续了6年，结局是30个人和9家制药公司被认定有罪，或承认其在FDA的腐败行为。超过200个仿制药品被撤出市场，除了5名FDA官员，还有15家仿制药公司的55名员工被判重罪。

仿制药问题的曝光，影响了公众对仿制药厂商的信任，怀疑仿制药产品存在危害健康的风险。FDA积极行动，对已经上市的仿制药产品进行了一次大规模的质量检查，分析了30多个最常用的处方仿制药产品，约有2 500个样品，发现其中不符合产品规范的不到1%，且没有一个是可能造成健康威胁的。

但是，国会监督和调查委员会的调查带动了一连串的后续调查，以至于司法介入，其结果使一个有良好的公众诚信基础的政府机构的所有员工都感到震惊，国会议员乃至民众都因揭露的事实而震惊不已。评论说，玛蓝制药公司的行动产生了意想不到的效果，使整个仿制药行业笼罩了一层阴云。

对于FDA，在药品监管的历史上出现的贿赂事件对整个机构的震动是相当大的。从威利博士创建这个机构以来，诚信是其文化的根本，是FDA人最引以为豪的。官员受贿事件严重损害了机构的声誉，局长弗兰克·杨更是被听证会上揭露的仿制药科内部的腐败程度击晕。他曾经有所耳闻，但没有采取任何行动，直至听证会以后。1989年底，乔治·布什总统主持的白宫政府决定换将，弗兰克·杨博士被调离 FDA，改任卫生和公共服务部的助理副部长。

20 世纪 80 年代，FDA 的运作一直受到来自两个对立势力的非议。作为里根和布什政府的政策执行者，杨局长致力于把 FDA 对工业界监管的对立关系转变为合作伙伴关系。宽松的监管政策为他赢得了来自业界的好评，赞誉者认为他最主要的成就是建立了挽救生命的"快通道"药物审批制度，这类药物的审批时间从以前的平均 7.1 年缩短到 4.7 年。

然而，批评者指出正是 FDA 对仿制药宽松的监管才导致一系列的监管灾难，反映在药品和食品包装上误导消费者的说明大幅增加，仿制药审批部门的管理失控。一直以消费者维权为己任，监督 FDA 工作的公民健康研究团体的沃尔夫博士，毫不客气地评论弗兰克·杨是 FDA 十八年以来"最糟糕的局长"。他列举了杨局长任职期间执法不力的重要事件：未能禁止不作高温消毒的生奶销售，直到法庭下令后被迫执行；对于阿司匹林的警告标识迟迟不做规定，致使一些儿童不当地服用阿司匹林而患上致命的瑞氏综合征。

民主党议员丁格尔则更多地从政治的角度做了评论，他说："弗兰克·杨在一个不幸的时期主持 FDA，正遇上流氓和恶棍可以大钻空子的时代。他的主观意图是好的，当问题被揭露的时候，他竭尽全力（去解决），但他被（白宫）政府的预算和态度所左右，让机构丧失了活力。"

大量证据表明明显的腐败问题发生在仿制药申请审批的过程中。1989 年，调查仿制药丑闻的众议院的监督和调查委员会、布什政府，同时开始考虑针对这一丑闻而立法。

20 规范标签和膳食补充剂的风波

FDA 陷入困境

FDA，这个世界上最著名的国家级食品药品监管机构，在 1990 年却陷入前所未有的困境，几近绝望。

整个 20 世纪 80 年代，FDA 监管的食品和药品消费品已占全国消费总额的 1/4。向 FDA 申报的药品、医疗设备和其他产品的数量猛增数倍，从 1970 年的 4 200 宗到 1989 年的 12 800 宗。在同一时期里，对药物严重的不良反应的报告从每年约 12 000 例增加到 70 000 例，同时还有 16 000 例医疗器械的问题。

在 1980—1990 年这 11 年里，国会相继通过了 24 项法案，每项法案都给监管机构增添更多的执法责任，仅《信息自由法》一项通过以后，FDA 每年要回复 70 000 多封消费者咨询信、40 000 条依据《信息自由法》的要求必须回答的信息，以及 3 000 余条来自国会成员的信息，180 个公民请愿行动。单是应付这些额外的新任务，估计至少需要 675 个员工去执行。更不幸的是，艾滋病疫情的暴发迫使 FDA 调动 400 名员工去处理输血问题和进行药物测试。

但是，里根政府和布什政府一样都在紧缩 FDA 的预算，对企业监管的宽松政策也没有什么改变。布什在他的总统竞选中提道："经过几年的削减机构预算和依靠产业自我控制，我认为我们已经开始看到这种理念的转变，政府和产业应该结束敌对关系，我们不应该是对手，而应该是合作伙伴。"

白宫采取这种政策的后果是，FDA 的员工总数被迫缩减，从 1979 年的 8 100 名雇员减至 1989 年的 7 500 人。因此，FDA 的工作能力下降。药品和食品稽查的数量从 1980 年的 32 778 次，下降到 1988 年的 19 876 次；查禁没收、禁制令和起诉的案件总数从 1980 年的 582 宗下滑到 1989 年的 173 宗。有关 FDA 执法不力，采取行动不够迅速的投诉增加了。

主持仿制药丑闻调查听证会的众议员约翰·丁格尔说："这一直是

对一个机构持续性的慢性绞杀，它已经导致了对监管行动最可恶的、最不公平的阻挠。""诋毁和阉割一个优良的曾经引以为傲的机构，简直糟透了，"他说，"解决问题的方法包括给予该机构更多的资金和人员，并增加被监管企业的征收费用来获得资金。"

呼救的声音不仅仅来自民主党，犹他州的共和党参议员奥林·哈奇也明确地表示，造成 FDA 仿制药科问题的原因是"负担过重，而且资金不足"，政府必须有所行动，尽快帮助该机构走出困境。

FDA 的前法务总顾问彼得·赫特也发表相同的看法。他说："FDA 最严重的问题在于资源匮乏，这不是某一党派的事情，这是世界上最重要的管理机构，如果我们损害了它，就是对公众健康的不负责。在所有的（政府）机构中，这是一个我们修补不起的机构，它直接影响我们的健康。这是一个受了伤的机构，我们已经让它失血过多了。"

赫特列举了一个很有说服力的数据，农业部拥有 8 000 名稽查员，在检查肉类、家禽和鸡蛋的生产。FDA 全部的员工共 7 500 人，要监管从药品、化妆品到除了肉类家禽以外的所有食品的生产加工厂家，这些产品占据全国居民总消费支出的 1/4。

预算的限制以及人手短缺，已经迫使 FDA 大量地减少对食品加工、销售和仓储地点的例行检查，以及对进口商品的抽查检验。这给不法商人造成逃脱检查的机会，也增加了受污染的产品流通的隐患，食品安全的漏洞正在扩大。

一件令 FDA 官员担忧的事是，在过去的 20 年里，上报国家疾病控制和预防中心的食源性细菌感染人数增加了一倍以上，而且人数还在继续攀升，但是他们并不知道出现这种情况的原因。

还有一个更深远的担忧关系到美国未来生物技术发展在世界上的竞争力。赫特指出，行业和 FDA 正在期待生物技术革命带来的全新产品，那些基于对人类基因新的理解基础上出现的生物医学工程已经在实验室进行。赫特说："这些变化正在发生，而 FDA 的人甚至不知道接下来将会发生什么！"

情况如此糟糕，以至于受机构监管的大型公司出资在华盛顿设立了一个专门的游说国会的组织，称为 FDA 理事会。默克、强生、辉瑞、普强和宝洁等公司都推出自己的宣传册子，恳求加强 FDA 的基础设施，使其能够有效地履行使命。他们私下承认，他们的声誉建立在 FDA 举世闻名的监管公信力上，如果 FDA 衰落，他们自己的产品声誉也将随之衰落。

鉴于情况的严重性，布什政府要求卫生和公共服务部紧急行动，成立一个蓝带咨询委员会研究 FDA 的问题，评估危机状况，并提出解决方案。FDA 前局长查尔斯·爱德华兹被任命为咨询委员会主席，该委员会麇集了一群保守派人士，在蓝带咨询委员会的最后报告中把 FDA 的现状描述为"严重的资源限制""该机构的负担是惊人的"。委员会对当前的 FDA 是否有能力有效地完成执法任务，或履行它的许多法定义务表示了疑虑。委员会告诫布什政府，FDA 急需资源和支持，是立即行动去改变这种状况的时候了，否则 FDA 的问题将危及美国的工业。

"没有局长，资源又这么枯竭，情况可能会越来越糟糕。"已经离开 FDA 去得克萨斯大学的前 FDA 食品部主任桑福德·米勒警告布什政府。当务之急就是应该找到一个能够领导 FDA 走出困境的新局长。

但是在 1990 年，经过十来年的折腾，FDA 的局长职位成了烫手山芋，谁愿意去接手？FDA 的稽查员中流传着一个古老的故事：FDA 就像是新奥尔良狂欢节游行队伍中的巨型小丑，身体在外套的掩护下，那个头就是局长。观众们向小丑的脑袋投掷石块，直到小丑翻倒、脑袋掉落，但是身体会拿起另一个头，继续行走。扔石块的有国会的政客、商界的经营者，还有民间的维权组织。

终于，一个不怕被扔石块，勇于成为"小丑新脑袋"的人出现了，他就是大卫·凯斯勒博士。

大卫·凯斯勒博士当时任纽约阿尔伯特·爱因斯坦医学院附属医院的医疗主任，有医学和法学双学位。他曾经在参议员哈奇主持的劳动和人力资源卫生委员会任 FDA 问题顾问达 8 年之久，多年来经常发表关于食品和药品法律的学术文章。因为这样的背景，爱德华兹招募凯斯勒成为蓝带咨询委员会的成员。

凯斯勒是个善于解决问题的人，在进入爱德华兹委员会后，他发现没有什么工作比成为一个 FDA 的局长更能吸引他。"FDA 是一个正处于麻烦中的机构，大多数在华盛顿的人都知道这一点。事实上，该机构自成立以来一直处于压力之下。虽然它是作为一个科学机构被推出，但科学常常与政治的现实发生冲突，"他写道，"多年来，FDA管辖的产品数量成倍增长，对于科学的挑战变得更加复杂。但资源和应对能力并没有跟上时代的步伐。""FDA经过多年意识形态的干预，特别是在里根时代，从1981年到1988年该机构成了政治的替罪羊，大部分的权力已经被（白宫）管理和预算办公室释放，这是迎合白宫寻求（貌似）积极的，（而实质上是）危险的放松管制的政策。"凯斯勒说，"真正激起我要挑起这副担子的决心的，并不是对FDA保护美国食品药品供应能力的疑虑，而是欺诈和丑闻。"

凯斯勒的学生时代有两位导师，其中一位是发育生物学家奥斯卡·肖特，凯斯勒在实验室跟从肖特教授学习专业知识，这使他专业能力以及注意力、忍耐力都有了长足的进步，因此他明白完全专注于一项任务是多么地重要。

后来肖特教授把自己最亲密的朋友历史学家亨利·康马杰介绍给他，并建议他选修康马杰教授的课。在凯斯勒眼里，康马杰教授是一位承担公共责任的公民的典范。他在1964年反对越南战争，也是学术界对参议员约瑟夫·麦卡锡强烈的批评者之一。康马杰从来不怕公开自己的立场，即使他的立场不受欢迎。

这两位导师，一位是科学家，一位是人道主义者，深刻地影响到凯斯勒的人生观和世界观。

对于正在物色合适的FDA局长人选的爱德华兹委员会的顾问们来说，凯斯勒的履历是完美的。凯斯勒得到哈奇参议员的认可，爱德华兹认为他是可靠的保守派，令所有人印象深刻的是他的执着和他对FDA历史和相关法律的理解。前FDA法务总顾问赫特说："凯斯勒的履历毫无疑问是完美的，他正是我们所要找的人。如果凯斯勒做不到，那就没有人可能做到。"

1990年10月，白宫提名凯斯勒为FDA局长，经过国会听证，破例赶在休会之前投票表决，仅用了8天的时间完成程序，这是创纪录的速度，可见国会和白宫对这一任命的急迫感。1990年11月，39岁的凯斯勒被任命为 FDA 局长。

新局长凯斯勒一上任，整改的工作就紧锣密鼓地展开。当年 12 月，FDA 发表了政策征求意见稿。

经过十来个月的酝酿，1991 年 9 月 10 日，FDA 在《联邦纪事》发布"关于欺诈、不真实陈述、贿赂和非法酬金的政策"，这也被称为"反舞弊政策"，是 FDA 亡羊补牢、改革药物审批程序和申请要求的新制度。其中包括：

——加强对内部工作的监督管理，设立 FDA 监察员办公室，接收和调查来自 FDA 内部和外部的投诉，监察员可直接向局长报告。

——提升对仿制药审查的重视度，在药品审评和研究中心之下设立仿制药办公室，负责仿制药的新药申请审批。

——更严格的药品审批的管理制度，规定企业与机构审批官员之间的会议，必须提出正式会议请求，会议举行时必须有一位项目经理和评审的主管在场。

——更透明化的仿制药申请管理制度，按先后顺序排队等候接受顺位轮到的官员的审核，杜绝申请者挑选审批官员的可能性。

更完善的仿制药申请制度，防止欺诈，具体的措施有：

——"接收备案"的程序制度化。要求所有的仿制药企业提交申请的时候，资料必须完整才可在仿制药办公室备案。完整的申请，除了申请表，还包含附加的优势测试批次、稳定性测试结果、生物等效性研究等数据。

——设立预先核准检查制度。规定 FDA 将派出认证调查员去申请的公司验证提交数据的准确性。

——对生物等效性研究的规定，包括药品留样、财务收益公开、对进行仿制药生物等效性研究的合作机构进行检查。

1989 年，国会委员会和布什政府应对仿制药丑闻进行的立法工作，经过两年多时间，在立法者、执法者和受监管者之间多次来回的酝酿和磋商、争取和妥协，协调了各方的争议和诉求，终于在 1992 年通过《仿制药执法法》，并于 1992 年 5 月 13 日经布什总统签署成为法律。

1992 年《仿制药执法法》包含了多个 FDA 主张争取的影响深远的

裁决权。FDA有权对于违法者实施制裁，制裁的形式包括取消企业和个人的执业资格，拒绝或撤销仿制药品申请的批准，停牌或暂缓正在受调查的实体生产的药品发售和可能给予的民事处罚。

《仿制药执法法》大部分是针对仿制药的，同时也有4个条款适用于创新药品。这也是FDA争取的结果。

20世纪90年代前期，经过休整的FDA获得了法律授予的新权力，行业预期FDA要采取强有力的执法姿态，公众才会恢复对仿制药产品的信心。

整顿标签和广告

当大卫·凯斯勒第一次与卫生和公共服务部部长会面时，沙利文部长问他打算怎么担当局长的职务，他脱口而出说："执法！" FDA必须以执行食品药品的法律法规为首要的任务以重振威信，恢复公众对FDA的信心。这成为凯斯勒局长的指导思想。

上任之后，凯斯勒深入到每个部门去了解情况。FDA的食品中心合规办公室是食品的执法部门。在那里，陈列着一些品牌产品，那些产品的包装上标有"新鲜"一词。合规办公室的官员一直为食品产品的标签肆无忌惮地使用"新鲜"这个字眼而大感困惑。

早在1963年FDA就已经明文规定，"新鲜"一词不能在任何经过加工的橙汁产品的标签或宣传中使用，这一直是FDA的政策，如果对经过处理的食品使用"新鲜"一词，即为虚假和误导。但是这项政策实际上并没有得到认真的落实。特别是近十年来，由于奉行宽松政策，FDA对这类违反法规的现象几乎置若罔闻。因此，没有受到约束的商业营销人员为了争取自己的产品在超市货架上突出优势，什么稀奇古怪的宣传在市场上都能见到。

合规办公室官员向新局长介绍了两个特别明目张胆的违规标签。一个是联合利华公司生产的Ragu茄汁肉酱，这是以番茄为主要成分的意大利面酱。新鲜番茄经过蒸煮，减去水分后运往其他地区的工厂，重新加水稀释制成肉酱。标签上宣传说："新鲜的意大利酱。"

另一个是宝洁公司的柑橘山牌橙汁，标签上用大于品牌"柑橘山"

三倍的字体标示"选择新鲜、100%纯榨橙汁",下面是很小字体的"浓缩的"。导语说:"我们挑选成熟高峰期橙子,然后赶在它们失去新鲜感之前榨汁。"这个标签遭到另一家品牌的橙汁 Tropicana 的生产商施格兰公司投诉,施格兰公司指出,"柑橘山橙汁"是用巴西和佛罗里达的果汁混合的,橙汁在产地榨汁后经过蒸发浓缩运送到不同地区的工厂,数月后重新加水、果肉、香料等还原成液体,再装入纸盒出售,并非是新鲜的。纽约市消费者食物委员会的投诉中也援引这两个案例,指控用"新鲜"标签是欺骗性的贸易行为。

这两个案例都是明显地犯了错误标签的问题,把经过加热浓缩处理的食品标为"新鲜"。按照法律规定,如果一个标签被确定为虚假的或具误导性的,FDA 应该扣押商品并禁止其销售。可是多年来,FDA 并没有因为这样的理由采取过一宗扣押行动,合规办公室的官员对此很无奈。新局长凯斯勒要求严格执法以改变这样的状况。

1990 年 2 月 12 日,FDA 在《联邦纪事》上发布通知,强调食品标签使用"新鲜"一词的定义规定。同时发给食品行业警示通知,FDA 将对违反法规的产品采取执法行动。

联合利华公司获悉在 1990 年 3 月的众议院健康和环境小组委员会的听证会上,他们的 Ragu 酱的标签被当作错贴标签的典型案例,没等 FDA 处置,联合利华公司马上主动修正他们的标签,将"新鲜"改成"新鲜的味道"。

"柑橘山橙汁"的案子交给了 FDA 一个年轻女律师丹尼斯·瑟方纽处理,她给宝洁公司发出一封警告信,指出柑橘山橙汁"标示不符"。"标示不符"在法律中即可视为"虚假标示"的违法行为,但这封警告信并没有引起宝洁公司足够的重视。他们认为标示上注明"来自浓缩",大家都在使用这种模糊的标示,很多年以来 FDA 并没有认真处理。

没有得到宝洁公司修改标签的响应,瑟方纽又发出措辞强硬的警告信,这次仍然没有得到响应。她决定派稽查员前往宝洁公司在明尼阿波利斯的工厂取样,以证明橙汁是由浓缩液制成而非新鲜榨取,这才引起公司律师的注意,开始与 FDA 谈判。

FDA 给宝洁设定的最后期限为 4 月 23 日,要求其与 FDA 签订修改标签的协议。那时，局长正好安排在 4 月 24 日给食品行业律师会议做演讲。凯斯勒希望与宝洁公司有一个和解的协议，他准备了讲稿，其中将宣布与宝洁公司的协议，作为一个例子以此强调 FDA 强制执行食品标签法规的决心。

但是在 4 月 23 日晚上，宝洁公司的律师打电话给瑟方纽，通知她宝洁公司拒绝签署协议，谈判破裂。宝洁公司不相信 FDA 真的会采取行动，他们不想俯首听命。当 FDA 的首席法务顾问波特把这个消息转告在佛罗里达棕榈滩花园参加会议的凯斯勒局长时，凯斯勒反问她下一步该怎么做？波特回答说："扣押这个产品。"新局长认为执行法规本来就是 FDA 工作的一部分，无须瞻前顾后，于是说："好，去扣押它。"

第二天，当凯斯勒局长在佛罗里达的会场发表他的演说的同时，联邦法警和 FDA 稽查人员突击检查了宝洁公司在明尼阿波利斯郊区的仓库，并查封了储存于此的 2 000 箱柑橘山橙汁。当凯斯勒开始演讲的时候，坐在佛罗里达会场的律师们没有人知道在遥远的北方发生了什么事情，一些与会者穿着高尔夫运动服，期待着讲演结束后的休闲活动。但是，FDA 局长最后的一部分讲话，震撼了会场。

"我今天来是为了告诉你们，FDA 首要任务就是落实法律条款，这绝不是一个新局长的废话，"凯斯勒瞪着眼睛，看着漫不经心的听众说，"今天，美国司法部的明尼阿波利斯办公室代表 FDA 向法庭要求授权对宝洁公司柑橘山橙汁产品实施查封行动。这款产品标示'柑橘山选择新鲜'……在他们的产品上使用术语'新鲜'一词是虚假的和具有误导性的，让消费者迷惑。"凯斯勒强调说："今天的行动将发出一个明确的信息，那就是 FDA 不会容忍这种侵犯法律的行为。如果你对 FDA 执法的坚定性有任何怀疑，请你从这个观念中醒悟过来。"

会场氛围瞬间凝固了，在最初的惊愕之后变成一阵骚动。突然间，所有的人都在窃窃私议。到会者纷纷取消了会后的高尔夫活动，他们知道有些事情比打球更重要。

FDA 的发言人杰夫·奈斯比特表示，这是几年来第一次因产品标签而采取扣押行动。对柑橘山橙汁的行动不是由于这些产品对公众健康构成威胁，而只是涉及标签问题，因此没有召回和下架的要求。FDA要求该产品的标签除去五个词和三条短语。词汇是"选择新鲜""纯榨""100%橙汁""100%纯"和"新鲜"。更改的短语是"我们挑选在成熟高峰期的橙子，然后赶在它们失去新鲜感之前榨汁""我们不添加任何东西"和"保证没有任何添加剂"。

宝洁公司饮料分部的首席执行官直接找到凯斯勒局长，承认他们的错误，并在两天之内修改了标签。

消费者利益保护团体率先热情地支持FDA的这一举措，他们配合宣传FDA的法规和行动。全国各大媒体报道了FDA这一不寻常的举动。有人指出，FDA的行动显示该机构有能力承担并成为食品工业的重要支柱。FDA发出强烈的信号，一个执法的新时代已经到来。

联合利华公司除了删去"新鲜的味道"，也修改了成分列表，注明酱是由浓缩的番茄制成。

对于FDA，这是重振旗鼓的胜利，鼓舞了士气。凯斯勒回到华盛顿首府郊外的总部时，有人挂起条幅欢迎，上面写着："看门狗又回来了，而且它有牙齿。"（The watchdog is back and it has teeth. "看门狗"意为忠实的看门人，FDA被誉为"人民健康的看护者"。）

FDA没有继续扩大查封行动，但在短短几个月里，20个企业主动从他们加工的食品标签上删除了"新鲜"一词。

食品营养标签和教育法

在20世纪80年代末，消费者团体所辖的公共利益科学中心推动了另一项针对食品标签的立法运动，他们要求在食品标签上注明营养信息。这项运动的发起源于最新发表的一系列营养和健康的研究报告。

早期食品标签的规定关心的是维护食品成分的纯正性，加强饮食的营养。20世纪60年代开始，越来越多的科学证据证明营养对长期健康的影响，新的研究结果发表在各种刊物上，并通过媒体迅速传播，比如高胆固醇和高脂肪饮食的危害性，水果、蔬菜、多样化的糖类（碳水化合物）的有益性。1969年，白宫在食品、营养与健康的研讨会上发表报告，建议FDA开发每种食物营养信息的识别系统。报告还建议鼓励食品制造商提供真实的营养成分，使消费者能够参考推荐的特定营养素每日摄入量。报告中提到，FDA 需要进行消费者调查以确定他们需要的信息和他们理解标签的能力。同时，需要一个教育运动，帮助消费者学会使用营养信息来指导消费抉择。

针对这个报告中的一部分意见，FDA 在 1973 年颁布了关于营养标签法规，虽然法规只要求厂商自愿制作营养标签，但他们还是为这样的标签建立了一种标准格式。在食品中添加营养成分后要求强制性做出标志。这在食品标签的监管政策上是个显著的进步。

20 世纪 70 年代后期，负有食品标签监管职责的三大政府机构，FDA、美国农业部的食品安全和质量服务局，以及美国联邦贸易委员会举行了多次标签问题公开会议，并在《联邦纪事》上公告。针对一系列问题，如成分标签、营养标签、标签格式、疾病预防声称和标识的标准等公开征求意见。由于某些问题科学界未能达成共识，加之里根、布什政府奉行的监管宽松政策，在接下来的 10 年里，没有出现什么实际的结果。

直到 1988 年，美国医务总监埃弗里特·库普发布营养和健康报告，这个报告在"饮食对减少慢性疾病风险的影响"的标题下，阐述了饮食模式与慢性疾病之间的显著关系。同时国家研究委员会（NRC）在 1989 年颁发了《推荐膳食摄入量》第 10 版。为了解决社会关注的有关食品标签上标注通用性的营养信息，美国卫生和公共服务部、美国农业部共同要求国家科学院对营养标签进行审核。其审核结果发表在一个题为《营养标签：1990 年代的问题和方向》的报告中。报告包含了许多对营养标签的具体建议，诸如标签格式和营养含量等。

1984 年，家乐氏率先打破"食品不能声称治病"的法律禁令，在全国的广告中声称它的高纤维全麦麸麦片可以降低患某类癌症的风险。很快关于有关健康的广告语出现在各种各样的产品宣传上，不论是早餐麦片、果汁、人造黄油、鱼油还是披萨饼，1989 年全美 36 亿美元的食品广告中的 1/3，都在渲染产品有利于健康防病的信息。

FDA 试图遏制一些最恶劣的虚假广告。1987 年对一种叫作"Exachol"的卵磷脂产品采取扣押行动，因为该商品的标签声称它的卵磷脂制剂能够预防和治疗冠状动脉疾病。Exachol 的生产商是位于纽约希克斯维勒的凤凰实验室。依据法律，只有药物才能够声称有治疗疾病的功能，FDA 称该产品是一个未经审批的冒牌新药，向法院申请一个建议判决的动议，禁止带有这样标签的 Exachol 销售。凤凰实验室的律师争辩说，执法行动有偏见，因为政府曾经明确表示不会对大公司所做的健康声明执行法规。如家乐氏的 All-Bran 麦片，弗莱希曼公司的人造黄油。法官同意凤凰实验室的观点，于 1989 年在纽约南区地区法庭否决了 FDA 的动议，称机构不能歧视一个企业的膳食补充剂，而同时允许另一个企业的类似产品使用预防疾病的声明。

事实上，FDA 在过去 5 年中已经多次提出更严格的食品健康声明法规的建议，每次呈送到白宫，都被管理和预算办公室压下。Exachol 一案的败诉，让 FDA 有理由向白宫重提建议。建议中提出，机构将研究和总结 6 个饮食与健康的关系：钙和骨质疏松，钠和高血压，脂质和心脏疾病，脂质和癌症，纤维和癌症，纤维和心血管疾病。如果有证据表明它们彼此间存在关系，厂家可以依据这些研究的总结作出标签陈述的样板，使用到他们的食品标签上。在消费者健康信息摘要上，将用书面形式陈述支持性的科学证据供给政府或食品企业，而且 FDA 也将开发通用的消费者指南，指导消费者如何使用这些信息。

在此期间，如同此类声明大量涌现在食品和健康产品中，这些新信息中出现的问题，引起了国会和公众的关注，反而是 FDA 的反应显得过于迟缓。公共利益科学中心（CSPI）在 1988 年制定了一个策略，提出食品标签需要给消费者关于热量、脂肪、盐、多种维生素等信息，以及如何在生活中使用的建议，譬如确定每日摄入脂肪的限量是多少。标签将不再是为推销产品而设，它应该给出正确的饮食指导信息，以预防和减少疾病。为实现这个目标，CSPI 的领导人迈克尔·雅各布森和布鲁斯·希尔格莱德召集了包括美国心脏病协会、美国癌症协会、美国公共卫生协会、美国营养协会、营养教育学会等在内的 20 多个有影响力的专业社团，共同向国会议员宣讲。CSPI 成功地说服了众议院房屋和商务委员会下设的健康和环境委员会主席亨利·维克斯曼议员，把食品标签列为委员会的首要议题。1989 年 7 月，维克斯曼和 25 位众议院议员作为共同发起人，推出一项广泛的改革议案《营养标签和教育法案》。同时，参议员霍华德·梅岑鲍姆也在参议院推出一项配套议案。这项议案要求增加营养标签化信息，从而使其不仅仅成为一个综合各种营养成分的标签，更要详细列出每种食物提供的营养，而且只有在证据明确对健康有利的前提下才能标注"健康"字样。

1990年3月，布什政府也开始有所动作，决定听从企业的请求给予公平竞争的机会。7月，FDA发布食品包装强制性营养标签法规提案，这项提案除了改革食品监管法规，还增加了为帮助消费者理解食品中营养成分的信息而建立起新的营养素每日参考值、维生素和矿物质每日摄入量的条款。

国会的步子比政府还快，赶在1990年结束之前通过了一项食品标示与教育议案，确立食品标签要求有详细的营养信息，从盐到饱和脂肪等所有的成分均要列在标签中。法律指定FDA要设定营养和摄入量的标准将其放入标签。国会担心布什政府下属的管理过于保守，预算办公室可能对FDA的法规掺水，或延迟法规实施，特别下令FDA限期一年时间写完法规，并在1992年付诸实行。如果政府未能在期限内完成并通过法规，FDA的提议将作为正式法规。一个新法案采用如此强硬的追加令在立法史上是罕见的。

1990年11月18日，布什总统签署《营养标签和教育法》。

在这段FDA发挥不了作用的非常憋屈的时期，很多州的监管机构接管了工作，愿意出面收拾一些烂摊子。十多个州的总检察长独立或联手来遏制食品标签和广告中各种各样虚假和误导性的标签宣传。这些州包括了纽约州、佛罗里达州、得克萨斯州、加利福尼亚州、马萨诸塞州、明尼苏达州、密苏里州、威斯康星州、伊利诺伊州和爱荷华州，等等。他们对食品工业的巨头家乐氏、卡夫、可口可乐等公司提起诉讼。

1991年，州检察长还调查了3个家喻户晓的品牌，如肯德基宣传的新产品"Lite'n Crispy Chicken"被认为是暗示少油的，而该产品的实际含热量与肯德基原始配方的炸鸡块相等，油量并没减少。

其次是邓肯甜甜圈。其声称："现在我们的甜甜圈不含胆固醇，有超过90%的不饱和脂肪。"纽约总检察长埃布莱姆斯指出，甜甜圈46%

的热量来自它的脂肪成分。用无胆固醇的说法混淆甜甜圈中富含脂肪的事实，这是商家偷换概念的伎俩。

最后是雀巢。它公司的康乃馨咖啡伴侣奶精被推销为可以代替牛奶用于麦片中，在广告中描述他们的非奶制品类奶精的每份用量都低于牛奶中的全脂或饱和脂肪。埃布莱姆斯驳斥这种说法，一份牛奶用量为半杯（4 g），而半杯咖啡伴侣奶精中含有的脂肪比牛奶的两倍还多 8.6 g。

这 3 家公司被迫修改他们在全国做的广告宣传语，且各须支付纽约州政府调查费用 25 000 美元。

之后，各州的监管深入到快餐店销售的食品上，如在超市出售的冷冻加工食品、肉类、家禽、奶酪等产品。埃布莱姆斯说，规范有关健康的营养标注，是他的最重要的工作之一，这比监管欺骗性汽车广告的分量要重得多，因为健康不良的后果很可能导致严重的疾病，甚至死亡。

各州检察长所接的食品广告和标签的诉讼案陆续在全国 50 个分立的法院系统进行，以联邦法规取代各州执法的呼声再次响起。

布什总统签署《营养标签和教育法》的时候，FDA 的新局长凯斯勒刚被任命。由于国会在立法时附加了不寻常的"铁锤"，限令 FDA 必须在一年时间里完成法规草案，并在 1992 年 11 月公布最终法规。如果届时不能发布，那么就将把拟议中的规则作为正式法规生效。凯斯勒上任的第一年（1991 年），撰写营养标签和教育法（NLEA）的法规条款是 FDA 紧迫的任务之一。凯斯勒局长知道，饮食不当已经成为美国可预防性死亡发生的第二大原因。引导美国人接受正确的饮食方式，是政府需要采取的最重要的公共卫生措施之一。

新法律要求列出食品中含有的脂肪、饱和脂肪、蛋白质、钠、糖类（碳水化合物）和膳食纤维等物质的实际含量，并设定日常饮食的标准摄入量。新法律要求确立健康标注的定义，如"淡味的"和"精简的"。完成新法律的要求将是一项庞大而且艰巨的工作，因为立法者交给了 FDA 一个任务，却没有交待如何去做。执法者必须找到合适的方式把成千上万的不同食品的不同包装用一种统一的形式来标示。

凯斯勒局长说："我们想要做 3 件事：第一，我们要厘清概念上的混淆。第二，让人们能够更容易地选择健康产品。第三，鼓励企业创新

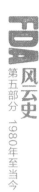

产品。"

工业界在食品包装上原来一直存在着普遍的惯例，每家公司标示的每一份量的大小和所含热量的多少都是任意自定的。一包薯片加上三明治是一份午餐，实际的热量是多少？厂家采用的术语如"淡味的""精简版"等，也是自定的概念。"淡味的"奶酪，实际脂肪含量和热量与普通奶酪的区别在哪里？没有公认的标准。

研发制定每份量的标准且用每份食物量来反映常用的消耗量，将可解决这个难题。专家建议要采用一种通俗易懂的形式，设计一个有外框的参考值附加在标签上，也称作"每日摄取量"，对一个普通美国人的每日饮食中摄入的热量、脂肪、盐和其他营养物质的总量做出标识。

FDA 集合了最富有经验和知识的食品标签专家、卫生政策专家，大家集思广益对困扰机构 25 年之久的这些问题寻找最佳的解决方案。到 1991 年的 6—7 月间，出台了数十个解决食品成分标签问题的法规草案，征求公众意见，为定稿做准备。

除了基本的营养成分，标识的内容扩大到甜味剂、人工色素、水果表皮的蜡涂层、水果在果汁中的百分比和非乳制的奶精成分，等等。

FDA 遇到的最大的争议是制定统一的基准值——每日摄入总热量的标准。在最初的建议中，提出的基准值以美国男性的标准量 2 350 kcal 为准。对此美国卫生和公共服务部持反对意见，他们认为这个标准对许多妇女是过高的而且是有危险的。经过多次的辩论和研究，FDA 决定把 2 000 kcal作为参考基准值。

最大的冲突来自农业部，他们的方案与 FDA 的大相径庭。冲突主要表现在热量的基准值和标签的设计上。农业部监管的肉类产品是热量的主要来源，他们希望把热量基准值定得高些，从 2 350 kcal 减低到 2 000 kcal，可能直接影响肉制品的销售。而且，在肉类行业的大力游说下，农业部建议标签的营养信息尽量减少一些，不设日常值和参照系数。按照他们的观点，要求每一个消费者自己计算个人热量的需要，然后把食品的营养按照脂肪、饱和脂肪、糖类（碳水化合物）、蛋白质等分别计算，得出特定营养素的百分比，就是这个人每日摄入量。这与 FDA 寻求让消费者掌握简单的方法正好相悖。

393

凯斯勒局长指出："在美国农业部，由它规管的工业和由它保护的消费者之间的利益相争似乎是根深蒂固的。所以让两个机构达成一致不是容易的。"一直到了1992年秋季，双方仍不能达成协调。农业部部长埃德·马迪根是个资深的政治家，他曾经是推动食品标签法通过的背后主要力量之一。但是行业的游说和压力，迫使马迪根继承了有11万名员工的农业部的老传统。眼看国会在《食品标签和教育法》中规定的最后定稿日期已经逼近，凯斯勒和他的同事们顶住来自势力强大的保守派的抵抗，凯斯勒认为妥协就意味着允许企业游说者左右公共卫生政策。他们甚至考虑好了，如果最终的法规不能按照FDA的设定，他们准备集体辞职抗议。

　　8月的一个周末，凯斯勒和全家在新泽西州的一个海边小镇度周末。偶然地，他在当地一家麦当劳快餐店看见一张托盘垫纸上印着一句话："根据国家研究委员会的营养指南建议，每日摄入量以2 000 kcal为为基准。"凯斯勒眼前一亮，如果2 000 kcal是麦当劳可以接受的，那么这应该也是任何人可以接受的。他穿过餐厅，收集了几个托盘的垫纸，带回办公室。

　　时间已逼近11月的最后期限，与农业部的协商还是没有出现转机。FDA的官员自知在政治的博弈中势单力薄，赢不了有强大的保守势力作靠山的农业部。凯斯勒决定找《纽约时报》记者和专栏作家玛丽安·博罗斯谈谈，在政府关闭的大门后面发生了什么——公共健康正处于危险之中。博罗斯一直在追踪报道食品标签改革的进展，她很快地披露了标签法规中两个政府机构不能协调的事由，直指农业部是肉类行业的代言人。《纽约时报》和《华盛顿邮报》的社论也跟进支持FDA的立场。《时代》周刊的报道里，一个消息来源透露马迪根只是为"脂肪阵营"服务的。

　　媒体的喧哗和社会舆论似乎引起了白宫更多的关注。白宫官员告诉博罗斯，两位内阁大臣要在接下来的两个星期里解决他们之间的争议。但是，农业部部长马迪根因为被媒体描绘成肉类行业的工具而大怒，即使在白宫的会议桌上也未能与沙利文部长解决热量计数的争议问题，布什总统的幕僚不得不把问题上呈总统办公室。

　　1992年11月，布什总统在连任竞选中败给民主党的克林顿，但是

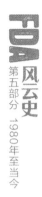

使FDA官员们感到意外的是，布什决意在卸任之前亲自解决这桩公案，他召唤两位内阁大臣到他的办公室会谈，会议前一天的晚上，凯斯勒、麦克·泰勒聚在沙利文部长的住处一起商量第二天的会议。谈话间，凯斯勒拿给部长收集来的麦当劳的托盘垫纸，他们三人一致认为不能对条例的基本结构妥协。

总统办公室的会议气氛很紧张。农业部部长马迪根找来副总统丹·奎尔作为他的支持者，随卫生和公共服务部部长沙利文出席会议的是FDA政策办公室负责人麦克·泰勒，总统居中而坐，聆听双方意见，总幕僚长詹姆士·贝克做仲裁人。

双方向总统介绍了各自的法规草案，当马迪根开始争辩一般饮食摄入的基准值设定标准时，沙利文突然亮出麦当劳的托盘垫纸。快餐业的支柱企业，肉类行业的大客户麦当劳，已经把2 000 kcal的基准值作为合理的标准。这个杀手锏让马迪根措手不及。

沙利文和泰勒向布什总统解释，如果美国卫生和公共服务部被要求采用农业部的标签法规，在程序上，它首先要为其建立一个书面备忘录，然后开放一个征求公共意见的征询期，这个过程可能要花至少6~8个月的时间。这显然不是白宫想听到的，布什总统只剩下短短的两个月就要卸任，幕僚们希望这个问题在总统离任之前得到解决。

几天后，布什总统决定支持FDA，同意了2 000 kcal为基准，并为所有非肉类和加工肉制品范围的规范营养标签选择了一个特定的格式。为了顾及农业部部长马迪根的意见，布什总统同意在"营养成分"的粗体字加框的格式底下，注脚解释2 000 kcal的建议配比可以根据个人的需要而有所不同。除此之外，总统几乎照搬了FDA拟定的所有条款。当时14 000个食品公司的94 000个标签将按照要求修改，FDA估计重新标识的总成本高达2.5亿美元。

这场营养标签的革命，在为此做出长久努力的人们以为已经不可能实现的时候实现了。

《营养标签和教育法》法规，开创了营养标签的新时代。从1993年中期开始，强制规定的标签在食品包装上陆续出现，经过一年时间在全国范围内得到普及。食品标签改革的措施，是一个受到民众欢迎的举措，FDA 重视支持消费者和公共卫生的立场，为机构获取了信誉。赢得这场对食品标签改革的胜利，对于 FDA 是一个重大的激励，特别是在经历了沉闷的十年之后。

《营养标签和教育法》的通过和法规的执行，是有史以来最重要的食品标签法规。从 FDA 成立以来，从首任局长威利开始就为之努力，整整经历了一个世纪，它的主旨是企业的竞争必须以产品符合健康和营养为基础，保护消费者的健康，保证消费者可以获得充足的信息进而合理地选择食品。

《营养标签和教育法》的一个非常创新的特色是强调要教育公众有关明智地选择食物和解释食品标签上显示的信息的方法。政府干预食品标签的措施，提高了消费者的信息化水平。根据该法出台的法规有别于以往的所有食品标签法规，对于世界其他地方的食品标签法规而言，尤其具有实质上的革命性意义。

在以后的十几年中，该法规又进行过多次修订，日趋完善。

膳食补充剂监管之争

膳食补充剂，俗称保健品，它介于食品和药品之间，在管理上一直难以明确地划分归类，这是一个遗留的问题。20 世纪初，通过了美国的第一个《纯净食品和药品法》时，FDA 旨在打击那些声称治疗疾病的、含有大量酒精和鸦片的专利药，但是并没有触及大量在市场上的草药或成药（多种成分组合的专利药）。其原因之一是这类商品数量庞大，FDA 没有足够的人员把监管工作覆盖到整个市场，只能对付最严重的违法对象。另一个原因是，法律上对保健类产品的归类不明确。保健品既不是食品，也不完全是药品，如何规范这一类产品一直存在困惑和分歧。

随着 1938 年《食品、药品和化妆品法》以及其他一些条规，包括食品着色、添加剂等法律的陆续通过，在后来的几十年里，FDA 制定了有关膳食补充剂的若干规定。20 世纪 70 年代初，经过十多年的研究，FDA 提出新的营销规则以打击保健品商人很多混淆视听的宣传，许多欺骗性的宣传被禁止。FDA 采纳世界一流科研机构的意见制定了规则，把

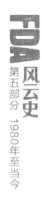

维生素和矿物质含量高于推荐的膳食补充1.5倍剂量的产品视作药物，并且限制维生素和矿物质组合的产品。FDA提出的这项新规则立刻遭到保健品行业的强烈反对。1976年国会通过了参议员威廉·普罗克斯迈尔发起的《维生素和矿物质修正法案》，阻止FDA对膳食补充剂中的维生素和矿物质制定含量标准。

利用法律的灰色地带，大多数的保健品被当作各种各样的食品，或"补充饮食"，躲避了对药物的有效性和安全性测试的要求，很容易地上市销售。由于投资少、回报快、收益高，保健品市场份额迅速增长。许多正规的大公司，也开始加入这个行业分得一杯羹，保健品业呈现一片繁荣景象。

《营养标签和教育法》嵌入了要求FDA规范膳食补充剂的健康功能的条款。这一条款在法案设立的过程中没有引起业界人士的特别注意，当时的FDA被仿制药丑闻打击，局长被调离，处于一片混乱中，故而不会对业界产生什么威胁。

布什总统签署《营养标签和教育法》的那天，新局长凯斯勒宣誓就职。这位被两党都支持的FDA局长，上任伊始就一改前任的行事作风，宣称FDA将不再是所谓的"纸老虎"，它要严格地执法，而不会成为行业可以摆布的棋子。

在凯斯勒局长的领导下，FDA很快发布了规则草案，其中把膳食补充剂归纳在食品范畴，对产品宣称的保健功能也必须与食品的要求相同。这意味着，保健品需要做科学测试以确定其声称的保健功能。这个规定的逻辑推理很简单：一盒麦片中的维生素D与一瓶保健品中的维生素D，它们的保健功能应该是同样的。法规要求膳食补充剂产品也要按照食品标签的标准格式，明确标示成分、含量等信息。然而，凯斯勒马上意识到，FDA的新法规，将掀起轩然大波。一贯以来躲避规范、以低成本制造高利润的保健品制造企业决定发动一场反对规管的运动。

这时候，FDA正在处理一桩违规制造色氨酸事件，被别有用心的人借题发挥，拿来做了反面的宣传。

色氨酸是一种人体不可缺少的氨基酸。现代医学认为色氨酸在体内转化成5-羟色氨后，再转化成一种神经递质血清素。因血液中血清素浓度偏低而导致抑郁症状的人，可以通过增加色氨酸的摄入来提高血液中血清素的水平而改善抑郁症状。含色氨酸的保健品被用来缓解妇女经前期综合征、抑郁症、儿童的注意力障碍，以及最常见的失眠。色氨酸产品在 20 世纪 80 年代后期成为热销的保健品。

1989 年，美国因嗜酸性粒细胞增多——肌痛综合征疾病大暴发，导致 37 人死亡，1 500 人终身残疾。经过初步调查，这起暴发事件与服用保健品色氨酸有关。因此，于 1991 年 FDA 禁止在美国销售色氨酸保健品。

1991 年 7 月，FDA 接到投诉，指在华盛顿州西雅图附近开诊所执业的乔纳森·怀特医生没有服从禁令，仍在供应色氨酸。FDA 执法人员上门查询时，在怀特诊所隔壁的药店查获正在售卖的 L－色氨酸 103 瓶，随即没收。怀特向法院起诉了 FDA，申诉他的色氨酸是安全的产品，属合法经销，要求退回被没收的产品。怀特还请求法庭禁止 FDA 对他治疗病人的临床实践进行"无理地干涉"。

FDA 的稽查员在药店还发现业主非法地自制高含量的维生素，并检测到一些存放维生素的玻璃小瓶上有霉菌。根据药店人员的说辞，这些产品一直是怀特诊所的实验室制造供应的。进一步的调查表明，怀特医生和药剂师是药店的合伙人，就在药店旁边的房子里制造产品。调查人员来到实验室要求全面检查，但是他们被怀特拒绝在门外。经过几个月的外围侦查，在诊所和药房的垃圾桶里发现了非法销售的产品。

为了获取更多的证据，FDA 派出便衣干员扮成病人进入怀特诊所求医。诊所先给这位伪装的病人做了检测，使用一个"Interro"的装置，测量皮肤对电阻的反应。操作员把探针按压在他手指上连接到屏幕，屏幕显现出线条，操作员解释说，线条的垂直高度表明他的身体对该测试项目的敏感度，诊断结论是他患有过敏症。测试结束时，连接显示屏的打印机打印出食品、化学品和其他药品的清单。诊所人员给了他几种替代疗法药物、使用指导和宣传文章，说这些药物会对他的过敏症状有意想不到的疗效。

FDA 设备和放射健康中心证实，怀特诊所使用的所谓 Interro 设备是"掺假和冒牌"货，没有任何法律上的证据证实其医疗诊断用途，所谓屏幕上出现的读数，取决于探针按压的力度：较重的压力和较小的皮肤接触点，电阻读数便比较高。

FDA掌握的证据证实了怀特在没有卫生和安全检查许可的情况下设立地下工厂制造药物，并且接收、使用和分销一些未经批准和冒牌的外国生产的注射剂药物产品。FDA认为怀特的经营严重违反法律。基于这样的结论，1992年5月4日，在FDA的要求下，当地的联邦法官颁发了搜查令，授权FDA对怀特诊所和相邻的药店进行犯罪调查。

FDA的执法人员在当地警察陪同下前往怀特诊所执行任务。警察被告知是调查"非法药物"，他们误以为药物是"非法毒品"，因而当诊所里的人拒绝开门时警察破门而入，其中一名警长拔出手枪以防里面的人员可能有敌对的行为。随后，当他发现情况没有危险时，随即收起手枪。搜查人员查封了产品、病人档案、计算机记录、诊所的Interro设备以及药店里存储的原料等。两个星期以后，州药房委员会采取简易程序暂停了怀特医生药房的执业许可证。通常只有在认为公众的健康可能受到威胁，州药房委员会才会做出这样的行动，可见怀特案子的性质很恶劣。

1992年8月，怀特在庭外和解协议上签字，同意把被FDA查封的103瓶色氨酸销毁，并同意支付850美元与该行动相关的诉讼费和服务费。他没有被FDA作为违反药品法律的刑事诉讼正式起诉。

然而，这一事件迅速被人借题炒作，成为FDA公共关系的噩梦，并演变成对联邦政府的指控。怀特虽然没有做任何辩护，但是事件通过媒体的报道被放大，怀特被描绘成政府蛮横干涉医疗自由的受害者。《美通社》的报道描写说："15个穿着黑色夹克的FDA干员拔出手枪，背后有一小分队武装警察，打破门，袭击了乔纳森·怀特的塔豪玛诊所。这个场景，很像电视片突击搜查毒品，干员冲着莫名其妙的员工和病人大声喊'丢下一切，把手举起'。"《西雅图邮讯》的一篇社论要求政府解释为什么采取"盖世太保式的"突袭战术。

媒体对怀特诊所事件的描述是相当夸张的，因为FDA的执法人员根本没有佩枪，而且持有合法搜查令执行搜查，由于诊所业主和员工拒绝配合，才有了破门而入的行动。

1992年8月《纽约时报》头版文章登载了一篇关于此事件的报道，竟然照搬了夸张的版本，仍然说武装的 FDA 干员"身着防弹背心冲进诊所，指挥诊所员工"，查封价值10万多美元的药品、办公用品和设备。令人可疑的是，该报道发表在事情发生的3个月以后，作为影响力巨大的《纽约时报》，其新闻部应该有足够的时间核实和纠正最初报道的错误描述。

文章登载后的周日，《纽约时报》在头版更正那篇报道的18处错误，声明 FDA 的官员们实际上没有武装，并澄清报道中所谓"FDA 正在拟议法规，把维生素和矿物质归为药物，并将限制或阻止大多数草药出售"的说法是歪曲事实的。

很凑巧，差不多同一时间正好有一个州的卫生局对一宗医疗欺诈案件采取袭击行动，被媒体描述成特种部队带枪袭击民众的家，从浴室的药柜里搜到维生素 C 的药瓶。这两个原本不相关的事件被别有用心的人扯在一起，媒体描述成"联邦政府实际上是企图把大多数的维生素划分到药品类"。

事后，怀特和他的盟友把搜查过程编制成故事片，随同一些诊所人员事后补拍的照片分发给媒体，这些影像传给全国有收视率的电视台播放，一夜之间，一个显然是歪曲事实的编导故事传遍世界。

民众的误解正在发酵成社会的不满情绪。在传真给布什总统和 FDA 的诸多信件中，"维生素"一词成为所有膳食补充剂类的代名词。名人开始集会声讨，演员茜茜·斯帕切克告诉《纽约时报》，公众应该开始呐喊，呼吁国会和白宫不要让 FDA 把我们的维生素拿走，行业发言人谴责 FDA 反应过度。

杰拉尔德·凯斯勒，是天然加保健品公司的创始人和老板，在20世纪90年代初，天然加是全美十大保健品生产企业之一，杰拉尔德·凯斯勒也是保健品行业中最富有的人。FDA 即将出炉的膳食补充剂法规使他意识到可能对他的生意带来灾难性的后果，如果法规要求制造商对产品健康的标注提供证据，他的保健品生意将从此告别低成本、高利润的好时光，杰拉尔德·凯斯勒还有一个担心，就是众议员亨利·韦克斯曼正在国会推动他的议案，该议案将授予 FDA 更多的权力监督保健品

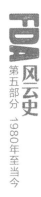

行业的违法行为。他觉得必须行动起来，联合整个行业抵制被政府监管。这个有着与 FDA 局长大卫·凯斯勒同一姓氏的人成了操戈与之对决的领头人。他策划搅起一场反对监管保健品的风暴。

1992 年 2 月，FDA 的膳食补充剂标签规则公布后的几个月内，杰拉尔德·凯斯勒说服了几十个企业的领导者，集合到他私人的牧场里。这个 971 245.5 m^2（240 英亩）的牧场（原本是麦当劳的创始人雷·克罗克拥有）建有一座 1 579.4 m^2（17 000 平方英尺）的木结构房子，在此，举行了后来被一个记者丹·赫尔利称为"在保健品行业的历史中空前绝后的战争理事会"。

赴会的除了全国最大的保健品制造公司的代表，还有参议员哈奇的两位高级助理。杰拉尔德·凯斯勒竭力说服到会者，成立了"营养健康联盟（NHA）"。为这个组织筹集 50 万美元用来发动一场全国性的宣传写信活动，以激起消费者的公愤，敦促选区的国会议员支持"营养健康联盟"的选择。按照杰拉尔德·凯斯勒的计划，利用基层保健品商店的影响力，鼓动所有的人，在 6 个月内炮制出百万封邮件寄给国会。

全国的 10 万余个健康食品商店成了"政治行动中心"，他们把商店的雇员和任何上门的消费者都拉来参与。宣传的形式有多种：发给每个店一个"健康自由工具包"，鼓励员工与每一位客户谈谈膳食补充剂监管，在店里设立书信写作站，给参加的客户提供折扣（旧金山的一个保健品连锁店规定如果顾客写信表明自己的态度将获得 20%的折扣），并鼓励员工每周发送一封信给自己的国会议员。

为了方便制作这些信，NHA 在行业刊物《健康商城动态》春季期刊上附上印好的信件样张，业主可以直接在上面签名，寄给 24 位参议员和众议员。

营养健康联盟的轰炸式推销在消费者中引起的反应是强烈的，人们似乎毫无疑问地把"维生素"等同于膳食补充剂。"响应是压倒性的。"有人估计约有两百万封信倾泻到国会议员的办公室，保健品工业的专业杂志《本草图经》的一篇文章总结说："没有其他法律曾经受到'草根'如此直接的拥护。"

结果，正如专栏作家阿尔卡门在《华盛顿邮报》上总结的那样，这场战斗，"即使按照国会的标准也是怪异的，"他解释道，"一项巨大的反对标签法的游说活动，席卷保健食品商店，产生海啸般的电话信件，只是冲着一个目的——（要求）无需处方就可以获得这些药物（指保健品类），其实法律从未有过这样的规定。"

群众运动的威力是巨大的。即使 FDA 继续解释没有要停止膳食补充剂的销售或像处方药那样去规范它们，只是想阻止企业在标签上做出未经证实的健康标注。不过，保健品行业内人士及其支持者都不肯罢休。一位行业内的律师西亚德·斯科特道出保健品业界发动这场运动的真正本质。他说："如果规定开始生效，产品将被撤出市场，因为厂家不会把健康功能标注从标签上删除，这是行业的命脉。"

随着颁布食品卫生新法规要求的最后期限临近，两大阵营都在加紧争取民意。赞成加强规管保健品的阵营包括了所有的公众健康、医学以及专业营养组织，例如美国癌症协会、罕见疾病的全国组织、美国心脏病协会、美国饮食协会、美国消费者协会、监管团体的公共利益科学中心和公民健康研究团体等。由于这些组织的支持，FDA 坚持自己的立场，试图扩大监管的范围，把草药和酶的产品纳入"补充剂"的范畴，并强调其安全问题。凯斯勒局长对《纽约时报》记者说，膳食补充剂行业正在努力解除 FDA 对他们产品的监管，但是不实行监管不能保证这些产品是否被适当地制造，瓶子里东西的成分是否如实标明在标签上，是否有充分的指导确保安全使用，或者是否收集或审查基本的安全性数据。

在另一边，反对阵营的游说和宣传活动也在继续升温。国会淹没在百万封愤怒的来信中。杰拉尔德·凯斯勒现在不仅要阻止 FDA 对补充剂的健康声明提出进一步过分的要求，他还想通过一个补充剂法案，可以让行业一劳永逸地从 FDA 干预的风险下解放出来获得自由。那个被杰拉尔德·凯斯勒命名为《膳食补充剂健康和教育法》的议案，在哈奇的支持下，由他的几个助理和行业的代表开始起草。犹他州共和党参议员奥林·哈奇是保健品行业的铁杆支持者，不仅因为保健品是犹他州的第三大产业，当年带来超过 30 亿美元的销售额，而且他还收到过保健品公司数十万美元的政治捐款，并拥有一小部分股份在保健品生意里。

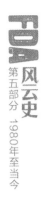

哈奇议员曾经在 1992 年推出过一项议案——"健康自由法案",主旨是遏制 FDA 依据膳食补充剂产品的健康功能声明,来确定是否应该当作药物规管,不过该议案没有被通过。

现在,哈奇和另一个保健品工业重州——新墨西哥州民主党众议员比尔·理查德森联名推出《膳食补充剂健康和教育法》议案,爱荷华州民主党参议员汤姆·哈金也加入了大力支持他们的团队。哈金相信,蜂花粉治好了他的过敏。哈奇和理查德森说服了杰拉尔德·凯斯勒聘请民主党在华盛顿最具影响力的游说者之一的托尼·波德斯塔作为行业的游说代表。

1993 年 7 月 29 日,在众议院商业委员会的听证会议室举行关于这个新议案的听证会,双方的辩论很激烈。参议员哈奇亲自做证,称膳食补充剂已经"被安全地使用了几百年",并找到一名艾滋病病人做证说病人的生命依赖于保健品。

FDA 局长凯斯勒强调:"当膳食补充剂实际上被误用作药物来治疗严重的疾病时,我们就有疑问了。"为证明这个说法,他公布了 FDA 所做的一个全国范围的调研。129 项非正式调查,显示在健康食品商店里要求销售人员推荐可以治疗像癌症或感染这样严重症状的产品,93%的销售人员都推荐保健品。凯斯勒的助手在证人桌上摆出几百瓶维生素和其他补充剂,那些标签上声称可以治疗从断骨到癌症的各种病。

"我们回到了世纪之交,"凯斯勒局长提醒听众们,"就如蛇油推销员用他们天花乱坠的承诺兜售他们的药水那样。"

差不多一个世纪前,哈维·威利博士和一群志士为保护公众的健康,反对泛滥于市的专利药而寻求立法。"蛇油"在当时成了骗人药物的代名词。经过百年的磨砺,美国从零律法的平地上已建设成为世界上健康保护法律最严格的国家。而眼前发生的反监管运动,仍然在对抗百年前《纯净食品和药品法》的立法初衷。

但是,不论是执法者的呼吁、专业科学家的解释,还是权威专业组织和消费者保护组织的支持,都敌不过政客对政治利益的权衡。许多国会议员被说服,游说者告诉他们任何扩大补充剂标签的努力,都会产生一支仇敌般的军队和一系列令人头痛的政治问题。因此,国会投票,首先延迟标签法规条例颁布时限，然后制定一项法律。

杰拉尔德·凯斯勒和他的说客们到最后一分钟都没有放弃他们的努力。杰拉尔德·凯斯勒本想在新修的议案中塞入允许补充剂贴上治疗、治愈或预防疾病的标签的条款，遭到 FDA 官员和国会议员一致拒绝。这说明，虽然政客们迫于形势做出一种妥协，但毕竟他们还是有自己的底线。由 65 位参议院议员共同发起，经保健品行业的律师起草的一个全新的《膳食补充剂健康和教育法》最终在国会两院获得通过，克林顿总统于 1994 年 10 月 25 日签署成为法律。《纽约时报》不无嘲讽地称其为"保护蛇油法案"。

《膳食补充剂健康和教育法》修改了 1938 年《食品、药品和化妆品法》，给予膳食补充剂新的定义框架，从而结束了长达几十年关于膳食补充剂纳入哪个类别的争论。具体而言，《膳食补充剂健康和教育法》创建了一类新的食品，包括维生素、矿物质、草药或其他植物、氨基酸等。

《膳食补充剂健康和教育法》的一些重要规定有：

——膳食补充剂形式必须是用于摄取的片剂、胶囊、粉剂、软凝胶或液体；如果膳食补充剂不以这些形式摄取，它不能被称之为常规食品，不能作为代餐使用；所有膳食补充剂必须标记"作为膳食补充剂"字样。

——膳食补充剂被认为是食品，可以宣传作为"支持"健康的产品，但是排除药物定义的目的，不得作为治疗疾病使用。

——放宽对新食物成分的要求。新的膳食补充剂成分不需要被预先批准。保健品投入市场不需要安全检测或 FDA 的审核。唯一的要求是，产品进入市场 75 天之前提交信息给 FDA，说明为什么他们相信新的成分将是安全的，但是没有对这些信息作具体要求。

——膳食补充剂可以包含任何剂量的膳食成分的任意组合，膳食补充剂生产企业不必在自己产品出售之前证明是安全的、有效的。相反，举证责任是在 FDA 一方。

——膳食补充剂不能被批准或授权调查作为新药、抗生素或生物制剂，除非这样的批准或授权是发生在作为食品或膳食补充剂销售之前。

《膳食补充剂健康和教育法》于 1996 年正式生效，这是律法上的一道分水岭，在该法的保护下，保健品行业的膳食补充剂产品在很大程度上被免除 FDA 的监管，换句话说，是企业实行自我监管。这一法律显然使保健品行业大获胜利。

自从《膳食补充剂健康和教育法》通过，膳食补充剂行业蓬勃发展，膳食补充剂的销售额每年超过 200 亿美元并持续上升。据估计 52% 的成年消费者都在服用膳食补充剂。

公共利益科学中心的法律事务总监布鲁斯·希尔格莱德评论说："膳食补充剂，就像狂野的西部不受约束，那些坏人知道他们不用把警长当回事。即使面对人们使用像麻黄那样的危险物品，FDA 也只有有限的权力，能把产品从市场上拿走。"

赢得麻黄的监管权

麻黄在中国传统医药中有几千年的使用历史。在美国自 20 世纪 30 年代起，麻黄碱已被作为扩张支气管、治疗感冒和哮喘的药物将其广泛使用。到了 80 年代以后，麻黄生物碱被发现具有类似肾上腺素激发神经系统、扩张血管、刺激心脏的作用，因而麻黄产品被竞技运动员作为提高运动能量的补充剂。另一个更有商业价值的发现是，麻黄生物碱能促进脂肪细胞产热，通过产热的过程，燃烧更多的脂肪，因此被用作减肥产品。

在《膳食补充剂健康和教育法》通过以后，麻黄产品作为减肥和提高运动成绩的膳食补充剂，不需要向 FDA 提供检验证据，也不需要 FDA 批准，因而肆无忌惮地盛行于市，尤其通过传销渠道大肆推销。

肥胖是美国日益严重的健康问题，到 20 世纪末估计过度肥胖的人已经达到 9 700 万，1999 年减肥药销售额接近 2.8 亿美元。随着肥胖或超重的人群在不断增加，形成了巨大的市场，保健品公司利用消费者寻求减肥的心理，把含有麻黄碱的产品包装成一种神奇的天然药丸或保健品，声称能抑制食欲，增加能量水平，并让新陈代谢加快。这样的宣传引导消费者去使用麻黄碱减肥药，如啉芬和麻黄的草药替代品。

大量美国人迷恋减肥并倾向于采取速战速决的方式，而且很多人认为天然产品等同于安全、没有毒性，吃得越多效果越好。这种误解导致过量服用麻黄产品、滥用麻黄，甚至造成死亡的后果，问题的根源是对草药的危险性缺乏认识。

自1993年以来，对麻黄的安全问题一直存在很大的争议。FDA收到关于麻黄的投诉信比任何其他保健品都多。服用以麻黄为主要成分的保健品导致的卒中、心脏病、高血压、肾结石、狂躁症甚至死亡时有发生。截至1999年上半年，FDA已经有记录在案的服用麻黄保健品导致的死亡人数超过38例，逾百例重伤，800例有不良反应，而且这些只是基于自愿报告的不良事件，实际的数据可能要高得多。

麻黄保健品大多的问题是打着天然草药的标签掺入人工合成的麻黄碱成分；标签不可靠，产品含有未标示的其他成分如铅、镉或其他重金属成分；药丸中含的麻黄碱含量没有标准，等等。在20世纪90年代，更严重的问题是麻黄与其他兴奋剂，如咖啡因或可乐果的组合。

1999年1月，一些猝死和卒中事件归到麻黄保健品上，FDA把麻黄列于具有严重问题的膳食补充剂名单首位。FDA发布的关于麻黄保健品导致严重事故的公告受到了新闻媒体的广泛报道。纽约的一位服装设计师安妮·巴迪在当地的瘦身健康俱乐部晨练时突发卒中，当天在医院死亡。37岁的巴迪女士患有高血压，正在服用处方药，了解她服药状况的体能教练兼营养师为她设计饮食方案，其中5种补充剂中包含麻黄。遵照该营养师的建议，巴迪女士在数月前开始服用补充剂。巴迪女士的死亡，被确定为她服用高血压药物的同时不当地服用含有麻黄的补充剂所致。

2001年2月，发生了另一起和麻黄有关的诉讼案。阿拉斯加的妇女罗莎莉·塔尔伯特服用含有麻黄碱的减肥产品"AMP Ⅱ Pro"滴剂后中风致残。最高法院陪审团判伊奥拉国际公司和其执行官支付塔尔伯特补偿性赔款130万美元和惩罚性赔款1 200万美元。陪审团判定伊奥拉公司要对以下问题承担责任：①制造一个不安全的产品；②将合成麻黄碱添加到草药麻黄中并妄称"全天然"；③忽略政府关于麻黄可能会导致严重的疾病，包括卒中等的警告而不变更其产品成分。

这是经法庭裁决的第一桩这样的案子。1994年至1999年，保健品企业和解了 30 多宗涉及麻黄或麻黄碱致伤和致死的官司，还有更多的诉讼待决。

2001 年 10 月，在 FDA 的要求下，美国法警对犹他州的帕莱森戈罗夫市所在地的伊奥拉公司和它的合约制造商自然能源公司进行搜查，查获约 140 000 瓶的"AMP Ⅱ Pro"滴剂，连同散装盐酸麻黄碱原料，价值 280 万美元。这种滴剂一直作为"膳食补充剂"销售，标签说明是用来治疗肥胖。FDA 认为由于麻黄碱已经被批准作为药物，它就不能被当作膳食补充剂销售，膳食补充剂也不能在市场上作为治疗肥胖症（这时，FDA 已经把肥胖症归类为一种疾病）的药物销售。据旧金山的律师克里斯托弗·格兰尔称，他在代表人身受到伤害和非正常死亡诉讼案的原告对伊奥拉公司调查时了解到，该公司已收到超过 3 500 宗有关不良反应的投诉，但没有把任何问题向 FDA 报告。越来越多的诉讼案加上接连发生的死亡案例使制造商的保险费率上升，强烈的信号提醒麻黄产品的制造商们，销售麻黄产品变得极有风险。

尽管麻黄的危险已经有了压倒性的证据，FDA 对麻黄的监管却难以开展，因为《膳食补充剂健康和教育法》明文规定："联邦政府不应该采取任何行动，强加不合理的监管障碍，限制或减缓安全产品的流动，应该提供准确的信息给消费者。"

因为 FDA 不能像对药物那样对膳食补充剂进行规范监管，只得从侧面去收集相关信息。FDA 需要提供确凿的证据，表明产品对消费者是不安全的，然后才能禁止或从市场上除去某种膳食补充剂。

出于这个原因，收集膳食补充剂的安全和效率的信息是必要的。FDA 开发设计出一套不良事件的监测系统（AEMS），以帮助他们评估特定膳食补充剂的危害警报及与这些产品相关的公众安全问题。AEMS 的运作过程是：发现不良事件，发出可能产生的公共健康问题的信号，评估这些信号，在评估的基础上采取适当的安全行动。但是不良事件的报告存在一个大的缺陷，大部分的不良事件无法确认或不能保证是否与膳食补充剂有关，因此，这套监测系统所掌握的不良事件信息很有限，用作研究分析膳食补充剂的危害仍存在很大问题。由 FDA 委托的调查研究发现，FDA 收到的报告不到实际发生的不良事件的百分之一。因为首先消费者相信"自然的"等于"安全的";其次，膳食补充剂产品没有医生的监督，消费者更不知道他们应该直接联系 FDA；再次，许多消费者选择与公司联系，而公司肯定不会向 FDA 报告不良事件，这样做可能会产生负面影响，减少他们的销售收入。结果是，数据的缺失成为正确评估特定膳食补充剂安全性的另一个障碍，使 FDA 无法得到有意义的分析数据。

直到 2003 年 2 月 16 日，巴尔的摩金莺队的棒球投手史蒂夫·伯格勒在佛罗里达的体育场训练中猝死，法医在他的体内检测到大量的麻黄成分，判断麻黄碱是导致年仅 23 岁的棒球投手死亡的原因。

在当时，全国橄榄球联赛、足球大联盟和全国大学体育协会已经禁止使用麻黄。2003 年 7 月的国会众议院能源和商务小组委员会就麻黄问题举行听证会。

FDA 的局长马克·麦克莱伦做证说，已评审了数十例死亡案件，其中包括一些读高中的学生运动员，都可能使用麻黄。他还说，科学家们还审查了在过去 10 年中消费者曾经向政府机构或麻黄产品公司递交的超过 17 000 例的投诉，大部分涉及健康问题。

在投手史蒂夫·伯格勒死亡事件发生以后，FDA 责令二十多家公司停止发布用麻黄来锻炼肌肉或提高运动成绩的广告，指出这是没有科学证据的。麦克莱伦说，FDA 也正考虑在全国范围内禁止或限制麻黄产品的销售，尽管科学目前无法证明它对人体究竟有多大危害。

为了把麻黄产品纳入监管范围，FDA 用了十多年时间争取法律的支持，历经艰难。2005 年，犹他州的联邦地区法院法官特纳·坎贝尔审理该州的一家保健品公司起诉 FDA 的案件。FDA 禁止了该公司的一款含有麻黄的草药补充剂，由于这个产品类似肾上腺素类的兴奋剂导致数十人死亡。法官否决 FDA 有权在美国的任何地方强制禁止麻黄。法官认为药监机构未能证明低剂量的麻黄是危险的，而且它没有权力禁止这种没有确凿证据的物质作为补充剂销售。法官坎贝尔裁定 FDA 禁止麻黄产品的销售是不合法的。

尽管坎贝尔法官的这项裁决是针对在犹他州内销售的麻黄产品，听到此消息的参议员爱德华·肯尼迪当即表态，法官坎贝尔的裁决表明，

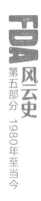

1994 年的联邦法律需要修改。当时，肯尼迪曾经试图在《膳食补充剂健康和教育法》中嵌入一项补充条款，规定当某个补充剂产品呈现有危害公众健康的可能性时，这个产品将被禁止出售。

"如果 FDA 不能把一个像麻黄这样危险的保健品清除出市场，那么国会需要修改法律，允许它这样做。"肯尼迪通过他的发言人发表声明。

14 个月后，第十巡回法庭推翻了地区法院的裁决，认为 FDA 适当地进行了风险与收益分析，并根据 FDA 提交的数据表明麻黄已经在一定程度上威胁到公众健康。

保健品逍遥法外

自 1983 年以来，全国性的组织——美国毒物控制中心，一直保存着包括膳食补充剂在内的每一种物质中毒的统计数据。从数据库积累的数据反映，在第一年（1983 年），因使用维生素、矿物质、植物精油（精油不属于膳食补充剂，但普遍都在保健品商店里出售作为各种用途）和偏方而中毒的有 14 006 个报告。那年草药没有被统计，因为很少使用。

到 2005 年，这一数字已增长 9 倍：125 595 宗不良反应事件的报告，涉及维生素、矿物质、植物精油、草药和其他补充剂。1983 年到 2005 年的 23 年间，美国毒物控制中心总共收到这些产品的负面报告超过 160 万宗，其中包括 251 799 宗严重到需要住院治疗的。从 1983 年到 2004 年，共有 230 宗因保健品死亡的案例，死亡人数从《膳食补充剂法案》通过的 1994 年的 4 宗，上升至 2005 年创纪录的 27 宗。

死亡的数量也许还高得多。2004 年 4 月，FDA 说自 1989 年以来已收到 260 份与草药和其他非维生素、非矿物质补充剂有关的死亡报告。这些曝光的数字只是冰山一角。根据当时哈佛公共卫生流行病学学院的院长亚历山大·沃克博士在 2000 年为 FDA 所做的一项未发表的研究报告中得出的结论："保守的估计，向 FDA 报告的膳食补充剂的严重事件不到实际发生案例的 1%，可能比这还要低得多。"

根据毒物控制中心的数据，在 2005 年补充剂发生不良反应问题最多的是普通的维生素，占那一年所收到报告的一半，有 62 446 宗，包括

1 例死亡，与矿物质有关的报告总数 32 098 宗，包括 13 例死亡。草药和其他特殊产品报告数 23 769 宗，有 13 例死亡。有关精油的报告数 7 282宗，但无死亡病例报告。

在草药和其他特殊产品的不良反应报告中，褪黑激素和顺势疗法产品（用盐和蛇毒等多种微量物质制备而成）占据了 2005 年报告的大部分内容。毒物控制中心收到的 2 001宗关于褪黑激素报告，尽管其可以帮助睡眠，但有一定副作用，这导致 535 人住院和 4 人死亡。顺势疗法产品因为剂量是非常低的，通常被当作安全的产品销售，但也有 7 049 例不良反应报告，其中 564 人住院和 2 人死亡。

2005 年，其他类型的草药和特殊的保健品出现在年度报告里，毒物控制中心收到的 203 宗报告接触过贯叶连翘，其中 79 例住院和 1 例死亡。813 宗接触葡糖胺（含有或不含有软骨素），其中 108 例住院和 1 例死亡。与紫锥菊有关联的 483 例，其中 55 例住院，1 人被认为危及生命。

另一个值得关注的情况是，虽然公共卫生机构和主要的医疗团体都不建议为健康的儿童补充维生素和矿物质，但是根据 1997 年的一份全国母婴健康调查发现，有 54%的学龄前儿童服用这类保健品每周至少 3 次。这种情况反映在毒物控制中心的数据中，6 岁以下的儿童出现不良反应的数目占所有接触过膳食补充剂报告的近 3/4。在 2005 年收到的数据中，受伤害的儿童接触过维生素的达48 604宗。

保健品的支持者解释说，毒物控制中心的这些数据并不能证明保健产品与不良反应有必然的因果关系，把不良反应归咎于保健品是误导消费者。

然而，面对这些曝光的数据，国会不能坐视不理。2005 年 12 月，国会通过《膳食补充剂和非处方药消费者保护法》，要求包括制造商在内的每个"负责任的人"向 FDA 提供所有关于膳食补充剂的"严重不良反应事件的报告"。该法案由布什总统在 2005 年 12 月 26 日签署，明确了"天然"并不意味着"安全"的标准，这是一个进步。

国会在 1991 年拨出预算，成立国家膳食补充剂和替代医学中心，测试膳食补充剂的功能，调查和验证非传统医学实践。该中心资助诸多

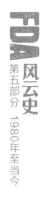

大型的随机试验，以求获得科学的结论。到2007年使用的预算超过了1.2亿美元。这些研究工作对监管保健产品还没有什么直接的帮助。

2009年，美国政府立法机构的组成部分政府问责局（GAO），是一个独立的、专为国会服务的机构，其向国会交出一份关于膳食补充剂的调查报告。公共利益科学中心在它的新闻发布中以《政府问责局说：处于困境中的FDA不知道监管谁和监管什么》为标题评论该报告，强调了报告总结出的几个方面的问题。

第一，监管机构缺乏信息资源。FDA连保护公众免受危险品伤害的最基本的信息都没有：没有弄清市场上各类补充剂的成分，不能明确膳食补充剂所引起的严重不良反应的数量和性质。事实上，GAO发现，该机构甚至没有草药补充剂制造商的名称和地址的名册。在其他国家已经被禁止的保健品的成分，很容易在互联网或者是遍布美国的零售商店中找到，而这些物质很可能与肾损伤、肝损伤、癫痫发作和死亡有潜在的关联。

第二，保健产品缺乏安全的监管。GAO指出，虽然流行的保健品如大蒜、银杏、人参、维生素E可引起血液抗凝，从而引发手术过程中危及生命的并发症，但消费者并没有被警告说有这样的风险。公共利益科学中心（CSPI）对维生素E和其他流行补充剂警告标签的市场调查发现，即便GNC、天然加和Rite Aid等保健品行业的领军厂商，对维生素E潜在的风险也没有任何警告和提示。

第三，法律定义模糊造成安全漏洞。GAO还发现，含有中草药成分的膳食补充剂和食品之间的界限不明确。食品行业充分利用安全法律的漏洞，往往将茶叶和其他能量饮料作为补充剂销售。

第四，监管机构缺乏处理危险产品的授权。GAO指出，FDA没有法定权力把潜在的危险补充剂成分从市场中去除，没有研究不良反应报告的资源，也不能检查生产设施，对受污染的食品该机构在法律上没有强制召回的授权。

根据现行法律，在1994年之前销售的膳食补充剂被认定为是安全的，而新的膳食补充剂制造商只需要在销售新产品的75天之前通知FDA。绝大多数标签上的声明，与物质本身一样，不需要FDA的任何批准。

　　"这份报告强调，FDA 显然没有足够的权力来确保膳食补充剂的安全，"众议员亨利·维克斯曼（能源和商务委员会主席）说，"由于限制了 FDA 的权力，由于资源匮乏，消费者无法得到'所有补充剂必须安全'的应有保障。"法律上的含糊不清造成监管无力，这种状况在 20世纪 90 年代也没有得到实质性的改进。

乳腺 X 线摄影质量标准法案

20 世纪 80 年代末，乳腺癌已经成为引起美国患癌症妇女死亡的第二大原因，仅次于肺癌。每 8 个美国妇女中就有 1 个罹患乳腺癌，每 4 个乳腺癌病人中就有 1 人死亡，每年约有 46 000 人死于乳腺癌。乳腺癌治疗的关键是早期诊断。1990 年，国会通过一项立法，提供妇女每隔一年一次享受医疗保险支付的乳腺癌检查。

20 世纪 80 年代，一种专门用来发现乳腺肿块的 X 线摄影（亦称钼靶）的设备被应用到专业的医疗机构，这种仪器比手感触摸能提早 2 年发现肿块，因而大幅度提高治疗这种威胁生命的疾病的有效率。乳腺癌如果发现得早，90%以上治疗效果良好。

但是，要获得准确的检验结果的前提条件是乳腺 X 线摄影系统必须是高质量的。乳腺 X 线摄影在技术上要求较高，设备必须能够产生高质量的图像，并有专业人员进行操作和维护。同时，解释这些图像的医生必须对设备熟练掌握。如果乳腺 X 线检查的质量很差，一个初期癌变病灶可能被忽略，假阴性诊断将耽误早期治疗，影响预后。乳腺 X 线摄影质量差还可能导致假阳性诊断，其中正常组织被判断为异常，从而导致病人承担不必要的忧虑、昂贵的额外测试和不必要的活检。

在 20 世纪 80 年代中期，乳腺 X 线检查的需求迅速增加。因为有利可图，医院、诊所和医生的办公室纷纷配置乳腺 X 线摄影设备，而使用此类设备的质量问题开始出现。1985 年，FDA 和国家辐射控制机构合作，对乳腺 X 线摄影设备的状况进行了一项全国性调查并做了评估，抽样调查的结果发现有 36%的 X 线摄影设备品质不合格，还有 15%是把普通用 X 线设备当作乳腺放射成像设备使用。

研究结果促使美国放射学会（ACR，一个非营利性的放射科医生组织）创建了一项乳腺 X 线摄影质量认证计划。这一计划开始于 1987 年，也包括对申请认证的设备所提供的临床乳腺 X 线摄影的质量进行评估。按理说，参加本次自愿认证计划的都是设备中比较好的，但是仍有大约

30%的申请者在他们的第一次尝试评估时没能通过认证。

20 世纪 90 年代初，妇女乳腺癌的诊断问题引起社会更大关注。国家广播公司的专题节目在 1990 年 6 月 20 日至 22 日连续 3 天公开讨论乳腺 X 线摄影的质量问题。GAO1990 年的报告列举证据，认为许多乳腺 X 线摄影设备供应商缺乏足够的质量保证计划。

国会参议院劳动和人力资源委员会关注女性癌症的医疗测试质量问题，从 20 世纪 80 年代就开展调查，听证会一直进行到 1992 年。听证会审查因质量低劣的医疗测试造成的危险，暴露出了广泛存在的问题，如参议员罗克·亚当斯指出的联邦政府不知道全国有多少设备提供乳腺 X 线检查，也不知道到底有多少机器正在使用。而正在使用的大约 10 000 台设备中，没有人知道它们的可靠性。人们越来越担心低成本、低质量的机器投入使用，因为数百万或更多的妇女现在进行的乳腺 X 线检查的费用是由医疗保险或私人健康保险支付。

然而，不可靠的设备是造成劣质乳腺 X 线检查的原因之一，缺乏质量保证程序，缺乏受过训练的设备操作人员，也缺乏对设备的定期检查，所有这些原因放在一起就成了整个体系的问题。

1990 年，联邦卫生保健财政管理局（HCFA）按照综合预算协调法案设立了一个计划，资助美国放射学会改善乳腺 X 线摄影的质量管理。HCFA 颁布了对乳腺 X 线摄像设备、操作人员和质量保证的规定并进行检查，以确保提供乳腺 X 线检查服务的设备合乎规范。1992 年这项计划已经初显成效。与此同时，有几个州也跟进并制订了计划，以确保向本州的居民提供高质量的乳腺 X 线检查。

尽管一些州在努力采取措施，但他们的监管方式还是没有统一的规范。各州各行其道，没有统一的标准。建立一个国家的标准，为全国超过 2 500 万名适龄妇女提供安全、可靠、准确的乳腺 X 线检查的呼声高涨、迫在眉睫。

为了改变这种状况，美国国会在 1992 年 10 月 27 日颁布了《乳腺 X 线摄影质量标准法》，该法要求所有的乳腺 X 线摄影设备在 1994 年 10 月 1 日以后须经过联邦政府认证。虽然参议院以堪萨斯州参议员南希·卡斯鲍姆为首的议员顾忌可能影响经营者的营生，反对设置更高的标

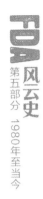

准，但《乳腺 X 线摄影质量标准法》还是在国会通过了，并于 1993 年
6 月 2 日生效，监管的责任经由美国卫生和公共服务部部长授予 FDA。
这项法律给了 FDA 前所未有的权力范围——监管医疗器械以及器械的
使用过程。法案的支持者乐见其成，预示着在乳腺 X 线摄影业务中一个
新时代的开始。

对 FDA 来说，这是一个经过多年努力的重大胜利。在《乳腺 X 线
摄影质量标准法》实施的头 10 个月里，审查了 5 510 家的设备，约 1
900 家（35%）未能达标。在未达标的 1 900 家中，85% 经过调整提高后
获得通过。FDA 对机构内部的 250 名稽查员提供了 6 周的训练课程，使
他们成为全国医疗设备的年检稽查员。

FDA 的另一项措施是建立广泛的宣传计划来帮助全国的临床乳腺 X
线检查设备符合规定，其中包括季刊、800（免费）电话热线和互联网
文件以帮助设备查询。

成效是显著的，1997 年当 GAO 再次对《乳腺 X 线摄影质量标准
法》的执行情况做调查时，发现有显著缺陷的设备和不合格的操作减少
了 10%。

揭开烟草产业黑幕

1991 年，FDA 局长凯斯勒提出组建一个犯罪调查办公室，招募刑
侦专家，提高机构应对突发犯罪案件的能力，改变依赖于联邦调查局的
被动局面，更有效地保障公共健康安全。

副局长杰夫·奈斯比特则一直试图说服凯斯勒局长推动对烟草的
监管。

大多数州的法律从 20 世纪 50 年代起就已经限制出售香烟给未成年
人。1964 年美国医务总监路德·特里发表了一篇关于吸烟与健康的报
告，指出吸烟是支气管炎的主要致病原因，并易诱发肺癌。美国联邦贸
易委员会迅速采取行动，向烟草生产厂商提出一项强制性香烟警告标签
的要求。1965 年美国国会通过《联邦香烟标签和广告法》，规定所有烟
盒必须贴上健康警告。1970 年，尼克松总统签署的《公共健康吸烟
法》，明文禁止在电台或电视台播放香烟广告，并规定在烟盒上必须标

有这一条文："警告：卫生部已经确定吸烟危害你的健康。"

不过所有这些管制烟草的措施 FDA 都没有介入。早在 1977 年 5 月，总部设在乔治·华盛顿大学的公共利益团体吸烟与健康行动组织（ASH），提交给 FDA 一份请愿书，请愿书提出应该把香烟作为药物并要求 FDA 对烟草行使管辖权。当时的局长唐纳德·肯尼迪认为 FDA 并没有被授予对烟草的监管权，他拒绝了请愿的要求。为此，ASH 对 FDA 提起诉讼。法院的裁决维持了 FDA 的决定。尽管如此，民间反对吸烟的团体继续运用请愿书的方式敦促 FDA 行动。

1991 年 5 月 2 日，FDA 内部举行会议，讨论如何回应新近收到的公民请愿书，针对菲莫公司销售的一个新产品"尼古丁"香烟，请愿书要求把这种香烟归类为一种药物。对于是否插手烟草监管的问题，机构内的两种对立意见发生了激烈的争论。奈斯比特副局长是个怀有改革社会抱负的年轻人，他是 FDA 机构里坚定主张监管烟草一派的代表。他在会上说："不良饮食和吸烟是危害美国人健康的两大杀手，也是两个可预防的公共健康问题。FDA 对食品标签的举措已经把饮食的监管向前推进了，现在应该考虑对烟草实行监管。"

药物评估和研究中心副主任杰拉尔德·梅耶尔的观点表达了反对行动一派的意见，这些代表大多是在 FDA 工作有十几年或数十年的资深官员，他们从亲身经历的经验而论，十分担心招惹强大的烟草工业会捅马蜂窝。FDA 是否已经准备好了，把烟草作为一个公共卫生问题，挑战一场可能的政治恶战。调查烟草业不仅会消耗太多经费，而且很可能招来国会或白宫的报复，最后被削减预算。

反对行动的观点代表了很大一批 FDA 官员的想法，即使形象威严的合规部资深官员丹尼尔·米歇尔斯也表示担心，FDA 一旦踏入烟草的地界，将会陷进一个无法自拔的沼泽。会议的意见是分裂的，十几位科学家、律师和管理者围着会议桌，把社会责任与政治风险之间的冲突摆开，但是谁也没有说服谁，烟草议题只好搁置起来。

对于 FDA 不予采取行动的态度，吸烟与健康行动组织的主席斯科特·巴林继续发动请愿的攻势，丝毫没有懈怠。1992 年，请愿书要求把菲莫公司的低焦油新品种烟 MERIT 牌的"创世纪"作为药物监管。此

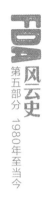

时 FDA 政策办公室布置了研究员调查烟草为什么会成瘾的任务。

FDA 内部一个跨部门组成的小组广泛地收集了烟草尼古丁成瘾的资料，其中有个重要的信息给思路敏锐的法务专家找到了一个新的切入点。政策办公室的大卫·亚当斯发现烟草中的尼古丁是可以提取且可以改变的。"那么卷烟厂本来可以把尼古丁提取去除，而他们把它留下，那就是有意而为。"他向凯斯勒局长建议从这个切入点，FDA 应该考虑把尼古丁成分作为药物监管。

在接下来召开的烟草成瘾工作会议上，亚当斯从理论上提出对烟草监管的观点。"也许 FDA 应声明尼古丁是药物，"他建议，"事实上，厂家不剔除尼古丁成分暗示着他们有意使消费者吸烟成瘾。"

参加会议讨论的美国疾病控制和预防中心吸烟与健康办公室的负责人迈克尔·埃里克森立刻表示同意，他认为亚当斯的思路是正确的，并且支持 FDA 对烟草采取更积极的行动。

参加会议的卫生教育和福利部副部长吉姆·梅森对此议题表示出极大的关切，他敦促 FDA 与疾病控制和预防中心吸烟与健康办公室联手，继续探索这个议题。梅森部长明确表态令与会的人有些意外，毕竟他是共和党政府任命的，与烟草行业对立，这有悖共和党的一贯立场。梅森的支持态度使凯斯勒局长增添了信心，一个规模更大的调查计划很快开始实施。

1993 年，民主党的比尔·克林顿入主白宫，不论是政府行政机构还是外部的公民健康组织，对烟草监管的呼声越来越高。斯科特·巴林通过新闻媒体公开呼吁制定烟草法规。

FDA 没有公开表态，却暗地里调集一批精明强干的专才，组成了一支调查团队，其中有曾在美国陆军犯罪调查指挥部工作的，曾经在联邦特勤局和中情局工作的资深干员，以及握有调查记者和参议院调查员人脉网络的公关人员、法务专家、海关事务专家，等等。这支由精兵强将组成的特别团队，不但每个人都在侦查破案中发挥了自己的专长，而且每个人都负有正义使命感，都知道揭开烟草行业的黑幕，挖掘事情真相是一场艰苦的战争。在往后的日子里，他们为挖掘背后的事情真相夜以继日地工作，不仅放弃个人和家庭生活，有时候甚至冒着生命危险。

随着工作深入展开，烟草调查小组逐渐接触到烟草公司内的一些知情者，烟草生产中不为人知的内幕一层层被揭开。

早在20世纪50年代，制烟行业就开发了一种类似于造纸的工艺，用于把烟草生产废弃的叶梗、碎片和其他剩余的或被工人叫作"垃圾"的东西粉碎搅拌，再添入溶解剂打成浆料，制作成类似纸张的薄片。将这些废料中含有的尼古丁溶解在某种溶剂中，然后浓缩喷涂到纸片上制成再生烟叶。简单地说，再生烟叶是通过从烟叶植物不能使用的那些部分中提取尼古丁，再将提取的尼古丁喷到纸片上。这种再生烟叶几乎已经成为美国所有香烟的组成部分，业内人士认为这是减少浪费、降低成本的手段。

有一个知情者透露，他参与的研究项目是对烟厂内部员工志愿者做试验，通过提取这些吸烟员工的体液，包括尿液、血液和唾液，检测吸烟数量对人体的影响。出于公众普遍认为致癌与烟焦油有关，烟草行业定向发展"超低焦油"卷烟，减少焦油的同时增加尼古丁含量，以此满足吸烟者的烟瘾。

1994年，凯斯勒局长认为，FDA酝酿了十几个月的回答行动组织请愿书的信已经到正式发表的时候了，这封信代表了FDA对烟草监管的态度，得到了美国卫生和公共服务部的首肯，2月25日吸烟与健康行动组织的主席巴林经过多年努力终于收到一个令他精神振奋的结果。公开信里说：

"重点应该是香烟中尼古丁与成瘾有关系。

"……证据表明，香烟销售商的意图是显而易见的，很多人购买香烟为了满足他们的尼古丁瘾。如果本机构根据这一发现适当地做记录，而且能够在法庭上证实这些事实，那将有法律依据，可以按照药物的规定来管制这些产品。

"……我们认识到对香烟监管引发的社会问题的复杂性。在这样的背景下，国会向本机构提供明确的指导是至关重要的。因此，我们打算与国会合作，在《食品、药品和化妆品法》之下彻底地解决监管香烟的难题。"

公开信无疑是FDA对烟草行业的宣战，社会反响是巨大的。一位联邦贸易委员会的律师说："我们感到震惊和欢欣鼓舞。洛克维尔

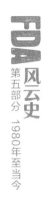

（FDA 总部所在地）打出了一颗原子弹。"

国会的反应来得很快，议员们呼吁举行听证。亨利·维克斯曼议员和迈克·西奈尔议员曾经是反吸烟行动的坚定倡导者，他们以前为推动控烟立法的努力都没有获得成功。不久前，克林顿医疗改革方案失败，国会的改革派议员一筹莫展。FDA 呼吁对烟草的监管立法给出了一个新的立法突破口，维克斯曼和西奈尔立刻表态支持。听证会将在接下来的几周内举行。

凯斯勒召集烟草调查团队的全体人员指示说："我们必须（在听证会上）回答的问题：香烟是如何制作的？尼古丁是如何使人成瘾的？厂家是否给香烟添加了尼古丁？行业是如何设定尼古丁含量的？尼古丁是从哪里来的？这些问题必须有百分之百的正确答案。"

他们需要在听证会召开之前的有限时间里，找到更多可靠的证据。然而，搜集烟草行业控制尼古丁的证据之路仍然艰难，充满荆棘。

但很快，有了新的发现。调查组了解到有个原菲莫公司的资深科学家梵第佩·马利克曾经进行过两项基因工程技术的研究项目，目标是开发无尼古丁的烟草植物和其他含有较少致癌物质的植物，但后来在毫无预兆的情况下公司停止了他的研究并解雇了他。

马利克向 FDA 的调查员证实，菲莫公司采用超临界萃取的技术提取烟叶植物茎干中的尼古丁，再重新掺入"万宝路"香烟的烟叶中。

马利克说，烟草公司投入大量的资源研究如何在卷烟产品中有效地提供尼古丁。他详细地解释了那些复杂的科学技术知识。他谈到了运用热重分析仪、气相色谱仪等仪器测量烟雾中的尼古丁，运用精细化学技术测定浮在烟雾中的化学物质的状态。如果含有尼古丁的焦油颗粒过小，吸烟者则不能保留那些颗粒；过大，则会造成咽喉不舒服。他说："如果你得到的颗粒大小适中，它们就会一路下到你的肺部。"

烟草公司对尼古丁的研究兴趣也从他们申请的与尼古丁相关的技术专利上反映出来。美国国家卫生研究院、专利法律师、FDA 研究成瘾性的化学家一起投入到专利档案的调查。他们找到菲莫公司于 1966 年提交的专利申请，其中有关控制尼古丁的陈述："维持尼古丁含量在一定水平，以期提供足够的生理活性、味道和气味（此材料将释放到烟雾中），但须控制尼古丁含量不让其超过限定的水平。因此，这便成为烟草技术中的一个重要问题。"

其他许多专利涉及尼古丁加入到过滤头、纸或烟草后是否增加在烟雾中的尼古丁含量或者控制尼古丁的水平。所有这些技术的开发很显然是用于操纵尼古丁的。

FDA 在圣路易斯的实验室担负香烟产品的尼古丁和焦油分析、尼古丁水平测试工作。技术人员发现了一些令人吃惊的数据。尽管尼古丁的总重量计算从品牌来说变化很大，但以一个品牌而论，每种品牌任何一箱烟所含的尼古丁百分比都是精准的一致。他们的分析报告指出，烟草公司已经采用一种匹配的或优异的异种作物让香烟中的尼古丁达到一个统一的水平，这种一致性不是偶然的，只有使用明确定义的化学物质才能做到。

接下来，调查员又获得一个成功的突破，他们接触到一个曾在菲莫公司工作的科学家。他和他的一位助理研究员曾经按照公司的要求建立行为药理学实验室，他们的任务是研究尼古丁和其他成分对中枢神经系统的影响，并研发尼古丁的替代品。

他们在动物实验中发现老鼠会放弃食物和水而去选择尼古丁。实验表明，如果在血液或组织中含有一定的尼古丁，老鼠会丧失部分的自我管理意识。1983 年 1 月他们把一篇题为《尼古丁对大鼠认知障碍的强化作用》的论文发给《精神药理学》期刊。

正值此时，菲莫和另外两家烟草公司接到吸烟受害人的诉讼，公司高层不想让这样的研究结果被原告方利用，遂于 1984 年 4 月 5 日下令让两位科学家杀死所有的动物，并停止了进一步的实验，随后，他们被解雇。公司警告他们如果尝试发表此项研究的论文将会采取法律行动，因此他们的论文从来没有发表。

菲莫的科学家们道出的内幕足以说明烟草公司进行的尼古丁研究完全符合药物开发的传统方式。凯斯勒局长和他的同事带着他们的自信，准备充足地去国会听证会做证。

国会听证会留下的记录可以用来作为立法的依据。在推动国会为监管烟草生产和限制吸烟立法的整个行动中，FDA 通过国会听证的机会公

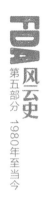

开调查相关证据并将其记录在案，是尤为重要的举措。

虽然 FDA 的调查还没有结束，但在听证会上已经揭示出令人信服的证据。所有的证据夯实了一个结论，即烟草行业对烟草进行过药理学研究并控制尼古丁在卷烟产品中的含量。多年来，烟草公司一直通过极力宣称让成年人自由选择的方式来作为产品的营销手段。现在，FDA 有可靠的依据证实，业界是有意地诱使消费者上瘾。

媒体和国会的线索又提供了一批知情者名单。经过谨慎地接触，有一个重要的事实被揭开：这些知情者曾参与布朗威廉姆森公司（B&W）的改良烟草研究，运用杂交和基因改造技术，培育出尼古丁含量高达8%的烟草品种 Y-1。高尼古丁的烟草种子被偷偷带出国境（美国联邦法律禁止运送烟草种子出境），成功地在巴西等国种植生长。根据这一信息，调查组去专利局查找所有与 Y-1 相关的专利申请档案，最终在巴西找到了这个被称作"烟草及烟草植物的遗传稳定品种"的 Y-1 新品种烤烟专利申请文件。葡萄牙语的申报文件中陈述道：

"……新品种烤烟 Y-1，结合了高含量尼古丁和良好的农艺性状和形态特征。当这个新品种经过固化，并使用常规方法处理后掺入到香烟中，人们吸烟时会发现有一种愉悦的和可接受的香型和气味，优于其他高含量尼古丁的烟草。该品种烟叶的尼古丁含量明显比其他商业种植的普通烟草更高，高出 6%以上。"

凯斯勒局长从犯罪调查办公室抽调来的曾在海关总署工作的干员前往海关，调查的下一步必须找到在巴西种植的 Y-1 烤烟进入美国的证据，这又是一个大海捞针的工作。担负搜寻任务的提摩太·朗从一个港口到另一个港口，在堆积如山的海关票据存根中寻找可能存在的 B&W公司的货物入关文件。后来他终于在查尔斯顿港发现一份完整的文件——含有航运信、原产地证书、运输入境、货单、船长保证金、值班记录、仓库取款、装箱单的报告和入境立即交付发票等。

1994 年 6 月 15 日下午，凯斯勒局长手里已经握着那份可用作证据的复印件，它证明 B&W 公司已经出口近 50 万磅经过基因处理的高尼古丁烟草到美国。

进一步深入的调查，了解到 Y-1 已经被使用到很多牌子的香烟中。

仅在一家公司备忘录中，就列出当前库存在美国有 400 万磅，另外 340 万磅储存在巴西。

这是重磅炸弹，如果 FDA 能证明 Y－1 已被添加到美国的香烟中，操纵尼古丁的直接证据就坐实了。

调查员又获知有数千页的 B&W 公司的内部文件在律师事务所被泄露。《纽约时报》的专题记者菲利普·希尔茨获得其中的部分资料，他的报道在 1994 年 5 月 7 日以《烟草公司对危险沉默》为标题发表。文章引述文件的内容，表明 B&W 公司早在 20 世纪 60 年代初期就已经了解了香烟中尼古丁对健康的危害和成瘾性。1963 年，当时 B&W 公司的法务总顾问艾迪生·耶曼曾经在备忘录里警示说："我们就是一个销售尼古丁成瘾药物的企业……"他建议公司承担起责任，透露吸烟的危害，尽管需要承担被诉讼的风险，但是这样就可以公开开展旨在确定和消除香烟的危险化学成分的科学研究。B&W 公司的高管没有采纳他的建议，选择了保守研究成果的秘密，保持沉默。

FDA 没有迟疑，立即找到了国会掌握这批文件的议员，与维克斯曼办公室达成协议，FDA 对这批文件进行研究并帮助参议院的烟草调查人员确定那些特殊的重要信息。文件包含大量的尼古丁药理学研究，十多年的一系列动物实验报告，吸烟者调整产品的习惯研究，等等，这些内容令 FDA 的官员们震惊不已。

譬如，1965 年 7 月 1 日，B&W 公司的首席研究员写的《执行委员会报告》上面说明了"在某种程度上，找到最低焦油和最高尼古丁的办法"，并且提出具体的建议，其中包括如何强化卷烟纸中的尼古丁、增加烟草含尼古丁粉末并注意混合。

这是第一次让 FDA 看到了行业文件明确的证明尼古丁影响的用意。

不久，干员杰克·米切尔获知，得克萨斯州的某个非营利医生组织保存着一批和烟草有关的档案。他立即飞往休斯敦，这次行程打开了菲莫公司的秘密之锁。

在那里，米切尔翻阅了成千上万页文件，许多是打印在菲莫公司的信笺上的，日期从 1981 年追溯到二三十年前。他很快意识到，这些是由威廉·邓恩为首的科研小组人员写的内部研究文件、科学图表和实验报告。文件中显示了两个重要信息：其一，关于尼古丁的活性和药理作用已经进行了数十年的研究了；其二，行业的研究强调，可以通过操控尼古丁含量以产生一种"令人满足"的香烟。

另一路去搜寻法庭诉讼档案的马沙朗·奈坦伯劳特在一批封存的诉讼文件中也发现了 RJR 公司的内部材料。

RJR 的一名高管克劳德·蒂格，在 20 世纪 70 年代早期写的文件中谈到尼古丁时说："尼古丁是一种可以形成习惯的生物碱，经证实，烟草产品的使用者寻求的生理'满足'主要来源是尼古丁，也许还有其他活性化合物。

"因此，在本质上烟草产品是用于递送尼古丁的载体，是以一种普遍接受的和有吸引力的形式递送尼古丁。我们的行业，就是以设计、制造和销售使尼古丁具有吸引力的剂型。正是由于我们生产的尼古丁剂型，因而使我们公司在行业中的地位具有更多的整体价值。

"许多这类相同的效果可通过其他的生理活性物质如咖啡因、酒精、镇静剂、兴奋剂等来实现。因此，除了与烟草业的产品竞争，我们的产品在一定意义上也与其他各类具有类似药物作用的产品竞争。

"令人高兴的是，用于烟草工业中的尼古丁既能成瘾，也能够发挥独特的生理作用。没有其他材料或材料组合能够提供相同的'满足'快感。

"如果尼古丁是烟草制品的必要条件，烟草制品被认作是有吸引力的尼古丁剂型，那么设计我们的产品是合乎逻辑的。我们的产品，我们的广告，围绕尼古丁的递送，而不是焦油的递送或风味。我们可以通过市场调查，来得出结论，典型的吸烟者对目前的卷烟产品提供的约 1.3 mg尼古丁是否觉得'满足'。

"如果吸烟者追求的就是尼古丁造成的快感，那么如果我们接受批评者的指控，从我们的产品中减少或消除尼古丁，就将最终葬送我们的生意。

"从某种意义上说，烟草行业可以被认为是专业的、高度仪式化和程式化的制药工业。烟草产品独特地包含并且递送尼古丁这种具有多样生理作用的强效药物。"

当调查团队的人员聚集在一起阅读这些文件的时候，房间里一片肃静。所有的人都意识到，这是他们所找到的最明显、最直接地描述烟草产品中尼古丁作用的文件。现在，已经被他们掌握在手了。

1994年夏天，FDA正在审理瑞典法玛西亚制药公司的尼古丁喷鼻剂上市申请案。负责审查治疗成瘾性疾病产品的主任柯蒂斯·赖特博士发现，在临床试验中受试者出现明显的成瘾行为，于是他要求由一个专家委员会对产品的成瘾性进行评价，并要求药物滥用咨询委员会共同评估新药物是否可能有被滥用的潜在性，这是机构内常用的做法。通常，这样的专家咨询委员会是聘请外部的专家，即所谓独立的顾问团队，包括临床医生以及成瘾医学、药物治疗、药理学等相关领域的学术专家。凯斯勒局长认为这是一次极好的机会，通过科学论坛讨论尼古丁的成瘾性，开展科学家与公众的对话，借题发挥，把议题扩大到喷鼻剂产品以外，从广泛的意义上探讨尼古丁的成瘾问题。

这是一次公开研讨会，尽管已经预先安排了超大会议厅，听众还是把会场塞得拥挤不堪。烟草行业也派出自己的咨询专家参与演讲。专家各抒己见，唇枪舌剑辩论之后咨询委员会绝大多数的专家投票支持"香烟和其他形式的烟草使人上瘾，尼古丁是烟草中引起成瘾的药物"的结论。

会议后，全国各大报纸在头版头条刊登咨询委员会的这条结论。《今日美国》用了醒目的标题——《监管烟草是可能的，如果FDA同意》；《洛杉矶时报》的标题——《FDA专家小组得出结论认为，尼古丁是会上瘾的》；《巴尔的摩太阳报》甚至更为明确指出——《专家小组把尼古丁推向更接近FDA的控制》。

社会舆论的强烈反响增强了FDA的信心，于是他们启动下一步骤——起草法规。不过，在没有明确的烟草监管法律条文可依据的前提下制定法规，摆在面前的工作是极其繁重的。凯斯勒局长把二十余人的法规起草团队召集在一起，集思广益，研究讨论如何制定这项史无前例的烟草法规。与3年前讨论FDA是否应该涉足烟草监管时的气氛迥然不同，不少团队成员控诉了亲身经历过的亲朋好友因为吸烟导致的不幸和痛苦，人人摩拳擦掌，强烈的责任感激励着他们投入到管制烟草的立法

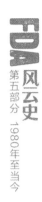

行动中。

这支法规起草团队的成员包括了FDA法务部门的专家以及其他联邦机构和多次参与重要法律起草的资深法务专家。他们需要从法理上提供依据，以作为烟草监管法规的法律基础。

在法规可能被通过之前，FDA必须得到认可他们有对烟草监管的法律授权。因此至关重要的是为支持FDA主张的对烟草管辖权，必须建立法律案件。1938年《食品、药品和化妆品法》中有一个定义，即受规管的产品必须"旨在影响身体的结构或任何功能"，这里所说的"旨在"，即是"意图"。

通过对掌握的大量行业文件的仔细筛选，同时对海量的历史案例卷宗进行研究，团队的法律专家们建立了对"意图"的法律解释，形成主张管辖权的法律框架。他们从三方面论证卷烟制造商的"意图"。其一，制造商都希望用卷烟产品来满足上瘾等类似药物的目的。其二，实际消费用途完全通过（尼古丁）药物效应获得。其三，众所周知，制造商明确了解并控制产品中的尼古丁含量的效力。这三方面提供的证据，为FDA宣布对烟草的管辖权提供了坚实的基础。这是对1938年《食品、药品和化妆品法》的开拓性的解释。

在研究监管的政策时，团队从调查的资料中注意到，烟草公司自己所做的研究表明，终身吸烟者中有89%在19岁就有抽烟的习惯，其中3/4的人成瘾年龄在17岁，如此说，尼古丁成瘾始于青少年，吸烟是未成年人的疾病，纵使疾病和死亡最终发生是在成人期。从维护公共健康的立场来看，烟草公司的问题不仅仅是有意地把一种药物送给吸烟者，他们针对处于青少年年龄段的孩子所设计的产品和营销策略，更是有意地吸引他们成为吸烟的成瘾者。基于这一事实，FDA把监管的着力点定在控制未成年人的吸烟上。

借鉴管制酒精的政策，在国税局的管辖范围下设置了年龄界限的规定。同样地，FDA要求烟草销售遵守法规，不可向未成年人推销。在方案中规定了处罚条例，设定几年内每年未成年人吸烟递减的数量，如果没有下降，将对烟草公司实行财政处罚。分年龄禁售的限制政策，不同于FDA一贯以来的有则全有，无则全无的政策做法，这是一个突破。

1994 年 11 月，FDA 与卫生和公共服务部部长唐娜·沙拉拉召开了一次正式会议，介绍烟草监管法规草案。凯斯勒用统计学证据提出三个关键点：大多数吸烟者开始吸烟时是青少年时期；年轻人变得像成人那样上瘾；青少年中与吸烟有关的疾病患病率呈上升趋势，一个鲜明的对比是最近的趋势。美国有 300 万年轻人吸烟，每年有大约 5.16 亿包香烟被未成年人非法购买，报告显示年轻的吸烟者试图戒烟时 93% 的人发生了戒断综合征。在这个国家每天有 3 000 名青少年开始吸烟，其中1/3的人将最终死于吸烟。

虽然沙拉拉部长赞同 FDA 的意见，但是大形势不容乐观。1994 年的中期选举，民主党失去多数党优势，共和党控制了国会两院的领导地位，反监管气氛狂热。没有人有心情采取任何行动，因为很有可能被用柏油刷上"大政府"的标签，立法的道路比以往都要艰难。部长的幕僚认为现在提出控烟法规是一个再糟糕不过的时间节点。

不能依靠卫生和公共服务部推进烟草法规倡议，凯斯勒开始考虑直接寻求白宫的支持。他们给戈尔副总统送去 FDA 调查的简要介绍和管辖权文件的副本，告诉副总统 FDA 希望白宫了解并参与此项议题，而且需要得到他的帮助。副总统没有犹豫，他直接把这个议题向克林顿总统呈报。

白宫的意见也是有分歧的，克林顿总统的幕僚中一部分人担心总统表态会影响正在临近的大选。克林顿总统的智囊团则认为监管烟草是美国大多数的民意，支持监管可能会失去烟草种植州的选票，但是将赢回更多州的选民的赞成票。

经过一段时间与行业代表不成功的谈判，1995 年 7 月中旬，白宫放弃了与业界达成妥协的努力，出于礼貌，白宫通知肯塔基州联邦参议员温德尔·福特，总统计划宣布 FDA 对烟草管理的法规。

在白宫，克林顿总统和戈尔召见了沙拉拉部长和凯斯勒局长。总统阅读了布朗威廉姆森公司关于尼古丁影响的一些文件的概要。克林顿总统深感震惊。

"他被证据震惊，"白宫幕僚长告诉凯斯勒，"白宫的这次会议标志着总统最终将解决问题。"

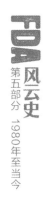

1995 年 8 月 10 日，克林顿总统在白宫新闻会上宣布，他支持 FDA 建议的管理烟草的法规，限制营销和销售，以减少未成年人吸烟。那一天，FDA 的烟草管理团队和部里的官员聚集在健康与公共服务部的会议室一起观看电视上的现场转播。他们中的许多人在去年冬季曾面对面坐在这个会议室参加那些漫长而又令人头痛的会议，设法寻找烟草黑幕的途径。

1996 年，FDA 颁布了管理烟草制品促销、标签和控制未成年人吸烟的法规。烟草行业表示了极大的抵触情绪，以布朗威廉姆森烟草公司为首的一些烟草制造商、零售商和广告商起诉 FDA，挑战这些法规。他们认为烟草公司并没有宣称烟草制品有任何的治疗效应，因此 FDA 无权管辖。FDA 得到了地区法院的支持，但美国第四巡回上诉法院随即推翻了地区法院的判决并支持烟草公司。2000 年 3 月最高法院以 5∶4 的表决肯定了美国第四巡回上诉法院的裁决，裁定《食品、药品和化妆品法》中没有授与 FDA 对烟草的管辖权。最高法院的裁决迫使 FDA 撤销了关于这一条禁止烟草销售的法规。

大法官桑德拉·奥康纳代表另外 5 位大法官的意见并表示，他们不质疑 FDA 试图解决的问题有多严重，但是，如果国会想授权 FDA 管理占据着美国经济极大份额的行业，就应该为烟草制品制定特别的监管法案。

于是，在国会参议院卫生、教育、劳工和养老金委员会主席爱德华·肯尼迪的推动下出台了《家庭吸烟预防和烟草控制法》议案，国会众议院与此相呼应，由亨利·维克斯曼和托德·普拉茨两位议员共同介绍了他们的烟草管制议案。赞成与反对控烟立法的两大阵营经过 9 年的持久战，终以压倒性的多数通过议案，控烟派取得了胜利。2009 年 6 月 22 日，由总统奥巴马签署的《家庭吸烟预防和烟草控制法》成为正式法律，FDA 名正言顺地获得了烟草制品的监管权。而从克林顿总统公开宣布支持 FDA 提出管理烟草法规的 1996 年至今，已经过去了 14 个年头。

《食品药品管理局现代化法》

1993 年至 1994 年，克林顿总统的医疗保健改革引发了美国乃至全球的制药公司的一致反对。1994 年 11 月的国会选举之后，新的国会两院被共和党多数掌控，他们试图推动放松政府规管的立法，并将全面改革 FDA 作为主要的优先事项之一。

第一时间瞄准的，就是 FDA 的新药审批制度。经过半个世纪的立法和法规建设，FDA 对新药的审批已经形成一套科学化的程序。从实验室开始到最终 FDA 批准，新药研发是一个漫长的过程，耗费时间和金钱是众所周知的。悉心操作和完成多年的临床试验后，制药公司提交新药申请给 FDA 审查。新的药物必须符合安全性和有效性的法定标准，上市之前必须得到机构明确的批准。根据来自美国药品研究与制造商协会的统计数据，在 20 世纪 90 年代，一家制药公司平均花费 3.59 亿美元才能完成一种新药物上市的过程。从发现一个有治疗前景的化合物到它成为对抗疾病的成长型药物，周期大约需要 15 年。新药申请的文件，须包含原始的实验数据、图表和表格，所有这些资料可以装满一个集装箱。

新当选的国会众议院议长纽特·金里奇在选举中就公开指责 FDA 是美国的"头号工作杀手"，阻碍了创新。选举结束后，还没等上位，他就宣布将争取在华盛顿保守派智囊团的帮助下为一项"大修" FDA 的法案而工作。那年晚些时候，一名前参议员大卫·杜伦伯格的立法助理在一个制药行业的会议上公开鼓动说，在新国会多数派中，将会看到对 FDA 不满的"巨大的响应"。他建议行业利用这个千载难逢的机会游说国会改变 FDA，业界对此的回应很热烈。原来的制药组织"药品制造商协会"于 1994 年改名为"美国药品研究与制造商协会"，1995 年 2 月，该协会着手起草对 FDA 的改革建议。

配合这场"改革法案"的行动，新右翼改革者发动了大规模的舆论造势。几个极端的右翼基金会，尤其是一个新的右翼基金会华盛顿法律基金会慷慨地提供数百万美元的年度资金，并从长久以来一直对抗 FDA 监管的一些烟草企业和制药公司（包括制造沙利度胺和 MER－29 相关的家族企业）筹得数百万美元的捐款，为 1995 年和 1996 年的一系列攻击 FDA 的广告出钱。

登载在《纽约时报》和《华尔街日报》上的一则广告很有代表性：

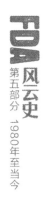

广告中有一块墓碑，上面的文字写着："如果一个凶手杀了你，这是谋杀。如果一个醉酒的司机杀了你，这是过失杀人罪。如果 FDA 杀了你，它只是出于谨慎。我们联邦政府的官僚主义和显然不负责任的 FDA 封杀了药品审批，而美国人死于痛苦极大的疾病，（这些疾病）在其他国家早已被控制好多年了。"

金里奇议长在这样的政治造势中表现突出，甚至不惜对 FDA 的局长进行人身攻击，称大卫·凯斯勒是"一个流氓和横行霸道者"，金里奇采用如此低俗的言语和异乎寻常的恶意措辞，着实令人吃惊。

新右翼在宣传中攻击 FDA 阻碍救命的新药和医疗器械上市，经常引用 6 个药物和仪器的案例，这些案例曾被其他团体、国会成员和保守激进分子反复提到，但全部都是歪曲事实的。举其中一例，华盛顿法律基金会发的一则广告说："美国心脏协会估计，至少有 1 000 人由于心脏除颤器的批准被推迟而丧生。为什么延误呢？因为'文案工作的问题'，FDA 禁止装运。"

这则广告立即受到美国心脏协会的谴责，美国心脏协会声明，他们从来没有做过这样的事。协会写道："美国心脏协会很诧异它的名字被华盛顿法律基金会使用在 1 月 12 日的广告里。广告实质上指责 FDA 由于延误对药品和医疗仪器的批准程序，杀害了成千上万的人。把 FDA 比作凶手、酒醉驾驶者是不负责任和不正确的。"

据查证，这个 1 000 人死亡的数字，不是来自心脏协会，而是首先被一位医生引用在一档电视节目中，该医生曾经被一家医疗仪器制造商雇用，在一场官司里出庭做证。所谓"文案工作问题"是在一个对产品的安全问题的诉讼中被提及，该公司在法庭里输了案子。华盛顿法律基金会的广告生拉硬扯编造的案例作为攻击 FDA 的重磅炸弹实际上不是事实，并不能成为支持他们的证据。

来势汹汹的攻击，试图全面地抹黑 FDA 的名声，目的是废除 FDA 的监管，否定 1962 年《药品修正法案》中审查药物的科学标准，企图把药物的评审权交给制药商自己雇用的私营公司。

至 1995 年底，新右翼策划和布置了一连串的广告、论坛、新闻发布会和报告之后，迅速地推出一项提案，以期它很快在国会通过。尤其是在众议院，那里的保守派的共和党领导人表示，他们希望采用一个简短的程序通过一项法律，促使 FDA "改革"。在保守派共和党人看来，这是一场用金钱和政治力量为天经地义的事业进行的战斗。

1996 年，众议院提出了分别涵盖药品、医疗器械和食品的 3 个议案，这些议案代表了国会在行业团体及其他政治压力下试图修改 FDA 药物审批程序和对安全的监管。接着是众议院对议案的听证。听证会于 1996 年 5 月 1 日开始，地点是商业委员会，由弗吉尼亚州议员托马斯·比利雷主持。众议院商业委员会就在金里奇的眼皮底下，被看作是最重要的 "战斗前锋"。

FDA 局长凯斯勒将要出席做证。刚刚带领 FDA 走向正轨的几年，凯斯勒强力推动维护公共健康的政策，坚定 FDA 的立场，但在共和党右翼看来，这些是离经叛道的行为，现在他个人注定成为攻击的目标。极右派的评论员詹姆斯·博娄佛公开地声讨凯斯勒："凯斯勒掌管下的机构，对企业实行的干预是空前规模的。凯斯勒致命的官僚主义和 FDA 的侵扰，用'狂热'这个字眼形容似乎都嫌不够。"他说："即将到来的对 FDA 的战斗，是共和党控制的国会能不能开始驾驭大政府的一个最明确的测试。"

凯斯勒局长已经感受到形势的严峻，但是他没有退却，他正好想借国会这场公开的听证会（而且证词记录）把 FDA 存在的意义为公众做一阐述以澄清事实，反驳在这一轮改革 FDA 的立法运动中右翼势力的反 FDA 宣传。凯斯勒对一个守候的记者说："事态变得如此严重，它关乎一个世纪以来建立的食品药品法律的价值，关乎美国人服用的药物的安全。"记者注意到局长的神情异常严肃。

听证会现场的氛围对凯斯勒局长来说十分压抑。有个在场的记者杰弗里·戈德保描述了当时凯斯勒所处的境地，他是 "差不多完全地被敌人包围。在他面前是国会的批评者，其中一些人是坚定的亲自由论者，满脑子要实现在公共卫生领域自我规管的幻想。在凯斯勒后面的听众席，坐着私营企业的人，是医疗器械行业、食品添加剂制造商、保健品制造商、食品制造商、烟草制造商集团这支庞大队伍的说客代表"。戈德保注意到，凯斯勒已练就出一种当遭受攻击甚至在更恶劣的情形下保

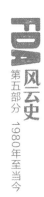

持稳健冷静、不感情用事的能力。

凯斯勒的发言直指主题："主席先生，美国人民期望为他们的利益而制定公共卫生决策，并以科学和医学为基础。改革应当加强和改善公共健康，不应该是一场对公众健康和安全的赌博。今天你正在考虑的这个众议院议案不符合这些期待。"

凯斯勒剖析了众议院商业委员会的三项议案的关键问题：

（1）滞后的问题。凯斯勒反驳这些指控 FDA 审批药物滞后的说法是不存在的，他说："今天的 FDA 在对药物审评的质量和批准的及时性上都是世界领先的，这是不可否认的事实。最新的资料再一次证明，通过国际药品研究中心——一个英国工业界资助的、非营利组织研究小组的分析，1994 年和 1995 年，被 FDA 批准的新药物的平均时间与英国一样快，比法国、西班牙、德国、澳大利亚、日本、意大利、加拿大等国更快，这个结果是由国会、工业界与本机构的努力工作所带来的，从而得以实现在 1992 年通过《处方药使用者费用法案》时的承诺。这就是改革。"

凯斯勒列举最近的三项研究结果，困扰着众议院议员的所谓"药物滞后"一说，实际上已经是过去的事了。

第一个研究出自总审计局 1994 年的发现，"作为一种更快、更好的国家监管制度，FDA 审核和批准的速度比英国快，这是许多评论家乐于引用的"。

第二个研究，是关于审评新的分子实体新药（而不是复制他人所生产的药品）。在 1990 年至 1994 年共有 58 个分子实体新药同时在美国和英国被批准，美国首先批准 30 个，英国首先批准 28 个。与德国作同样的比较，有 44 个新化学物质在两个国家已经批准，其中美国首先批准了 31 个，德国首先批准的有 13 个。日本也是相似的数量。研究还认为几种有重要治疗价值的药物都在美国上市，而在其他国家没有。反之，没有什么有重要疗效的药物可以在别的国家得到而美国没有。

第三个研究表明，在最重要的药物批准上，美国一贯领先。8 个抗艾滋病的新药物中，FDA 批准了其中 7 个，是世界第一。除了艾滋病以外，美国率先批准治疗卵巢癌的紫杉醇，治疗白血病的氟达拉滨，治疗囊性纤维化的百慕时核苷类似物，治疗多发性硬化症的重组干扰素β－1……

"这三个研究表明，"凯斯勒说道，"如果你是一个美国病人，你已经有权使用重要的新药物治疗，比其他任何一个国家的公民更早地享受那些已被证实安全、有效的新药。"

（2）增加 FDA 维护商业利益的权力。凯斯勒一针见血地指出，FDA 的历史使命一直是"保护公众健康和安全"，而众议院的这三个新议案却是有史以来第一次让 FDA 将功能转为服务于商业。在食品议案的使命宣言上，同样的也说要及时检讨商业事务，议案的起草者完全无视该机构的历史责任，即确保食品被正确标示有益于消费者健康，并使其远离欺诈。如果按照这个议案，最近刚开始生效的食品标签法律将被削弱，重新放任那些未经科学研究证实的不实的宣传充斥市场，放任食品公司任意宣传，而 FDA 则将无法采取任何行动。

（3）取消 FDA 的审查权力。新版改革议案把 FDA 的审批权交由制药公司聘请的私营的第三方，堪称该议案的核心内容，其完全取消 FDA 评审和批准产品的权力，议案完全删除对医疗器械的安全性和有效性的检查。相反，将要求评审员只是检查工程的质量，将禁止 FDA 调查医疗器械在实际应用中是否有效。

凯斯勒指出，FDA 在长期对药物监管的工作中所获得的经验和积累的信息资源，使机构具有不可替代的价值。FDA 评审员了解来自不同公司的产品，评审员了解所有的心脏瓣膜，所有的关节炎的药物，他们获得的知识远远超出了作为专科医生培训的基础知识。如果商业审评员接管了这个任务，他们不可能审评同一领域里的两种药物，因此，这些人的经验不能与 FDA 的专职审评员相比。另一个重要的是，FDA 的评审员跟随一个新药的开发一直到它的批准，问世之初到经由成千上万的病人使用多年之后，他们始终关注这个药物在医学上的功效，关注它的发展，对每个药物都积累了医学知识和长期经验。商业评审员只能看到一个药物的生命中很短一段时间，而不会对它的审批以后负责。

凯斯勒驳斥议案中有关 FDA 否决权的条款是荒谬的。如果 FDA 想反对任何药物的批准，它必须在 60 天的期限内提出。这么短的时限，

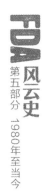

除了浏览申报内容的概要，根本无法获得详细的信息来衡量一个药物。对于 FDA，如要证明一个药物缺乏安全性或有效性，所需要的信息从哪里来？须知有问题的药物是在企业的控制中，他们控制所有的数据，公司不会主动提供不良反应的数据，只能依靠评审员自己去找到它，而这绝不可能在 60 天内完成。

（4）降低审查的要求。该议案规定，如果专家对某一治疗严重疾病的药物的评审意见为"可能会对一定数量的病人有效"，那么该药物可予批准。另外，一旦一种药物已经被批准主治某种疾病，它也可以以更低的标准被批准用于其他用途，仅仅这项条款就预示着灾难将会发生。

凯斯勒指出，事实上新版议案删除了 1962 年设定的基本标准——要求批准的药物有"充分和合理对照的研究"。

议案禁止了药物的评审员用两个已经上市的药物与另一个正在决定是否批准的新药的有效性作比较，而这样的比较是必不可少的。譬如治疗淋病，现有的药可杀死 95% 或更多的淋病奈瑟菌。如果一种新的药物不能做到，那就成了一种冒险，因为病人使用它将依然可能具有传染性，感染可能在一个社区继续传播。这个条款虽然可以理解为企业之间不愿在药的有效性上作竞争，但是随着时间的推移，对于公共健康势必造成不良的影响。

议案提出当制药公司对一个药物仅仅在制造上做了改变，他们可以不再通知 FDA 或评审员。但是历史上由于制造上的一个小小的改变造成灾难的药品数量可编成一本书。难道议案的作者对此一无所知吗？议案取消 FDA 的权力调查或停止危险的临床试验，那么，在试验中的药物或其他方面造成病人的伤害问题，是否将由公司和他们雇用的评审员解决？

凯斯勒痛批，该议案将让我们远离循证医学的方法，而那正是我们体系的伟大之处。

凯斯勒结束他在众议院商业委员会的做证后，以书面形式把他的意见送到参议院的劳动和人力资源委员会。在给参议院委员会的信中，凯斯勒声明 FDA 现有的资源无法满足参议院议案规定的时间限制，并指出若要求机构在 6 个月期限内审查完成审查诸如脂肪替代蔗糖聚酯、重组牛生长激素和可能会威胁到数以千人的传染病疫苗等新颖产品的复杂的科学论证，相当困难。他担心，按照这些议案的措施，如果赶不上最后期限就会导致所有申请（将被）外包给私人公司。

众议院的听证会进行了两天，共和党人传唤一个又一个证人，试图找到有利的证据以支持他们的议案。不过，即便是努力支持共和党的证人，如安进公司（Amgen，世界最大的生物制药公司之一）的董事长戈登·拜德，当被议员问道："你到底想要什么，在现行的法律下你没有得到的东西？"

拜德回答道："我们安进公司与 FDA 确实有密切的工作关系。我们最早的两个有效的产品都是在大约 15 个月内被核准的，当时非常迅速……我们只是想它要做得更快，但我认为它现在做得也很好。"

公共公民组织的悉尼·沃尔夫博士在做证发言时承认，自己直言不讳地批评 FDA 已有 25 年了。但是他想告诉议员们，快速审批以及一个较弱势的政府监管机构是危险的。他做了一项研究，在 1970 年和 1992 年将所有的药物投放市场后，在美国、英国、法国和德国因为病人死亡和损伤被召回的，共有 56 种药物。批准速度最快的国家有最差的记录：31 种药物在法国，30 种在德国，23 种在英国。美国只有 9 种，其中 3 种是由于制药公司在审批过程中隐瞒了严重不良反应的证据才被放行投入市场，其高管后来被起诉宣判有罪。

沃尔夫还指出，美国 1962 年药物审批标准生效之前，危险药物的召回比例和欧洲相同。由于药物审批标准的实施，两者产生了差别。没有什么理由放弃更高标准，尤其是现在，批准药物的速度已经够快。

药物安全问题研究专家托马斯·摩尔教授曾长期研究药物的危害问题和公共卫生，围绕这些主题写了几本书。作为专家，他为立法者们讲述了一些触目惊心的案例，说明科学循证对药物安全的重要性和必要性。他指出，自从 1962 年《药品修正法案》颁布以来明确地要求专家设置充分和合理对照的研究获得科学证据支持他们的观点。现在讨论的这个议案废弃了那些基本准则。如果这个议案被通过，它将允许药物的批准中没有严格的对比试验。那些为治疗严重疾病的新药将可以在专家意见的基础上被批准。仅凭"可靠"的临床经验，而不需要正式的测

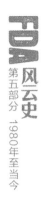

试，药物就可以被批准上市。如果国会通过这项议案，废除了所有这些重要的药物试验的要求，不再通过科学事实判断药物的风险和利益，整个过程将成为致命的错误。众议院批准的1992年《处方药使用者费用法案》，阐明了在不降低疗效及安全性的标准下可以加快核准药物。但如果国会抛弃药品安全的重要原则来加速审核药物，可能造成的损害后果将无法估计。

摩尔教授的做证结束了众议院商业委员会的听证会。

国会听证会之外，维护病人利益的团体正在积极工作，试图把他们的诉求传达给国会。从1995年到1997年，一些病人利益维护组织联合组成了病人联盟，共有超过100个组织，代表着患有严重的、罕见的、威胁生命的疾病的病人联盟，包括阿尔茨海默病协会、关节炎基金会、帕金森联合基金会、威尔逊症协会以及艾滋病病人维权会等，他们集合在"病人联盟"的旗帜下，代表了更广泛的社会意愿，对抗右翼团体的反FDA行动。病人联盟的态度是鲜明的，反对众议院和参议院提出诸多对FDA改革的建议。

众议院的议案通常在听证以后，经过两党的专职立法助理的协商、磨合，以达到一个双方能够接受的平衡点，修订成最终版本的议案，使之得以通过。协商的工作，商业委员会为共和党工作的幕僚以霍德华·科恩为首，他的对手是为民主党工作的资深幕僚凯·霍尔库姆。因为长期工作累积的经验，他们保持着相互合作和尊重。然而，自从金里奇掌控众议院开始，气氛大不一样了，传统的秩序正在被他摧毁。科恩认为，把人生攻击和意识形态带入法律的语言，是一种冒险。带给众议院的过于极端的议案，仗着多数席位，要强行通过，在科恩看来是不可能获得妥协的。

"在商业委员会里一直存在着基本的理解，"科恩说，"FDA是一个公共卫生机构，执行公共卫生法规。你不可能只对共和党或只对民主党的议案负责，并强制它通过。你必须走到两党行动的中心点……"

在商业委员会的助理会议上，坐在科恩对面的霍尔库姆有相同的想法："我们必须给身处华盛顿环城高速公路以外的公众一个解释，为什么要把一个没有测试过的药物放入市场，这会使他们的孩子没有防护……"

对于金里奇的议案，科恩无法从它的极端立场找到一个可能谈判的共同点使议案继续推进。他告诉商业委员会主席托马斯·比利雷，这个议案是行不通的。最终，新右翼的议案夭折了，没能从商业委员会推出。金里奇发动的对 FDA 改革，废除 FDA 监管权的核心内容在法案的最终版本中被删去。

1996 年 3 月下旬，在参议院担任劳动和人力资源委员会主席的堪萨斯州参议员南希·凯斯邦推出一项激进的议案《美国食品药品管理局的性能与责任法案》。该议案规定，于 1998 年起，FDA 审查和批准所有的新药申请（NDA）必须在 6 个月内完成，超过 6 个月的将通过调用外面的单位，如联手研究机构参与评审以降低申请案的积压。由于这个议案与生物技术行业组织（BIO）起草的非常接近，受到行业贸易组织的赞赏。参议院没有一种类似众议院委员会立法助理的工作程序的设置，可以发挥阻止一个委员会内部的议案出笼的作用，因此，凯斯邦试图强行通过议案，但是她受到委员会的成员——资深的民主党参议员爱德华·肯尼迪的阻拦，肯尼迪投票反对该议案。

肯尼迪为此在参议院发表的演讲，是对百年以来美国的食品药品监管制度做了恰当总结，他说："今天，当美国人早晨起床刷牙时，他们不用担心他们使用的牙膏是否安全。当他们吃早餐时，他们不用担心他们正在吃的食物是否安全。当他们服用药片治疗疾病时，他们不用担心药物是否安全，他们不用担心这些药物是否有效。美国人对这些所有产品都有信心，因为 FDA 是一个具有极大信誉的独立机构。

"我们的委员会欲批准立法废除这个在国外被公认为世界黄金标准的监管机构。在美国，FDA 是我们应对健康危机的最强防御。我们拥有世界上最安全的食品供应和最安全的医疗产品。我们不应采取任何措施危害美国消费者对食品和医疗产品安全的信心。"

1997 年 9 月，参众两院的议案都已形成，两院开始协调磋商，以期合并成一个正式的议案。经过一个多月漫长的会议以后，在离国会结束年度立法会议的前两天，1997 年 11 月 8 日《食品药品管理局现代化法》完成，11 月 9 日国会通过。1997 年 11 月 21 日，经克林顿总统签署成为法律。

1997 年《食品药品管理局现代化法》从起草至通过进而颁布成为法律，整整经历了 32 个月。国会内外的数百名参与者在无休止的会议上，对 FDA 的改革一直被看作是在国会中最具争议的立法问题之一，进行了一场如火如荼的讨论和辩论。由于支持者和反对者在许多核心问题上存在巨大的鸿沟，没有人看好，但是也没有人不同意，预测这项议案最终可能实现一致通过，这是关乎国本的重大议题——美国必须在医药创新和维护健康领域中保持世界的领先地位。

白宫克林顿政府的纪事上，关于这个法的签署有这样的记录：总统支持并签署了 1997 年《食品药品管理局现代化法》，这是 35 年来第一次对食品和医疗用品的重大改革。该法削减了一半的新药审批时间，简化了医疗器械的审查程序，并确保准确的食品标签，扩大参与治疗艾滋病、阿尔茨海默病和癌症病人的试验，并保护了消费者。

在总统签署《食品药品管理局现代化法》的那天早上，参议员肯尼迪在与白宫一街之隔的海伊亚当斯酒店主办了早餐会，招待行业领导者，庆祝经过众多人的努力而获得的这一法律的通过。

批评家却给予新法毫不留情的批判，指出 1997 年《食品药品管理局现代化法》改变了 FDA 的宗旨，在其关于 FDA 的使命陈述中加入了"及时""高效""迅速"的字样来审查新药（也包括医疗仪器），这改变了 FDA 的一贯政策，它的责任是致力于公众健康，新法要求这个公共卫生执法机构兼顾监管对象的利益。对于条款规定试验性的授权让"第三方"审查，实质上是削弱 FDA 的守门人把关的权力，为私有化打开一道门缝。重新延续的"处方药使用者费用"条款，在提高了用户的费用水平的同时做了机制调整，规定总体审查申请的周期再缩短。一个已被外国监管机构批准选定的新药，相同的药物一旦提交给 FDA，要求其 30 天内审批决定。

病人利益团体的要求，凡与行业利益显著冲突的均没有被采纳到《食品药品管理局现代化法》里，最大赢家应该是医药工业界。新法案的条款，将使向 FDA 申请批准上市的药品、生物制品或医疗设备的时间和成本降低。这将积极推动产品的开发，并最终提升企业价值，从而刺激投资，对制药业界是利好的事情。

迷失的黄金标准

1996 年 11 月，比尔·克林顿竞选连任获胜的同时，凯斯勒决定辞去 FDA 局长之职，前往耶鲁大学医学院担任院长。当他宣布辞职决定时，很多人感到意外和吃惊。全国广播公司的汤姆·布罗考在当天这样报道："在华盛顿最强大而有争议的人物之一准备离职而去。今晚，你应该可以听到来自烟草公司的欢呼声。"

凯斯勒担任 FDA 局长六年多，任职时间之长仅次于乔治·拉里克。凯斯勒作为一位作风强硬的 FDA 领导者，在机构被令人震惊的丑闻影响、士气下降、公信力受到严重损伤的境况下，迅速改变了 FDA 这种形象，恢复了信誉。由共和党任命的局长，却也受到民主党总统克林顿的赏识并获留任，自尼克松政府以来还是第一次。

许多维护消费者权益的倡导者和行业代表同时赞扬凯斯勒作出的成绩，《时代》杂志说："在 6 年的动荡岁月中，大卫·凯斯勒做了意想不到的事，他改善了公众健康的状况。"《华盛顿邮报》的评论，认为凯斯勒已经"改变了被困扰的机构和美国公共卫生政策"。

FDA 正在发动对美国烟草业的战争。从 1994 年到 1995 年，FDA 一直致力于对尼古丁的监管和限制青少年吸烟，但这受到来自烟草行业及其利益集团的强大阻力。全国青少年无烟中心的执行董事马修·迈尔斯说："他是最重要的 FDA 局长，是一个公共卫生的巨人，他振兴了一个濒死的机构，并推动 FDA 介入烟草，他可能比以往 25 年的其他任何官员都负责任，挽救了更多的生命。"

总部位于华盛顿的消费者权益保护组织，公共利益科学中心的执行董事迈克尔·雅各布森博士称赞凯斯勒："比起以往的 FDA 局长，他是其中最好的。在烟草问题上，他让 FDA 冲在最前沿，并开始做很久以前就应该做的事。为此，他将被载入史册。"

而在凯斯勒的敌对阵营，对凯斯勒的评价则是另一个极端。当时国会推动立法以削弱 FDA 的监管权力，FDA 正与共和党控制的国会抗争。曾经支持任命凯斯勒成为 FDA 局长的共和党人，后来成为他的尖锐批

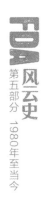

评者，特别是右翼的保守派，以及它们的喉舌如《华盛顿时报》，称他是大政府的工具。

批评凯斯勒的共和党人和大烟草公司，对 FDA 把烟草作为一种药物管理更是愤怒。对此媒体的评论几乎是一致的，美国广播公司的乔治·司曲特报道说："他在业界和国会的敌人看到他走十分高兴。"哥伦比亚广播公司的保拉·扎恩说："凯斯勒的辞职可能会让烟草业大松一口气。"

《纽约时报》说："很少有机构负责人获得如此大的关注。"

凯斯勒的妻子宝莱特·凯斯勒也是法务专家，长期以来一直给予他支持。在记者采访中宝莱特坦诚地表示，她不能再忍受丈夫工作带来的巨大压力。"已经有很长时间了，我希望他能离开，"她说，"对我来说，这里的经历大部分是积极正面的，但是，当他被撕成碎片或受到负面的舆论攻击时，我们家庭被搞得精疲力尽。"

美国国家科学院则授予凯斯勒最高荣誉——公益奖状，表彰他为履行公共健康的使命而作的努力，并且面对各种权贵的强大炮火毫不动摇。

很多人担心凯斯勒的继任人是否能够引导 FDA 向着相同的方向前进。国会在共和党的掌控之下可以否定克林顿总统提名的任何不合他们心意的候选人。迈克尔·雅各布森认为："将很难有能够取代他的健康倡导者，尤其是必须由参议院核准。"他关注的是，新的局长是否也会像凯斯勒那么支持政府对食品、烟草等行业的管制？

凯斯勒离任之后，克林顿政府花了一年多时间去寻找一个能够被各方政治利益都接受的继任者。最终，简·亨尼博士接任 FDA 局长。她是肿瘤学家，曾经担任凯斯勒的副手。

1997 年，正是反对 FDA 监管的立法活动达到巅峰的一年，国会通过了制约 FDA 的新法，FDA 的强硬派领导人凯斯勒局长已被逼走。

1997 年 11 月 21 日，总统比尔·克林顿签署了 1997 年《食品药品管理局现代化法》，他在演说中说："FDA 一直为消费者设定安全的黄金标准。"这是美国政府官方首次使用"黄金标准"一词，给予 FDA 在公共卫生的监管标准上以高度评价。

"黄金标准"来源于金融术语，指货币供应与黄金储备挂钩。在新药审评的法规中，要求申请的新药必须与已经上市的同类药物中性能和功能最佳的药品作比较，以显示新药的优越性，大家称此为黄金标准。在20世纪末，"黄金标准"代表了美国食品药品监管体系的公信力。

美国食品、药品和医疗产品的监管制度，无可非议地成为当今世界的黄金标准，这是经过一个世纪建造起来的丰碑。尤其在20世纪60年代以后，维护消费者权益的观念逐渐增强，食品药品安全日益受到重视，律法不断修缮进步，监管机构一系列法规也更加完善，美国在食品、药品和医疗产品的监管标准方面为世界各国所效仿。

然而，敏锐的观察家如西德尼·沃尔夫已经发现某些变化。他说："10年前的FDA，即是黄金标准，无论是在上市前批准药物，或者药品到了市场后发现安全问题后的处理速度，没有任何一个国家的工作比FDA做得更好。但现在却不再是这样了。"

1997年《食品药品管理局现代化法》重要的变化之一是增加了第506条款：快通道政策。该政策允许企业在制订他们产品开发计划的时候，或在提交了新药临床试验申请后的任何时间里可以寻求"快通道"审批。

1997年《食品药品管理局现代化法》对加速审批的药物所定的资格是：一种药物如果是为治疗严重的或危及生命的疾病，是为解决"尚未得到满足的医疗需求"，即可获得"快通道"资格，被列入"快速药物开发计划"。所谓严重的病症，定义为"一种影响到生存，或发病严重影响日常功能的病症，但发病不一定是不可逆的，只要它是持续的或复发的。"如此说来，类风湿关节炎或抑郁症能符合快通道指定用于"严重的疾病"的定义。"尚未得到满足的医疗需求"则定义为现有的医疗无法充分解决的需要，譬如新药在改善严重不良反应或避免严重毒性方面，比现有药物具有潜在优势。

1997年《食品药品管理局现代化法》最大的改变是FDA的医药政策，强调审查新药须"及时""高效"和"迅速"。加之第二期处方药用户收费法的新条款，监管机构和被监管企业之间成为一种合同责任的形式，对审查的时限约束更为苛刻。

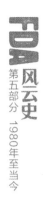

FDA 的官员们注意到了，他们正面临着一个明显变化的政治环境。政治使 FDA 改变了监管标准，当人们看到新药审批时间大大缩短的同时，并没有注意到不安全隐患也在大大增加。

也是从 1997 年开始，出于严重不良反应的报告增加，FDA 要求下架市面上许多药物。

1996 年 4 月被批准上市的 Interneuron 制药公司的减肥药右芬氟拉明，由于服用者查出心脏瓣膜损害，于 1997 年 9 月被撤下。FDA 后来收到的报告确定右芬氟拉明涉嫌与 123 宗死亡案例有关。

罗氏制造的降压药咪拉地尔，1997 年 6 月被批准上市。它可能扰乱心脏节律以及与某些药物发生相互作用，具有潜在的风险，在上市一年后被撤下。有报道援引咪拉地尔涉嫌造成 100 宗死亡案例。

1997 年 7 月被批准的惠氏出品的止痛药溴芬酸，评审员曾经再三警告该药物的肝毒性。到 1998 年底，FDA 收到的溴芬酸造成死亡的案例已经有 68 例，其中包括 17 例涉及肝衰竭。该药物在 11 个月后被下架。

葛兰素的抗生素格帕沙星在 1997 年 11 月被批准上市，但证据表明，它在临床研究阶段已经造成了几个病人致命的心律失常。在 13 宗死亡病案之后，格帕沙星于 1999 年 10 月被制药商撤回。

华纳兰伯特的糖尿病药物曲格列酮是更为严重的案子。该药被批准于 1997 年 1 月上市，于 2000 年被下架，已涉嫌造成 91 宗肝衰竭和 391 宗死亡。

葛兰素治疗肠易激综合征的阿络司琼，仅上市 10 个月已被指造成了 5 例死亡案例，70 名妇女病人伴随严重的并发症，包括 49 例缺血性结肠炎，21 例重症便秘，1 名病人为此接受了结肠和其他肠手术。2000 年 11 月 28 日阿络司琼被逐出市场。

葛兰素的另一个药物扎那米韦，1999 年 7 月被批准上市，不到一年时间里，FDA 已收到服用者产生严重呼吸系统不良反应的报告，该药涉嫌导致 22 人死亡。

强生出品的夜间胃灼热药物西沙必利于 1993 年被批准上市。2000 年 7 月，确定西沙必利导致病人心律失常后死亡，被撤下。7 年间至少有 302 人死亡与该药有关。

拜耳的降胆固醇药物西伐他汀于 1997 年 6 月被批准上市，2001 年 8 月被 FDA 下令召回，并从全球市场下架。该药可能与一种被称为横纹肌溶解症的罕见的不良反应有关，进而导致肾衰竭。药物可能造成了 52 人死亡，385 例非致死病例。

欧加农，或名 Rapacuronium，是一种快速作用的非去极化神经肌肉阻断剂，用于现代麻醉。由于致命的支气管痉挛的危险，2001 年 3 月 27 日，它被从美国市场撤下，这时距 1999 年 FDA 批准它上市还不到 2 年。

······

敏锐的健康新闻记者，开始关注正在频频发生的新药下架事件。《洛杉矶时报》驻华盛顿记者大卫·威尔曼追踪了 7 种下架药物的内幕。于 2000 年，在《洛杉矶时报》发表了大标题为《新政策如何导致了 7 种致命药物》的连载报道。

大卫·威尔曼曝光了被 FDA 批准的 7 种不安全的处方药，并对政策改革如何削弱了 FDA 的执法有效性进行了深刻剖析，为此他获得了 2000 年的"普利策新闻奖"。

威尔曼对 FDA 草率批准不安全药物上市的原因进行深入挖掘，使这项政策成为社会舆论讨论的焦点。过去听到的是 FDA 的药物审查滞后过严，而现在关心的却是 FDA 是否审批太快，太草率。

"这是我们曾经有过的最差纪录，这是前所未有的，"托马斯·摩尔教授在众议院商业委员会听证会上做证时表示，"我们为片面的争议付出了极大的代价，我们曾以为在这个国家，FDA 的审批速度是唯一的问题。"在 1992 年《处方药使用者费用法》生效的 5 年里，制药公司总共支付 3.27 亿美元给 FDA，机构用这笔钱加强其药品审评部门，购买新设备，并增聘 600 名评审员。1995 年 28 种新药获得批准，和前几年的数目类似，1996 年批准的新药物已经上升到 53 种，1997 年有 39 种新药获得批准。第二轮的用户费法案从 1997 年延续至 2000 年，药品审评中心共有 1 200 名员工，15 个审评部门同时开动，审批速度已经不再是问题。

然而，《处方药使用者费用法》严格的时限条款也给 FDA 套上了紧

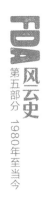
箍咒，不论新药申请案的问题有多复杂，审评的时限是不变的，为了赶时间，FDA新药审评部门一直处于紧张的气氛中，评审员们时常没日没夜地工作，连药品审评中心主任珍妮特·伍德考克也不得不承认，最后期限给人的感觉就像"一个血汗工厂"。

"在过去的两年，给予92个新药物上市许可，这是创纪录的数量。"《纽约时报》1998年的报道说。

"FDA承受了太多的压力，迫使其更快地批准更多的药物，从而不计后果。"赖瑞·萨西奇如此说，他是公民健康研究团体的一位药剂师。

快速放行的原意是有必要把拯救生命的医疗带给迫切需要它们的病人。FDA药品评价和研究中心的副主任穆雷·兰普金坦诚地告诉记者，批准的新药中只有20%是可以纳入突破性药物一类的。其余的包括溴芬酸和咪拉地尔这类下架的药品是所谓的"Me-too"的仿制药。已经有很多治疗同类疾病的药品在市场上。那么，问题就不仅是为什么给予批准，而是当试验报告已经暗示存在安全问题的时候，为什么还放行它们上市？

从1997年以来下架的药品中，葛兰素史克（GSK，原名葛兰素惠康，后与史克合并，成为当时世界第三大制药公司，总部设在英国）有3款，格帕沙星、阿络司琼和息斯敏，加上当时争议很大、下架呼声很高的瑞乐沙。

葛兰素史克一味维护自身商业利益的态度，反映在该公司所有申报的新药过程中。1995年申报治疗流感的药物瑞乐沙，在临床试验治疗美国病人常见的流感症状中不比安慰剂更有效。而且，该药是粉末状吸入剂，对于有哮喘或其他呼吸系统疾病的流感病人有潜在的危险。评审员迈克尔·艾勒肖夫反对对其批准放行。FDA的抗病毒药物顾问委员会的成员接受艾勒肖夫的意见，投票反对通过。

葛兰素史克公司迅速做出反应。公司的医学管理和产品战略部的主任詹姆斯·帕尔默博士在给FDA抗病毒药物部门主任的信中说，评审员反对瑞乐沙的立场"是完全与国会的意志冲突的，对药物开发和审批应该迅速地进行"。结果是，艾勒肖夫被上级问责，至少有5次要求他删除反对瑞乐沙的建议，但是他坚持自己的看法，拒绝了。

瑞乐沙在1999年7月26日准予上市。服用该药所引发严重呼吸问题的报告很快就出现了。有潜在的哮喘和其他呼吸问题的病人，在吸入瑞乐沙以后呼吸功能减弱。这促使FDA对医生发出警告，提醒该药最高的使用剂量。到2000年，它被怀疑是造成22宗死亡案例的原因。

在媒体的报道披露内幕和公共公民团体的调查报告发表以后，联邦总检察长办公室也开始了调查。

大卫·威尔曼的采访和调查，暴露了1997年国会共和党强力推动的药物监管改革新法产生的负面后果。对于FDA的评审员而言，赶上期限的压力是巨大的。正如FDA的代谢和内分泌药部门主任所罗门·索贝尔博士说的："压力不只是在赶期限，上级还给你压力，让你准予放行。"

每个新药申请，会附带上千本医疗数据，足以装满一整个货柜，要求评审员在不到半年或一年的时间内熟悉所有的资料来做出判断。

刚从FDA的科学调查处退休的资深药理学家格斯顿·特纳说："魔鬼是藏在细节中的，但我们不再有时间去探究细节，如果你知道你必须在一个限定的日期完成你的报告，你得完成。……这就是他们（顶头的FDA官员）在计算，并指望的。对我来说，这真是一个令人担忧的事情。"

曾经的FDA立法事务部职员和国会助理凯瑟琳·霍尔科姆，现在是制药业的顾问，她评论说："FDA在过去的7年中，发生了巨大的转变，严格监管、严格执法和不让一件事情出问题是FDA的传统，而现在，FDA认为自己是药商的合作伙伴。"

1992年布什总统签署了《处方药使用者费用法》，制药公司为每一个申请的处方药支付309 647美元，同时FDA承诺在特定的时限内完成审查。1997年《食品药品管理局现代化法》在延续《处方药使用者费用法》的同时，扩宽了使用"加速审批"的药物范围，用以提早投入使用取代临床试验，以单一的临床试验（而不是两个对比）批准药品。在新法影响下，结果造成政府机构在执法上的某些质的变化。

1980年后，FDA遭遇到的疯狂攻击是商业利益与法制权威之间发生的最严重的冲突。有着1 000亿美元产值的医药行业把4 400万美元政治捐款给政党、白宫和国会两院议员使其制定条规，迫使 FDA 简化审批手续，快速放行。然而无辜的病人却为此付出惨痛的代价。每年通报的由于处方药的副作用导致的损伤和死亡的病例超过 25 万例，据估计这只占此类事件的 1%～10%。

在媒体舆论跟进威尔曼的报告之外，沃尔夫博士也公布了公共公民团体的调查，标题是《FDA 医学官员报告降低许可危险药品批准标准》。报告调查了阿络司琼等药品批准上市的经过。这些内情的曝光引发世界权威的医学刊物《柳叶刀》的主编理查德·霍顿对 FDA 发表尖锐批评。他认为 FDA 迫切需要重新争取公众的信任。霍顿的社论是颇具影响力的，一时间，美国的医学杂志、报纸专栏文章、电视节目访谈、国会演讲纷纷开始发表议论，警报又一次拉响，迫使一些唯工商业者马首是瞻的官员离开了，FDA 终于又回归到正常的管理路线。

22　新世纪的挑战与机遇

严格规范基因治疗试验

在 20 世纪的最后 10 年，人类基因技术异军突起。基因疗法是以改变人类基因从而治疗和治愈疾病的新技术。

当重组 DNA 技术出现突破性进展时，科学家已经认识到这项技术将可直接用于改变人类基因。1972 年，两位科学家西奥多·弗里德曼和理查德·罗布林在《科学》杂志的论文中提出："可以用良好的 DNA 替代有遗传缺陷的 DNA，这种'基因疗法'可能在未来改善某些人类遗传疾病。因此我们认为基因治疗技术的研究应该继续下去。"他们的观点被认为是基因治疗科学研究的起点，此后这一新的医学领域迅速发展，到了 20 世纪 90 年代，某些研究已经涉及人体试验。

科学研究一日千里，而社会对科学家们的奇思妙想似乎还没有做好接受的充分准备，从一开始就展开了针对开发基因治疗的伦理、法律和社会影响等问题的激烈讨论。为此美国国家卫生研究院（NIH）于 1974 年设立了重组 DNA 咨询委员会（RAC），为涉及核酸操作的新兴技术提供研究和建议，后来 RAC 的任务扩展到人类基因治疗方案的审查和讨论上。

20 世纪 90 年代对基因疗法的研究探索十分活跃。1990 年 9 月，美国首例基因治疗临床试验在 FDA 监督之下于 NIH 的临床中心进行。基因治疗的对象是一个患有严重免疫系统缺陷的腺苷脱氨酶缺乏症的 4 岁女孩，她叫阿桑蒂·蒂希尔瓦。自此以后，全美各地多所研究机构尝试对癌症、儿童白血病、珠蛋白生成障碍性贫血（地中海贫血）、囊性纤维化等开展基因治疗的临床试验。统计报告显示，截至 2000 年 2 月，在 NIH 注册的临床试验项目有 372 项，共涉及 4 000 名病人，其中 89% 进行了 I 期的安全性和毒性试验。

然而，1999 年一名鸟氨酸转氨酶缺乏症病人在基因治疗试验中死于严重的免疫反应，从而引发了社会各界对基因治疗临床试验安全问题的关注，也使监管机构对基因治疗临床试验的审查更加严格。

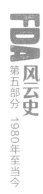
　　鸟氨酸转氨酶（OTC）缺乏症是一种罕见的代谢紊乱病症，病人可发展成严重的高氨血症，甚至危及生命。OTC完全缺乏的婴儿出生后会很快死亡。对于幸存下来的轻度OTC缺乏的病人治疗，可以采用药物治疗辅以低蛋白饮食。对于严重高血氨导致昏迷的病人实施血液透析，以快速去除血氨。

　　宾夕法尼亚大学的基因治疗研究所所长詹姆斯·威尔逊博士被公认为世界领先的基因转移研究者之一。他对罕见的遗传病的治疗特别有兴趣，致力于研究采用基因疗法治疗这类病症。1993年，当研究OTC缺乏症治疗的儿科专家马克·巴肖博士找到他，两人一拍即合，合作设计了一项动物实验，对OTC缺乏症病人进行基因治疗研究计划。实验结果是接受过重组基因治疗的小鼠存活了2~3个月，而没给予这种治疗的小鼠则死了。小鼠实验的结果鼓舞了团队，经过20多次的小鼠实验和十几项对灵长类动物的安全性研究后，1994年，威尔逊-巴肖团队开始计划以人体为测试对象。

　　临床研究计划招募18名成年OTC缺乏症病人志愿接受基因治疗试验，即把带有正常功能OTC基因的腺病毒载体通过动脉注入肝脏。作为临床I期的安全性研究，试验的目标是寻找一个足以让基因起作用而又使病人免于严重不良反应的安全剂量。

　　18名受试者被分成6个组，每组3人，每组接受不同剂量，次第增加。一切按部就班进行，看上去很合理。由于这项研究的最终目标是救治OTC缺乏症的婴儿，出于对罕见遗传病症治疗研究的支持，NIH成为实验资助方之一。有了NIH的支持，也就意味着该实验计划经受住了科学界同行的严格评审。

　　不过有专家在评审过程中对实验中出现3只恒河猴死于凝血功能紊乱和肝衰竭报告表示担忧。但是反驳意见认为，猴子在实验中接受了比人体临床计划高出20倍的剂量，因此，参加评审的科学家们都认为很难预见到人体受试者的反应。

　　经过几年的准备工作，威尔逊-巴肖团队的临床试验计划得到多个监督机构的审查和批准，并于1997年获得FDA批准。

　　一位刚满18岁的男孩杰西·盖辛格，在幼年时被诊断患有OTC缺乏症，曾多次出现高氨血症状，严重的时候会导致昏迷。平日他必须保持低蛋白饮食，每天还须服用 32 粒药物，并采用血液透析治疗。他报名参加宾夕法尼亚大学的临床试验，尽管这次试验只是测试治疗的安全性，受试者可能不会在治疗上受益，盖辛格仍然抱着期望，有朝一日不再需要强咽下大把的药片，并摆脱严格的饮食控制，可以咬一口令他垂涎欲滴的热狗。

1999 年 9 月 9 日，杰西·盖辛格告别住在亚利桑那州图森市的家人，飞往位于费城的宾夕法尼亚大学参加临床试验。走之前，他对一位朋友说："能发生什么最糟糕的事情？为了那些患病的婴儿，即使我死了也是值得的。"

在 18 个受试者中，盖辛格是年龄最小的，他被安排在最高剂量组，在他之前有 17 名受试者已经接受了治疗，其中一人接受的是最高剂量。在这些受试者中，出现过不同程度的不良反应，如肌肉疼痛、发热、血小板减少、贫血、低磷血症和肝酶升高等现象，这类不良反应发生的时间都很短暂，没有危及生命，项目团队继续按计划进行。

9 月 13 日，盖辛格作为第二名接受最高剂量的受试者开始治疗。负责手术的史蒂夫·雷珀医生为他注射了 30 mL 腺病毒载体。18 小时后，盖辛格出现昏迷状态和黄疸，进而发展成全身性的炎症反应综合征、弥散性血管内凝血和多器官系统衰竭以及急性呼吸窘迫综合征。医生采取了一切可能的抢救措施都无效，9 月 17 日，盖辛格失去了他年轻的生命。

调查死亡原因的报告说，不仅在死者的肝脏发现大量的腺病毒载体，而且在脾脏、淋巴结和骨髓中也发现大量载体。盖辛格的死亡是由于腺病毒载体的爆发性免疫反应所导致的。NIH 就造成盖辛格死亡的腺病毒载体的安全性和毒理进行研究，其报告说："数据显示，通过直接注射到肝脏的高剂量腺病毒载体，迅速在肝脏受体饱和，随后进入包括骨髓在内的循环系统和其他器官系统，从而诱发了全身免疫反应。"报告补充说："尽管 OTC 试验中使用的腺病毒载体无法复制，但载体壳可能促使受试者产生免疫反应。"

宾夕法尼亚大学的调查小组对盖辛格临床试验案的每一个细节都做

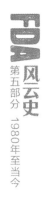

了仔细的过滤分析后，小组发表了对盖辛格临床试验的意外死亡研究报告。他们承认，仅凭动物研究结果预测人类的反应是有局限性的。在进入人体临床试验之前有必要对载体的免疫反应做更深入的谨慎的研究。

盖辛格事件敲响了人类基因治疗试验安全性的警钟。FDA、NIH，以及 NIH 下属的研究风险防范办公室对该计划和其他基因治疗研究进行了深入审查。2001 年，FDA 在对事发试验计划和单位——宾夕法尼亚大学医学院进行多次检查以后，发布的检查清单上列出 18 项违规行为及临床试验中存在的严重缺陷。譬如受试者盖辛格在施行试验前的肝脏功能没有达到正常运作的最低水平（他的血氨水平高于正常水平的 2 倍），不应该被允许参加这项研究；譬如早先的受试者出现"1 级"肝毒性，按照试验方案规定，发现严重的肝酶异常应该暂停研究，而他们没有叫停，也没有通报 FDA；在动物实验时恒河猴发生弥散性血管内凝血和肝衰竭导致死亡，也没有及时将实验室动物的检测结果报告 FDA；研究人员未征得 FDA 的同意多次更改计划，等等。问题之多使 FDA 和 NIH 下属的研究风险防范办公室责令该校的人类基因治疗研究所停止所有的临床试验计划，并追查了项目负责人威尔逊的责任。

宾夕法尼亚大学为盖辛格事件任命了一个校外的独立专家小组，一起评估人类基因治疗研究计划的问题，并对本校相关的人类受试者研究项目的各个方面，包括监测机制、伦理道德、利益冲突等进行全面审查。

年轻的盖辛格不幸死亡，不仅令主持这次临床试验项目的威尔逊教授、巴肖医生和雷珀医生无比震惊，而且也震撼了整个基因治疗科研领域。自从第一次进行人类临床试验以来的九年时间里，数百项基因治疗临床试验研究在全世界展开，几乎还没有真正取得治疗成功的案例，盖辛格的死亡直接归咎于基因治疗试验，这更给了持有乐观和激进情绪的科研人员一个沉重的打击。该事件提出了许多被忽视的问题，这对于基因治疗这一新的生物医学研究领域具有普遍意义。

事件发生后，NIH 和 FDA 向所有从事基因治疗试验研究的机构重申，研究人员有义务报告试验中的不良事件。NIH 很快收到近 700 份这类报告。FDA 和 NIH 随后加强了基因治疗试验的监测程序，加强了联邦监督，增加了提供给公众有关试验的信息。

卫生和公共服务部部长沙拉拉2000年发表在《新英格兰医学杂志》的文章针对这一事件表态说："如果我们不能保证总体上完善的研究，特别是病人的安全，公众对基因治疗和其他潜在救生治疗的支持就会消失殆尽。"

卫生和公共服务部于2000年设立人类研究风险防范办公室，取代级别较低的NIH研究风险防范办公室，以期使全国的公共卫生系统更有效地发挥作用。FDA成立临床试验规范办公室，专事协调保护研究对象（受试人）的工作。

为了防范研究人员与试验项目可能产生的利益冲突，2004年卫生和公共服务部发布了关于财务关系和利益以及人身保护的指导文件，专业协会也积极采取措施，美国基因疗法协会修订了关于利益冲突的政策。美国医学会发布了监督人类受试者研究中个人和机构经济利益的指导方针。

难能可贵的是，盖辛格的父亲始终支持基因治疗的科学研究，即使FDA调查的结果证实研究团队的诸多失误，他仍然对当事的科研人员持以相当宽容的态度。这位父亲常常提醒人们，儿子死了，但他的生命奉献给了科学。盖辛格以生命为代价，呼吁基因治疗的科研领域秉持更理性、更审慎、更科学、对病人更负责任的态度去开展研究。

推动生物技术的应用

1999年，生物工程的另一个领域——生物信息学的一项人类基因组测序计划进入如火如荼的竞赛状态。

人类基因组测序计划是一项公共资助项目，由美国能源部生物与环境研究办公室和NIH基因组计划研究中心负责协调实施。英国慈善组织惠康信托以及世界各地的众多其他团体投入30亿美元资金支持参与测序计划的各个研究机构。除美国之外，英国、法国、德国、日本和中国的遗传学科学家都参与了这项国际合作项目。

人类基因组测序项目于1990年启动，预计将用15年时间完成，目标是识别人类基因中20 000~25 000个基因，确定构成人类基因的30亿

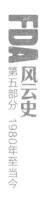

个化学碱基对的序列，并将信息存储在数据库中。这项工作将有助于科学家找到疾病的遗传根源，为公众提供早期预警系统；在分子生物学水平上对疾病过程进行更深入的探究，以促进临床医疗的进步。

1998年，当这项计划进行到第8个年头时，有个人出来挑战了，他是克雷格·文特尔博士。文特尔年轻时，被征兵去越南，分配在岘港海军医院。他工作的部门接收伤兵，这使他目睹了许多年轻士兵的死亡。这段经历让他更加懂得了生命的珍贵，退伍回国后他选择了学医。

文特尔是个不甘于按部就班做事的人。他曾经是美国国家卫生研究院的研究员，在解码大脑蛋白质和基因的研究中发现了通过表达序列标签（EST）来寻找基因的方法。在人类基因组计划刚开始的时候，他试图推广自己发现的EST方法，认为这种方法更便宜、更快速，但是遭到项目管理员的拒绝。文特尔离开了美国国家卫生研究院，成立了一个非营利的基因研究所继续他的工作。当他将注意力转向人类基因组测序时，他再次向NIH建议了一种更快捷的测序方法：全基因组霰弹枪测序法，然而NIH还是没有接受他的提议。

于是，文特尔转向测序设备制造商Applied Biosystems，1998年与该公司合作成立私营的公司Celera。Celera使用最新最好的设备，配备了世界上最大的民用超级计算机，并聘用了一批顶尖科学家、顶级工程师，他发誓在两年之内抢在公共资助的人类基因组测序计划之前完成测序，并将测得的基因组申请专利。

文特尔的挑战刺激了每个参与公共项目的科学家。他们不甘落后，也不认可把这项理应为全人类开放的基础科研成果当作私有财产。

NIH人类基因组项目负责人弗朗西斯·柯林斯博士做出提速的决定，将原计划缩短5年完成。在埃里克·兰德博士领导下的麻省理工学院（MIT）的项目团队首先置换了全新的机器人替代手工操作，随后，美国的5个主要实验室代表和项目的所有重要人物前往MIT实验室观看了新设备的操作演示，他们立即跟进。

新设备启用后，公共项目团队的科学家们看到数据以惊人的速度出现。原来靠手工解码每天完成几百个字母（每个字母代表一种碱基，两个碱基形成一个碱基对），现在机器人工作每秒可推出1 000个碱基对，一周 7 天，一天 24 小时。公共项目的团队终于大踏步前进了。成千上万的字母（碱基对）数据从实验室出来，直接倾注到互联网上，每晚更新，任人使用。

2000 年 3 月，克林顿总统宣布基因组序列不可获取专利，必须免费提供给所有研究人员。这个项目的目标不仅是完成识别人类 DNA 中的所有基因，确定构成人类 DNA 的碱基对序列、绘制人类基因组图谱，并将此作为公共信息，服务于全人类，而且还须解决项目中可能产生的道德、法律和社会问题。

2000 年 6 月 26 日，美国总统克林顿和英国首相联合宣布：人类基因组初步草图已经完成。在白宫宣布这一消息的时候，刻意安排弗朗西斯·柯林斯和克雷格·文特尔站在克林顿总统身边，分享完成这一划时代意义的科学壮举。

2001 年工作草图完成，2003 年 4 月 14 日，人类基因组的最终测序图宣告完成。

人类基因组测序项目的完成，催生了价值数十亿美元的美国生物技术产业，促进了新的应用医疗的发展。

2004 年 3 月，在当时的 FDA 局长、医学和经济学双料博士马克·麦克莱伦主持下，FDA 发表题为《创新还是停滞——新医疗技术关键途径的挑战与机遇》白皮书。文中指出，当前的问题是基础科学有了巨大进步，而应用科学则明显滞后，目前迫切需要将基因组学、蛋白质组学、生物信息学系统和新成像技术等应用到医学产品的开发中，迫切需要提高临床试验过程的效率和有效性，包括改进实验的设计、目的和分析。

FDA 发表的白皮书对医疗产品发展方向的指导是具有前瞻性的，是很罕见的举动，这也说明作为监管机构，FDA 已经感受到了在科学飞速发展的时代美国所面临的竞争。

食品安全新法

1993 年，一场因快餐连锁店"杰克在盒里"出售的受污染的牛肉汉堡引发的大肠埃希菌感染疫情在华盛顿州、加利福尼亚州、爱荷华州和内华达州等地暴发，感染者达 700 多人，受害者多数是 10 岁以下的儿童，其中 4 人死亡，178 人遗留永久性伤害。

国家疾病控制和预防中心对疫情展开调查后发现，5 家美国屠宰场和 1 家加拿大屠宰场可能是受污染牛肉的来源。按照州卫生部门规定的卫生标准，牛肉饼烹煮的温度必须达到 68 ℃（155 ℉），才能完全杀灭大肠埃希菌。但是该快餐公司却认为，用 68 ℃烹饪的汉堡肉质过硬，影响口感，因而没有严格遵循州卫生局的规定。

一段时间以来，"杰克在盒里"快餐连锁店正在进行打折促销活动，点餐的人多了，食品往往达不到规定的温度和烹饪时长就被出售。糟糕的是，这是一家规模不小的连锁公司，该公司旗下分布在四个州的 73 家"杰克在盒里"快餐店都出售了未熟的汉堡，这导致大批消费者感染大肠埃希菌。

在这场疫情发生以前，除了微生物学家和食品科学家之外，大多数美国人从未听说过"大肠埃希菌（O157：H7）"这个名词，几乎没有人知道食物中存在这种细菌，国家疾病控制和预防中心也没有把这种细菌引起的中毒列为需要报告的疾病。随着疫情的蔓延，全国三大电视新闻网络和各大报纸追踪报道，特别是克林顿总统与受害人家属在电视节目中对话，扩大了该事件的影响，直接唤起了全国民众对受害人的同情以及对食品安全、个人卫生和国家医疗保健等相关民生问题的关注。

为此，政府出台了一系列安全升级措施：联邦和各州卫生法规把大肠埃希菌（O157：H7）感染列为应报告疾病；FDA 强制规定汉堡肉饼烹饪温度提高到 68 ℃；农业部食品安全检验局把大肠埃希菌（O157：H7）归类为牛肉中禁止出现的细菌；并且规定零售的包装生肉和家禽必须贴有安全食品标签。

然而，卫生监管机构对食品安全所采取的努力似乎仍然不足。在"杰克在盒里"事件过去十几年之后，食物中毒的疫情仍然时有发生。由污染的汉堡肉饼引发的食源性疾病仍然排列在食物中毒的首位。2007年 10 月，明尼苏达州出现 11 例大肠埃希菌感染病例，感染源来自超市出售的冷冻汉堡肉饼。明尼苏达州卫生局发出紧急警告，呼吁民众不要在周末食用烧烤的汉堡肉饼。虽然州政府采取了措施避免使更多人受害，但是已经中毒患病的人数达到 940 人，其中 4 人患上溶血性尿毒症综合征。监管机构调查锁定这次中毒的食物来源是嘉吉公司出品的肉饼，2007 年 10 月 6 日，该公司宣布召回 383 200.2 kg（844 812 磅）的肉饼。

2009 年夏天，又发生一起超大范围的牛肉饼中毒事件，导致 41 个州 3 000 家超市的牛肉制品被召回。《纽约时报》调查记者迈克尔·莫斯注意到，近三年里因绞碎牛肉制品污染暴发的疫情频频发生。在"杰克在盒里"快餐店事件以后的 1994 年，国家农业部已明令禁止出售被大肠埃希菌（O157：H7）毒株所污染的牛肉。牛肉制品的污染问题为什么禁而不止？莫斯决定做一次寻根追源的调查。

莫斯采访了 2007 年明尼苏达州食物中毒的受害者斯蒂芬妮·史密斯。年轻的儿童舞蹈教练史密斯因食用了自己从超市买来的冷冻牛肉饼烤制而成的汉堡，从而感染大肠埃希菌（O157：H7）并引发溶血性尿毒症综合征，这导致肾衰竭，并且大脑也受到严重损伤，半身瘫痪。

史密斯吃的冷冻汉堡肉饼是食品业巨头嘉吉公司的产品。如果是外行人，看标签标注着"美国厨师选择的安格斯牛肉饼"，会误以为是大块安格斯牛肉绞碎做成的肉饼，而业内人都知道，为了节省原料成本，汉堡肉饼的主要用料是屠宰场修割下的边角碎肉，混合搭配多渠道来源的边角碎肉。嘉吉同样采用来自不同州的多家屠宰场供应的碎牛肉，按照肥瘦比例混合制成肉饼，因此若要从已经制成的汉堡肉饼追查清楚是哪个特定的屠宰场供应的碎肉受到了污染，几乎是不可能的。

莫斯试图了解向嘉吉提供牛肉原料的屠宰场的生产状况。大奥马哈包装公司是其中之一，这家公司的屠宰场每天处理 2 600 头牛，工厂占地 4 个足球场大小。根据联邦检查员的说法，操作的每一环节都存在着污染的可能性。饲养场送来的牛身上通常沾有带大肠埃希菌病原体的粪便污渍，在处理去皮的工序中可能把粪便沾染到胴体上。同样，在去除内脏肠子的工序中，如果弄破了肠子，也会使粪便污染胴体。牛肉按类切割之前，先经过一道修边工序，在流水线上，每 5 秒就有半个胴体经过，工人随着流水线的速度修除胴体的边边角角。胴体边缘的肉是最容易沾染粪便的地方，修边的工人如若发现不洁物便清除，时间就会不够用，除非把流水线暂停。可是工厂把操作程序的间隙时间计算得过于苛刻，甚至轮班前后清洁刀具设备的时间都不给。在这样的情况下，修割下来的碎肉很难保证不带污染物。

向嘉吉牛肉饼供应碎肉原料的屠宰场，还包括得克萨斯州的孤星牛肉加工厂，爱荷华州的牛肉产品公司和南美洲乌拉圭的屠宰场。农业部食品安全检验局检查了国内的三家碎肉原料供应商的生产记录，却没有找到任何线索。乌拉圭官员向美国农业部反馈的意见，也说他们国家的屠宰场没有发现任何问题。莫斯了解到商家一直在抵制农业部要求对修边碎肉做细菌检测的建议，很多屠宰场根本不做检验，这或许是没有找到问题的真正原因。

在调查嘉吉的下游肉饼加工厂时，调查人员发现加工厂自己的检查员在疫情暴发前几周就工厂的不卫生情况提出过意见。记录显示，检查员发现"地板上有大量的肉饼"，绞肉机上留有不新鲜的肉和粗糙的肉，有工人经常将不可食用的肉倒在靠近生产线的地板上。但这些意见并没有在部门内引起任何重视。

莫斯的调查细致入微。他深入到每一家屠宰场以及每一家肉饼加工厂，从一道道程序和一处处检验环节来查找安全的漏洞。他的报道描述了美国现代肉类加工生产行业鲜为人知的真实状况。2009 年 10 月 3 日《纽约时报》发表了莫斯的调查报告——《摧残了她生命的汉堡》，文中所暴露的情况让人不禁联想起 100 年前辛克莱的《丛林》一书中描写的屠宰场。由于调查报告反映的事实不可辩驳，受害人因此获得了应有的赔偿——嘉吉公司承诺将照顾蒂芬妮·史密斯一生。迈克尔·莫斯因为对这一案件的深入报道，获得了"普利策新闻奖"。

让公共卫生官员担忧的不只是肉类制品的安全问题，也不仅仅是大肠埃希菌（O157：H7）。食源性疾病所引发的疫情也发生在其他种类的食物上，影响较大的暴发性细菌感染如 2006 年菠菜中的大肠埃希菌；2008 年辣椒中的圣保罗沙门菌；同一年花生酱中的鼠伤寒沙门菌和 2010 年鸡蛋中的肠炎沙门菌，等等。根据国家疾病控制和预防中心 2010 年数据记录，每年大约有 4 800 万人因食物生病，128 000 人住院治疗，3 000 人死于食源性疾病。

克林顿总统曾在 1997 年发出《确保进口和国内水果和蔬菜安全的倡议》，其中指示卫生和人类服务部及农业部的部长制定水果和蔬菜的 GAP（良好农业规范）和 GHP（良好操作规范）。为此 FDA 拟出了题为《工业指南：最大限度地减少微生物危害新鲜水果和蔬菜的安全指南》的政策指导。其中提出良好农业规范和良好操作规范的检查认证，这一举措向预防食源性疾病的法规方向迈进了一步，但是，在当时并没有成为法规执行。在"9·11 事件"发生以后，布什总统在 2002 年签署的《公共卫生安全和生物恐怖主义预防和应对法案》又一次强化了 FDA 处理不安全食品的权力。但是，这些措施显然不足以防止食源性疾病的暴发，召回污染食品的事件频频发生，公众开始对食品安全失去信心。

2004 年 12 月，卫生和公共服务部部长汤米·汤普森在他离职新闻发布会上，公开痛陈美国食品供应安全、食源性疾病对公众健康存在的威胁，并因此而忧心忡忡。

2009 年 FDA 局长玛格丽特·汉鲍在国会的任命听证会上也表示，食品安全将是她上任后的第一要务。

汉鲍局长上任不久的 2009 年 6 月 18 日，科罗拉多州公共卫生和环境局发布新闻稿说，国家疾病控制和预防中心与多个州的卫生部门正在联合调查自 2009 年 3 月以来涉及 28 个州、多达 66 个病人的大肠埃希菌感染疫情，并追踪到雀巢公司出品的冷藏饼干面团。

接着 FDA 证实从雀巢冷藏巧克力饼干面团的样品中分离出大肠埃希菌（O157：H7）。FDA 发布公告建议消费者把家中存有的雀巢冷藏饼干面团丢弃，而不要烤制后食用。雀巢公司也声明立即召回 30 万箱面团产品。

雀巢面团事件最终造成 31 个州的 80 人患病，35 人需要住院治疗，11 人患上溶血性尿毒症综合征。57 岁的琳达·里维拉是感染尤其严重的病人之一，她被医生描述为行医生涯中所看到的大肠埃希菌导致的"最严重的多脏器损伤病例"。

2009 年 7 月，众议院通过《食品安全促进法案》议案，该议案授予 FDA 新的权力，对食品生产者的监管承担更多的责任。

琳达的遭遇被《华盛顿邮报》在头版报道后，帮助了参议员哈里·里德在参议院成功地推进他提议的"2010年食品安全现代化法案"议案。两院版本合二为一，最终国会以压倒性票数通过《食品安全现代化法》。该法案于2011年1月4日经奥巴马总统签署成为法律。

《食品安全现代法》赋予FDA不容挑战的权力，来监管食品生产的所有环节。

制定法规权：

·FDA须对食品生产场所制定管理制度和标准，以消除或减少可能的安全隐患，同时要求生产场所对各个方面和各个步骤进行记录，以便发生问题时能及时有效地纠正。

·FDA须对蔬菜和水果的生产和收获制定一系列符合安全的标准。其中包括自然灾害对农作物的影响，以及土质、肥料、水质、动物活动等对农作物的影响。

·FDA须制定和颁布法规，以防止食品掺假。

执行检查权：

·FDA须对生产场所执行法规的情况定时检查。

·FDA须核查生产场所的生产计划，以及生产过程的记录。

·FDA须对食品检测的实验室进行审核和认证。

强制执法权：

·FDA可强制召回不安全的食品。

·FDA可强制查封可疑食品。

·FDA可对违规情节严重的生产场所收回合法执照，令其停产。

·FDA须建立有效监管系统，以监视和记录食品（国内的或进口的）流转的全过程，直至消费者手中，以预防和应对食源性疾病的暴发。

·FDA须对高风险食品有专项的、强化的监管和记录。

对进口食品的取舍权：

·FDA须核查进口食品在母国生产过程中的安全性。

·FDA须建立第三方认证制度。FDA遴选有合格资质的第三方，由这样的第三方来判断国外的食品生产场所是否达到美国标准并出具证明，凭证办理进口许可。

·FDA 须要求高风险食品必须经具有高可信度的第三方等机构的认证。

·FDA 须提供不收附加费用的进口食品快速检查进口通道，但仅限于业已证实的合格的生产场所提供的食品。

·FDA 有权拒绝某些国外食品进口，如果这些食品产自于被 FDA 否定了的生产场所或国家。

FDA 获授权与国内外其他政府部门成立正式协作机构。该法案强调，所有的食品安全工作人员须齐心协力配合作战，以实现食品安全的共同目标。

推动制定《药品质量和安全法》

2012 年 9 月 18 日，田纳西州卫生局接到一例罕见的真菌性脑膜炎病例报告，仅仅一周时间同样的病例报告迅速增加到 8 例之多。这些病人的共同点是都曾经在同一家门诊手术中心为治疗背痛接受过脊椎硬膜外 MPA（类固醇）注射。紧接着，北卡罗来纳州卫生和公共服务局也向国家疾病控制和预防中心（CDC）报告了同类病例。

10 天后，CDC 的紧急行动中心启动，同 FDA 以及各州和地方卫生部门联合行动，展开调查。所有突发脑膜炎的病人所注射的类固醇药物醋酸甲泼尼龙均出自一家叫作新英格兰配制中心（NECC）的公司。疫情发生后，NECC 召回他们生产的三个批次的醋酸甲泼尼龙。可是，这些问题批次的药物早在当年 5 月 21 日起就被陆续发售至 23 个州的 75 家医院和诊所，到 9 月 24 日已经被用在 14 000 名病人的治疗中。从 8 月下旬以来，病人的不良症状报告陆续出现，由于感染的性质十分罕见，临床医生直到 9 月底才开始意识到这些病例有共同的原因。

事故发生后，各地公共卫生部门对疫情采取了及时有效的应急措施，减少了可能由此引起的死亡事故。CDC 的工作人员通宵达旦地工作，紧急行动中心团队查访病人，通过电话联络医生和每一个使用了这些可能受污染药物的病人，了解病人的状况，并给予预防和治疗的指导；联合信息中心团队随时更新疫情信息，向媒体和其他传播渠道报道疫情进展；科学家则面临更大的挑战，对于这种以前从未在脑脊液中出现的特殊真菌，他们需要开发出新的检测方法。

FDA 从召回的 50 多瓶未开封的针剂中发现了真菌，确定 NECC 的这些不含防腐剂的类固醇注射剂遭到真菌污染。10 月 15 日，FDA 公布又检查出新英格兰配制中心生产的两种药物——曲安奈德（治疗皮肤病的类固醇药）以及一种用于心脏手术期间的注射药物也受到污染。FDA 随即发出警告，指出该配制中心生产的任何注射剂都可能存在严重的安全隐患。

FDA 和 CDC 确认了本次暴发的真菌脑膜炎疫情，主要涉及的是一种黑霉菌和曲霉菌，这些真菌都是生活环境中常见的。真菌感染不会在人与人之间传播，由真菌引起脑膜炎亦十分罕见。但是污染真菌的针剂从脊柱注入，这为真菌提供了进入大脑的途径，从而引发了脑膜炎，对于免疫系统受到抑制的病人，则可能是致命的。大多数接受类固醇注射治疗的病人是有背痛或有关节疼痛问题的老年人。在这次疫情中，受到污染的针剂伤害的病例除了出现真菌性脑膜炎，还有局部脊柱或椎旁感染引发的硬膜外脓肿和蛛网膜炎，以及与周围关节相关腔内注射导致膝盖、肩膀或踝关节的感染。

导致这次脑膜炎疫情暴发的肇事者新英格兰配制中心，是在马萨诸塞州注册的专门从事药品配制的企业，NECC 注册地所在的马萨诸塞州公共卫生局发布召回 NECC 生产的全部药品的通知，并建议医院和诊所立即移除和隔离现有的库存。同时，NECC 宣布暂停所有的生产操作，并上缴公司的许可证，以配合 CDC 和 FDA 的调查。2012 年 10 月，马萨诸塞州监管部门对 NECC 进行突击检查，发现该配制药房存在的诸多违规问题而勒令其停工关闭。

由于这次疫情的暴发，配制药房这种曾经以不起眼的形式存在于医药行业的企业，引起了社会的关注。所谓配制药房，在经营上等同于普通药店。现代的药房其主要的业务是出售制药厂提供的成药，只有特殊的定制类药物，即以某种特殊需要为个体病人量身定制或修改（剂量）的药物，仍然经由药房的药剂师按照医生处方配制。从 20 世纪 90 年代起兴起一类专门从事配制散装药物的配制中心，批量地供应药物给门诊医生和治疗中心。配制中心须由持牌照的药剂师经营，和普通药店一样由所在州的药房注册委员会颁发营业许可证，接受州药房注册委员会监管，并遵照药房配制认证委员会制定的国家标准经营。

总部位于马萨诸塞州弗雷明翰的 NECC 是一家家族企业。家族成员之一的药剂师巴里·卡登是这家配制中心的总经理。1998 年 6 月，NECC 获得了马萨诸塞州颁发的特殊药房许可证，允许该公司生产配制药品。

根据规定，配制中心的药剂必须按照医生处方配制。事件发生以后，有关部门调查 NECC，发现该公司自 1998 年成立以来，经营者屡屡违反法规，遭到投诉的报告一直不断，仅因其不当使用空白处方笺招揽订单的违规行为，就先后受到马萨诸塞州药房注册委员会的 5 次警告。

2002 年 3 月，有医生向 FDA 报告，他的 5 名病人在接受 NECC 供应的倍他米松做硬膜外注射治疗后出现不良反应。这位医生同时也向 NECC 反映了情况，并将剩余的药物全部退回。当时，FDA 的稽查员曾会同马萨诸塞州药房注册委员会工作人员前往 NECC 调查，他们花了 3 天时间，却没能在 NECC 的数据库里找到有关问题批次产品的生产记录，没有该批次被取消的文件，也没有那个报告的医生退回药品的退货记录。NECC 负责人巴里·卡登更是断然否认曾经生产过这样一个批次的药品。很显然，这批问题药品的所有证据已经被该公司迅速地销毁得干干净净了。

同年 8 月 FDA 又接到报告，纽约州罗切斯特市发生两例细菌性脑膜炎症状的病例，追踪感染源，怀疑是 NECC 生产的 MPA 所造成。虽然当时 FDA 从纽约州不良事件报告中收集到的 16 瓶 MPA 样品中，发现其中有 5 瓶遭到细菌污染，但是从 NECC 提交的样品中没有检出细菌。FDA 的稽查员在药房内检查，并记录了他所发现的其配制药剂操作上的一些显而易见的问题。在给马萨诸塞州药房注册委员会提供的检查意见中他写道："尽管最新样本没有阳性结果，但灭菌技术和无菌操作仍然存在问题。缺席的证据不等于没有证据。"

在后来的十多年时间里，NECC 配制操作流程中存在着的大量不合规问题多次被检查人员记录在案，然而，顾客的一次次投诉，监管当局的一次次警告，都没能促使经营者吸取教训，认真进行有效地改善。

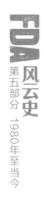

2012年疫情暴发后，FDA和药房注册委员会对NECC进行一系列检查，发现该厂房内环境检测系统在2012年1月至8月期间有61例细菌或霉菌浓度超过行动水平阈值的记录。检查员目视观察到防尘隔离罩内有粉末，量器上有有色残留物，高压灭菌器中变色积垢，门垫上积满污垢灰尘，邻近洁净室门的锅炉漏水，造成了易受污染物生长的环境。毫无疑问，这次检查再次证明了其缺乏安全配制无菌产品的基本资质。

事实上，NECC违反药房经营法规的行为不仅仅是配制操作流程的不合规问题。FDA的刑事调查部门和马萨诸塞州药房注册委员会还发现NECC更多的行为违反了经营许可，比如没有处方配制销售药物、制造仿制药品、错贴药物标签、向外州超量销售药品，等等。

2012年10月，第10个州报告了出现致命性脑膜炎疫情，国会参众两院监督药物安全的委员会成员要求介入调查，并召开听证会。

听证会伊始，炮火就冲着政府的监管机构。众议院能源和商业委员会主席弗雷德·厄普顿说："当我得知FDA和马萨诸塞州（药房注册）委员会10年前对NECC进行检查时就发现过与当前暴发的同一种药物存在污染感到震惊和愤怒。"众议员克利夫斯·特恩斯也附和说："在经历了这样的悲剧之后，我们要问的第一个问题是：这种情况可以防止吗？经过对马萨诸塞州药剂管理局和FDA提供的文件进行检查后，答案似乎是肯定的。"议员们谴责FDA和州管理机构的失职。要求FDA局长玛格丽特·汉鲍解释，既然早就知晓NECC的问题，为什么没有更早采取行动？

面对咄咄逼人的指责，FDA局长汉鲍表现得十分理性和冷静，她是有备而来的。近20年来，FDA多次努力强调联邦监管配制药房业务的监管权，但是受到了配制药房行业的顽强抵制，他们利用法律上的漏洞数度将FDA告上法庭，挑战FDA的监管权力。汉鲍正想以真菌脑膜炎暴发这个事件为有力证据，要求立法者修正法律，解决长期以来困扰和束缚FDA执法的监管权限问题。

汉鲍回顾了对药房配制药品的政策历程。对药房配制药物，一直遵循1938年《食品、药品和化妆品法》交给各州管理。"到了20世纪90年代早期，一些药房开始生产超出传统配制的药物。"由于不断收到与配制药物相关的不良事件报告，FDA 开始担心一些配制中心绕开 FDA 监督从事大规模生产并存在安全隐患，因此于 1992 年 3 月发布了针对药房配制药物的合规政策指南，提出了对配制药房的监管方法。这项政策指南立刻遭到配制药房行业的强烈反对。1995 年，第五巡回法庭裁决维持 FDA 合规政策指南 CPG 作为"行政程序法"下有效的机构规则。其时众议院议长金里奇正在起草 FDA 改革议案，拟将限制 FDA 监督配制药房的内容列入其中。

汉鲍重提这段历史："1996 年 5 月，在众议院商务委员会关于 FDA 改革议案的听证会上，FDA 局长大卫·凯斯勒做证说，委员会正在审议的配制药房条款可能会鼓励（某些人）拿药房配制作为幌子进行大规模制造，从而配制出可能有安全隐患的无菌产品，这将导致严重的安全问题或死亡事故。"

1997 年 11 月，《食品药品管理局现代化法》在原食品药品管理局法中加入第 503A 条，该条款专门列入 FDA 对配制药物的监管权力，其中采纳了 FDA 在 1992 年关于药房配制药物合规政策指南的部分内容。503A 条规定，FDA 可以限制某些类别药物的配制，限制药房销往外州的配制药品数量。503A 条还包含对限制药物配制的广告及促销、药物类别或药物类型，以及禁止向医生索取配制药物的有效处方等。汉鲍特别指出："这些规定随后受到法院的挑战，并产生了相互矛盾的判例法，在 FDA 对配制药房的监管权力的解读上扩大了差距且产生了歧义。我们期待与国会合作解决这些问题。"

汉鲍提到相互矛盾的判例是指发生在 2002 年的西部州医疗中心诉讼案和 2004 年的医疗中心药房诉讼案两案的判决。

1998 年 11 月，FDA 在联邦公告上发布题为《联邦食品、药品和化妆品法第 503A 条实施期间的执法政策》的指南。西部州的一些配制药房联合起诉 503A 条款，认为其与宪法相悖，质疑其中禁止药品提供者向使用者索取处方或宣传特定的配制药物的规定，认为这一规定侵犯了药房根据宪法第一修正案发表言论自由的权利。第九巡回法庭竟然裁定撤销第 503A 条。2002 年司法部部长上诉最高法院，捍卫 503A 条款，却被最高法院驳回。2002 年最高法院的这一裁决直接削弱了 FDA 对配

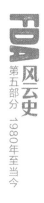

制药房的监管。那一年 NECC 药物安全问题频频发生，FDA 只得让马萨诸塞州的监管机构先行处理。

在 503A 条款被第九巡回法庭撤销后，FDA 随即发布一份合规指南，说明将对配制药房行使自由裁量权，并阐述了执法时应考虑的因素。FDA 解释说，当药房活动的范围和性质引起与药品生产商有关的各种担忧并导致严重违反药物的新药、掺假或错误标记规定时，应认真考虑执法行动。

2004 年 9 月，南部州的 10 家从事药物配制的医疗中心药房也联合起诉 FDA，要求它不再有监管配制药房的权利。这场官司打到第五巡回法庭。法院的裁决则与第九巡回法庭完全相悖，认为第 503A 条不应该撤销。两个巡回法庭的不同裁决，而使 FDA 形成对整个国家的执法不统一的怪异局面。

在那些 FDA 的监管退居第二线的州，每年都有事故发生。就在那次脑膜炎暴发的前一年，至少发生过三起相似事件：佛罗里达州奥卡拉的一家配制药房生产的产品造成至少 33 名病人感染上真菌性眼病；佛罗里达州的另一城市好莱坞的一家配制药房的药品也发生污染，致使十几名佛罗里达州的病人失明或眼睛损伤；亚拉巴马州伯明翰一家配制药房制造的静脉营养补充剂受到污染，造成 9 名病人死亡。

汉鲍在听证会上指出 NECC 脑膜炎事件是配制药房行业最新发生的、也是最严重的事件。由于"FDA 检查药房并采取适当措施的执法行动受到法律的制约"，所以 FDA 对于不太重大的违规行为就让各州当局监管。

汉鲍说 FDA 希望与国会和其他权威机构一起探讨修补法律的缺陷。FDA 应该有明确的法定权力监管超出传统药房业务范畴的配制药房，检查和收集其药品生产、运输和产品质量的检验记录。这对于消除对公共健康的威胁，执行联邦标准是必要的。

FDA 建议建立一个双层监管的政策框架，将配制药房分成传统配制药房和非传统配制药房。传统配制药房仍由州监管机构管理；非传统配制药房涉及产品类型、产品数量并包含运输、销售等因素，可能具有较高风险的药物则由 FDA 监管。

2013 年 9 月众议院能源和商业委员会主席弗雷德·厄普顿推出《药品质量和安全法》议案。厄普顿是来自密歇根州的议员，密歇根州是此次事件的重灾区，全州有 19 人死亡，其中 3 名死亡者是在厄普顿议员代表的地区。该议案于 9 月 28 日在众议院通过，11 月 18 日获参议院通过，并于 2013 年 11 月 27 日由奥巴马总统签署，成为正式的联邦法律。

《药品质量和安全法》授予 FDA 更多的权力，从而使其对配制药物的生产和分销过程进行监管。

《药品质量和安全法》的重要内容是增强药物分销安全性和处方药批发分销商的国家标准。规定产品标识、验证以及追踪的机制；明确定义分销商资格、分销业务的对象、业务范畴以及监管机构的责任。

2014 年 9 月 4 日，NECC 的前雇员格伦·秦企图离境飞往香港时在波士顿洛根国际机场被捕。格伦·秦是负责 NECC 净化室配制药剂的药剂师，是第一个受到调查的人。FDA 在声明中说，格伦·秦使用了不当的灭菌处理、检验技术和不安全的操作，并且犯有伪造清洁日志、指使工作人员欺骗性地错误标记样品等行为。他是导致本次脑膜炎疫情暴发的污染药品的主要责任人之一。

联邦政府的多个机构（马萨诸塞州辖区联邦检察官办公室、联邦调查局、FDA 刑事调查办公室、国防部刑事调查局以及美国邮政检查局等）参与案件调查。调查结果认定：NECC 前主管药剂师格伦·秦无视配制操作的标准程序要求，在操作过程中其手表上沾染的污染物，使所配制的药物受到污染。他没有对配制的药物进行正确方式的灭菌，也没有验证灭菌的过程，使产品受到严重的真菌感染。在事发之后，疾病控制和预防中心从 MPA 小瓶和病人样本中鉴定出 18 种不同类型的真菌，这是直接导致全国性真菌脑膜炎疫情暴发的罪魁祸首。

格伦·秦还有让药品在还没有质量检验结果的状况下就打包发货的违规行为，并指使人在药品上贴错假标签以隐瞒药品缺失检验报告。他也指使操作人员使用含有过期成分的药物，包括把已经过期几年的化疗药物当作正品药出售。

格伦·秦雇用一名已经被马萨诸塞州药房委员会吊销执照的药剂技术员，操作配制高度敏感的心脏停搏液，为了逃避马萨诸塞州药房注册

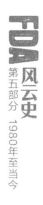

委员会的检查，他采取冒名顶替的方式隐瞒无证人员在洁净室操作的事实。

2012 年 10 月，联邦司法部在明尼苏达州联邦法院设立多州合并诉讼，共有 400 多起针对 NECC 的诉讼。同年 12 月波士顿联邦检察官启动一项有关脑膜炎疫情暴发事件的 131 项联邦刑事起诉，指控 NECC 的 14 名相关人员，包括总裁巴里·卡登和药剂师格伦·秦的多项刑事犯罪。

2017 年 3 月，本事件的另一主要责任人 NECC 的主管巴里·卡登被联邦陪审团判定犯有敲诈勒索罪、诈骗罪、邮件欺诈罪，以及出于误导的目的，在发运外州的药品上故意不贴标签（这触犯州际贸易法律）。他于 2017 年 6 月被判处 9 年监禁和 3 年监外执行。2017 年 10 月，格伦·秦因同样指控被定罪，并于 2018 年 1 月被判处 8 年监禁和 2 年监外执行。NECC 的其他涉事被告人员，亦受到不同程度的定罪和处罚。

联邦破产法院在 NECC 破产案中批准一项 2 亿美元的和解方案，为疫情受害者和其家属预留了资金。

21 世纪的惊天大骗局

坐落在旧金山南湾圣何塞和圣克拉拉山谷的硅谷，堪称是高科技的摇篮。美国风险资本的三分之一投注此地，成千上万的创业公司在此起步。

伊丽莎白·霍姆斯就是创业大军中的一员，这位斯坦福大学的年轻本科女生毅然辍学，白手起家，成立了一家名为"塞拉诺斯"的创业公司。后来，她公布了一项新闻，她声称她的公司有新发明，只要刺破手指尖，采集几滴血，就能检测出 240 多种疾病（之后更是扩大到 800 多种疾病）。这将使得医学诊断发生革命性的改变，使得血液检测程序更快速、更简便、更便宜，并大大地减少病人的痛苦。

这项革命性的新技术使得塞拉诺斯公司的身价一飞冲天，估值达到 90 亿美元。霍姆斯被誉为"史蒂夫·乔布斯第二"，成为《福布斯》《财富》《纽约客》《公司》《彭博》《商业周刊》等知名杂志的封面人物，一时风头无两。

前总统克林顿曾主持过一次访谈节目，他问这位年轻的亿万富翁是多少岁创立的塞拉诺斯公司，霍姆斯自豪地回答是 19 岁。这让坐在她旁边、来自中国的马云做了个手势，表示"不可思议"。

霍姆斯出生于首府华盛顿。她的母亲曾为国会的某委员会工作，父亲曾在美国国际开发署、美国国家环境保护署和美国贸易发展局等政府机构担任行政职务，还担任过安然公司的副总裁（即曾发生过美国历史上最大欺诈案之一的公司）。家庭对霍姆斯的成长和发展有着重要的影响。

霍姆斯自小就有成为亿万富翁的梦想，2001 年她进入了斯坦福大学，就读化工工程专业。她对学习专业兴趣不大，不过一门微流体学给了她启发。她设想一种微流体贴片，可以贴在皮肤上监测人体内的微生物，而后贴片亦可向体内提供抗生素治疗，这应该是个很有意义的奇思妙想吧。

带着这个主意，霍姆斯托人把自己介绍给斯坦福大学医学院的菲莉司·加德纳教授。加德纳教授乐于指导寻求在生物技术世界中创业的学生，对这个没有生物医学专业背景的学生，加德纳教授试图给她解释为什么她的想法不可行。但是加德纳教授可以看得出，霍姆斯并没接受他的忠告。当霍姆斯再一次找上门来的时候，加德纳教授建议她另外找个导师。

暑假期间，霍姆斯用 5 天时间为她的想法写了专利申请，转而找了曾给她上过课的工程学教授钱宁·罗伯逊。罗伯逊教授对霍姆斯的愿景印象深刻，十分欣赏，他成为霍姆斯早期成功的推手。

辍学投入创业的潮流，是个时髦的观念。史蒂夫·乔布斯、比尔·盖茨、马克·扎克伯格皆是辍学创业的成功典范。2003 年，还是大二学生的霍姆斯毅然决然地从斯坦福退学，注册了一家叫作塞拉诺斯（Theranos）的初创公司。罗伯逊教授成为公司董事会董事，并把霍姆斯推荐给创投人。

Theranos 是"治疗"和"诊断"两个词的组合。按照霍姆斯的说法，公司将开发一种革命性的新技术（不是先前她"发明"的贴片，而是一种体外血液检测技术），这种只需要几滴手指血便可发现健康问题的方式将彻底改变需要从病人的静脉抽取大管的血液，且耗时多日才能完成检测报告的传统诊断方式，为医疗保健带来革新手段。

霍姆斯的天赋充分发挥在为初创公司筹集资金、搜罗人才方面。当筹集初始资金时，她没有在硅谷找风险投资机构，因为这些富有经验的投资人将会提出许多专业问题，而霍姆斯拥有的仅仅是一个设想。通过霍姆斯家庭的人脉关系，她从两个投资人蒂姆·德雷珀和维克多·帕尔米耶那里筹到近 600 万美元的启动资金。

2011 年对霍姆斯来说是重要的一年。尽管塞拉诺斯公司经过八年的努力没有任何技术突破，但在外面，霍姆斯的活动却取得非凡成绩。在斯坦福大学的胡佛研究所举办的会议中，有人把霍姆斯引荐给乔治·舒尔茨。舒尔茨是老牌政治家、经济学家，曾在数届共和党总统任内担任财长、国务卿等重要职务。霍姆斯迅速地与老舒尔茨建立起密切关系，聘请他担任公司董事会的董事。2011 年 11 月老舒尔茨加入董事会，此后更为塞拉诺斯公司招募其他的重量级名人，包括前国务卿亨利·基辛格、前国防部部长比尔·佩里、前参议员萨姆·纳恩和比尔·弗里斯特、富国银行前首席执行官迪克·科瓦切维奇、前海军上将加里·拉格黑德等。如此，塞拉诺斯有了一个非常与众不同的董事会。

一个生物技术公司的董事会，占半数的董事是平均年龄 80 岁的政治人物，其余董事中除了担任过流行疾病控制中心主任的威廉·福格博士和曾经是外科医生的比尔·弗里斯特，都没有医疗和技术经验。这个董事会的组合确实很特别。一些经验丰富的医疗技术投资者可以看出其中的门道，大多数坐在董事座位上的名人虽不懂专业，却能为公司增加信誉的分量。

毋庸置疑，名人效应发挥了重要作用。当霍姆斯告诉沃尔格林集团（Walgreens，美国药店超市、百年老店，2012 年在美国和其他国家拥有 8 000 家连锁店），阿富汗战场的美军已经使用塞拉诺斯的检测仪器时（其实这不是事实），沃尔格林的决策高层对塞拉诺斯公司神秘的新技术深信不疑了。2013 年，沃尔格林宣布计划在全国各地的药店内设置塞拉诺斯的验血站直接为病患服务，并购买 1.4 亿美元的塞拉诺斯可转换优先股。另一家药店超市西夫韦也积极跟进，投资了 4 000 万美元，计划在 800 家连锁店开设血液检测门诊。

老舒尔茨还在包括斯坦福大学经济政策研究所在内的大论坛上宣传塞拉诺斯公司和它的创始人伊丽莎白·霍姆斯，并在主要媒体刊物上支持她。老舒尔茨的背书抬高了霍姆斯的信誉度，帮助霍姆斯从投资者那里筹集资金。霍姆斯告诉投资人，现今价值 750 亿美元的血液测试市场可能会增长到 2 000 亿美元，2015 年塞拉诺斯的营业额将可达到 1 亿美元。2014 年塞拉诺斯顺利获得总计 6.32 亿美元的融资。其中包括来自创始沃尔玛的沃尔顿家族的 1.5 亿美元，新闻集团和 21 世纪福克斯执行主席鲁珀特·默多克家族 1.21 亿美元，教育部长贝齐·狄维士家族 1 亿美元和亚特兰大的亿万富翁考克斯家族 1 亿美元。

据《华尔街日报》报道，塞拉诺斯的股值从 2004 年 12 月的每股 0.15 美元增值到 2015 年 3 月的 17 美元，此时塞拉诺斯的总估值高达 90 亿美元。

伊丽莎白·霍姆斯占有公司的百分之五十的股份，她成为具有 45 亿美元身价的富豪。她在各处演讲，介绍塞拉诺斯的革命性血液检测技术：只需要手指刺破的几滴血，携带式仪器将完成 200 多项测试（后来竟说到 800 多项）。她说："我一生的努力是让塞拉诺斯的工作重新定义诊断范式，对想了解有关他们健康信息的人，无论他有没有钱，无论住在哪里，都可以随时获得。""人们将因此而不会过早告别世界。"霍姆斯布道式的演讲与精心设计的形象——乔布斯式的高领黑衫着装，低八度的声调和手指间展示的"纳米"试管，有效地塑造出硅谷女乔布斯的形象。

亨利·基辛格在受访时曾经谈到对霍姆斯的印象，说霍姆斯有一种空灵的特质，可以比作修道院的圣职人员。比尔·佩里说："她有时被称为另一个史蒂夫·乔布斯，但我认为两人不可比较。史蒂夫是个天才，而她胸襟宽广，有乔布斯从未有过的社会意识。"每个被霍姆斯的这种特质迷惑住的人，都没有去探究霍姆斯"空灵"背后的秘密。不论是董事会成员还是投资人，都认可霍姆斯保留不透露公司技术秘密的权力，以及对公司的控制权。

霍姆斯总是把她所谓的新技术称为国家机密，没有人知道霍姆斯所说的血液测试技术的庐山真面目。在塞拉诺斯公司大楼里，员工必须签下保密协议，各个部门在严密的隔离和监控之下，谁都不清楚别人在做什么。霍姆斯始终用她称为"隐形模式"的方式管理运营公司。

2011年8月，当时担任美军中央司令部司令的马蒂斯上将，在旧金山海军陆战队纪念俱乐部的一次活动中与霍姆斯相识。马蒂斯正热衷于寻找新的医疗技术，以便更有效地救治战场上受伤的美国军人，霍姆斯使马蒂斯上将对她发明的"革命性检测技术"深信不疑。于是霍姆斯又将营销目标瞄准军队。2011年至2014年间在马蒂斯的支持下，霍姆斯与国防部的多个部门进行了讨论，并试图说服阿富汗的驻军使用塞拉诺斯的检测仪器，最终与五角大楼订下价值约30万美元的三份合同。

但是，霍姆斯的计划遇到了国防部医疗规管专家大卫·舒梅克中校的阻挠。按照军队的规定，战场上使用的医疗器械必须经过军队卫生部审批。审核工作转到了规管行动及合规科副主任舒梅克中校的办公桌上。舒梅克是一位资深的医学博士，并在FDA接受过一年的培训，是军中在职的FDA规管专家。他的责任是确保军队在试验医疗器械时必须遵守所有法律法规。

霍姆斯对舒梅克说，塞拉诺斯血液检测仪的测试类型是"实验室自创测试"——LDT，不归FDA管辖。LDT是指实验室采用自创的体外诊断测试方式，测量或检测取自人体的各种分析物（如蛋白质、葡萄糖或胆固醇等化合物、DNA等），应用范围仅限于这一实验室。LDT因其个性化的特点，避免了一些不必要的常规检测，可使治疗更为准确与及时。LDT技术成果通常在专业学术范围内交流与公布，而不须向FDA申报。

舒梅克回答霍姆斯，除非得到FDA的公函，同意给她的仪器开绿灯，否则想把仪器推销给军队是不可能的。他也警告说，如果霍姆斯想利用"实验室自创检测"这种方式绕过FDA的审查程序，在全国范围内商业性营销塞拉诺斯的检测血液设备，FDA不会允许的。

几个月后的2012年4月，舒梅克发邮件给FDA微生物仪器科的主管莎利·哈鞠法，谈到塞拉诺斯的情况，认为这家公司的做法很反常。哈鞠法又把邮件转给了她的同事，其中包括体外诊断和放射健康办公室主任阿尔贝托·古铁雷斯。

长久以来 FDA 内部一直在讨论该不该监管实验室自创测试业务，在 1976 年《医疗器械修正法案》修订时，没有提及 LDT，因为当时实验室自创测试还没有被普遍使用。1990 年以后，实验室开始做更多大规模的复杂测试，根据 FDA 掌握的信息，从百日咳、莱姆病到癌症等各种各样疾病的测试都以"实验室自创测试"的名义上市销售，其中一些有缺陷和不可靠的测试技术，对病人造成了无法估量的伤害。常规实验室检测是由医疗保险和医疗补助服务中心管理的，但是 LDT 业务在技术上的复杂性已经远远超出常规检测的范畴。越来越多的 FDA 内部人员达成共识，这类业务 FDA 应该管起来。这一观点的最大支持者是 FDA 体外诊断和放射健康办公室主任古铁雷斯，他认为舒梅克邮件中描述的塞拉诺斯经营手段正是利用 LDT 绕开 FDA 监管的典型例子，也正是他认为必须制止的。经过讨论，他们得出了一致结论：塞拉诺斯模式不符合联邦法规。

　　舒梅克把大家的意见送给了医疗保险和医疗补助服务中心（CMS）的实验室监督部。CMS 的实验室监督部是负责监管全国的常规测试实验室的联邦政府机构，他们的观点与 FDA 和舒梅克一致。他们决定从旧金山办公室派人去这家从未听说过的公司了解一下情况。

　　于是 CMS 驻旧金山办公室的检查员加里·山本访问了塞拉诺斯。尽管接待山本的霍姆斯和运营官巴尔瓦尼以设备还在研究制造过程之中为由没有让他看到他们的实验室产品，但是山本按照上级的指示，再一次强调舒梅克对霍姆斯表达过的意见，即塞拉诺斯血液分析仪的使用范围不可超出本地。

　　CMS 官员的来访令霍姆斯十分不爽，她向马蒂斯告了一状，说国防部有个叫舒梅克的人向 FDA 作了误导性陈述，把塞拉诺斯行为说成违法，要求马蒂斯责成国防部纠正。

　　马蒂斯看到霍姆斯的邮件后很生气，他把信转给中央司令部的医务指挥官艾琳·埃德加上校，并附带着他的便条，命令埃德加让他的助手负责把塞拉诺斯检测仪的推广使用搞定。

　　马蒂斯有个人人皆知的绰号"疯狗"，他发怒可不好惹，但是必须有人向马蒂斯解释清楚法律法规的含义。在舒梅克求助下，古铁雷斯欣

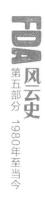

然答应一起面见马蒂斯。

古铁雷斯很有耐心地向马蒂斯上将解释了有关的法规，说明塞拉诺斯的仪器是一种检验血液的设备，肯定应该在 FDA 的监管之下。由于 FDA 尚未审查并批准这个仪器作为商业用途，因此必须在机构审查委员会制定的严格条件下对人类受试者进行测试。临床试验的一个条件是必须得到测试对象的知情同意，因此给战争环境下的受伤士兵做这项临床试验是不可操作的。

马蒂斯问古铁雷斯和舒梅克，有没有什么途径使这个事可以继续推进，他们建议可以做"有限目标实验"，使用来自士兵的剩余血液样本去除标识，用无名氏血样做临床测试，就不需要事先获得知情书。用塞拉诺斯仪器检测血液样本，目的是把检测结果与军队常规测试方法的结果作比较，以此判断塞拉诺斯仪器是否合格。他们说这是唯一的途径。最后马蒂斯与两位监管官员握手一致同意这种做法。

但塞拉诺斯却再也不提做测试的事情了，也没有拿出他们的仪器。马蒂斯上将于 2013 年退役后被聘请当了塞拉诺斯的董事。

2013 年塞拉诺斯推出自己的网站，并通过新闻界和媒体，高调宣传介绍它的产品。霍姆斯经常出现在高知名度的媒体平台上。在新闻访谈节目中，她声称她的公司一直从大型制药公司获得订单，包括辉瑞公司和葛兰素史克公司，他们在新药临床试验中都使用了塞拉诺斯的仪器。她的公司还从沃尔格林药店、医院和美国军队设立的"健康中心"获得收入，最终将在沃尔格林的大部分店内建立健康中心验血站，实现在每个美国人居住区 5 英里范围内都可以提供验血服务的目标。

塞拉诺斯对外的宣传越来越高调，而在公司内部，令人不安的气氛也越来越浓重。一些从苹果公司和其他公司挖来的精英人才一个个地辞职离开。如产品设计师安娜·阿里奥拉曾经相信霍姆斯带着"改善人性"的使命，甚至放弃了苹果公司 15 000 股的配股权，加入塞拉诺斯准备为产品设计外形。还有其他几位来自苹果的设计师和工程师，每个人都本着为下一个乔布斯工作的期望而来，但是他们发现霍姆斯给他们描述的只是她的愿景，新技术并不存在。

这时，霍姆斯却用这个尚不存在的技术与一家大型制药公司达成协议，将在一项新药研究中使用塞拉诺斯的仪器给晚期癌症病人做血液测试。研制设备的机械工程师亚当·沃尔默告诉他的同事，塞拉诺斯的仪器在测试中无法产生可重复的数据。

听到此消息的阿里奥拉直接找霍姆斯，指出公司不该那么做。霍姆斯却回答她，最好不要在公司筹款的关键时刻干涉任何事情。阿里奥拉后来公开批评说："从道德的角度来看，这是不可接受的。我忍无可忍，决定辞职。"来自苹果公司的一行精英人才贾斯汀·麦克斯韦尔、亚当·沃尔默、迈克·鲍尔利和曾经是乔布斯左右手的软件工程师特阿维·瓦尼安等都相继辞职而去。

埃里卡·张是刚从加利福尼亚州大学伯克利分校分子生物学专业毕业到塞拉诺斯工作的年轻人，她的工作是对塞拉诺斯的设备进行质量控制测试。她发现这些仪器出错率很高，"一直在失败"。她注意到有人故意把仪器出错的报告删除，选择性地保留数据，使数据看上去准确率很高。她向实验室经理反映情况，却被告诫不要谈论这些问题。

真正让张不安的是塞拉诺斯把这些有问题的仪器用到临床业务上，竟然去给病人做血液检测。塞拉诺斯的设备，可能经常出现错误，然而不知情的医生却要依据这些信息为病人作出医疗决定。张直接去找监督实验室运营的总裁拉梅什·巴尔瓦尼汇报这些问题，想不到引来巴尔瓦尼愤怒的训斥，叫她做自己的工作别管闲事。

实验室里充斥着一种怪异的气氛，许多人都知道塞拉诺斯研发的仪器错误百出，但是员工们害怕有人在监听，大家不敢谈论工作中的问题。唯一能够和埃里卡·张讨论的是同年从斯坦福大学毕业来塞拉诺斯工作的泰勒·舒尔茨。

泰勒·舒尔茨曾经在祖父乔治·舒尔茨的家里遇到霍姆斯，被霍姆斯描绘的改变血液检测方式的想法迷住。他从斯坦福大学毕业后正式成为塞拉诺斯的职工。但是在塞拉诺斯待的日子越长，舒尔茨就越清楚地意识到，霍姆斯给他和家人描绘的塞拉诺斯似乎其中有诈。

大多数的数据不是在塞拉诺斯自家研制的仪器上测得的，而塞拉诺斯的仪器根本无法在一两滴血上进行数百次测试。每台仪器一次只能进行一种测试，每次都得重新校准。这些仪器有很多问题：机械故障、零

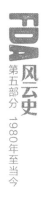

件断开或因不能控制温度而无法正常工作，还有实验污染，等等。

小舒尔茨描述他的工作说："通常情况下，（仪器的）门关闭不了，你必须贴胶带将它关上。我们也从来没有测试过，贴了胶带会不会改变结果。条形码阅读器也经常不起作用。"

小舒尔茨与张有同样的担心。测试的结果不准确，将导致错误的诊断，可能对病患作出不利的医疗决策。

有件事情让小舒尔茨觉得特别不对劲，根据规定，为了向联邦医疗保险和医疗补助服务中心证明他们的测试仪器能够产生准确的结果，公司需要做能力验证（亦称 PT 测验）。工作人员把测试样本分成两部分，同时在塞拉诺斯的仪器和其他公司的仪器上测试，从而进行对比。但两种设备却给出了不同的结果，于是营运官巴尔瓦尼指示工作人员停止使用自家的仪器，仅向测试监管机构报告使用其他公司的仪器测试的结果。小舒尔茨怀疑公司的这种操作，他匿名联系了管理能力测试的政府机构。对方回答说他谈的这种做法相当于某种形式的 PT 作弊，并且违反了州和联邦的规定。那位官员说，他可以指出违规实验室的名称，或者可以向纽约州实验室调查员投诉。

出于祖父与塞拉诺斯的特殊关系，小舒尔茨写了一份报告给霍姆斯，把他知道的问题一一列出，年轻人希望能帮助霍姆斯改变公司的现状。但是他没有得到霍姆斯的回答，而是巴尔瓦尼的严厉指责。巴尔瓦尼非但没有任何接受意见的意思，反而要求小舒尔茨对他鲁莽的评论和指责道歉。小舒尔茨选择了辞职而不是道歉。张也辞职了，那天距她进入塞拉诺斯工作刚满 7 个月。

2015 年，真正挑战"霍姆斯神话"的外部质疑出现了。

2015 年初，《美国医学会杂志》刊登了一篇与塞拉诺斯相关的文章，作者是斯坦福大学医学、健康研究和政策与统计学教授约翰·尤安尼迪斯。

尤安尼迪斯教授精通希腊文，看到塞拉诺斯的公司名称引起了他的好奇。"我只是路过它的总部，Theranos 听起来像一个非常奇怪的希腊词。联想到'tyrannos'一词，这是暴君，'thanatos'，这是死亡。为什么一家公司要用这样的名字？"

出于好奇，尤安尼迪斯开始查找有关这家公司产品的审评论文。根据该公司所声称的血液检测新技术，他估计应该会有至少数万篇关于塞拉诺斯的论文，但是他几乎找不到任何东西。当时塞拉诺斯和霍姆斯已经是硅谷投资者的宠儿。霍姆斯和她的公司能够筹集巨额资金，并将公司提升到 90 亿美元的价值而无须在任何科学出版物上公布有关该公司血液检测技术的信息，这有点不可思议。于是尤安尼迪斯博士写了一篇专栏文章提出他的质疑。

"科学最基本的前提是你需要有证据支持你的主张，"他说，"如果你有像塞拉诺斯这样非凡的主张，承诺他们会有一些彻底改变整个医疗保健系统的东西，那将是一个世界上从未见过的完全颠覆性的创新成果，你会要求（看到）更多的证据（来证实）。只是看一些证据非常可疑且有很多问号的论文你当然不会高兴。"

"虽然霍姆斯经常谈到公司的技术能够提供疾病的早期诊断，但从来没有讨论假阳性、过度诊断，以及过度诊断和筛查工作之后的疾病升级的可能性。"

他说，在人们认识到实验室和临床研究透明度重要性的同时，依靠隐身而不是同行评审，似乎是"矛盾的"。他说，隐形研究造成的结果是一大堆可能很棒的想法，但在公司大张旗鼓的宣传和大众媒体炒作中变得完全模糊，弄不清哪些证据是真实的。

文章发表后，尤安尼迪斯很快接到了塞拉诺斯法律顾问的电话。他们先是建议他放弃对塞拉诺斯的疑虑，撤回文章，并与霍姆斯共同撰写一篇论文，支持公司的观点，公司认为 FDA 批准该公司的测试项目就是为塞拉诺斯所有的诊断血液测试技术提供了最高级别的证据。尤安尼迪斯拒绝了。（注：2015 年 7 月 FDA 批准塞拉诺斯的唯一检测项目是疱疹病毒）

几个月后，又一位医学专家，多伦多西奈山医院临床生物化学负责人埃莱夫塞里奥·迪曼蒂斯博士在《临床化学与检验医学》杂志上发表文章，对塞拉诺斯高调宣传的血液检测速度、成本、血液测试相关的疼痛以及向病人提供检测报告等四个方面的创新主张提出质疑。他指出，无论在哪个方面该公司都没有任何的突破可见。他也指出该公司所说的

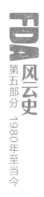

技术缺乏任何同行评审研究。当一种技术的细节被刻意保密，将很难对其作出判断。

2014年12月，《纽约客》杂志有一篇介绍硅谷新星伊丽莎白·霍姆斯的长文引起《华尔街日报》调查记者约翰·凯瑞鲁的注意。该文章中的一些陈述让他产生疑惑，特别有这么一段讲到霍姆斯解释她的新技术："（塞拉诺斯的）仪器为什么被视为国家机密，霍姆斯对这一过程的描述模糊得有点滑稽：'进行化学反应，以化学反应与样品的化学成分相互作用，从而产生信号，再将其转化为数据，然后由经过认证的实验室人员进行审查。'"凯瑞鲁觉得这简直就是个上化学课的高中生，而不像是一个有能力执行复杂实验的科学家在讲述。凯瑞鲁后来谈到他的疑问的来由："在这个故事中让我印象深刻的第一件事就是，霍姆斯从斯坦福大学退学时，只上过两个学期的化学工程课程，就决定开创一项突破性的新医学技术……但要真正在医学上有所成就，你必须有正规的培训……大多数诺贝尔生理或医学奖获得者，他们赢得诺贝尔奖时都处于60多岁。"

凯瑞鲁是个执着追究真相的调查记者，曾多次曝光金融行业渎职的现象，两度获得普利策奖。他刚完成关于揭露医生在医疗保险报销系统中的欺诈和滥用的行为报道，正寻找新的报道目标。2015年初，有位负责管理行业博客的病理学家告诉他关于塞拉诺斯公司的一些负面信息。一家估值达到90亿美元，硅谷最热门的创业公司之一，真会有假吗？凭着职业经验和敏感，凯瑞鲁对了解塞拉诺斯的真相顿时产生了兴趣。

当他开始深入探究这家硅谷的血液检测公司时，发现几乎找不到任何关于塞拉诺斯技术的信息，寻找知情人更是不易。在科学技术发展竞争激烈的硅谷，保守商业秘密是每个企业都十分注重的，而塞拉诺斯的管理者奉行的却是极端的保密措施，在公司内部，公司总裁兼营运官巴尔瓦尼以偏执的心态，恐吓的手段，遏制员工发表不同意见。在外部塞拉诺斯聘用大卫·博伊斯律师事务所处理公司的事务，博伊斯被人称为国内最令人恐惧的法庭诉讼律师之一，他是个为达到目的不计任何手段的凶猛律师。

毫无疑问，为了防止塞拉诺斯的离职员工向外界透露公司的真实内幕，博伊斯采用了入侵邮箱、窃听电话和跟踪等间谍手段。他威胁那些他们认为会与记者交谈的人，如果不遵守入职时签的保密协议，泄露公司的商业机密，将会被起诉。这使得人人自危，大多数的知情者采取了沉默的态度。

埃里卡·张已经去别的公司工作，她与泰勒·舒尔茨保持着联系。一天有个人在她新工作地点的停车场递给她一封博伊斯律师签名的信，信上说，塞拉诺斯有理由相信埃里卡·张披露了"商业机密"，并威胁如果她继续这样做，就要被起诉。张看到信封上有她新近的搬家地址，这使她惊骇不已："没有人知道我居住的地址，这只是临时的居住地，他们怎么知道我住的地方？他们在跟踪我吗？"

恐惧至极的张向律师求助，问该怎样才能保护自己。律师建议她向联邦卫生监管机构报告她在塞拉诺斯所见到的实情。张接受了这个建议，她向 CMS 作了举报。

另一方面，泰勒·舒尔茨与塞拉诺斯的律师发生了正面冲突。他多次向担任公司董事的祖父解释发生在塞拉诺斯的真实事情，重申对塞拉诺斯设备的担忧，但是令他非常失望的是，他的解释不能改变祖父对霍姆斯的信任和对公司的忠诚，最终小舒尔茨选择向 CMS 的调查员投诉。

经过几个月的艰苦工作，记者凯瑞鲁终于接触到塞拉诺斯的前实验室主任艾伦·比姆，他向凯瑞鲁讲述了他目睹的塞拉诺斯发生的事情，包括欺骗性的技术能力测试、向病人提供虚假数据，等等。通过比姆的介绍，凯瑞鲁获得了更多的塞拉诺斯前雇员的联络渠道。他希望能够找到泰勒·舒尔茨交谈，经过不懈努力，小舒尔茨终于和他联系。为了防止通信被追踪，小舒尔茨用临时手机号码与他联络。经过试探，当小舒尔茨确信凯瑞鲁可以信任，便提供给他许多的信息。"他（凯瑞鲁）追求真相。所以我觉得给他更多的信息将会发挥作用，用于纠正我在塞拉诺斯看到的诸多问题，这最终将使病人免于受到不正确的医疗测试。"小舒尔茨后来在做证时说。

小舒尔茨成为凯瑞鲁重要信息的来源，因此他也遭到塞拉诺斯的法律团队的无情攻击。小舒尔茨的父母为了给他筹措 50 万美元的应诉费用，甚至卖掉了自己的房产。

　　《华尔街日报》的高级编辑和律师从一开始就密切关注凯瑞鲁的调查报道，他们坚定不移地支持他。报道发表前，《华尔街日报》向塞拉诺斯公司通告了调查结果并征求对方的回应，这下引来塞拉诺斯激烈的反对。博伊斯带领一队人马直冲纽约《华尔街日报》社，在5小时"马拉松式"的谈判中，凯瑞鲁他们在报道中提出的问题没有得到博伊斯的任何回应。于是凯瑞鲁意识到：这是我走在正确轨道上的一个迹象。我从那个长达5小时的会议中走出来，就感觉我们像做了一件大事，我更要加倍努力。

　　塞拉诺斯仍在积极地扩大对外宣传。2015年7月他们在公司的新实验室接待副总统拜登的访问，霍姆斯也出席了在白宫的活动。同时他们多次向凯瑞鲁发出威胁的信件，试图阻止凯瑞鲁发表他的调查文章。

　　由于前雇员的举报，导致联邦监管机构CMS和FDA开始调查塞拉诺斯。2015年秋，稽查员突击检查了塞拉诺斯，经过两周的检查，发现14项不合规问题。FDA在10月27日发表调查报告，称塞拉诺斯使用"未经批准的医疗设备"，其设计"未获得验证"。

　　2015年10月15日，凯瑞鲁的文章在《华尔街日报》上发表，揭露塞拉诺斯弄虚作假，指出霍姆斯对外宣传的革命性血液测试技术其实并不存在。当晚，霍姆斯在吉姆·克莱默的《疯狂金钱》节目中，自申清白，指责凯瑞鲁诋毁她的公司。

　　第二天，《华尔街日报》发表凯瑞鲁的第二篇文章，报道塞拉诺斯被勒令停止使用未经批准的纳米血液检测。

　　接下来发生的事情，霍姆斯有再强大的救火队也无济于事了。

　　2015年11月，西夫韦停止了与塞拉诺斯的交易，其3.5美亿元的注资计划作废了。

　　2016年1月25日，CMS公布其前一年对塞拉诺斯在纽瓦克实验室的检查报告，检查发现该实验室设施没有符合证书要求和性能标准，并且可能危及病人的健康和安全。

　　2016年1月28日，沃尔格林宣布它将停止使用塞拉诺斯的测试。

　　在联邦卫生监管机构的压力下，塞拉诺斯取消或纠正了近百万次血液测试结果，并同意给使用了它的血液检测服务的76 000个亚利桑纳州病人赔偿。

2018 年 3 月美国证券交易委员会指控霍姆斯和巴尔瓦尼精心策划了长达数年的欺诈行为，为了从投资者那里筹集 7 亿多美元，他们夸大或虚假陈述了公司的技术、业务和财务业绩。SEC 免除了霍姆斯对公司的控制权，令其退还数百万美元的股份给塞拉诺斯公司，并在 10 年内禁止她担任任何上市公司的高级职员或董事。

2018 年 6 月，由联邦大陪审团起诉霍姆斯和巴尔瓦尼 11 项欺诈和阴谋罪。

根据起诉书，指控霍姆斯和巴尔瓦尼在知道塞拉诺斯技术进行的测试可能包含不准确和不可靠的结果后，仍然使用广告招揽、鼓励和诱导医生、病人使用塞拉诺斯的血液检测实验室服务。向医生和病人提供了不准确、不可靠的血液结果。

起诉书指控被告使用直接沟通、营销材料、媒体陈述、财务报表、模型和其他信息等各种手段，声称塞拉诺斯开发了一种革命性的专有分析仪，能够使用从手指抽取的小血样进行全方位的临床试验。其分析仪可以产生比传统方法更准确、更可靠和更快的结果。

据起诉书称，霍姆斯和巴尔瓦尼向潜在投资者作出了许多关于塞拉诺斯财务状况及其未来前景的虚假陈述。被告人明知道事实上 2014 年和 2015 年塞拉诺斯只会产生微不足道的收入，却向投资者表示公司将在 2014 年创造超过 1 亿美元的收入并实现收支平衡，并预计在 2015 年将产生约 10 亿美元的收入。被告知道塞拉诺斯购买第三方商用分析仪用于病人测试，却向投资者说谎，塞拉诺斯使用自己制造的分析仪对病人进行测试。

联邦大陪审团对霍姆斯和巴尔瓦尼的起诉书指出："以硅谷为首的这个地区是现代技术创新和企业家精神的中心，资本投资造就了它。来自世界各地的大大小小的投资者都被硅谷的业绩记录、人才和承诺所吸引，他们也被创新和企业家精神背后的事实所吸引。在此法律规则要求诚实、公平竞争和透明……首席执行官霍姆斯和首席运营官巴尔瓦尼通过他们的公司塞拉诺斯，不仅欺骗了投资者，而且还欺骗了信任和依赖他们所谓的革命性血液测试技术的消费者。"

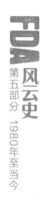
2018 年 9 月 5 日，塞拉诺斯被迫关闭，公司的所有股权投资都回归于零。

记者凯瑞鲁的揭露导致了一个号称 90 亿美元估值的商业帝国轰然倒塌，而"由于他的报道，保护了无数人的生命"，为此凯瑞鲁赢得记者理事会的 2019 新闻自由奖。凯瑞鲁的报道还有更深远的影响，有人评论它像龙卷风袭击了硅谷，冲击硅谷的淘金热。

乔治·舒尔茨，这位曾经经历水门事件和伊朗武器交易的政界老手，最终发表了一份声明，他赞扬孙子泰勒·舒尔茨："即使他受到我的责难，并且也知道我是效忠于该公司的，但他并没有从对真相和病人安全的责任中退缩，因为他效忠于更高的价值观和我们的家庭。""他是整个家庭的榜样，我们所有人都对此感激不尽。我须赞扬泰勒的高风亮节。"

2019 年 4 月，泰勒·舒尔茨和埃里卡·张共同成立一家名为"企业家精神"的非营利组织，帮助和指导年轻企业家从创业开始就注重道德实践，以使技术创始人和未来企业家一开始就能树立良好的道德规范。

塞拉诺斯丑闻对立法的影响

2015 年 10 月 15 日，《华尔街日报》发表调查报告，对塞拉诺斯公司采用"实验室自创测试"的模式规避 FDA 监督的行动提出严重的质疑。稍早于凯瑞鲁报告的发表，在 2015 年 8 月 25 日，CMS 和 FDA 的稽查员曾经对塞拉诺斯进行突击检查，检查证实该公司的实验室操作存在诸多违规问题。FDA 的检查报告说塞拉诺斯实际上正在销售有错误的测试，而这些测试结果会误导医生作出的诊断决策。

《华尔街日报》的揭露，引起了国会立法者的关注。2015 年 11 月 17 日，国会众议院能源和商业委员会下设的健康分委员会召开听证会，调查对实验室自创测试的监管法规是否存在漏洞。

在美国的医生诊所和医院，每年为病人进行的实验室检测有数十亿次之多。通常是在当地社区的实验室里，使用标准的测试设备，一般而言医生和病人都可以信任检测的结果。

塞拉诺斯牵扯到的是另一类的实验室检测，即"实验室自创测试"。

美国临床实验室协会解释说：对于罕见疾病或病人群体较小疾病早期的和精确的诊断，FDA 尚未能提供其已批准的、成熟的检测技术和试剂盒。于是，实验室开发出自用的测试服务，以期填补临床需求的空白。但这是一种专业技术，不外运、不分销，也不进入市场销售。几十年来，在全美各地的实验室里，每天都在进行 LDT 的检测且受到医生和病人的认可。

1976 年《医疗器械修正法案》授权 FDA 全面管理医疗设备的制造商和设备。LDT 归类于"装置"，由于 FDA 对 LDT 行使执法自由裁量权，因此 LDT 在使用前往往不需要经过 FDA 审查。

1988 年《临床实验室改进修正法案》规定了对人体标本（如血液、体液和组织）进行实验室检测的质量标准，其中包括实验的程序和人体的质量。并且监管 LDT 的测试结果，确保其可靠性。FDA，医疗保险和医疗补助服务中心和疾病控制中心共同监督 CLIA 的执行情况，每个机构都发挥着独特的作用。

自 20 世纪 90 年代以来，基因技术和自动化的提高使 LDT 的设计和使用更容易，高科技推动了实验室自创测试的快速发展。这种新的实验室自创测试，经常使用未经合法上市的组件和仪器，依靠高科技仪器与软件产生结果和临床解释。它们很多提供商业用途，已经成为独立的实体，与社区的医疗保健服务机构没有依附关系。在 2015—2016 年，据统计全美有 11 000 个实验室，提供高达 100 000 项的 LDT 测试。由于这些测试没有在任何地方注册，没有人知道确切的数字。

在近些年里，一些创业公司利用法规的漏洞，进行诊断严重病症的测试。与学术机构的科学研究不同，这些公司从不公开发布测试结果，很难弄清楚这些诊断的真实有效性。塞拉诺斯就是典型的例子，他们声称可以测试 800 多种病症，借口持有 CLIA 认证书，向顾客销售没有经过 FDA 审查评估的测试项目。

FDA 已经发现了几种高度危险的实验室自创测试的问题，包括提供缺乏科学证据的测试项目，对可能产生的错误结果缺乏适当的控制措施，伪造数据，等等。FDA 担心这些问题的后果，或将误导人们进行不必要的治疗，或将延迟治疗使疾病加重，或将放弃治疗而导致死亡。

2010 年 FDA 宣布有意重新考虑其对 LDT 执法的自由裁量权，并举办了研讨会，听取利益相关者对政策的意见。根据反馈的意见制定了 LDT 监管政策的初步草案。

2013 年汉鲍局长宣布，FDA 将在"实验室自创测试"进入市场前对其准确性和临床有效性制定监管条例。此举立即遭到 LDT 业界的抵制，美国临床实验室协会发起公民请愿，不承认 FDA 有权监管 LDT。

FDA 拒绝了请愿书，并于 2014 年 7 月 31 日向国会报备将对"实验室自创测试"实行监管，附了两份指导性文件草案——《实验室自创测试的监督管理条例》《对于实验室自创测试所涉及设备标准之指南》。2014 年 10 月，FDA 公开发布了指导文件草案，以广泛征求意见。

FDA 提出体外临床实验新的监管。基于风险程度分三个监管层面：低风险的 LDT 仍然保持全面执法自由裁量权；中等风险的一部分行使执法自由裁量权；高等风险的受全面监管，FDA 将保留对高风险测试的审查。

2015 年 11 月 25 日，国会听证会举行前一天，FDA 发布了一份《FDA 的证据：20 个案例研究》。这些案例是 LDT 在没有受到 FDA 监管之下出现的严重错误，包括假阳性和假阴性结果的测试、与疾病或病症无关的测试、以错误的研究结果为准绳的测试、误导医生对药物的选择和使用。

在听证会上，FDA 设备和放射健康中心主任杰弗里·舒伦举例说，一项基因乳腺癌检测中发生错误的比例高达 20%，这就是说一些乳腺癌病人因此没有得到正确的治疗。孕妇的产前检查，是基于"证伪的科学概念"，这可能导致一些正常妊娠的妇女终止怀孕，或生下患有未确诊遗传综合征的婴儿。如果诊断测试结果不准确，医生可能做出错误的决定，病人可能会受到无辜的伤害。

又比如有人以 CA‐125 作为卵巢癌的检测指标，事实上许多 CA‐125 高水平的妇女并没有患卵巢癌，相反地有癌症的妇女不一定有高水平的 CA‐125，这项测试并不能准确诊断是否患了癌症。而卵巢癌筛查试验的假阳性结果可能导致病人接受不必要的手术，切除了健康的卵巢。

舒伦指出，测试中的错误可能造成的结果，不但威胁到病人的安全，同时也将使社会付出巨大的公共健康成本。诸如一个案例中，没有经过充分验证的自闭症生物标志物的测试结果，误导了医生对一些儿童进行了不适当和有害的治疗。而为了纠正因这种自闭症检测产生的相关问题，公共卫生系统为此花费了总计为 6 610 万美元的巨款。

舒伦告诉立法者，虽然《临床实验室改进法》包括了对实验室测试的预分析、分析和分析后对政策和程序的监督，但通常不会审查个别测试的临床有效性。FDA 的监管可以提高各实验室对类似测试类型的一致性。

CMS 管理办公室创新与质量副总监兼首席医疗官帕特里克·康威代表 CMS 在听证会上支持舒伦的论证。他说 CMS 的重点一直是实验室程序和设备标准。除此之外，CMS 没有人员、资源或专业知识来承担更多的监管职能。没有科学人员能够审查复杂的医学和科学文献以确定临床的有效性。只有 FDA 具有这种专业知识，他们有足够的医生、生物统计学家和经过培训评估临床有效性的科学家，启动上市前审查，FDA 是最适合的机构。

康威提出 FDA 和 CMS 可以合作，利用各自的权威优势分别评估上市前的临床有效性和实验室标准。

2018 年 12 月，国会众议院能源和商业委员会发布了关于体外临床测试的最新议案，暂定名为《2018 年精准核查新创的体外临床检测法案（议案）》，并预定于 2019 年再次举行诊断监管改革的听证会。专业法学评论家认为，该议案若通过，将使 FDA 对诊断的监督权产生重大影响。

后记： 面向未来， FDA 七位前局长的建议

2016 年 6 月在科罗拉多州阿斯彭市，阿斯彭研究院（一家国际性非营利智库）每年举行的"阿斯彭创意节"（Aspen Ideas）研讨会开幕。其中一场研讨主题引人注目，为纪念 1906 年《纯净食品和药品法》通过 110 周年，主办方邀请六位前 FDA 局长同台讨论当下 FDA 面临的挑战。他们分别是弗兰克·杨，大卫·凯斯勒，简·亨尼，马克·麦克莱伦，安德鲁·冯·埃申巴赫和玛格丽特·汉鲍。这些前局长们先后领导 FDA 走过了 30 多年的历程。

主持人在开场之前问会场听众："你们中有多少人听说过哈维·华盛顿·威利这个名字，请举手。"看到大多听众一脸茫然，主持人接着说："威利先生，因为他才有我们今天的研讨会。他是农业部化学局的首席化学家，是 110 年前推动 1906 年食品药品立法的先驱，该法律创立了 FDA。今天它成为美国甚至也是世界上极少数的几个最权威的监管机构之一。它有着广泛的授权，监管的消费品约占美国消费经济的 25%，FDA 在我们生活中无处不在。"

从 1902 年国会第一次拨款 5 000 美元给威利博士的农业部化学局，到 2020 年 FDA 的财政年度预算已超过 58 亿美元，FDA 监管着超过 26 000 亿美元的食品、医药和烟草产品等消费品安全。它的发展和成长印证了社会的需要。FDA 人一直都为自己的使命而自豪。就如他们回顾历史时说的，经历无数次"国会的调查、外部和内部委员会报告、独立（第三方）调查团，以及其他组织对本机构在过去一个世纪的大部分时间里的使命和需求的研究，证实本机构对公共卫生所负有如此广泛的责任，正是人们对政府中最古老的消费者监管机构所期望的。"

阿斯彭研讨会上六位 FDA 的前领导人在会上公开表达了他们的共

识，他们建议，鉴于 FDA 所担负的新世纪的巨大责任和使命，在科学知识日新月异，健康威胁不断涌现，全球竞争日益激烈的世界中，一个独立的、更有效的行政结构运作的机构，将使 FDA 处于最强大的位置来面对 21 世纪的挑战，FDA 应该转变为独立的联邦机构。2017 年 1 月卸职的 FDA 局长罗伯特·卡利夫博士也响应同僚的建议，成为第七位赞同共识的前局长。阿斯彭研究院的国内卫生策略部所设"卫生医疗与社会研究项目"支持七位前 FDA 局长的提议，为此设立研究计划，从 2016 年到 2018 年进行了背景研究工作。2019 年标题为《七位前 FDA 局长建议：FDA 应该是一个独立的联邦机构——背景和审议》白皮书出笼。这或许成为这个有百年历史的古老机构迈向又一次革新的第一步。

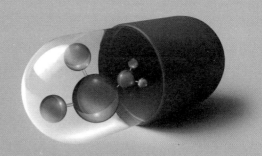

THE HISTORY OF
FOOD AND
DRUG
ADMINISTRATION

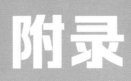

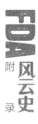

FDA 机构归属变迁一览表

1862　Division of Chemistry, USDA
林肯总统任命化学家 Charles M. Wetherill, 为刚成立的农业部服务, 负责化学科。

1901　Bureau of Chemistry, USDA
原美国农业部化学科扩大为化学局, 食品和药品管理局的前身。

1927　Food, Drug, and Insecticide Administration, USDA
原农业部化工局重整分成两个机构, 负有监管功能的部门改名为美国农业部食品药品农药管理局; 没有监管功能的研究部门并入农业部化学和土壤局。

1930　Food and Drug Administration, USDA
原名农业部食品药品农药管理局, 缩短名称为农业部食品和药品管理局。

1940　FDA, Federal Security Agency (FSA)
食品和药品管理局由农业部转至美国联邦安全局, 成为 FSA 的下属机构。
联邦安全局 (FSA) 是 1939 年根据 1939 年"重组法"成立的美国政府的独立机构。该机构一度监督食品和药品安全以及教育资金和公共卫生项目的管理, 以及社会保障养老金计划。

1953   FDA, Department of Health, Education and Welfare（HEW）
美国联邦安全局改制成美国卫生教育和福利部，食品和药品管理局成为 HEW 的下属机构。

1979   FDA, Department of Health and Human Services（HHS）
美国卫生教育和福利部重组，教育部分离出去后，改名为美国卫生和公共服务部，食品和药品管理局成为 HHS 的下属机构。

1988   Food and Drug Administration Act
1988 年通过的《食品和药品管理局法》，在法律上确定：FDA 作为卫生和公共服务部的一个机构，由总统在参议院的建议和同意下任命食品和药品管理局局长，并全面地阐明部长和局长分别对研究、执法、教育和信息承担的责任。

机构、组织名称与缩写名称对照

ACLA，American Clinical Laboratory Association	美国临床实验室协会
ACR，American College of Radiology	美国放射学会
ACS，American Cancer Society	美国癌症协会
AMA，American Medical Association	美国医学会
JAMA，Journal of American Medical Association	美国医学会杂志
APhA，American Pharmacists Association（曾用名 American Pharmaceutical Association）	美国药学会
APM，Association of Pharmaceutical Manufacturers	药品制造商协会
ADMA，American Drug Manufacturers Association	美国药品制造商协会
The National Association of Retail Druggists	全国零售药剂师协会
BBB，Better Business Bureaus	商业信誉促进局
BNDD，Bureau of Narcotics and Dangerous Drug	麻醉品和危险药物局
CDC，Centers for Disease Control and Prevention	疾病控制和预防中心
CMS，Center for Medicare and Medicaid Services	医疗保险和医疗补助服务中心
CPSC，Consumer Product Safety Commission	美国消费品安全委员会
CSM，Committee on Safety of Medicines，UK	英国药品安全委员会
CSPI，Center for Science in the Public Interest	公共利益科学中心
EPA，Environmental Protection Agency	国家环境保护局
EMEA，European Medicines Evaluation Agency	欧洲药品评价局
EMA，European Medicines Agency	欧洲药品管理局

FDA，Food and Drug Administration	食品药品监督管理局
FDIA，Food Drug and Insecticide Administration	食品药品农药管理局
FBI，Federal Bureau of Investigation	联邦调查局
FTC，Federal Trade Commission	联邦贸易委员会
GAO，Government Accountability Office	政府问责局
ICH，International Conference on Harmonization	国际药品法规协调会议
IRB，Institutional Review Board	机构审查委员会
HCFA，The Health Care Finance Administration	卫生保健财政管理局
HHS，Department of Health and Human Service	美国卫生和公共服务部
HEW，Department of Health，Education and Welfare	美国卫生教育和福利部
NACA，National Advisory Committee for Aeronautics	全国航空咨询委员会
NAS，National Academy of Sciences	国家科学院
NBBB，National Better Business Bureaus	全美商业信誉促进总局
NCA，National Cranberry Association	全国蔓越莓协会
NCI，National Cancer Institute	国家癌症研究所
NDRC，National Defense Research Committee	国家国防研究委员会
NHA，National Health Alliance	全国健康联盟
NHLBI，National Heart，Lung，and Blood Institute	国家心脏、肺和血液研究所
NIAID，National Institute of Allergy and Infectious Diseases	国家过敏和传染性疾病研究所
NIA，National Institute on Aging	国家老化研究所
NRC，National Research Council	国家研究委员会
NIH，National Health Institute	国家卫生研究院
MCA，Medicines Control Agency	药品控制局
MHRA，Medicines and Healthcare Products Regulatory Agency	英国药品和保健品监管局

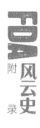

OMB, White House Office of Management and Budget	白宫管理和预算办公室
OSRD, Office of Scientific Research and Development	科学研究与发展办公室
OSHA, Occupational Safety and Health Administration	职业安全与健康管理局
PMA, Pharmaceutical Manufacturers Association	制药厂商协会
PhRMA, The Pharmaceutical Research and Manufacturers of America	美国药品研究与制造商协会
Proprietary Association	专利药协会
RAC, Recombinant DNA Advisory Committee	重组DNA咨询委员会
U. S. Postal Inspection Service	美国邮政检查局
USP, United States Pharmacopeial Convention	美国药典委员会
USAN, United States Adopted Names Council	美国定名理事会
DESI, Drug Efficacy Study Implementation	药物疗效研究实施
IND, Investigation New Drug Application	研究性新药申请
ANDA, Abbreviated New Drug Application	简化新药申请
NDA, New Drug Application	新药申请
GMP, Good Manufacture Practice	生产质量管理规范
GLP, Good Laboratory Practice	药物非临床研究质量规范

美国食品和药品法律法规的大事年表

1902 年　《生物制剂控制法》(The Biologics Control Act)，该法案要求确保血清、疫苗和用于预防或治疗人类疾病的类似产品的纯度和安全性。

1906 年　《纯净食品和药品法》(The Pure Food and Drugs Act) 是联邦颁发的第一部食品和药品法，于 6 月 30 日由国会通过，并由西奥多·罗斯福总统签署。该法禁止在国际和跨州的商业贸易中对食品、饮料和药品使用贴错标签和掺假。授权农业部化学局检查相关产品。

　　　　　《联邦肉类检验法》(The Federal Meat Inspection Act) 规定对肉类和肉类产品的掺假和错误标记将与食品同样作为犯罪行为。要求确保在卫生条件下屠宰和加工肉类和肉类产品。这些规定同时适用于进口肉类产品。

1907 年　首个认证色素法规 (First Certified Color Regulation)，列出 7 种适用于食用的色素。

1912 年　《谢利修正法案》(The Sherley Amendment)，由于 1911 年联邦政府诉约翰逊案中，最高法院裁定 1906 年《纯净食品和药品法》并没有禁止虚假医疗声称，而只禁止对药物成分或特性进行虚假和误导性陈述。国会通过《谢利修正法案》来修补 1906 年的《纯净食品和药品法》的漏洞。该修正法案明文禁止使用旨在欺骗购买者的虚假治疗声称来标记药物。

492

1914 年 《联邦贸易委员会法》（Federal Trade Commission Act）是为商业改革而设计的。国会通过该法案的目的是希望保护消费者免受广告中欺骗行为的侵害，遏制不公平的贸易行为。

1938 年 《食品、药品和化妆品法》（The Federal Food, Drug, and Cosmetic Act，简称FDC）通过。该法案含有的新条款有：扩大对化妆品和治疗设备的控制；开始新的监管体系，要求新的药品须提供其安全的证据；取消《谢利修正法案》中要求证明在药物错误标记案件中有欺诈的意图；规定对不可避免的有毒物质设定安全公差；授权为食品的标识、质量和容器填充物设立标准；授权工厂检查；将法院禁令的药物加入先前对缉获和起诉的处罚。

《惠勒-利法》（Wheeler-Lea Act）规定联邦贸易委员会负责监督在FDA监管下的产品相关的广告。

1939 年 发布第一批食品标准 First Food Standards。

1944 年 《公共卫生服务法》（Public Health Service Act），该法涵盖广泛的公共卫生问题，包括生物制品的管理和传染病的控制。

1948 年 《米勒修正法案》（Miller Amendment）确认了《食品、药品和化妆品法》适用于机构监管的那些跨州运输，并已经到达消费者手中的商品。

1949 年 FDA首次向行业发布《工业指南》（Guidance to Industry），指南提出了"食品中化学品毒性鉴定程序"，亦称黑皮书。

1951 年 《达勒姆-汉弗莱修正法案》（Durham-Humphrey Amendment）定义了凡是在没有医疗监督的情况下无法安全使用的药物种类，限制其只能出售给有执业医生出具处方的病人。

1954 年 《米勒农药修正法案》（Miller Pesticide Amendment）规定了制定农产品原料农药残留安全限值的程序。

1958 年 《食品添加剂修正法案》（Food Additives Amendment）要求制造商建立新的食品添加剂安全性标准。德莱尼条款禁止批准任何显示在人类或动物身上诱发癌症的食品添加剂。

1960 年 《色素添加剂修正法案》（Color Additive Amendment）要求制造商建立食品、药品和化妆品中色素添加剂的安全性标准。德莱尼条款禁止批准任何显示在人或动物中诱发癌症的颜色添加剂。

1962 年 《药品修正法案》（Drug Amendment），该修正法案首次要求药品制造商在新药产品上市前必须向 FDA 证明其有效性，确保药物的疗效和更大的安全性。

1965 年 《控制滥用药品修正法案》（Drug Abuse Control Amendment）制定了处理因滥用抑制剂、兴奋剂和致幻剂所引起的问题的措施。

1966 年 《公平包装和标签法》（Fair Packing and Labeling Act）要求所有州际贸易的消费者产品都要按照 FDA 对食品、药品、化妆品和医疗器械实施相关规定，如实地提供信息标签。

1976 年 《医疗器械修正法案》（Medical Device Amendment）确保医疗器械（包括诊断产品）的安全性和有效性。修正法案要求制造商在 FDA 注册并遵循质量控制程序。有些产品必须经过 FDA 的上市前批准，其他则必须在营销前符合性能标准。
《维生素和矿物质修正法案》[Vitamins and Minerals Amend-ments，或称《普罗克斯迈尔修正法案》（Proxmire Amendments）]，该法案阻止 FDA 建立限制食品补充剂中维生素和矿物质效力的标准，或仅仅根据功效将其作为药物进行规管。

1981 年   FDA、卫生和公共服务部根据国家生物医学和行为研究人类受试者保护委员会发布的 1979 年贝尔蒙特报告修订了《人类受试者保护法规》（Regulation for Human Subject Protection）。修订后的规则规定了机构审查委员会的更广泛代表性，并详细说明了知情同意的内容以及其他规定。

1983 年   《孤儿药品法》（Orphan Drug Act），该法旨在让 FDA 能够促进治疗罕见疾病所需药品的研究和营销。

1984 年   《药品价格竞争和专利期限补偿法》（Drug Price Competition and Patent Term Restoration Act），又称哈奇-瓦克斯曼法（Hatch-Waxman Act），该法通过允许 FDA 批准申请销售仿制药品的通用版本而不重复进行研究来证明其安全有效，从而加快了低成本仿制药的供应。与此同时，品牌公司可以为他们开发的新药申请延长长达五年的额外专利保护，以弥补其产品为获得 FDA 批准，在申请程序上所造成的时间损失。

1987 年   修订研究性药品法规（Investigational drug regulations revised），扩大没有替代疗法的严重疾病病人获得试验药物的机会。

1988 年   《食品药品管理局法》（Food and Drug Administration Act）正式把 FDA 作为卫生和公共服务部的一个机构，其局长须由总统在参议院的建议和同意下任命，并广泛阐明部长和局长对研究、执法、教育和信息等事务承担的责任。

           《处方药营销法》（The Prescription Drug Marketing Act）禁止在合法的商业渠道之外转售处方药，以杜绝利用转售出现错误标签、掺假、次品和假冒药品。新法律要求药品批发商获得各州的许可；限制从其他国家重新进口；禁止销售、交易或购买药品样品，以及交换或伪造可赎回药品券。

《通用动物药品和专利期限补偿法》（Generic Animal Drug and Patent Term Restoration Act），此法将 1984 年《药品价格竞争和专利期限补偿法》中的专利期限补偿规定延伸到了动物仿制药领域。

1990 年　《营养标签和教育法》（Nutrition Labeling and Education Act）要求所有包装食品的营养标签和食品的所有健康声明必须符合卫生和公共服务部规定的条款。首次提出对食品标准、营养标签和健康声明的要求，包括食品成分表、份量大小和术语如"低脂肪"和"轻质"的标准化。

《安全医疗器械法》（Safe Medical Devices Act）要求疗养院、医院和其他使用医疗设备的机构必须向 FDA 报告其使用的医疗设备可能导致的病人死亡、严重疾病或严重伤害事故。要求制造商必须对那些出现故障可能造成严重伤害或死亡的永久性植入装置进行上市后监督，对于依赖于这些设备的病人建立追踪和定位的方法。该法案授权 FDA 可以采取下令召回和其他行动。

1991 年　FDA 发布加速审查治疗威胁生命疾病的药物的法规（Accelerate the Review of Drug）。

《共同规则》（The Common Rule），FDA 与卫生和公共服务部于 1981 年颁布的研究中保护人类受试者的政策被十几个参与人类受试者研究的联邦实体所采用，因而这一政策被称为共同规则。该规则要求研究人员得到并备案知情同意文件，以确保对研究对象的儿童、妇女和囚犯的特殊保护。为了使研究机构严格遵守规定，该规则详细阐述机构审查委员会的必要程序。

1992 年　《仿制药执法法》（Generic Drug Enforcement Act），该法强化制裁涉及仿制药简化申请的非法行为，对违规者实施取消资格和其他处罚措施。

496

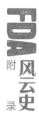

《处方药使用者费用法》（Prescription Drug User Fee Act）要求药物和生物制剂制造商支付产品申请和补充，以及其他服务的费用。该法案还要求 FDA 使用这些资金聘请更多的审稿人来评估申请。

《乳腺 X 线摄影质量标准法》（Mammography Quality Standards Act, MQSA）要求美国的所有乳腺 X 线摄影设施都必须经鉴定和联邦政府认证，符合 1994 年 10 月 1 日生效的质量标准。设施在首次认证以后，还必须通过联邦或州检查员的年度检查。

1994 年　《膳食补充剂健康和教育法》（Dietary Supplement Health and Education Act）建立特定的标签要求，提供监管框架，并授权 FDA 颁布膳食补充剂的良好生产规范。该法案定义了"膳食补充剂"和"膳食成分"，并将其归类为食品。该法案还设立了一个委员会来建议如何规范膳食补充剂的保健声称。

　　　　FDA 宣布它可能考虑将卷烟中的尼古丁作为药物进行监管，以回应吸烟与健康联盟的公民请愿。

1996 年　《保护食品质量法》（Food Quality Protection Act）修订 1938 年《食品、药品和化妆品法》，取消了德莱尼条款对农药的适用性。

1997 年　《食品药品管理局现代化法》（Food and Drug Administration Modernization Act, FDAMA）重新授权 1992 年的《处方药使用者费用法》，并规定自 1938 年以来最广泛的机构实践改革。规定包括加速审查设备，规范未经批准的药物和设备使用的广告，以及规范食品健康功能声明的措施。

1998 年　FDA 颁布《儿科药物规则》（The Pediatric Rule），该规则要求选定新的和现存的药物和生物制品的制造商进行研究，以评估其在儿童中的安全性和有效性。

1999 年　非处方药标签的最终规则（Final Rule for All-over-the-counter Drug Labels）要求所有非处方药标签必须包含标准格式的数据。这些药物事实旨在为病人查找信息提供便利，类似于食品的营养成分标签。

2000 年　《数据质量法》（Data Quality Act）要求联邦机构必须发布指导方针，以最大限度地提高其产生的信息的质量、客观性、实用性和完整性，并提供一种机制，确保不符合《数据质量法》准则的信息得到更正。

2002 年　《优化儿童药品法》（Best Pharmaceuticals for Children Act）根据 1997 年《食品药品管理局现代化法》的规定出台的为提高儿童专利和非专利药物的安全性和有效性的法案。该法案延续了儿科药品的排他性规定，其中药品的市场专营权延长了 6 个月，作为交换，制造商须对儿科药物的作用加强研究。同时修订了在标签中增加儿科指南的情况下仿制药批准的程序。

《公共卫生安全和生物恐怖主义预防和应对法》（Public Health Security and Bioterrorism Preparedness and Response Act）旨在提高国家预防和应对突发公共卫生事件的能力，其中包括要求 FDA 颁布法规，加强对其监管的进口和国产商品的控制。

《医疗器械使用费和现代化法案》（Medical Device User Fee and Modernization Act），规定制造商申请医疗器械评估须支付费用；制定经由有资质的第三方为设备建立检查的规定；并对再处理的一次性设备提出新的要求。

2003 年　《儿科研究公平法》（Pediatric Research Equity Act），该法明确授权 FDA 要求新药申请者对新药和生物制品的儿科应用进行临床研究。

《动物药品使用费和现代化法案》（Animal Drug User Fee and Modernization Act）

2004年 《防备生物攻击计划法》（Project Bioshield Act）作为可能用于美国恐怖袭击的化学、生物和核试剂的对策，授权 FDA 加快其审查程序，以便快速分发治疗，以及其他规定。

2009年 《家庭吸烟预防和烟草控制法》（Family Smoking Prevention and Tobacco Control Act）授权 FDA 管理烟草制品的生产、销售和营销，以保护公众健康。法律的标志性元素要求对烟草包装及其广告施加新的警告和标签，目的是阻止未成年人和年轻人吸烟。该法还禁止使用调味香烟，限制烟草制品向未成年人做广告，并要求烟草公司新的烟草制品获得 FDA 批准方可上市。

2011年 《食品安全现代化法》（Food Safety and Modernization Act，FSMA）为 FDA 提供执法授权，为 FDA 提供工具，使进口食品与国内食品有相同的标准，并指示 FDA 与州和地方政府合作建立一个综合的国家食品安全体系。

2012年 《食品药品管理局安全与创新法》（Food and Drug Administration Safety and Innovation Act，FDASIA）扩大了 FDA 从行业收取用户费用的授权，以资助对创新药品、医疗器械、仿制药和生物仿制药、生物制品的审查；促进创新，使病人快速获得安全有效的产品；增加利益相关者对 FDA 流程的参与，并提高药品供应链的安全性。

2013年 《大流行病和各种危害防范再授权法》（Pandemic and All-Hazards Preparedness Reauthorization Act，简称 PAHPRA）在《公共卫生服务法》和《食品、药品和化妆品法》基础上，维持和加强国家对涉及化学、生物、放射和核物质的公共卫生紧急事件，以及新出现的传染病威胁的防范和应对能力。

《药品质量和安全法》（Drug Quality and Security Act，DQSA），在 2012 年暴发与复合类固醇有关的真菌性脑膜炎流行之后，国会颁布了该法。该法案要求确保对制作配制药物的设施进行更严格的监管。除其他规定外，它还概述了电子和可互操作系统在全国范围识别和追踪某些处方药的步骤。

2016 年　《21 世纪治愈法》（21st Century Cures Act），该法案旨在加速医疗产品的创新开发，为病人带来更先进、有效的治疗。该法案建立在 FDA 正在进行的工作的基础上，将病人的观点纳入 FDA 决策过程中。增强 FDA 临床试验设计现代化的能力，包括使用实际证据和临床结果评估，从而加快新型医学产品的开发和审查。该法案指出新型医疗产品也包括 FDA 监管的医疗防范用品（生物制品、药物和设备）。FDA 将有紧急使用授权，在受到生物、化学或放射核材料的恐怖袭击，或自然发生的疾病传播等导致的突发公共卫生事件时，可以使用此类医疗防范用品。

书籍

[1] Young, James H. *The Toadstool Millionaires*. Princeton：Princeton U-niversity Press，1961.

[2] Young, James Harvey. *The Medical Messiahs：A Social History of Health Quackery in Twentieth-Century America*. Princeton：Princeton University Press，1967.

[3] Carpenter, Daniel. *Reputation and Power ：Organizational Image and Pharmaceutical Regulation at the FDA*. Princeton：Princeton University Press，2010.

[4] Sunday Times of London. *Suffer the Children：The Story of Thalidomide*. New York：Viking Press，1979.

[5] Mintz, Morton. *The Therapeutic nightmare ：a report on the roles of the United States food and drug administration, the American Medical Associ-ation, pharmaceutical manufacturers, and others in connection with the irrational and massive use of prescrption drugs that may be worthless, inju-rious, or even lethal*. Boston：Houghton Mifflin Company，1965.

[6] Mintz, Morton. *By Prescription Only：a Report on the Roles of the United States Food and Drug Administration, the American Medical Asso-ciation, Pharmaceutical Manufacturers, and Others in Connection with the Irra-tional and Massive use of Prescription Drugs that may be Worthless, Inju-rious, or even Lethal*. Boston：Houghton Mifflin，1967.

[7] Bassett, Lawrence W., et al. *Quality Determinants Of Mammography：Clinical Practice Guideline*. Rockville：U. S. Dept. of Health and

Human Services, Public Health Service, Agency for Health Care Policy and Research, 1994.

[8] Braithwaite, John. *Corporate crime in the pharmaceutical industry*. London: Routledge&Kegan Paul, 1984.

[9] Young, James Harvey. *Saccharin: A Bitter Regulatory Controversy*. Washington, D. C: Howard University Press, 1975.

[10] Kessler, David A. *A Question of Intent: Agreat American Battle with a Deadly Industry*. New York: Public Affairs, 2001.

[11] Richert, Lucas. *Conservatism, Consumer Choice, and the Food and Drug Administration During the Reagan Era: A Prescription for Scandal*. Lanham: Lexington Books, 2014.

[12] Steel, Brent S. *Science and Politics: an A-to-Zguide to Issues and Controversies*. Thousand Oaks: CQ Press, 2014.

[13] Young, James Harvey. *American Health Quackery: Collected Essays*. Princeton: Princeton University Press, 1992.

[14] Price, Catherine. *The Vitamin Complex: Our Obsessive Quest for Nutritional Perfection*. London: Oneworld, 2015.

[15] Reynolds, Handel. *The Big Squeeze: a Social and Political History of the Controversial Mammogram*. Ithaca: Cornell University Press, 2012.

[16] Hilts, Philip J. *Smokescreen : The Truth Behind the Tobacco Industry Cover-up*. Reading: Addison-Wesley, 1996.

[17] Hilts, Philip J. *Protecting America's Health : The FDA, Business, and*

One Hundred Years of Regulation. Chapel Hill: University of North Carolina Press, 2003.

[18] Davis, Courtney., and John Abraham. *Unhealthy Pharmaceutical Regulation: Innovation, Politics and Promissory Science*. Hampshire: Palgrave, 2013.

[19] Edwards, Lee. *The Power of Ideas*. Ottawa: Jameson Books, 1997.

[20] Maeder, Thomas. *Adverse Reactions*. New York: Morrow, 1994.

[21] Dowling, Harry F. Medicines for Man; The Development, Regulation, and Use of Prescription Drugs. New York: Knopf, 1970.

[22] Krishnamurthy, Kalayya. *Pioneers in Scientific Discoveries*. New Delhi: Mittal Publications, 2002.

[23] Eberle, Irmengarde. *Modern Medical Discoveries*. New York: Crowell, 1968.

[24] Weatherall, Miles. *In Search of a Cure: A History of Pharmaceutical Discovery*. Oxford: Oxford University Press, 1990.

[25] Hawthorne, Fran. *The Merck Druggernaut : The Inside Story of a Pharmaceuticalgiant*. Hoboken: John Wiley&Sons, 2003.

[26] Sneader, Walter. *Drug Discovery: A History*. Hoboken: John Wiley&Sons, 2005.

[27] Williams, Trevor I. *Howard Florey, Penicillin and After*. Oxford: Oxford University Press, 1984.

[28] Hobby, Gladys L. *Penicillin: Meeting the Challenge*. New Haven:

Yale University Press, 1985.

[29] Bush, Vannevar. *Science The Endless Frontier: A Report to the President by Vannevar Bush, Director of the Office of Scientific Research and Development*, Washington, D. C: U. S. Government Printing Office, 1945.

[30] Harris, Seymour E. *The Economics of American Medicine*. New York: Macmillan, 1964.

[31] McCollum, Elmer V. *A History of Nutrition*. Boston: Houghton Mifflin, 1957.

[32] Keys, Ancel, et al. *The Biology of Human Starvation*. Minneapolis: University of Minnesota Press, 1950.

论文

[1] Krantz, John C. The Kefauver-Harris Amendment After Sixteen Years. *Military Medicine* 143, no. 12, December 1978: 883.

[2] McFadyen, Richard E. Thalidomide in America: a brush with tragedy. *Clio Medica* 11, no. 2, July 1976: 79-93.

[3] Kelsey, Frances O. Thalidomide update: Regulatory aspects. *Teratology* 38, 1988: 221-226.

[4] Roepke, Clare L., and Eric A Schaf. Long Tail Strings: Impact of the Dalkon Shield 40 Years Later. *Open Journal of Obstetrics and gynecology* 4, 2014: 996-1005.

[5] Schultz, William B. The Bitter Aftertaste of Saccharin. *Agriculture and Human Values* 3, n1-2, 1986: 83-90.

[6] Young, James Harvey. Laetrile in Historical Perspective. *Connecticut Medicine* 43, no. 8, August 1979: 497-500.

[7] Reye, R. D. K., Graeme Morgan, and J. Baral. Encephalopathy and Fatty Degeneration of the Viscera. A Disease Entity in Childhood. *Lancet* 282, no. 7311, 1963: 749-752.

[8] Hornecker, Jaime R. Generic Drugs: History, Approval Process, and Current Challenges. *U. S. Pharmacist* 34, no. 6, 2009: 26-30.

[9] Schneider, Keith. Faking it: The Case Against Industrial Bio-Test Laboratories. *The Amicus Journal* 4, Spring 1983.

[10] Morbidity and Mortality Weekly Report 29.

[11] Boehm, Garth, Lixin Yao, Liang Han, and Qiang Zheng. Development of thegeneric Drug Industry in the US After the Hatch-Waxman Act of 1984. *Acta Pharmaceutica Sinica B* 3, no. 5, 2013: 297-311.

[12] Worsnop, Richard L. Reforming the FDA: Does the Agency Act Too Slowly? *CQ Researcher* 7, no. 21, 1997.

[13] Aronson, Jeffrey K. Patent Medicines and Secret Remedies. *BMJ* 339, issue 7735, 2009.

[14] Temin, Peter. The Origin of Compulsory Drug Prescriptions. *The Journal of Law&Economics* 22, no. 1, 1979: 91-105.

[15] Temin, Peter. Realized Benefits from Switching Drugs. *The Journal of Law&Economics* 35, no. 2, 1992: 351–369.

[16] Wright, James R. Almost Famous: E. Clark Noble, the Common Thread in the Discovery of Insulin and Vinblastine. *CMAJ: Canadian Medical Journal* 167, no. 12, 2002: 1391–1396.

[17] Krantz, John C. New Drugs and the Kefauver-Harris Amendment. *Clinical Pharmacology* 6, no. 2, 1966: 77–79.

[18] Scroop, Daniel. A Faded Passion? Estes Kefauver and the Senate Sub-committee on Antitrust and Monopoly. Business and Economic History On-Line 5, 2007.

[19] McFadyen, Richard E. The FDA's Regulation and Control of Antibiotics in the 1950s: The Henry Welch Scandal, Félix Martí-Ibáñez, and Charles Pfizer&Co. *Bulletin of the History of Medicine* 53, no. 2, 1979: 159–169.

[20] Keusch, Gerald T. The History of Nutrition: Malnutrition, Infection and Immunity. *The Journal of Nutrition* 133, no. 1, 2003: 336–340.

[21] Kalm, Leah M., and Richard D. Semba. They Starved So That Others Be Better Fed: Remembering Ancel Keys and the Minnesota Experiment. *The Journal of Nutrition* 135, no. 6, 2005: 1347–1352.

[22] Young, James Harvey. The Pig that Fell Unto the Privy: Upton Sinclair's The Jungle and the Meat Inspection Amendments of 1906. *Bulletin of the History of Medicine* 59, no. 4, 1985: 467–480.

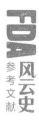

[23] Taussig, Helen B. The Thalidomide Syndrome. *Scientific American* 207, no. 2, August 1962: 29-35.

[24] Dickinson, Jim. The Muzzling of the FDA: How Government Press Officers Stole Our Freedom. *Columbia Journalism Review*, December 6, 2010.

[25] Cronin, Jeff, and Ariana Stone. FDA Can't Protect Americans from Dangerous Dietary Supplements, GAO Says. *Center for Science in the Public Interest*, March 2, 2009.

[26] Kreeger, Karen Y. FDA Reform Debate Heating Up As Senate, House Propose Bills. *The Scientist*, May 13, 1996.

[27] Shenk, Joshua W. Warning: Cutting the FDA Could Be Hazardous to Your Health. *Washington Monthly*, January 1996.

[28] Rados, Carol. Medical Device and Radiological Health: Regulations Come of Age. *FDA Consumer*, January-February 2006.

[29] Littlefield, Nick, and M. Sharon Webb. FDA Modernization and Accountability Act of 1997: A Blueprint for Reform. *Intellectual Property Practicegroup* 2, no. 2, Summer 1998.

[30] Benowitz, Steven. Kessler Resignation Sparks Concern About Future Of FDA. *The Scientist*, January 6, 1997.

[31] Lear, John. A Conflict of Interest... Should Brook of No Delay. *Saturday Review*, May 2, 1959.

[32] Janssen, Wallace F. The Story of the Laws Behind the Labels. *FDA*

Consumer, June 1981.

[33] Friedmen, T., Richard Robin. Gene Therapy for Humangenetic Disease? *Science*, March 3, 1972.

[34] Troetel, Barbara R. Three-part disharmony: The transformation of the Food and Drug Administration in the 1970s. Thesis, City University of New York, 1996.

[35] McFadyen, Richard E. Estes Kefauver and the Drug Industry. Ph. D. dissertation, Emory University, 1973.

[36] Janzen, Mark R. The Cranberry Scare of 1959: The Beginning of the End of the Delaney Clause. Ph. D. Dissertation, Texas A&M University, 2010.

[37] Ehlers, Brandi E. Ephedra and the FDA. Third Year Paper, Harvard Law School, 2001.

[38] Wheeler, Celeste D. The Mammography Quality Standards Act: Misread Mammograms, Malpractice, and The Politics of Regulation. Third Year Paper, Harvard Law School, 2003.

[39] McWilliams, Douglas E. Reforming Drug Approval in the United States: Measures Necessary to Alleviate the Cash Crunch Faced by Small Biotechnology Companies. Third Year Paper, Harvard Law School, 1995.

[40] Gaughan, Anthony. Harvey Wiley, Theodore Roosevelt, and the Federal Regulation of Food and Drugs. Paper Food and Drug Law, Harvard Law School, 2004.

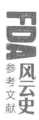

［41］ Ruger, Theodore. FDA Reform and the European Medicines Evaluation Agency.Faculty scholarship, University of Pennsylvania Law School, 1995.

［42］ Fisher, Adina. Thalidomide：Lessons from the Past. NYUgrad School of Arts and Sciences：G23. 1006- Toxicology. New York University, 2004.